Gary Kielhofner
Conceptual Foundations of Occupational Therapy Practice
4th Edition

作業療法
実践の理論

原書
第4版

著　ギャーリー・キールホフナー

監訳　山田　孝　東京保健医療専門職大学リハビリテーション学部教授
　　　　　　　東京都立大学名誉教授
　　　　　　　一般社団法人 日本人間作業モデル研究所代表理事

訳　　石井良和　東京都立大学大学院人間健康科学研究科教授
　　　竹原　敦　湘南医療大学保健医療学部准教授
　　　野藤弘幸　常葉大学保健医療学部教授
　　　村田和香　群馬パース大学保健科学部教授
　　　山田　孝　東京保健医療専門職大学リハビリテーション学部教授
　　　　　　　東京都立大学名誉教授
　　　　　　　一般社団法人 日本人間作業モデル研究所代表理事

医学書院

【原著者】

Gary Kielhofner, DrPH, OTR/L, FAOTA

Professor and Wade-Meyer Chair
Department of Occupational Therapy,
College of Applied Health Sciences
University of Illinois at Chicago

【監訳者】

山田　孝　東京保健医療専門職大学リハビリテーション学部教授
　　　　　東京都立大学名誉教授
　　　　　一般社団法人 日本人間作業モデル研究所代表理事

【訳者】(50音順)

石井良和　東京都立大学大学院人間健康科学研究科教授（12章，13章，17章）
竹原　敦　湘南医療大学保健医療学部准教授（7章，8章）
野藤弘幸　常葉大学保健医療学部教授（6章，9章，16章，19章）
村田和香　群馬パース大学保健科学部教授（10章，11章，15章）
山田　孝　東京保健医療専門職大学リハビリテーション学部教授
　　　　　東京都立大学名誉教授
　　　　　一般社団法人 日本人間作業モデル研究所代表理事（1〜5章，14章，18章，20章）

Authorized translation of the original 4th English edition,
Gary Kielhofner: Conceptual Foundations of Occupational Therapy Practice
The original English language work has been published by:
The F.A. Davis Company, Philadelphia, Pennsylvania
Copyright © 2009. All rights reserved.
Copyright © First Japanese edition 2014 by Igaku-Shoin Ltd., Tokyo

Printed and bound in Japan

作業療法実践の理論　原書第4版

発　行　2014年9月1日　第1版第1刷
　　　　2020年12月1日　第1版第5刷

原著者　ギャーリー・キールホフナー
監訳者　山田　孝
訳　者　石井良和・竹原　敦・野藤弘幸・村田和香・山田　孝
発行者　株式会社　医学書院
　　　　代表取締役　金原　俊
　　　　〒113-8719　東京都文京区本郷 1-28-23
　　　　電話　03-3817-5600（社内案内）

印刷・製本　永和印刷

本書の複製権・翻訳権・上映権・譲渡権・貸与権・公衆送信権（送信可能化権を含む）は株式会社医学書院が保有します．

ISBN978-4-260-01975-0

本書を無断で複製する行為（複写，スキャン，デジタルデータ化など）は，「私的使用のための複製」など著作権法上の限られた例外を除き禁じられています．大学，病院，診療所，企業などにおいて，業務上使用する目的（診療，研究活動を含む）で上記の行為を行うことは，その使用範囲が内部的であっても，私的使用には該当せず，違法です．また私的使用に該当する場合であっても，代行業者等の第三者に依頼して上記の行為を行うことは違法となります．

JCOPY〈出版者著作権管理機構　委託出版物〉
本書の無断複製は著作権法上での例外を除き禁じられています．複製される場合は，そのつど事前に，出版者著作権管理機構（電話 03-5244-5088，FAX 03-5244-5089，info@jcopy.or.jp）の許諾を得てください．

監訳者のことば

　2010年9月2日に原著者のGary Kielhofner, DrPH, OTRさんが亡くなりました．彼は，1948年2月16日生まれの私よりも1歳若い1949年2月15日生まれで61歳の若さでしたが，がんという病の前には何とも術がなかったのでしょう．ここに謹んで哀悼の意を表します．Kielhofnerさんとは40年前，私が作業療法を学ぶために留学していた南カリフォルニア大学大学院修士課程の1年先輩であったという関係から，本書の初版から翻訳をしてきました．本書は，彼の死により絶版になると思われますので，これを書くのも最後になることでしょう．

　『作業療法実践の理論（原題名：Conceptual Foundation of Occupational Therapy Practice. 作業療法実践の概念的基礎）原書第4版』の翻訳作業は2012年1月ごろから始めたと思います．各翻訳者から各章の訳が私の手元に届いたのが2013年1月ごろで，監訳の私の校正が終了して原稿を医学書院の担当者に送り始めたのが同年4月からで，校正紙が戻ってきたのが2014年4月，監訳者校正が終了したのは6月中旬のアジアで初めての世界作業療法士連盟（WFOT）学会が開始される直前でした．翻訳が始まったときから2年半近くの年月がかかりましたが，今回の訳は何度も読み返して，訳文が日本語として十分にこなれているかどうかという点から推敲を重ねてきました．それでもなお，読みにくい点があろうと思いますので，読者諸氏はそうした点を指摘してくだされば幸いです．

　翻訳者は前版まで翻訳を担当していただいた石井良和・首都大学東京大学院人間健康科学研究科教授，村田和香・北海道大学大学院保健科学研究院教授，竹原敦・湘南医療大学保健医療学部准教授の3人の教え子たちに加えて，今回は野藤弘幸・常葉大学保健医療学部准教授に加わっていただきました．

　野藤さんとは，私が秋田大学医療技術短期大学部（医短）にいたときに文部省（当時）の科学研究費を得て「協業」というテーマで研究者を公募したときに応募してくれたときからの知り合いで，私が京都大学医短に移ったときに京都在住の彼と懇親を深めました．Kielhofnerさんが本書の第4版では臨床にいる作業療法士の協力を得て臨床のことを書きたいので，日本の臨床家を紹介してほしいといってきたのは2007年11月でした．英語も理解できて書ける人をすぐには思い出せませんでした．ある時，当時，浜松に移って常葉リハビリテーション病院に勤めていた彼のことを思い出しました．彼は首都大学東京大学院博士後期課程の私の教え子であり，人間作業モデル講習会の講師でもあり，作業療法士では数少ないボバース法の認定講習会に参加したこともあり，京都大学

医短出身であるので，この役にもってこいだと思いました．彼に連絡したところ，やってもよいというので，さっそくKielhofnerさんに彼のe-mailアドレスともども知らせました．その後，2, 3回，彼にどうなっているかと尋ねたところ，「質問に答えるとすぐに細かな質問をしてくるので，大変なんですよ」という答えがありました．その成果は本書を読んでいただくとおわかりいただけると思います．

さて，私は本書の翻訳にあたり，次の用語の統一を図りました．Contextは一般に「文脈」と訳されますし，「流れ」と訳したこともありましたが，どうもしっくりしないため，今回は「背景」と訳しました．Conceptは一般に「概念」と訳しましたが，まさに文脈を考慮して，「考え」と訳したところもあります．

原著では，第2部の実践モデルはアルファベット順に並べられています．したがって，日本語版でも50音順に並び替えました．ですから，第2部の各モデルは重要性の順に並べられているわけではないことを理解していただきたいと思います．

2010年に第1回人間作業モデル国際学会（MOHO International Institute）に参加するためにシカゴに行った折，実践モデルに入れる基準は何なのかをKielhofnerさんに尋ねました．すると，彼は実践モデルについて書かれた本が10年以上改訂されていない場合は，そのモデルは役立っていないと判断して，実践モデルから外すと言っていました．第2版に載っていたグループモデルは第3版でなくなったのが第4版で復活しましたが，グループモデルの本が15年ぶりに改訂されたためであり，第3版に載っていたカナダ作業遂行モデルが第4版に載っていないのは，カナダ作業遂行モデルの本が2年前にやっと改訂版が出たという理由です．

本書の意図的関係モデルや認知行動療法のところにTaylorさんという著者が出てきます．実はこの方はKielhofnerさんの奥様で，イリノイ大学シカゴ校（UIC）の作業療法学科に所属しています．彼女は作業療法士ではなく臨床心理士で，夫婦別姓なのでほとんどの方はご存じないと思います．そのような関係者の仕事をこのような形で紹介することについては疑問もあります．しかし，UICの学生を通して意図的関係モデルはずいぶんと知られてきていることを考慮すれば，作業療法士のつくったモデルではないものの，紹介することは素晴らしいことだと思っています．

第3版の監訳者のことばには，私が脳出血になって大変なときに訳したものであることを書きました．脳出血から8年が経ち，後遺症の軽度言語障害はほぼ元通りに戻り，書痙も右手の握力が戻ってかなりよくなりました．読者の方々からお見舞いの言葉をいただき，恐縮しております．

最後になりましたが，医学書院の編集担当者である天野貴洋さんには大変お世話になりました．若いのにいろいろなことに気づいて知らせていただいたり，叱咤激励をしたりしていただきました．感謝しています．

2014年6月

山田　孝

Amber, Halfie, Jane, Lorna, そして Pookey へ
あなた方は最高です！

序

　『作業療法の理論』の初版は，作業療法の知識を特徴づける範囲を書いたものであった．それは，この分野の中心的な同一性あるいは焦点が何でなければならないかという論争の真っただなかにあった時に書かれたものであった．本書は，作業こそがこの分野を出現させたものであり，また，この分野の中心的テーマとして最大の希望であるという中心的な見方を支持してきた．私は，作業療法では「作業」を無視できないというこの分野の認識に，長年にわたって励まされてきた．

　本書の最新版は，振り子が一方向にあまりにも大きく揺れすぎているという私の関心の高まりの影響を受けている．つまり，この分野が「作業の科学」の展開にその情熱を向けているというなかにあって，作業療法の「療法」の部分を後回しにしたり，忘れ去ったりする可能性があるという懸念に，大きな影響を受けてきたということである．

　このように，『作業療法の理論』の第4版は，自分たちのクライアントのニーズに働きかける作業療法士の作業や毎日の仕事に対するこの分野に何らかのバランスを回復するために計画されたものである．本書の中心テーマは，作業療法の理論は実践サービスのなかにこそあるべきであるという点である．結局のところ，作業療法は実践の専門職である．このように，私たちが誉めたたえ，支持し，発展しなければならない知識は，実践でこそ先行すべきものなのである．

　このことを考慮に入れて，私は作業療法とその理論に対する実践の中心的位置づけを強調するために，表題を修正した*．さらに，本書の全体は，すぐれた一群の実践家の日々の仕事と見方を反映するように組み立てられている．

Gary Kielhofner

*訳注：第3版までは，"Conceptual Foundations of Occupational Therapy" であったが，第4版は，"Conceptual Foundations of Occupational Therapy Practice" と変更されている．

謝辞

　本書は，かなりの間，制作中であった．私が思い出すよりも多くの人々が，この教科書の第4版に影響を与えた．彼ら全員に感謝したいが，ここでは第4版に直接的に影響を及ぼした人々に対してだけに感謝の言葉を述べたい．

　本書は，長年にわたり，この領域の筆者たちや指導者たちの影響を受けてきた．第4版で，私は大きな再編成をしようと決意した．変化の鍵は，本書では数人の臨床の作業療法士の仕事を挿入したことである．私は，以下の人々が彼らの実践を，私と本書の読者に披露してくれたことに非常に大きな感謝を捧げたい．シカゴ・リハビリテーション施設感覚運動遂行プログラム臨床研究コーディネーターの Heidi Fischer, MS, OTR/L, Senderos 財団作業療法士であり，プログラムコーディネーターの Andrea Girardi, BA (OT)，2gether NHS 財団トラスト地域チーム高齢者サービスチームの作業療法士臨床専門家であり，2gether NHS 財団トラスト Gloucestershire 病院 Gloucestershire と Herefordshire 疼痛管理チームの作業療法士 Alice Moody, BSc (hons) OT，Castle Peak 病院の上級作業療法士である Bacon Fung Leung Ng, MSc (OT), SROT, ROT (HK), OTR，常葉リハビリテーション病院リハビリテーション部作業療法士の野藤弘幸，BA, OTR（現在は常葉大学保健医療学部准教授で Ph.D.），Caulfield 一般医療センター上級臨床作業療法士 Karen Roberts，South Shore Therapies, Inc. 事務長の Stacey Szklut, MS, OTR/L，そして，エルサレムの Hadassah and Hebrew 大学医学部作業療法学科・Hadassah 大学病院リハビリテーション部作業療法士の Maya Tuchner, OT, MSc である．彼ら全員が私の数多くの質問や要請に寛容に応じてくれたし，提供してくれた反応と事例で私を鼓舞してくれたのだった．

　私の研究助手 Abigail Tamm-Seitz さんは，すべての著者たちが必要とするものに正確に答えてくれた．彼女はいつも役立つフィードバックをしてくれて，私の誤りを指摘してくれ，編集上の示唆を与えてくれ，原稿を組み立ててくれ，本書のために写真を選び，そして，明るく驚くべき速さでその他の数えきれない課題をやり遂げてくれた．本書を書くことを通して，彼女の支援を得たことに誠実に満足を示したい．私は研究助手として本書に支援をしてくれた Emily Ashpole さん，Annie Ploszaj さん，そして，Jessica Kramer さんにも感謝したい．

　F.A. Davis 社のスタッフは，いつも私を信じてくれて，本書とその前作である「Health Through Occupation」を支援してくれた．初版から，F.A. Davis 社は常に変わらず，本書が満足をもたらすような編集担当者を提供してくれている．現在の編集担当者の Christa

謝辞

Fratantoroさんも例外ではない．彼女の導き，励まし，友情を非常に評価したい．私の編集担当者であるJennifer Pineさんも一緒にやってくれて，本書の過程全体を通じて，思慮深く完全な援助を提供してくれた．

本書の事例の資料に関する情報の入力，フィードバック，そして，支援に対してはCarmen Gloria de las Herasさんに，生体力学の章に関するフィードバックに対してはElizabeth Walker Petersonさんに，認知モデルの章のフィードバックに対してはYvette Hachtelさんと Noomi Katzさんに，症例の資料に対してはSusan Cahillさんに，そして，認知行動療法の資料を共有してくれたことと，本書の多くの点についてフィードバックをしてくれたことに対してはRenee Taylorさんに特に感謝申し上げたい．Mary Alicia Barnesさんは機能的グループモデルの章を検討してくれ，また事例を提供してくれたことに対して厚く感謝したい．また，このモデルの新版の資料を親切に援助してくれたSharon Schwartzbergさんにも厚く感謝したい．症例の資料と写真を提供してくれたLibby Asselinさん，Katie Fortierさん，Jane O'Brienさん，そして，Rebecca Schatzさんにも感謝したい．

シカゴのイリノイ大学医療センターのスタッフとクライアントは，作業療法に意味あるイメージを提供するために数えきれない時間を費やしてくれた．Lisa Castleさん，Cathleen Jensenさん，Tunde Konczさん，Mike Littletonさん，Erica Mauldinさん，Stephanie McCammonさん，Sarah Skinnerさん，Kathy Preissnerさん，そして，Supriya Senさんに感謝したい．

さらに，本書は世界中から収集された写真で飾られている．本書のために写真を撮ってくれたり，提供してくれたCathleen Burdenさん，Adina Hartman-Maeirさん，伊藤圭代さん，Rita Lefkovitzさん，松本人美さん，村田健史さん，David Wilson-Brownさん，そして，Sarah Wyerさんに感謝したい．

私は，また，Senderos財団チームの以下のメンバーにも感謝したい．Ana María Aguirreさん，Josefina Becerraさん，Rocio Carmonaさん，Susana Infanteさん，そして，Mercedes Vialさん．また，Senderos財団の参加者Gabriel Lopezさん，Beltrán Molinaさん，Marisol Salosnyさん，そして，Pablo Vialさんの支援に対しても感謝したい．また，写真撮影に同意してくれたEl Valorの料理グループにも感謝する．

目次

第1部 作業療法の理論の概観

第1章 実践上の発見から概念上の理解へ ———— 2
実践と作業療法の理論との関係 ———— 4
結論 ———— 6

第2章 実践を支援するために必要な知識 ———— 8
異なる種類の知識を求める必要性 ———— 10
　パラダイム ———— 11
　概念的実践モデル ———— 12
　関連知識 ———— 14
結論 ———— 14

第3章 作業療法実践の初期の展開：前パラダイム期と作業パラダイム期 ———— 15
道徳療法前パラダイム ———— 16
作業パラダイム ———— 18
　中核的構成概念 ———— 18
　焦点を当てた見方 ———— 21
　価値 ———— 25
要約 ———— 26

第4章 20世紀中期における作業療法実践の発展：内的メカニズムの新パラダイム ———— 29
新たなパラダイムを求める声 ———— 30
機械論パラダイム ———— 30
　焦点を当てた見方 ———— 31
　中核的構成概念 ———— 32
　価値 ———— 36
要約 ———— 36

第5章　現代のパラダイムの創発：作業への回帰 ——— 39
新たなパラダイムを求める声 ——— 40
第3のパラダイムの創発 ——— 41
焦点を当てた見方 ——— 41
中核的構成概念 ——— 43
価値 ——— 46
考察：作業療法士の見方と実践に対するパラダイムの影響 ——— 47

第2部　概念的実践モデル

第6章　概念的実践モデルの特性と役割 ——— 54
概念的実践モデルの特性と構成 ——— 55
理論 ——— 55
実践の資料 ——— 57
モデルのリサーチと証拠 ——— 58
モデルを全体としてみると ——— 58
作業療法における現在のモデル ——— 58
結論 ——— 59

第7章　意図的関係モデル ——— 61
理論 ——— 63
クライアント ——— 63
作業療法士 ——— 65
好ましい作業 ——— 67
治療的関係 ——— 67
IRMの基本原理 ——— 68
実践の資料 ——— 70
クライアントの対人交流の特性をよく理解し観察，対応すること ——— 70
自分の雰囲気，対人スタイル，反応，技能，知識を理解すること ——— 71
作業療法での避けられない対人関係の出来事を明らかにして対応する ——— 71
対人関係のリーズニング ——— 72
自分の対人関係技能の基礎の成長 ——— 74
リサーチと証拠 ——— 74
考察 ——— 75
要約：意図的関係モデル ——— 76

第8章　運動コントロールモデル ——— 80
運動コントロールアプローチの古典と現代 ——— 81
理論 ——— 82
古典的な運動コントロールの概念 ——— 82
現代の運動コントロールの概念 ——— 83

　　　　古典的な神経発達的アプローチ ──── 85
　　神経発達的アプローチの要約 ──── 90
　　　　運動の問題の理解 ──── 91
　　　　治療介入 ──── 91
　　　　実践の資料 ──── 91
　　現代の運動コントロールアプローチにおける理論と実践の資料 ──── 92
　　　　理論 ──── 92
　　　　運動の問題の理解 ──── 93
　　　　治療介入 ──── 93
　　　　実践の資料 ──── 94
　　神経発達的アプローチと現代の運動コントロールアプローチの要約と比較 ──── 96
　　　　リサーチと証拠 ──── 96
　　考察 ──── 96
　　要約：現代の運動コントロールモデル ──── 103

第9章　感覚統合モデル ──── 106
　　理論 ──── 107
　　　　組織化と感覚情報の利用 ──── 108
　　　　感覚統合の問題と挑戦 ──── 112
　　　　治療介入の理論的根拠 ──── 113
　　実践の資料 ──── 113
　　　　評価 ──── 113
　　　　治療アプローチ ──── 115
　　　　本モデルに適用した現代のガイドライン ──── 116
　　リサーチと証拠 ──── 119
　　考察 ──── 120
　　要約：感覚統合モデル ──── 125

第10章　機能的グループモデル ──── 129
　　理論 ──── 130
　　　　グループに関する概念 ──── 130
　　　　機能的グループモデル特有の概念 ──── 132
　　　　治療介入の理論的根拠 ──── 133
　　実践の資料 ──── 136
　　　　評価 ──── 136
　　　　介入 ──── 137
　　リサーチと証拠 ──── 138
　　考察 ──── 138
　　要約：機能的グループモデル ──── 143

第11章　生体力学モデル ──── 147
　　理論 ──── 148
　　　　運動の基礎概念 ──── 148

運動能力のダイナミックス ─── 150
　　生体力学的能力の維持 ─── 150
　　問題と挑戦 ─── 151
　　治療介入の理論的根拠 ─── 152
　実践の資料 ─── 153
　　評価 ─── 153
　　介入 ─── 155
　リサーチと証拠 ─── 158
　考察 ─── 159
　要約：生体力学モデル ─── 161

第12章　人間作業モデル ─── 165
　理論 ─── 167
　　人間の特性に関連した概念 ─── 168
　　MOHOの環境に関する概念 ─── 170
　　行為の諸次元 ─── 171
　　作業同一性，作業有能性，作業適応 ─── 172
　　変化と作業療法の過程 ─── 172
　実践の資料 ─── 173
　　作業療法のリーズニング ─── 173
　　標準化されたプログラムと介入プロトコール ─── 178
　　事例 ─── 179
　リサーチと証拠 ─── 180
　考察 ─── 180
　要約：人間作業モデル ─── 184

第13章　認知モデル ─── 190
　理論 ─── 191
　　認知の定義 ─── 191
　　認知の構成内容 ─── 191
　　認知と運動システムの結びつき ─── 194
　　認知に対する社会的背景の影響 ─── 195
　　認知の情報処理機能 ─── 195
　　認知のダイナミックな特性 ─── 196
　　問題と挑戦 ─── 197
　　治療介入の理論的根拠 ─── 198
　実践の資料 ─── 198
　　評価の戦略と方法 ─── 198
　　介入 ─── 202
　リサーチと証拠 ─── 204
　考察 ─── 204
　要約：認知モデル ─── 206

第3部　関連知識

第14章　関連知識の特性と使用 ——— 214
関連知識の種類 ——— 216
関連知識の3つの例 ——— 216
考察 ——— 217

第15章　医学モデル ——— 218
理論 ——— 219
行為の理論的根拠 ——— 221
リサーチと証拠 ——— 222
考察 ——— 222
要約：医学モデル ——— 223

第16章　認知行動療法 ——— 225
理論 ——— 226
　適応異常的認知 ——— 227
　介入の理論的根拠 ——— 228
実践の資料 ——— 229
　評価 ——— 229
　介入 ——— 229
　CBTの順序 ——— 231
リサーチと証拠 ——— 232
考察 ——— 232
要約：認知行動療法 ——— 233

第17章　障害学 ——— 236
理論 ——— 237
障害の概念を解体し，再建すること ——— 237
　機能障害に根ざした医学的問題としての障害 ——— 238
　社会統制のツールとしての機能障害モデル ——— 238
　経済的問題としての障害 ——— 239
　抑圧としての障害を見直すこと ——— 240
　障害の社会的構造 ——— 241
　要約 ——— 242
活動の意味 ——— 243
　エンパワーメントと公民権の擁護 ——— 243
　障害者の同一性，文化，誇り ——— 244
　社会的認識の転換 ——— 244
リサーチと証拠 ——— 245
考察 ——— 245
要約：障害学 ——— 246

第4部　実践での理論の利用

第18章　実践での理論：
自分の概念のポートフォリオをつくる ———— 252
- 作業療法士としての自分の同一性を強化する ———— 253
- 実践の複雑さと知識の必要性 ———— 254
  - 概念的実践モデルの選択 ———— 254
  - 関連知識の選択と利用 ———— 257
- 概念のポートフォリオの開発 ———— 257
  - Andrea Girardi ———— 258
  - Maya Tuchner ———— 260
- 結論 ———— 261

第19章　作業療法のリーズニング：
日々の実践に作業療法の理論を用いること ———— 263
- 作業療法のリーズニング：理論で考えること ———— 265
  - 作業療法のリーズニングにおけるクライアント中心性 ———— 265
  - 作業療法のリーズニングにおける全体論 ———— 267
  - 作業療法のリーズニングの6つの段階 ———— 268
  - 作業療法のリーズニングのダイナミックな特性 ———— 271
- 2つの事例 ———— 272
  - 事例1：Susanさん ———— 272
  - 事例2：キヌさん ———— 279
- 結論 ———— 285

第20章　活動分析：
人と作業の間の適合性の理解のために理論を用いること ———— 286
- 活動分析における概念的実践モデルの役割 ———— 288
- 活動分析の過程 ———— 288
  - ステップ1：分析するために，適切な概念的実践モデルを明らかにする ———— 288
  - ステップ2：分析する活動を選択する ———— 289
  - ステップ3：分析するために疑問をつくり出す ———— 290
  - ステップ4：活動と人間との間の明らかにされたギャップに基づいて作業を修正できる方法を明らかにして検証し，段階づける ———— 293
- 結論 ———— 294

索引 ———— 297

SECTION 1

第1部
作業療法の理論の概観
An Overview of Occupational Therapy's Conceptual Foundations

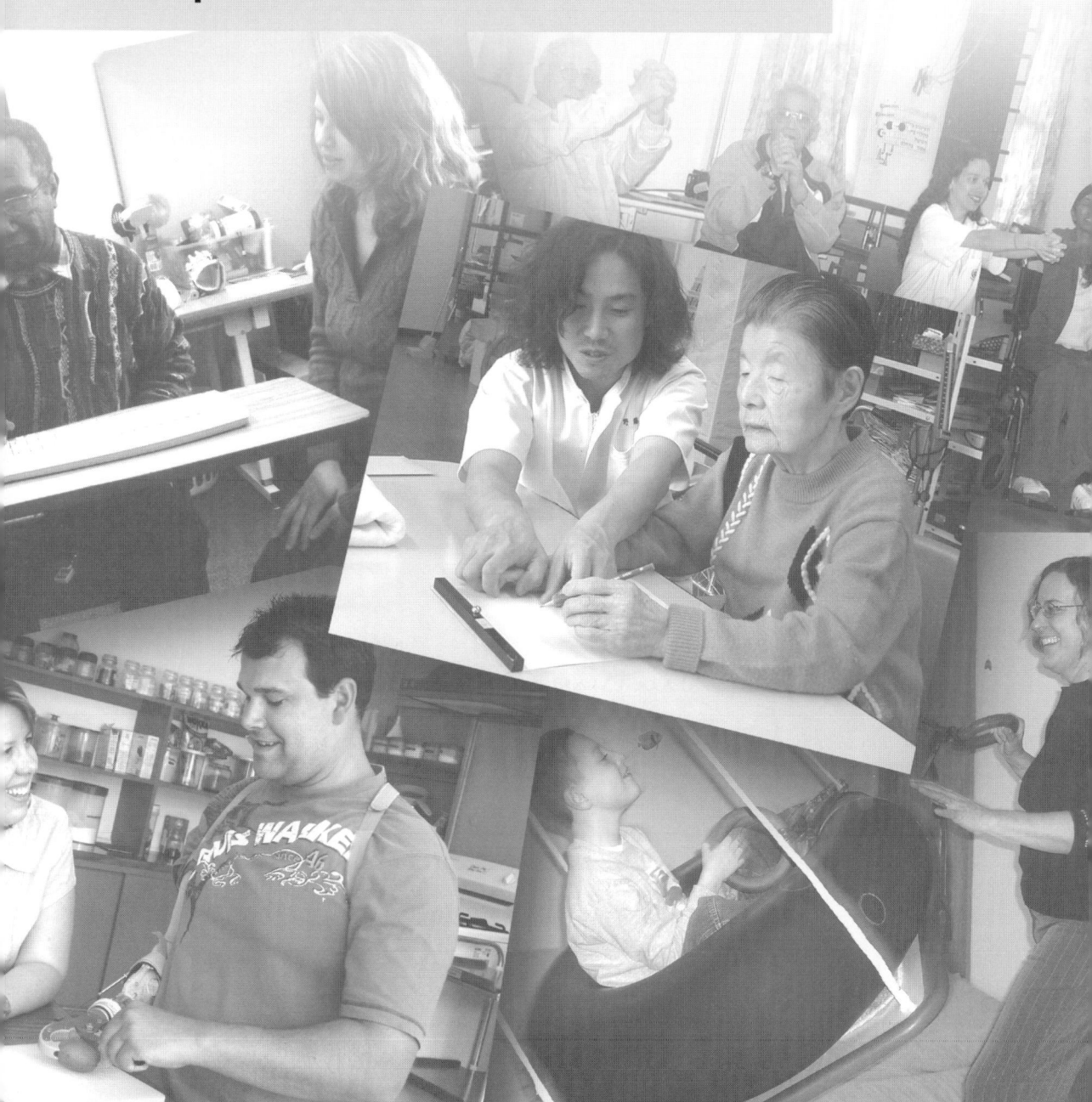

第1章
実践上の発見から概念上の理解へ
From Practical Discovery to Conceptual Understanding

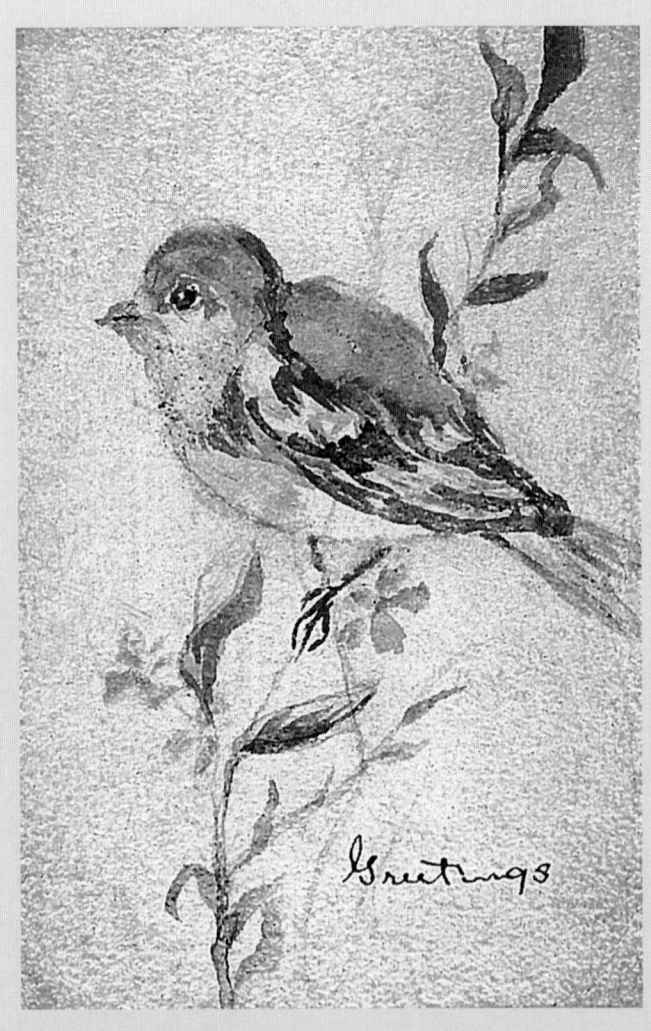

　前世紀初頭，北アメリカの作業療法の創始者の1人である Susan Tracy が作業療法士の Jennie K. Allen に送ったグリーティングカードには，花が咲く木の枝にとまったコマドリの美しい水彩画が描かれていた．裏には，「『精神科医』から集中することがまったくできないとレッテルを貼られて送られてきた患者が，誰の手も借りずに描いたものです」と書かれていた．Tracy はそれ以上の細かな説明はしていないが，Allen にはこの意味が通じるものと確信していたことは明らかである．

作業療法士は誰もが，これと同じような経験をしたことがあるだろう．台湾出身の作業療法士，Chin-Kai Lin は，重度の頭部外傷のクライアントのことを語っている．顔面神経麻痺と暗い将来の重圧で歪んだ顔は，永久に不機嫌な表情が貼りついたようだった．ある日，Lin はこのクライアントに中国の古典音楽を歌う合唱団に参加するように説得した．彼女が古い神聖な歌を歌い出すと，彼女の顔はゆっくりと持ち上がり，心地よい微笑へと変化していった．

ベルギー出身の Luc Vercruysse は，精神科に入院し，自分の病気と入院のことで落胆しているクライアントの話を披露してくれた．Luc はそのクライアントを，デッサン，絵画，縫物，手工芸をするのに忙しい作業療法のグループに加わるように一生懸命説得した．終了後，そのクライアントは自分自身がしたことに驚き，「私は，自分でロウソクをつくりました．ばかげたことのように聞こえるでしょうが，よい感じでした．それは私に，落胆する必要はなく，自分の人生が続けられると示してくれたのです」と語ったという．

ヴァージニア州フェアファクス郡の公立学校で働く作業療法士の Patricia Laverdure は，セルフケアと鉛筆での書字学習に取り組んでいる小学2年生の脳性麻痺の少女について語った．ある日，この少女は小さな声で作業療法士に，人形の服の着替えをしたいので手伝ってほしいと頼んできた．作業療法士は他のすべての業務をやめて，この少女が人形の着替えをできるようになるまで一緒に頑張った．翌週，この少女の母親が，娘が勇気を出して初めて同級生を家に呼び，午後の間ずっと人形で遊んだことを，涙を流して語ったという．

これらの話は作業療法の実践の本質を表しており，過去から現在に至るまで，いかなる文化の作業療法にもあるものである．これらは，クライアントに作業に就くよう支援することが，クライアントに新しい考え，感情，行為をどれほど喚起するのか，また，その生活にどれほど明るい変化をもたらすことができるのかを示している．作業療法の分野に持ち込まれたものは作業には人々を変える可能性があるという観点である．それは現在も作業療法の中核として存在しており，多くの知識で支えられている．

たとえば，現代の作業療法理論は，人が作業しているときには，作業とその人の間に独自の交流が起こっており，その人のやり方で考え，感じ，行動する力をつくり出していると述べている（Bass-Haugen, Mathiowetz, Flinn, 2008; Christiansen, Baum, Bass-Haugen, 2005; Kielhofner, 2008; Toglia, 2005）．研究もこの考えを支持し，クライアントが自分の身体の動かし方や，効果的な計画の立て方と注意の向け方を変えることができる作業の種類をあげ，また，どれほどの努力が必要で，何を経験すればよいのかということを示している（Eastridge & Rice, 2004; LaMore & Nelson, 1993; Toglia, 2005; Wu, Trombly, Lin, 1994; Yoder, Nelson, Smith, 1989）．作業がどのようにクライアントの認識，動機づけ，運動遂行に影響を及ぼすかを検討する評価手続きとツールもある（Bass-Haugen, et al, 2008; de las Heras, Geist, Kielhofner, Li, 2002; Toglia, 2005）．さらに，行動，考え，そして感じることを強化するために作業をどのように選択したり，修正したりするかのガイダンスを提供する介入のプロトコール（実施要項）もある（Bass-Haugen, et al, 2008; de las Heras, Llerena, Kielhofner, 2003; Toglia, 2005）．

実践に関する基本的観察あるいは物語から作業療法のプロセスの概念上の理解へと至るこの旅は，重要なものである．日々の実践には，作業上のクライアントの混乱，失望あるいは困難さに取り組むことが含まれる．実践家は，試行錯誤，独創的な問題解決，経験の応用を通し

作業には人々を変える可能性があるという観点が，作業療法の分野に持ち込まれたのである．

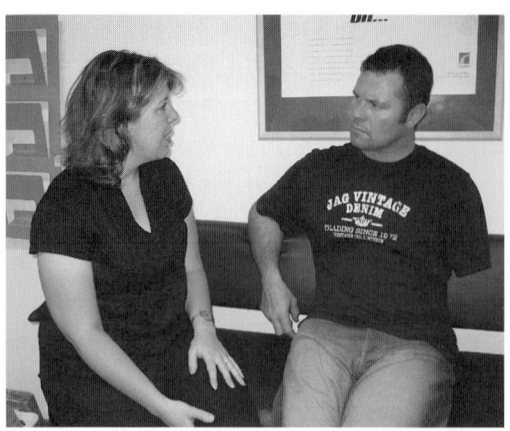
Karenは，上肢欠損で生まれたクライアントと，作業療法の計画について話し合っている．

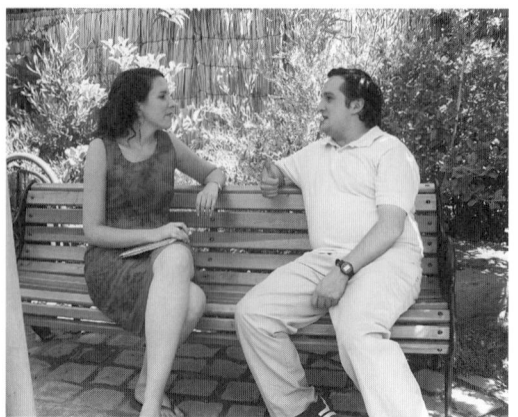
Andreaとクライアントは，コミュニティ・インテグレーションプログラムでの成果について話し合っている．

て，そうした問題の解決策を見つけ出すことが少なくない．実践上の問題や解決策は，何が進行しつつあるのかを説明するためのさらに組織的な試みへ，そして，そうした問題を解決するためにより多くの資料の開発をも導くことになる．実践上の発見から公式理論やリサーチへというこの経路は，作業療法を強化し，改善する知識をもたらす．そのような努力から生み出されたすべての知識は，作業療法の概念の基礎を構成している．

実践と作業療法の理論との関係

作業療法の実践にとって理論がなぜ重要なのかを検討する最善の方法は，おそらく，実践家が行うことを考えてみることである．これから述べる4人の作業療法士のことを考えてみよう．

Karen Robertsは，オーストラリアのメルボルン市内の病院の切断病棟で働いている．彼女のクライアントの多くは，仕事上の事故や交通事故で，外傷性切断をした若い男性である．切断は突然の予想外の出来事であり，瞬時にして彼らの生活を変えた．多くの人は身体的喪失を経験しただけでなく，自分の将来の計画と夢の喪失により深く悲しんでもいる．Karenは新しいクライアントに自己紹介するとき，たいてい

次のように話す．「私は，あなたがやらなければならないことや，やりたいことのすべてに関心があります．そして，どのように支援に取り組むかがあなたの生活を左右すると思っています．また，あなたにとって何が重要か，そしてそれを行うにはこれからどうしたらよいかに興味をもっています．補装具をつけるときには操作法を教えますし，日常生活に使っていけるよう一緒に取り組んでいくことになるでしょう」（訳注：Karenについては，詳しくは第11章Box 11.1を参照のこと）．

Andrea Girardiは，チリのサンティアゴ市にあるSenderos財団のコミュニティ・インテグレーションプログラムで働いている．彼女のクライアントは若い精神病患者である．ほとんどのクライアントが生活役割での挫折と多発性機能障害という特徴をもっている．また，全員が社会的な誤解と偏見を受けたことがあり，それらによる失意を経験している．そして全員が，前に受けた精神科のサービスに落胆を感じている．

Andreaのクライアントは，自分は無能であり，自分を抑えることができず，前向きに人生を続けていく可能性は皆無であるかのように振る舞っている．ほとんどが，友人をつくったり，グループに属したりすることを非常に困難に感じている．こういう否定的な考えは，生活

第1章 実践上の発見から概念上の理解へ　　5

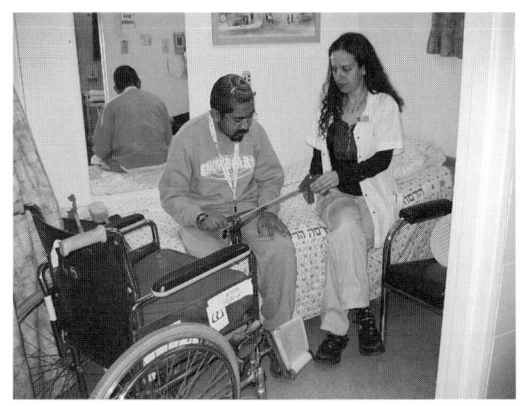

Mayaは，自動車事故で外傷性脳外傷を受けたクライアントの自立を促進するためにリーチャーの使い方を示している．

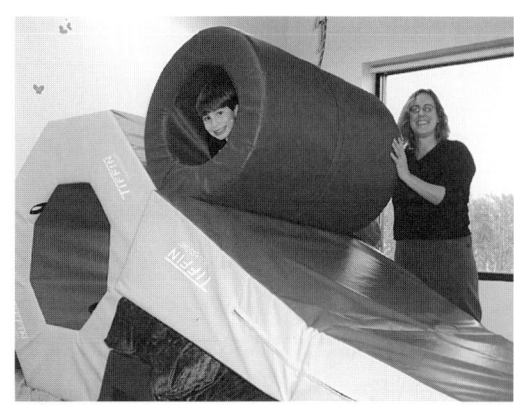

Staceyは，クライアントに感覚経験をさせている．

を営むことや成功することを妨げている．

　これらのクライアントに働きかける際，Andreaは人生の意味の回復を促す活動から始めて，自分が人生の主役になるように手助けする方向へと進んでいく．途中で，Andreaはクライアントの闘いぶりを見ていること，その能力を信じていることをクライアントに伝える．彼女は，自分の作業療法のプロセスを，クライアントが新たに自らの能力に自信をつけ，将来への希望の基礎をゆっくりと固めるのを援助することであるとみている（訳注：Andreaについては，詳しくは第12章 Box 12.3を参照のこと）．

　Maya Tuchnerは，エルサレムにある病院のリハビリテーション部門で働いている．彼女のクライアントの多くは，脳卒中，事故による外傷，脳腫瘍除去手術により脳損傷を受けた人々である．この人たちには，身体的な問題に加えて，しばしば計画立案，問題解決，自分の行動の誤りを認識する能力に制限をもつ認知障害がある．Mayaのクライアントには，無宗教のユダヤ人，非常に信心深いユダヤ教徒，イスラエルのアラブ人，パレスチナのアラブ人，ロシアとエチオピアからの移民などがいる．そのなかには，爆弾テロで負傷した人もいる．彼女の最大のチャレンジは，そのようなクライアントたちすべてに，その生育歴，文化，生活様式に従って最高のサービスを提供することである

（訳注：Mayaについては，詳しくは第13章 Box 13.4を参照のこと）．

　Stacey Szklutは，小児科クリニックである南海岸セラピー（South Shore Therapies）を個人開業している．クリニックは，運動発達と新たな技能を学ぶ能力に必要な感覚の処理と組織化に障害をもつクライアントを対象にしている．彼女のクライアントは，家族とともに日常生活の単純な課題に取り組むことが多い．味覚，嗅覚，触覚，聴覚に対する過敏性をもつ幼い子どもたちは，服を着たり，食事をしたり，食料品店に行ったりしなければならないと考えるだけで，不安と不快感が押し寄せてしまう．また，自分の身体という意識が乏しく，服を着たり，ファスナーを操作したり，食べるためにスプーンを用いるといった基本的なことで，もがいている子どももいる．こういう子どもたちはフラストレーションや自己卑下を感じることがよくある．それが家庭生活に影響を及ぼし，子どもがより広い世界に出ようとするときに障害を生み出す難しい感情と行動を起こすのである．

　Staceyは，作業療法のプロセスには以下の3つの構成要素があるとしている．

(1) 幼いクライアントの能力を強化して，もっと効果的に感覚を処理すること
(2) これらの子どもたちが自分の身体がどのように動くのか，そして，何かをするために

身体をどのように用いればよいのかを理解するよう援助すること
(3) 彼らが家族や地域の生活にうまく参加できるように，活動を調整し適応するよう家族と一緒に働き，家族に教えること

Staceyは，子どもたちとその家族にとって意味がある活動を用いて違いをつくり出すことを目指している（訳注：Staceyについては，詳しくは第9章 Box 9.3参照のこと）．

これまでにあげた作業療法士は皆，機能障害のために日常的な作業への参加が困難な人々にサービスを提供している．どんな日にも，Karenは上肢切断のクライアントが補装具を使って自分の仕事のやり方を再学習するのを援助するだろう．Andreaは，クライアントが以前の趣味に取り組むことで生活を楽しむことができ，自分にも価値のあることができると確信できるように支援するだろう．Mayaは，クライアントが日常的な行為の手順を忘れがちなことに注意を向けるようになり，自分で更衣や身づくろいができるように記憶補助具などを用いるよう援助するだろう．Staceyは，感覚に過敏性をもつ子どもが新しい食べ物を試したり，バランス感覚が不足している子どもが自転車の乗り方を学んだりするために援助するであろう．

これらの作業療法士は，自分がなすべきことをするために，専門的な知識をもつ必要がある．たとえば，彼らは以下の対処法を知る必要がある．

・活動する能力を最大にする特殊な道具を用いたり，環境を変えたりすることで，限られた能力を活用すること
・複雑な機能障害をもつクライアントが必要な作業を成し遂げられるようにすること
・クライアントが新しい技術を身につけ，日課を行えるようにする適切な活動をつくり出すこと
・クライアントが成功を収め，物事を行うための自信と興味を取り戻すのを援助するために最適な活動を明らかにして用いること
・クライアントの家族が，家族の一員であるクライアントの機能障害を理解し，それがその人の感情，行動，自尊心，達成や発達などにどのように影響を及ぼすかを理解するように援助すること

Karen，Andrea，Maya，Staceyのそれぞれが自分のクライアントにみられる問題に対処する特殊な知識と能力をもっていることは明らかである．彼らの知識と能力は，ある程度は作業療法の理論からもたらされる．

この4人はまた，意味のあることに従事することが健全な状態の基礎であるという共通の確信をもっている．彼らは共に自分たちの専門職の特質と目的を理解している．個々人がもつ希望と能力への尊敬の念を強調する哲学的志向性を共有しているこれらの展望もまた，作業療法の理論からもたらされる．

結論

本書では，読者にKaren，Maya，Andrea，Staceyの実践の根底をなす多様な視点と知識を紹介する．また，作業療法がどのように起こったか，そして，それが長年にわたりどのように変化してきたかを検討する．彼らが自分のクライアントの問題を理解し，また，それらを扱う際に用いる理論と資料の種類を示す．

本章は，美しい水彩画を描くことができた重度の機能障害をもつクライアントの物語から始まった．この物語は，治療的ツールとして役立つ可能性のある作業の具体例であり，2人の作業療法士に共有された．この物語にはもう1つ教訓がある．作業療法は，実践家が自分のクライアントの生活に変化をつくり出すサービスを提供するために存在する．このことがこの専門職の中心的な目的と価値であり，そしてそれは，常に存在してきたのである．

このように，本書は理論に関する本であるが，また実践に関する本でもある．本書は，クライアントが希望し必要とする作業により，参

加を達成する支援を可能にする実践家の思考，概念，根拠，資料を示す．別の言い方をすれば，Tracyが作業療法の物語を語った葉書を送ったときから一世紀近く経つ間に，すべての作業療法士がどのように実践をするのかについて学んだことを述べることになろう．

文献

Bass-Haugen, J., Mathiowetz, V., & Flinn, N. (2008). Optimizing motor behavior using the occupational therapy task-oriented approach. In M. Radomski & C. Trombly Latham (Eds.), *Occupational therapy for physical dysfunction* (5th ed., pp. 599–617). Philadelphia: Lippincott Williams & Wilkins.

Christiansen, C., Baum, C., & Bass-Haugen, J. (Eds.). (2005). *Occupational therapy: Performance, participation and well-being* (3rd ed.). Thorofare, NJ: Slack.

de las Heras, C.G., Geist, R., Kielhofner, G., & Li, Y. (2002). *The volitional questionnaire* (VQ) (version 4.0). Chicago: Department of Occupational Therapy, University of Illinois at Chicago.

de las Heras, C.G., Llerena, V., & Kielhofner, G. (2003). *Remotivation process: Progressive intervention for individuals with severe volitional challenges* (version 1.0). Chicago: Department of Occupational Therapy, University of Illinois at Chicago.

Eastridge, K.M., & Rice, M.S. (2004). The effect of task goal on cross-transfer in a supination and pronation task. *Scandinavian Journal of Occupational Therapy, 11*, 128-135.

Kielhofner, G. (2008). *Model of human occupation: Theory and application* (4th ed.). Baltimore: Lippincott Williams & Wilkins.

LaMore, K.L., & Nelson, D.L. (1993). The effects of options on performance of an art project in adults with mental disabilities. *American Journal of Occupational Therapy, 47*, 397-401.

Toglia, J.P. (2005). A dynamic interactional approach to cognitive rehabilitation. In N. Katz (Ed.), *Cognition and occupation across the life span: Models of intervention in occupational therapy* (2nd ed., pp. 29-72). Bethesda, MD: American Occupational Therapy Association Press.

Wu, C.Y., Trombly, C., & Lin, K.C. (1994). The relationship between occupational form and occupational performance: A kinematic perspective. *American Journal of Occupational Therapy, 48*, 679-687.

Yoder, R.M., Nelson, D.L., & Smith, D.A. (1989). Added purpose versus rote exercise in female nursing home residents. *American Journal of Occupational Therapy, 43*, 581-586.

第 2 章
実践を支援するために必要な知識
The Kind of Knowledge Needed to Support Practice

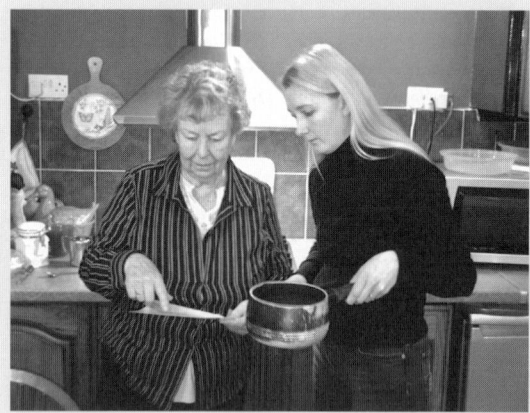

台所仕事の順序と安全性を検討する Alice とクライアント．

Alice Moody はイギリスの地域精神保健と学際的疼痛管理チームで働いています．彼女の第 1 の役割は，重度の精神疾患と関係する認知や他の障害をもつクライアントに働きかけることです．その目的は，このようなクライアントに自分が選択したライフスタイルや目標を維持させることです．彼女の責任の 1 つは，クライアントが自分の障害や環境の背景のなかで確実に安全でいられるために，注意深く評価を実施することです．

Alice の第 2 の役割は，慢性の疼痛をもつクライアントに働きかけることです．このようなクライアントに対する介入の目的は，痛みが彼らの日常生活と生活の質を妨げる範囲を最小にすることです．なかでも，Alice は，クライアントが疼痛を悪化させることなく，どのようなペースで行うのか，そしてどのように活動を身体的に行うのかを教えます．このことは，あるクライアントには自分で更衣すること，また別のクライアントには常勤雇用のなかで疼痛を管理することの支援にかかわります．

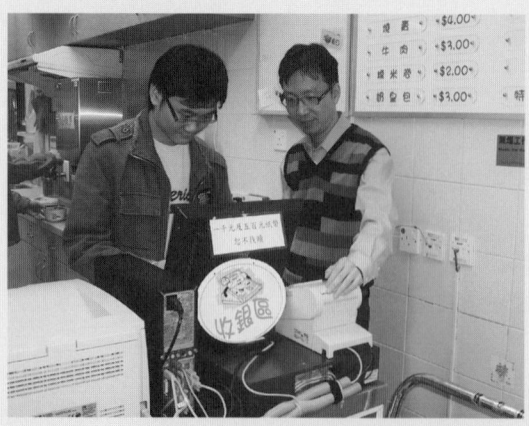

Bacon はレジで現金の操作法を教えることで，クライアントが適切な仕事の技能と習慣を学習するよう支援している．

Bacon Fung Leung Ng は，香港の最も大きな精神科病院で働いています．彼は職業評価とリハビリテーションを必要とする重度な精神疾患をもつ成人クライアントにサービスを提供しています．クライアントのほとんどは，重度の動機づけの問題をもっているために，クライアントが自分の長所を発見するよう援助し，彼らの将来を共につくり出し，充足した価値のある生活に働きかけるために，治療的関係を注意深く用いています．

Bacon はまた，知的障害をもつ精神科のクライアントと精神疾患をもつ児童や青年に提供する作業療法サービスのスーパーバイザーをしています．

彼の専門職としての 3 つ目の責任は，作業療法学生の臨床実習のスーパーバイザーという臨床教育者です．この役割では，彼が実践するために用いているさまざまな概念を積極的に示し，披露しています．

Heidi Fischer は，シカゴのリハビリテーション病院で，最近手の神経筋的リハビリテーションの臨床研究コーディネーターというもう1つの役割を得た実践家です．彼女は脳卒中の後に身体の一側に障害をもつクライアントを見ています．彼女の役割の1つに，脳卒中後に患側の手を用いるという問題を改善する試みを援助することがあります．Heidiは，障害を理解するために，リハビリテーション工学者とともに働く作業療法士としての技能を用いています．そしてクライアントが作業遂行に成功するように多くの方法で支援します．彼女は，手の機能に障害があるクライアントの日常生活での機能状態の改善を支援するために，ロボットの開発をしています．彼女は，意味のある活動を取り入れるために（ロボット工学とバーチャルな環境の利用を含む）作業療法のプログラムを立て，クライアントが日常活動での遂行を改善するよう支援しています．彼女の仕事は，脳卒中の生存者の生活の質を根本的に改善する学際的な研究に役立つことだと確信しています．

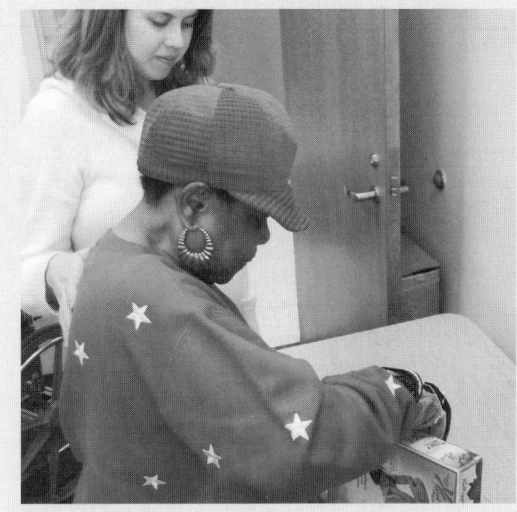

麻痺側の上肢を使ってシリアルを注ぐクライアントの支援をしている Heidi．

野藤弘幸は長期療養病棟で高齢のクライアントに対するリハビリテーションサービスを提供しています．ある日，彼は以下のようなクライアントたちをみています．交通事故で骨盤を骨折して歩行ができなくなった大工，認知症と診断され，自分のミカン畑の世話ができなくなってしまった高齢の農夫，友だちとの買い物の途中で脳卒中になり，一側の運動機能を失ってしまった高齢女性などです．このようなクライアントはそれぞれ特定の疾患や損傷を負うだけでなく，自分が本当に気になっていることを脅かされることを体験しつつあります．野藤の仕事は，各々のクライアントの医学的，社会的な問題を理解し，それらの問題が生活のなかでのクライアントの能力にどのように影響を及ぼしているのかを評価し，やりたいことができるように回復させる治療で，それぞれのクライアントにかかわることです．

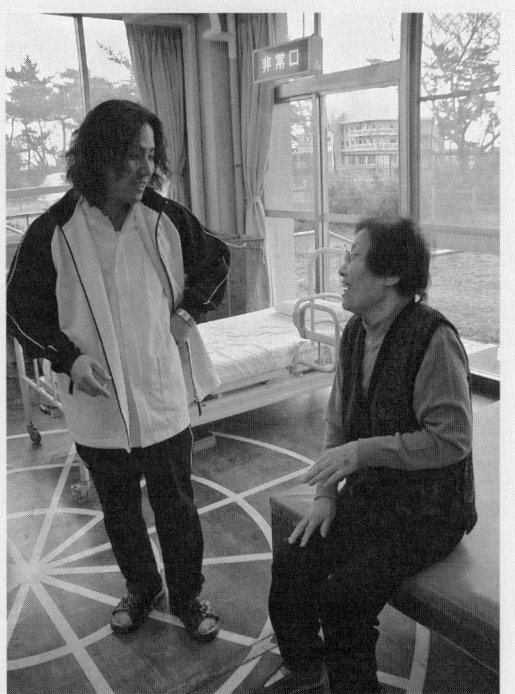

脳梗塞と骨盤骨折を体験したクライアントと作業療法の目標を話し合う野藤．

異なる種類の知識を求める必要性

すべての作業療法士と同様に，Alice，Bacon，Heidi，野藤も自分の特有な専門的役割をしっかりと理解しているに違いない．たとえば，彼らはクライアント，家族，学生，そして，一緒に働く他の専門職の人たちに，自分が行っていることを説明する必要がある．彼らは作業療法士として，別の実践場面では別の役割をもって，あるいは，タイプが大きく違ったクライアントにも役割を果たすことができるように，自分の仕事について基本的な認識をもつ必要がある．簡単に言えば，作業療法士は誰もが専門職としての同一性をもたなければならないのである．

専門職としての同一性をもつことは重要なことではあるが，それだけでは実践のためには十分ではない．作業療法士は，適性も必要である．つまり，作業療法士はクライアントの問題の性質を理解するため，そして，クライアントに提供するサービスの種類を知るために知識と技能をもつ必要がある．作業療法士のそれぞれが用いる知識と技能は，主に作業療法のなかからもたらされる．言うまでもなく，作業療法士はまた医学や心理学といった他の分野の知識をも用いている．

このように，これらの作業療法士を毎日の仕事へと導く理論には，以下の3つの種類の知識が含まれる．

・作業療法実践の特性，目的，範囲，価値を定義する知識
・クライアントの問題を理解し，それらを克服するためにどのように働きかけるかの知識
・実践のなかで行うことを知る他の分野から借用した知識

これら3種類の知識はそれぞれ，「パラダイム」「概念的実践モデル」「関連知識」と呼ばれる．図2.1に示すように，パラダイムは作業療法の最も中核となる知識で，この領域の同一性に直接的に取り組むものと考えられる．パラダイムを取り囲むのはいくつかの概念的実践モデルで，作業療法士が自分の実践のなかで用いる特有な概念，証拠，資料を提供する．最外層は関連知識で，作業療法特有の知識（すなわち，パラダイムとモデル）を補足するために実践家

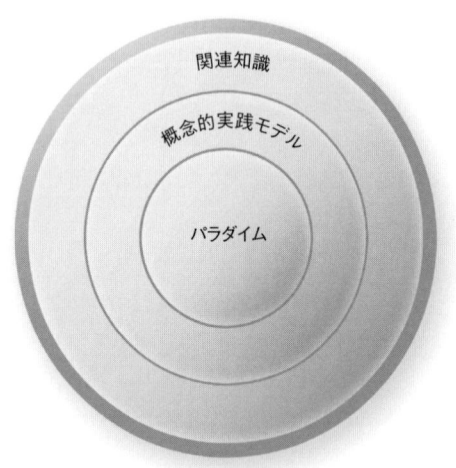

図2.1 理論における知識の階層

表2.1 知識の階層の特徴

階層	内容	目的
パラダイム	幅広い前提と展望	・分野を統合する ・作業療法の特性と目的を定義する
概念的実践モデル	特有の作業療法理論へと構成されるさまざまな概念	・理論を開発する ・実践に理論的な根拠を与え，実践を導く
関連知識	他の学問分野から借りた概念，事実，技術	・分野特有の知識を補足する ・実践で応用する

が用いる他の分野の概念，事実，テクニックの集合体である．**表 2.1** はこれらの 3 層の知識の特徴を要約している．次節ではそれぞれの層をさらに詳しく検討する．

パラダイム

パラダイムという概念は，ある専門分野に携わる人々が共通の視点（すなわち，その分野に特有の見方，考え方，価値観など）をどのように構築してきたかを観察することで発達してきた（Kuhn, 1970）．パラダイムはその専門職の実践を定義し，どのように実践するかの規範を示すものである（Tornebohm, 1985, 1986）．それは，実践家がクライアントに提供するサービスをどのように正当化し，定義するのかを具体化するものである．

パラダイムはまた，専門職の行動を導き，共通の信念と価値をもたらす専門職の文化として機能する（Macintyre, 1980）．したがって，それによってセラピストたちは実践を行うときに自分たちが何をしているかを大まかに理解できる．すなわち，それは自分たちの仕事の最も基本的な性格，基本的に注意を払うべき事柄，方法，価値を定義するものである．作業療法士は専門職のパラダイムによって提供するサービスの特性と特有の専門的なものの見方（作業療法士が自分のクライアントのニーズをどのようにみており，何が重要と考えるか）を理解できるのである．

たとえば，Alice，Heidi，野藤，Bacon は，クライアントが問題をもつ毎日の作業をできるように支援することが自分の専門家としての役割の中心であるとみている．彼らは作業療法でクライアントに意味のある作業をさせることによって，この目的を達成しようとする．この見方は，彼らが他の作業療法士と共有しているパラダイムなのである．

Box 2.1　実践の学識（Scholarship of Practice）

学識（理論の展開と研究）は作業療法の実践にとって重要である．しかし，理論とリサーチと実践の関係が論じられている．実践上の価値が疑わしい理論とリサーチを生み出す学識がさまざまな分野で批判されている（Barnett, 1997; Higgs & Titchen, 2001; MacKinnon, 1991; Maxwell, 1992; Schon, 1983）．この問題は作業療法でも認識されている．これに対して，研究者や理論家が理論やリサーチを生み出し，実践を向上させるために実践家とともに働くという実践の学識が求められていると提案した（Hammel, Finlayson, Kielhofner, Helfrich, Peterson, 2002; Kielhofner, 2002）．実践の学識は，理論やリサーチをつくり出すことと，方法の開発との相互作用を構想している（下図参照）．

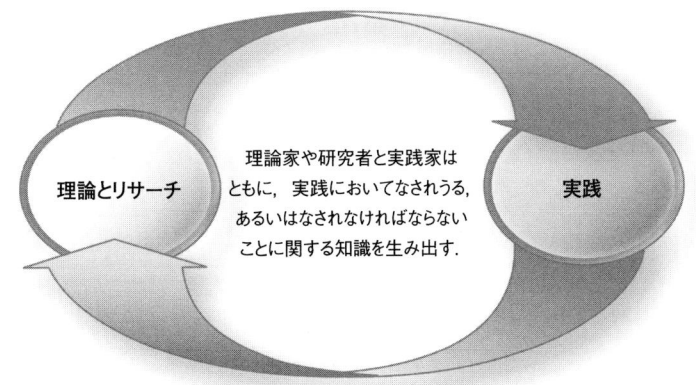

「理論とリサーチ」は実践のために必要な知識を提供する．そして「実践」によって何を知る必要があるかに気づき，現実の生活に適用することで，理論の理解と開発を実りあるものにする．

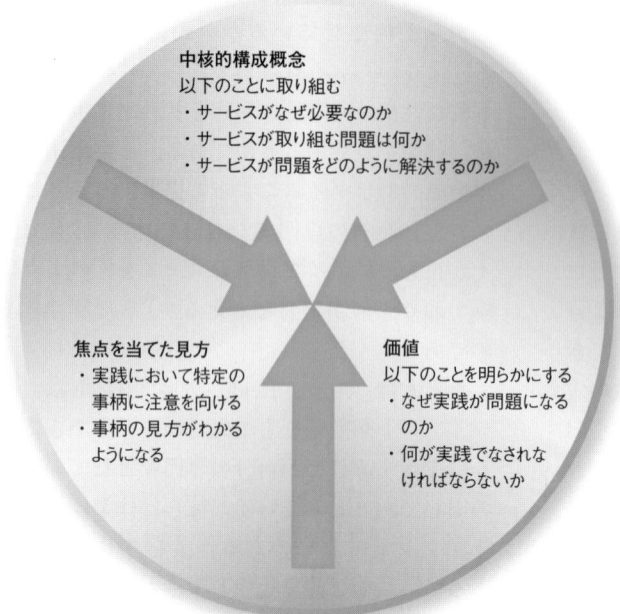

図2.2　パラダイムの要素

■専門職のパラダイムの要素

図2.2に示すように，パラダイムは「中核的構成概念」「焦点を当てた見方」「価値」からなる．「中核的構成概念」はこの領域のサービスの特性を定義する．サービスがなぜ必要なのか，サービスが取り組む問題，そして，これらの問題をそのサービスがどのように解決するのかという知識を提供する．「焦点を当てた見方」をとることで，実践家は実践のなかの特定の物事に注意を向けるようになり，そして，その見方がわかるようになる．最後に，作業療法士が実践的な行動に就くがゆえに，自分の支援の効用について，また，自分が取り組む適切な方法についての概念を必要とする．したがって「価値」は，なぜ実践が重要であるのかと，実践のなかで何をなすべきなのかを結びつける．「中核的構成概念」「焦点を当てた見方」「価値」はそれぞれ，個人としても集団としても，作業療法士がどのように自分の専門性とその実践を確立するのかを決定する．

■パラダイムの発展

第3章から第5章では，作業療法のパラダイムが，この分野が生まれた前世紀初頭からどのような発展を遂げてきたのかを検討する．これらの章では，パラダイムがこの分野の文献でどのように示されてきたのかに焦点を当てることになろう．もちろん，最も問題になるのは，個々の作業療法士が自分の行っていることを理解することに対するパラダイムの影響である．パラダイムの発展の歴史を論じた後に，それが第1章と第2章で紹介した4人の作業療法士の見方にどのように反映されているかを検討することになろう．

概念的実践モデル

パラダイムによって作業療法とはどういうものかという共通の認識が生まれるが，実際にどのように行うのかという具体的で詳細な知識が得られるわけではない．この知識を提供してくれるのは概念的実践モデルである．

概念的実践モデルは，作業療法士が用いる理

論，リサーチ，実践の資料がそれぞれ相互に関連している．あるモデルは，作業遂行を妨げる動機づけや認知の困難さといった問題のように実際に取り組むべき現象を中心につくり上げられている．また，あるモデルでは作業療法士とクライアントやグループとの関係のような実践の側面に取り組む．すべての概念的実践モデルによって，実践を直接に支援する理論，証拠，資料が得られるのである．それぞれのモデルは独自の観点をもつため，作業療法士は通常，複数のモデルを組み合わせて用い，また，それぞれのクライアントの状況に最適なやり方でモデルを用いている．

■概念的実践モデルの要素

モデルは，以下の要素をもつと考えられている．
・実践にとって重要な現象を説明する理論
・実践の資料（たとえば，評価手順，道具，治療の方法）
・理論を検証し，実践においてモデルがどのように働くのかを示すリサーチと証拠

図2.3に示すように，これらの要素は知識がダイナミックに進行していく開発の過程の一部である．

概念的実践モデルの特徴の1つは，何らかの実践上の困難から発生しているということである．この困難さはおそらく，クライアントや作業療法のなかで実施する必要があるプロセスによくみられる問題である．各モデルの理論は提供する実践の適用に対して論理性と首尾一貫性を備えている．

あるモデルが発達するにつれて，その実践の資料は拡大し，精巧になっていく．そのモデルを研究している理論家や実践家は，評価法をつくり出し，事例を蓄積し，応用のためのガイド

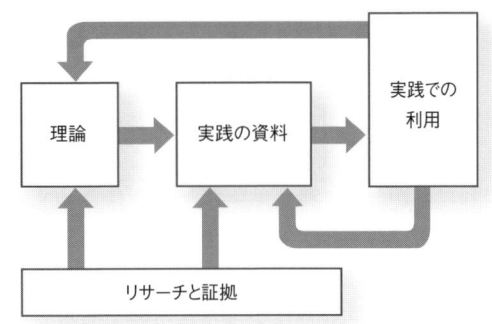

図2.3 概念的実践モデルにおける知識開発のダイナミックな進行過程

ラインやプロトコールを書き，そして，そのモデルに基づくプログラムを開発する．雑誌，教科書，口頭発表などでこれらの実践の資料を普及させることは，このモデルを実践でより役立つものにする．同様に，実践で直面する問題と洞察は，そのモデルの変化を導く．

リサーチと証拠に基づくことによって，その実践モデルの経験的で詳細な調査が可能になる．研究はそれが説明しようとする現象の理論的な正確さを検証する．リサーチによって，理論を精密にするうえで役立つ記述的データが生まれる．さらに，リサーチはその理論に基づいた適用のための技術の効果を検証する．

各概念的実践モデルは，理論化，応用，経験的で詳細な調査と改定を通して知識が開発されていくダイナミックな過程を表している．理論により，それが関心をもつ現象の説明が可能になる．これらの説明はリサーチを通して立証され，洗練されうる．その理論はまた，実践的な応用を説明し，導いていく．科学的なエビデンスが蓄積されるにつれ，理論を修正したり精巧にしたりしながら，基礎的および応用的なリサーチがそのモデルへフィードバックをもたらす．同様に，実践での応用により，その理論の

概念的実践モデルによって作業療法士はクライアントと作業療法の過程をみながら，計画し，問題を解決することを通して，特別に専門的な視点が得られるのである．

変化と精巧化を導く批判的なフィードバックを提供する．概念的実践モデルは，その分野のメンバーにとってはノウハウの部分である．作業療法士がこの分野の知識を用いるときに，彼らはその概念的実践モデルを用いることで証明の過程にかかわる．概念的実践モデルによって作業療法士はクライアントと作業療法の過程をみながら，計画し，問題を解決することを通して，特に専門的な視点が得られるのである．

関連知識

　実践では作業療法の概念的実践モデルでも，作業療法に特有なものでもない概念や技能を必要とすることもある．関連知識は他の専門分野の情報で作業療法の実践にとって役立つものを含む．たとえば，疾病に関する医学の知識は作業療法の実践にとって重要である．心理学における認知行動の概念と技法は，作業療法の実践に用いられることがある．このように作業療法士は，作業療法の実践の主な要素を明確にするために補足的に関連知識を利用する．

■ 結論

　本章では，作業療法を実践するための理論をつくり上げている知識を検討した．実践家は，毎日の仕事のなかで3種類の知識を用いている．最初の知識は，作業療法士に自分のサービス，展望，そして，価値を定める専門職の同一性という意味を提供するこの領域の「パラダイム」を反映している．第2の知識は作業療法の過程に用いる特別な理論，資料，そして，エビデンスを提供する「概念的実践モデル」である．最後は，作業療法に特有なパラダイムや概念的実践モデルとともに用いられる他の分野からの「関連知識」である．以降の章では，これら3種類の知識のそれぞれを掘り下げて検討し，そして，作業療法士がそれらの知識を実践においてどのように用いるかを考えてみたい．

文献

Barnett, R.（1997）．*Higher occupational education: A critical business. The society for research into higher education.* United Kingdom: Open University Press.

Hammel, J., Finlayson, M., Kielhofner, G., Helfrich, C., & Peterson, E.（2002）．*Educating* scholars of practice: An approach to preparing tomorrow's researchers. *Occupational Therapy in Health Care, 15*（1/2），157-176.

Higgs, J., & Titchen, A.（Eds.）．（2001）．*Practice knowledge and expertise in the health professions.* London: Butterworth Heinemann.

Kielhofner, G.（2002）．Knowledge development in occupational therapy: Directions for the new millennium. Keynote address at the World Federation of Occupational Therapy Conference, Stockholm, Sweden.

Kuhn, T.（1970）．*The structure of scientific revolutions*（2nd ed.）．Chicago: University of Chicago Press.

Macintyre, A.（1980）．Epistemological crises, dramatic narrative, and the philosophy science. In G. Gutting（Ed.），*Paradigms and revolutions; appraisals and applications of Thomas Kuhn's philosophy of science*（pp. 54-74）．South Bend, IN: University of Notre Dame Press.

MacKinnon, C.（1991）．From practice to theory, or what is a white woman anyway? *Yale Journal of Law and Feminism, 4*（13），13-22.

Maxwell, N.（1992）．What kind of inquiry can best help us create a good world? *Science, Technology, and Human Values, 17,* 205-227.

Schon, D.A.（1983）．*The reflective practitioner: How professionals think in action.* New York: Basic Books.

Tornebohm, H.（1985）．*Reflections on practice oriented research.* Goteborg, Sweden: University of Goteborg.

Tornebohm, H.（1986）．*Caring, knowing and paradigms.* Goteborg, Sweden: University of Goteborg.

第3章

作業療法実践の初期の展開：
前パラダイム期と作業パラダイム期

The Early Development of Occupational Therapy Practice:
The Preparadigm and Occupation Paradigm Period

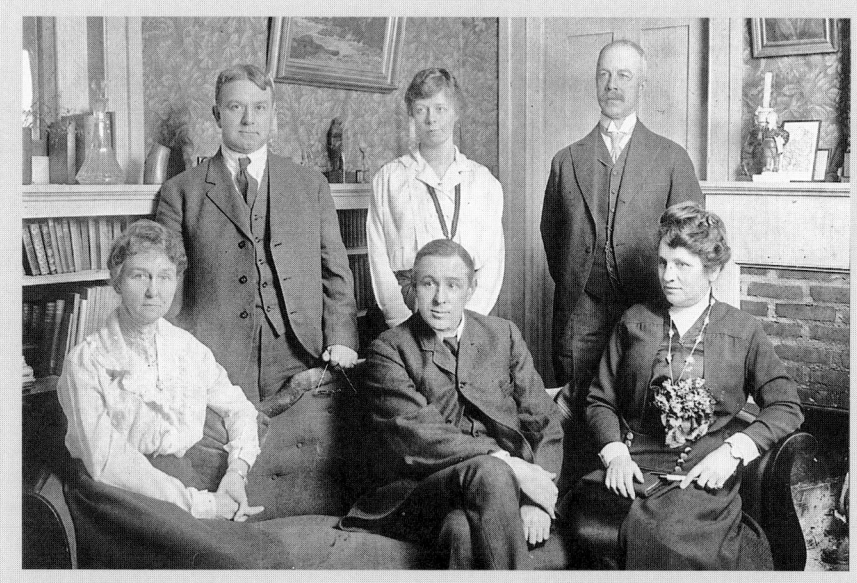

　1917年，アメリカ作業療法推進協会を結成するために数名が集まった．この出来事は一般に，北アメリカにおける作業療法の公式な出発であるとみられている．実際には，この会合に先んじて，重要な成果が成し遂げられていた．すでに作業療法のサービスは病院などで行われており，作業療法士の養成は始まっていた．また，すでに作業療法に関する書籍が刊行され，多くの論文が発表されていた．実践に関する公的な知識の展開は作業療法の最初のパラダイムを特徴づけた．1つの統一的な理念がさまざまな専門的背景をもつ人々を最初の作業療法士としてまとめ上げた．この理念は，作業療法の初期の文献のなかでさまざまな形で明瞭に表現されたし，その実践においても表現されていた．1915年に発行された書籍『The Work of Our Hands（私たちの手の働き）』は，これを次ページのように示していた．

（クライアントが）自分の手で誠実に作業にとりかかるとき，その人は新しい経路に沿って自分のやり方を見いだす．それによって作業の尊厳と満足感を知り，全体的により単純でより健康的な生活という考えを獲得する．そのこと自体は動かないよりもずっとよいことであるし，それにより開かれた心は新しい展望や希望，そして，信頼を見いだすことになる．手での単純で効率的な作業には，（人間という）芸術家を世界の大いなる創造力をもつ一族の一員にするような何かがある．尊厳と単純さという基礎から，何かが可能になる．貧困と飢えに苦しむ多くの人々は，裕福になり満ち足りる．これらのすべては，新しい筋活動から生まれるかもしれない実際（actual）の身体的利益以外のものにある（**Hall & Buck, 1915, pp.57-58**）．

この引用が示すように，クライアントを作業に就かせることは，彼らの生活に肯定的な変化をもたらすよう支援するという作業療法の理念に基づいている．この理念は障害を受けた人々の問題をみたり扱ったりする新しくユニークな方法を反映していた．それはこの分野の最初のパラダイムの中心であった．本章ではその最初のパラダイム，その起源，そして，それがどのように作業療法実践を定義し，形成したのかを検討する．

道徳療法前パラダイム

最初に18世紀のヨーロッパで，次に19世紀の北アメリカで，道徳療法と呼ばれた精神障害者の治療アプローチが生まれた．作業を療法として用いることができるという考えは，道徳療法にルーツがある．作業療法にとって道徳療法

Herbert James Hall

Herbert James Hallは1870年に生まれ，1895年にハーバード大学医学部を卒業しました．彼は一般開業医になりましたが，間もなくさまざまな精神障害をもつ人々の問題に関心をもつようになりました．1904年に，Hallと女性工芸家Jessie Lutherは，サナトリウムを開きHandcraft Shopsと名づけました．そして，1905年にはハーバード大学から，作業の治療的利用の研究のための助成金を得ました（Peloquin, 1990; Presidents of the AOTA, 1967）．この助成金によりHallは，神経衰弱の人々に対する仕事を完成させました．彼は，これらの障害には現代生活の過度の緊張と関連する不適切さや誤った習慣によってもたらされた部分があると考えました（Creighton, 1993; Hall & Buck, 1915; Quiroga, 1995）．Hallは研究を通して，身体的，精神的，道徳的な健康は作業を通して回復され，維持されること（すなわち，活動の健康なパターンへの関与）を示そうとしました（Quiroga. 1995）．

1912年に，Hallはサナトリウムをマサチューセッツ州のマーブルヘッドのデボラ・マンションに移し，そこで主な治療的アプローチとして，美術と工芸を用いました．Hallは，患者を手工芸に従事させることで身体的および精神的に最適なレベルの刺激を与え，患者の落胆を防ぎ，怠惰と孤立に陥るのを避けられると考えました（Quiroga, 1995）．彼は課題の要請に基づいて手工芸を段階づけることで，分類システムを開発しました．患者は注意時間の持続，協調性，手工芸の熟達で改善を示していきました（Creighton, 1993）．この前向きに段階づけられた手の作業を用いることで，患者はその過程にフラストレーションに陥ったり退屈したりすることなく，徐々に精神状態を改善させることになりました．Hallはまた，患者の思考を病気からそらすために作業が役立つ道具であるという考えを支持しました．彼はまた，患者が手工芸を通して，挫折感と引き換えに創造という成功を経験すると提案しました（Quiroga, 1995）．

Hallは，3冊の作業療法の本を出版し，うち2冊は教師で女性工芸家のMertice M. C. Buckとの共著でした．彼は，この専門職を推進するための牽引車としてModern Hospital誌に，"Occupational Therapy and Rehabilitation（作業療法とリハビリテーション）"の編集部をつくりました（Presidents of the AOTA, 1967）．さらに，1918年に，ボストン作業療法養成校をつくりました（Hall & Buck, 1915; Hall & Buck, 1916; Presidents of the AOTA, 1967; Quiroga, 1995）．

1921年に，Hallはアメリカ作業療法推進協会長に選出されましたが，それは彼の任期中にアメリカ作業療法協会（AOTA）と名前を変えることになりました．1923年に，Hallは長い病気の末に，53歳で亡くなりました（Quiroga, 1995）．彼は疲れを知らない作業療法の発展に加えて，この領域の最初の作業パラダイムに大いに貢献しました．

は，前パラダイムを示しており，それは最終的にパラダイムへと行きつくものである（Kuhn, 1970）．初期の作業療法士は，道徳療法の文献から根本的な概念を引き出しており，その実践は道徳療法の治療的な概念と実践を反映していた（Bing, 1981; Bockoven, 1972; Dunton, 1915; Licht, 1948）．

道徳療法は，啓蒙主義の人道主義的哲学の影響を受けている（Magaro, Gripp, McDowell, 1978）．道徳療法の中心となる前提は，人間は日常生活のさまざまな課題と出来事への参加により，より健康で満足のいく機能状態を回復できるというものであった．道徳療法の提案者たちは，精神障害は，不完全な生活習慣がもとになって外圧に屈し，生活の主流から外れたために起こると考えた．さらに，彼らは，社会は精神障害者が満足する生活パターンへと戻るのを支援する義務があると考えた．

治療アプローチは，精神障害者が自己コントロールの手段をもつこと，そして，症状の軽快が主にその人自身の行為に依存しているという仮説に基づいていた．このように，「さまざまな作業への参加は，患者が自分の障害に対するコントロールを維持する方法として期待された」（Bing, 1981, p.504）のである．道徳療法では，誤った習慣が精神障害の中心要因であると考えられ，病院環境の物理的，時間的，社会的な側面は，その人の生活の誤った習慣を矯正するために配置された．教育，日常生活課題，仕事，遊びといった作業への参加は，人間が健康な生活習慣に戻るために用いられた（Bockoven, 1972）．

19世紀の中ごろに，アメリカ合衆国における道徳療法は終焉を迎えた．移民による急速な人口増加という大きな波は，州立病院にひどい混雑をもたらした．社会的ダーウィン主義とその「適者生存」という考えは，精神科病院にいる精神障害者に対する偏見と結びついて，彼らを治療するための社会の関与を減少させた．州立病院が過密になり，資金不足になるにつれて，道徳療法は，収容を主とする拘束的（custodial）モデルに道を譲った（Bockoven, 1972;

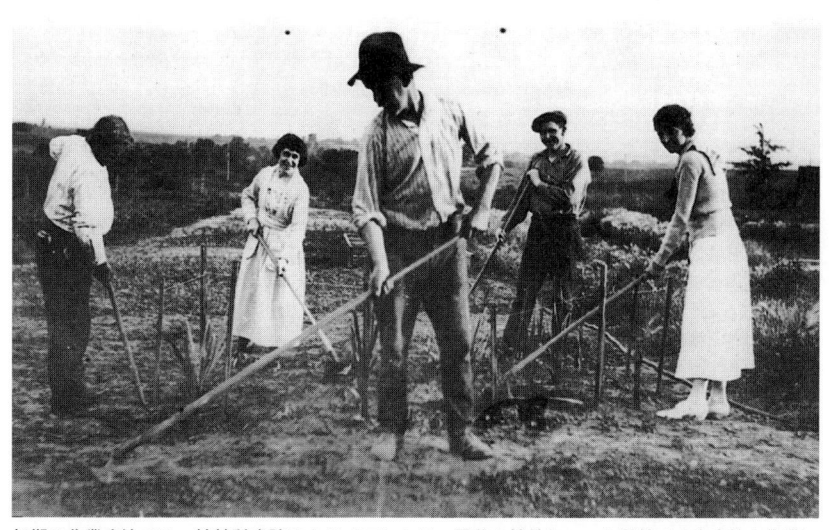

初期の作業療法では，精神科病院のクライアントは，園芸や植林といった屋外での生産的な作業に従事した．

> 道徳療法の中心となる前提は，人間は日常生活のさまざまな課題と出来事への参加により，より健康で満足のいく機能状態を回復できるというものであった．

Magaro, et al, 1978)．ヨーロッパにおいてもその理由は少しは違ったものの，道徳療法はこの時期に終焉を迎えることになった．

■ 作業パラダイム

20世紀初頭の北アメリカでは，医師，看護師，建築家，手工芸家のような人々が病気や障害をもつ人の治療に，道徳療法の原理を再び適用し始めた．彼らのアプローチは，作業療法として知られるようになった．初期のリーダーたちは，病気からの回復と障害への適応のために作業を用いるという原則を開発し，描き出すにつれて，最初のパラダイムをつくり出す中核的構成概念，焦点を当てた見方，そして価値を生み出した．

中核的構成概念

Meyer（1922）は，この領域の公式雑誌である"Archives of Occupational Therapy"の創刊号の論文で，次のように述べている．

> 私たちが考える人間の概念とは，積極的な生活と積極的な習慣のなかに存在することによって，現実的な実際の世界のなかで，それ自体を維持しバランスをとる有機体というものである．つまり，人間は，人間自体の本質と人間についての本質との調和のなかで時間を使い，生活し，そして行為している．それは私たちがあらゆる器官に究極の刻印を自分自身で押すということである（p.5）．

Meyerは，人間は自分が行った物事を通して自分の精神と身体とを作り上げるという作業的存在であることを明らかにした．Meyerと，医師であり初期のリーダーであったWilliam Rush Dunton, Jr. は第2の構成概念を，作業が存在，考え，行動の交替性からなると明確に表現した（Dunton, 1919; Meyer, 1922）．初期のリーダーたちは，創造性，レジャーや娯楽，美的興味，祝いごと，ひたむきな仕事のバランスが健康の中心であると仮定していた（Dunton, 1919; Kidner, 1930; Meyer, 1922）．したがって，健康的な生活は，毎日の時間の使い方である習慣に依存し，また，反映されるとみられた（Meyer, 1922）．習慣は，生活の基本的なリズムとバランスをコントロールしている．これらの習慣は，毎日の作業を継続して行うことで維持され

Adolf Meyer

Adolf Meyerは，アメリカの精神医学と作業療法の発展にとってきわめて重要な人物でした．彼は，生まれ育ったスイスで，神経学の領域で医学博士号を取得し，1892年にシカゴに移住して病理学者として働き始めました．Meyerは，母親の精神病の影響から，精神科の問題に興味をもっていました（Lidz, 1985）．彼は，ニューイングランド地方に移り，ジョンズ・ホプキンス大学では，Henry Phipps精神科診療所の責任者になり，作業療法サービスを展開するためにEleanor Clarke Slagleと協力しました（Quen & Carlson, 1978）．Meyerは，心と体の結びつきと，生活の健康なパターンを養うことの重要性に沿って行為を考えることを強調しました（Lidz, 1985）．

Meyerはまた，環境の役割を強調し，身体が感情に影響を及ぼすのと同じように，感情が身体にも影響を及ぼすことを強調しました．Meyerは，精神科の障害を，人の気質と生活経験に依存する行動，行為，感情のパターンとみていました（Meyer, 1931）．Meyerは，精神病理学に焦点を当てることよりも，クライアントの習慣パターン，問題解決，そして，否定的な思考パターンなどを変えることを強調しました（Lidz, 1985）．Meyerはまた，それぞれのクライアントに特有な生活物語の重要性と，それが人の態度，行動，生活状況に反映していることを強調しました（Winters, 1951）．Meyerは，精神疾患の大きな構成要素が不十分な習慣の形成と関係があると主張し，クライアントがこれらの習慣を認識し，変えるよう援助することによって，彼らを支援することを強調しました（Kielhofner & Burke, 1977）．彼は，精神障害者の治療の重要な部分が「仕事，休憩，遊び，社会化という体制の発達を支持する」ことにあると主張しました（Meyer, 1931, p.170）．Meyerはまた，クライアントが自分にとって意味がある仕事をする必要があることを強調しました（Winters, 1952）．Meyerの考えは，作業療法の第1のパラダイムの形成に大きく寄与しました．

第3の構成概念は，精神と身体は複雑に結びつけられているというものである．この精神-身体の統一という概念は，作業が良好な状態を維持するうえで強力な力であるという観察と密接な関係がある．つまり，個人が身体を用いて作業を行っているときに，注意は手元の課題の創造的で実際的な側面にも向けられるということである．このように，作業への従事によって身体の能力と精神の士気と意志が維持されている（Dunton, 1919; Meyer, 1922）．士気は道徳療法の時代から借用された概念で，現在と将来を興味とコミットメントでとらえる能力のことを指していた．意志は，価値と願望という明瞭な感覚に基づいた決定をする能力を指していた（Barton, 1919; Training of Teachers of Occupational Therapy, 1918）．

第4の構成概念は，作業への参加が妨げられたときに何が起こるのかということであった．作業は精神と身体を維持するが，「怠惰を強いることは，……病人の精神と身体に損害を与える（ことができる）」(Slagle & Robeson, 1941, p.18)．怠惰（または作業の欠如）は，日常生活の作業を遂行する能力の損失に伴う士気の喪失，習慣の崩壊，および，身体的な悪化をもたらす（Hass, 1944; Weiss, 1969）．以下の声明は，この見方を例示している．

> あらゆる機能の妨害のなかには，中枢神経系の障害に加えて，精神的な反応がある．疼痛，貧血，循環障害，不安やうつといった気分や感情は，すべてが脳とつながっている……．倦怠のなかでは，筋の緊張は実際にはそれほど強くは収縮せず，より弱い力しか生み出さないように影響を受ける．うつ病では，全身的に，特に心臓が影響を受ける……．特定の身体部位に持続的に注意することが，実際にその病的状態を強めることもあるので，病的な内省は思考の悪循環を生み出す（**Training of Teachers for Occupational Therapy, 1918, p.35**）．

この声明に描かれているように，怠惰は，身体と精神のそれぞれが互いに問題を拡大することで，身体と精神の両者に否定的な影響を及ぼしていくように思われる．

William Rush Dunton, Jr.

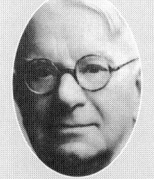

William Rush Dunton, Jr. は，1868年にフィラデルフィア州に生まれました（Licht, 1967）．彼は，医学で学位を取得し，メリーランド州の精神病者のための私立病院である Sheppard 収容所で働き始めました（Bing, 1967）．Dunton は精神医学に関するおびただしい量の読書により，イギリスの道徳療法の著者であり，ヨークリトリートの創始者である Tuke の著作へと，また，アメリカの精神医学の父であり，道徳療法の初期の提案者であった Benjamin Rush の著作へと彼をいざないました．道徳療法の原理に触れたことで，Dunton は初期の作業療法の展開を導く基礎を身につけました．1912年に，彼は Sheppard 収容所の作業の責任者に任命され，その後，治療的因子としての作業を理解するために時間とエネルギーの大部分を捧げることになりました．

Dunton は，1915年に『Occupational Therapy: A Manual for Nurses（作業療法―看護師のための手引）』を，また，1919年に作業療法の基本的原理を概説した『Reconstruction Therapy（機能再建療法）』という2冊の本を出版しました．Dunton は，「作業療法」という用語を最初に思いつき，最初に使った人でした（Bing, 1967）．また1917年のアメリカ作業療法推進協会の創設者の1人になり，1年後には会長に選出されました（Licht, 1967）．

Dunton は後に小さな私立病院である Harlem ロッジを開き，そこで治療の鍵となる要素として作業療法を展開しました．1939年に，彼はこの専門職の最初の雑誌である "Occupational Therapy and Rehabilitation（作業療法とリハビリテーション）" の編集に集中するために，臨床の仕事を離れました．1950年に，彼は Sidney Licht との共著で『Occupational Therapy: Principles and Practice（作業療法―原理と実践）』を出版しましたが，それはこの分野に多くの道徳療法の論文を再紹介することになりました（Dunton & Licht, 1950）．

要約すると，Dunton はこの分野の初期の発展にとって重要な影響を及ぼしました．彼は，アメリカ作業療法推進協会の創設者であり，リーダーでした．彼はまた，第1のパラダイムにとって重要な基礎となった道徳療法の原理を紹介しました．

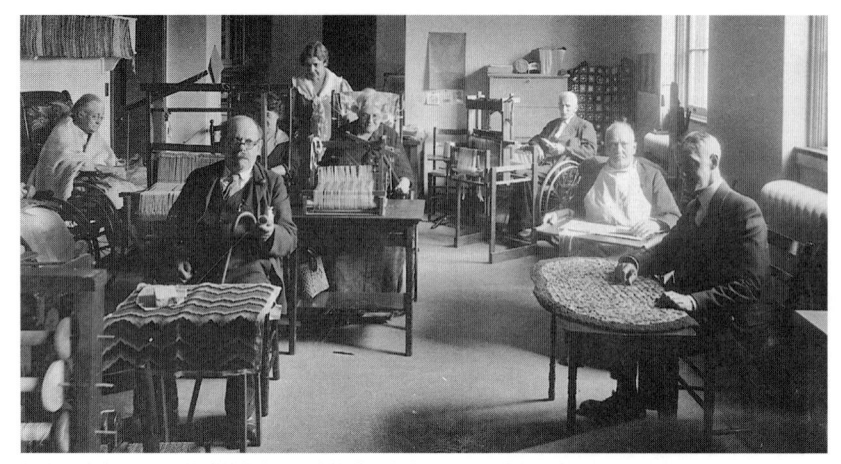

織物や裁縫といった治療的作業は，有能感や生産性という感覚を高めるために用いられた．

　最後の構成概念は，作業が身体と精神を維持するがゆえに，作業は失われた機能を再生する治療的道具として特に適しているというものである．作業は，精神と身体を結びつける機能の練習を必要とするがゆえに，うまく体系づけられた力であると認識された（Dunton, 1919; Kidner, 1930; Training of Teachers for Occupational Therapy, 1918）．作業は，精神的および身体的な能力を用いることで促進された身体的で精神的な苦痛からの気晴らしを提供すると考えられた．SlagleとRobeson（1941）による以下の声明はこの見方を描き出している．

　　私たちの心を楽しみと競争的な遊びという精神でとらえ，そして，意識的に考えることなく機能し続けるために私たちの筋肉，神経，器官を分離させよう．そうすることで，身体運動も同様にもっと有益になるだろうし，活発な運動がかもし出す身体を覆う穏和な輝きによって，陰気で気難しい患者にもたらす効果を容易に描き出すことができる（**p.53**）．

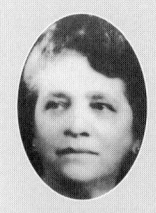

Eleanor Clarke Slagle

　Eleanor Clarke Slagleは，1871年ごろにニューヨークで生まれ，私立学校と高校で音楽を勉強しました．南北戦争での銃創により障害者になって帰ってきた父親，結核になり，薬物濫用の問題をもった兄，そして，ポリオにかかり，後に精神的問題をもつようになった甥など家族の介護者としての経験から，彼女の障害に対するサービスへの関心が高まったようです（Quiroga, 1995）．

　1911年に，Slagleはシカゴ市民慈善事業学校のHull Houseという娯楽と作業のコースに入学しました．Slagleは，障害をもつ人々に対する否定的な社会的態度が幅をきかせていることを遺憾に思って，州の施設が精神疾患患者をどのように治療するかに強い関心をもちました．Slagleは，Hull Houseでの訓練を終えた後に，ミシガン州とニューヨーク州の精神健康施設で同じような訓練プログラムを組織し始め，そして，後に職員として，シカゴのHull Houseに戻りました（Schultz & Hast, 2001）．

　次に，Slagleはボルチモア州のジョンズ・ホプキンス病院でAdolf Meyerと一緒になり，そこで，作業療法部門を創設して指導しました．1915年に，彼女はシカゴに戻り，Hull HouseのHenry B. Favill作業学校の校長として，そして，イリノイ州立精神病院の作業療法の責任者として働きました（Schultz & Hast, 2001）．

　精神病の特徴は崩壊した習慣であるとするMeyerの考えに基づいて，Slagleは習慣訓練プログラムを開発しました．慢性で重度の精神疾患患者のためにつくられたこのプログラムは，身辺処理，作業の教室，散歩，小グループでの食事，レクリエーション活動，運動という24時間の体制を含んでいました（Loomis, 1992）．Slagleは，

後に，イリノイ州知事によって，イリノイ州公衆福祉局の作業療法総合本部長に指名されました．この役割では，彼女は州の施設を通して，作業療法サービスを監督しました（Schultz & Hast, 2001）．1922年に，Slagleはニューヨーク州精神衛生部の作業療法の責任者になり，そこで，教育により習慣訓練を奨励し続けました．彼女は，1942年に亡くなるときまで，この地位にとどまりました．

第一次世界大戦の勃発で，傷つき，戦闘に疲れた兵士たちが帰還するという緊急要請に応えるために，Slagleは，作業療法士（機能再建助手）になるという志願者のために，6週間の訓練コースを指揮するように，シカゴ赤十字支部から求められました．Slagleは，William Rush Dunton, Jr. とともに，兵士のリハビリテーションに対する作業療法の肯定的な効果という根拠をもって，アメリカ陸軍にアプローチしました．最終的には，アメリカ合衆国公衆衛生局長官は機能再建助手の訓練のために，Slagleをアメリカ陸軍顧問に任命しました．6か月間に，Slagleは20の陸軍病院を一巡して，4,000人のセラピストの訓練を指導しました（Schultz & Hast, 2001）．

1917年に，Slagleは，アメリカ作業療法推進協会の結成のために，他の初期のリーダーたちとともに，ニューヨーク州クリフトンスプリングスに集まりました．Slagleは，協会の最初の副会長に選ばれ，1919年までこの地位を務め，1920年には会長になりました（Schultz & Hast, 2001）．アメリカ作業療法協会（以前のアメリカ作業療法推進協会）の事務局長としても，Slagleは協会の理論的基盤と作業療法教育と治療プログラムの基準をつくるために尽力しました．1933年に，彼女は『Syllabus for Training of Nurses in Occupational Therapy（看護師の作業療法訓練の大要）』を出版し，1930年代半ばに，訓練を受けた実践家の登録システムと，作業療法養成校の認可のガイドラインを開発するために，アメリカ合衆国医師会と一緒に働きました．

要約すると，作業療法におけるSlagleの影響は，複数のレベルにわたっていました．彼女は最初のパラダイムの諸概念の形成を援助しました．彼女は，実践のための新しいアプローチ，特に習慣訓練を開発しました．彼女は，州の施設と軍で，精力的に作業療法を奨励しました．そして彼女は教育の質を保ち，作業療法士の資格認可をするための専門職団体と組織の発展に最も影響力を発揮したリーダーの1人でした．

焦点を当てた見方

初期の作業療法の焦点を当てた見方は，精神，身体，環境という3つの現象とそれらの相互関係に集中している．なかでも精神は関心の中心となっていた．主なテーマは興味を起こさせ，態度と士気に影響を与え，精神的関与を通して身体活動を引き出すことであった．Tracy（1912）は，人々をどのように動機づけるのかという説明のなかで，当時の議論を以下のように類型化した．

彼がするかもしれない何かを見つけることよりも，彼ができる何かを見つけることのほうが容易である．健康であっても，ある人の訴えるものが他人にはそう認識されないのは言うまでもないことである．それゆえ多様な訴えに対しては臨機応変な対応が求められるのである．その違いは精神異常者の間でより顕著である．訴えは，賞賛，競争，報酬を通して，たとえば美しいもの，または役に立つものという認識に対して，身内に対する愛情，家でのニーズ，友人への贈り物，あるいは，他の患者を助けたり，

Susan Elizabeth Tracy

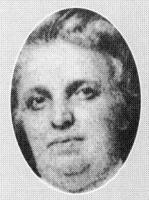

Susan Elizabeth Tracyは，マサチューセッツ州で生まれました．彼女はマサチューセッツ州のHomeopathic病院で看護学を学び，1898年に卒業しました．そこで彼女は，入院の間に活動に就いた患者が，怠けていた患者よりも，より良好に生活していることを観察しました（Licht, 1967）．このことから，Tracyは民間の看護師として働き始めたとき，治療に作業を用い始めました（Parsons, 1917）．

彼女は，1905年に病院経済学と手芸を学んだ後に，マサチューセッツ州ジャマイカプレーンにあるAdams Nervine精神病院の看護師養成校の管理者になりました（Barrows, 1917; Licht, 1967）．Tracyは，はじめに自宅に患者のための作業の教室を開きました．彼女は，専門的な作業療法のスペースに新しい施設を建設した後，作業の教室に看護学生を受け入れ始めました．間もなく，作業における看護師のコースは1年間に延長されました（Barrows, 1917）．

（つづく）

(前ページよりつづき)

1912年に，Tracyは自分の人生を作業療法に捧げると決心しました（Cameron, 1917）．彼女は，ジャマイカプレーンで作業の研究のための実験的ステーションを開始しました．そこで，彼女は，患者，保健師，看護師を教育しました（Quiroga, 1995）．

Tracyは，創設者たちがアメリカ作業療法推進協会設立の証明書に署名するために集まった1917年の会議に招かれはしたものの，参加することができませんでした．それでもなお，彼女は協会設立者のリストに名前を連ねて，理事会のメンバーに選出されました（Barrows, 1917）．

1910年に出版されたTracyの最初の本『Studies in Invalid Occupation（病人のための作業の研究）』は，作業療法に関するアメリカでの最初の著書でした（Licht, 1967; Tracy, 1912）．それは1940年ごろまでこの領域の教科書として広く使われました（Quiroga, 1995）．Tracyは，活動を興味と正しく合致させることによって，また，仕事の能力を段階づけることによって，患者を作業にきちんと就かせることの重要性を強調しました．彼女は，治療的な作業が「一定の尊厳をもち」（Tracy, 1912, p.4），また，患者にとって意味をもつ必要があることを強調しました．

要約すると，Tracyは作業療法の設立と専門職の協会の発展に貢献しました．彼女は実践家の教育に最初から貢献しました．彼女は概念と実践の発展にも貢献しました．

クリスマスの贈り物やデコレーション，あるいは，子どもたちのために働くことなど特別なもてなしの準備をするといったような利他主義をさらに広めることを通して，なされるだろう（pp.157-158）．

初期の作業療法士にとって，動機づけはその人を治療的作業にどのように就かせるかということだけでなく，回復に必要な要素ともみられた．たとえば，「意志のない身体的能力の回復は無駄なものであるということを覚えておきなさい．よき医療は，身体や臓器と同様に，精神の治癒を求める……」（Slagle & Robeson, 1941, p.29）という警告がある．したがって，作業療法の目的は以下のようになる．

……自分自身と自分の症状に不健全な関心をもつことの外側に健全な興味をつくり出すこと．（そして）退院後に，日常の要請と環境に患者が順応できるような心構えをしておくために，健全な興味をつくり出すことである（**Training of**

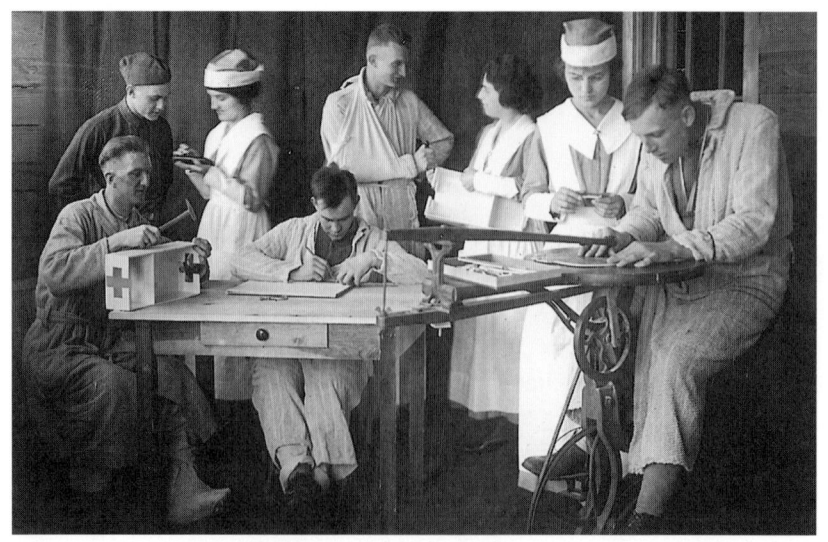

作業療法は，第一次世界大戦で負傷した兵士の心理的・身体的な外傷からの回復を支援するリハビリテーションの重要な要素であった．

Teachers for Occupational Therapy, 1918, p.50).

人間の身体は，日常の作業という，より大きなパターンへと統合されたダイナミックな実在とみられた．

私たちの身体は，単に抽象的な心または魂を付け加えられた機械とされるような肉と骨の塊ではない．それは，休息と活動というリズムで脈動する生きた有機体である（Meyer, 1922, p.10）．

その結果，実践家は身体がさまざまな課題に用いられるばかりでなく，仕事，休憩，レクリエーション，睡眠という規則的なリズムを必要とすることをも理解するようになった．病気や外傷で身体的危機に陥ったときの当面の関心事は，身体を作業に就かせることによって廃用性の障害をできる限り防ぐことであった．

クライアントを作業に就かせることは，創造力を必要とした．人が残された能力を使って課題を遂行できるよう，課題のほうを適応させなければならなかった．Kidner (1930) は，作業療法の経過中に課題が個人の能力に従って段階づけられなければならないという原則を示した．

道徳療法の提案者たちと同じように初期の作

Thomas Bessell Kidner

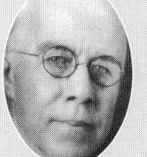

Thomas Bessell Kidner は，ブリストルとロンドンの Merchant Venturer's College 大学で建築学と建物建設を学びました．彼は，病院や他のリハビリテーション施設の設計を専門としていました．1900 年に，彼はカナダに移住し，いくつかの地位に就きました．1915 年には，彼はカナダの陸軍病院委員会の職業長官に任命されました．カナダの兵士に対する職業リハビリテーションを展開した経験により，1918 年には，障害をもつ退役軍人の職業リハビリテーションに関するアメリカ合衆国陸軍公衆衛生局長官の特別アドバイザーになるために，カナダ政府は Kidner を派遣しました（死亡記事，1932）．翌年から 1932 年に死去するまで，Kidner は，結核や他のさまざまな障害をもつ人々のための病院やリハビリテーション施設の設計・建設・組織をするためのコンサルタントとして，合衆国政府でさまざまな地位や非公式の地位に就きました．彼は，公衆衛生局長官のスタッフとして，また公衆衛生局や退役軍人局で働き，そして，1919 年から 1926 年まで，アメリカ結核協会理事を務めました．彼は，専門職としての作業療法の初期の発展と治療的実践の分野で主要な役割を果たしました．

Kidner とアメリカ合衆国作業療法との関係は，George E. Barton がアメリカ作業療法推進協会の創設者の 1 人として彼を招待した 1917 年 3 月から始まりました．慰めの家で，彼は協会の 6 人の法人設立者の 1 人になり，また，協会の理事に選ばれました．彼はその後の 1922 年から 1928 年まで，アメリカ作業療法協会（AOTA）の会長を務めました（Licht, 1967; Quiroga, 1995）．

Kidner は 1930 年の著書に，入院と外来のさまざまな場面で，作業療法の範囲と構造に対する彼の見方を概説しましたが，それには精神科病院，総合病院，整形外科病院，小児科，長期の回復期，そして，地域に根ざした治療的ワークショップが含まれていました．彼は，作業の治療的特性とリハビリテーションにおける作業療法の構造と方法を論じた多くの出版物を書きました．ある著書で，彼は以下のように書いています．

> 病人や能力障害者にどんな健康的な機能が残されていても，作業療法は保護し遊びをもたらす手段を提供する．患者は障害を克服するために自分の身体的，精神的，スピリチュアルな資源を動員するように援助を受ける．病気により怠けることを余儀なくされたことによって引き起こされた退屈さとそれに伴ううつから救い出され，苦しみは軽減され，患者へのケアとマネジメントは困難さが少なくなり，回復は促進され，そして，後戻り，虚弱，依存の危険性は低下する（Kidner, 1930, p.40）．

このことから，彼は作業に就くことがリハビリテーションの中心的な役割であると主張しました（Kidner, 1922）．

Kidner はまた，患者を治療的な作業に就かせる方法を検討し，そして，段階づけ（患者が求める参加のレベルと身体的要求という点から課題を段階づけること）という最も重要な原則を強調しました．Kidner は，作業療法士がベッドサイドの習慣訓練から始めて，病棟での気晴らしのための簡単な作業（たとえば，読書や手工芸）への参加へと患者を導き，次に彼らを治癒的作業療法のワークショップに紹介することを示しました（Kidner, 1930）．要約すると，Kidner は作業療法のパラダイムとその実践を形成するうえで主要な役割を果たしました．

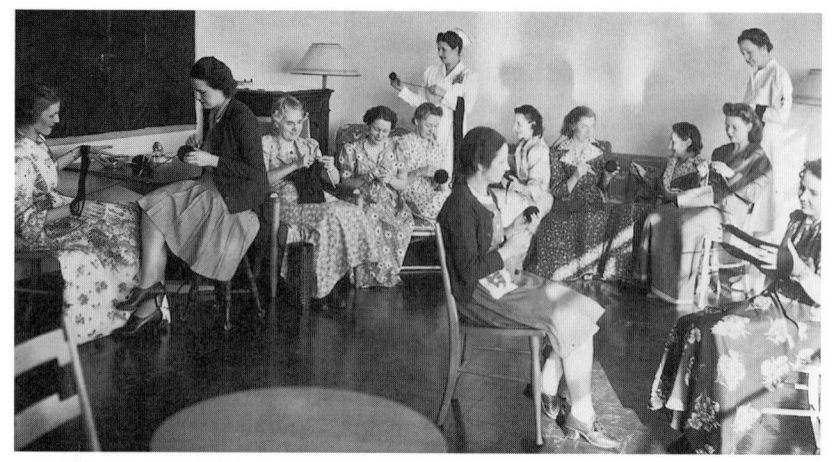

作業療法のグループは，創造的な作業に従事しながら，社会生活に適応する機会を得られる．

業療法士たちも，環境が作業療法過程の重要な要素であると考えた．彼らは，環境には，①作業に関する社会的態度（たとえば，クラフトマンシップやスポーツマンシップという考え，仕事の価値）と，②人々が通常の生活のなかで行う作業が含まれると認識していた．作業療法は，人々がそのなかで潜在能力を探ることができ，日常生活に参加する効果的で満足のいく方法を学べるように注意深く構成された環境であるとみられていた．このために，社会的および課題的な環境は注意深く取り扱われた．

作業療法士は，促進するような環境を病院のなかで提供しようとした．時間の使い方の自然なリズムは，人々の習慣の再生にとって不可欠であると考えられた（Meyer, 1922; Slagle, 1922; Slagle & Robeson, 1941）．さらに，作業療法の環境を治療的にするためには，創造的で挑戦的な機会があること，そして，これらの作業への興味と高いレベルの有能性を示した人々（通常は作業療法士）がいることを必要とした．

> おもしろそうで役に立ついろいろな形の作業の機会を提供する作業室が重視されていた．敷物やきれいな織物を織ること，藤細工，製本，粘土で型をつくることは，最初から用いられた．幸いにも，教えるための訓練を受け，その作業に精通しており，それに興味がある優れたリーダーが確保されていた．作業室は毎日，一定の時間は開放されており，他の時間にも，条件が許せば，先生がいなくとも仕事をしたいと望む人々は働くことができた．……それはおもしろい活動という雰囲気が一般的であった．作業は，新しい目的，思考の変化，そして意欲の刺激の源になった（**Fuller, 1912, p.7**）．

場合によっては，環境は健康的な習慣を開発する努力のなかで注意深く取り扱われた．たとえば重度の精神障害者のための習慣訓練プログラムは，非常に組織化された日常作業のスケジュールを用いた．

環境はまた，さまざまなニーズを満たすための背景とみなされた．単純なゲーム，音楽，カラフルな雰囲気は，退行した人々の感覚を刺激するために用いられた．人々が改善するにつれて，作業療法士は彼らをスポーツマンシップとクラフトマンシップを強調したより骨の折れる作業へと向けた（Dunton, 1922; Hass, 1944）．作業療法の最終段階である産業療法は，仕事の世界への復帰に向けて準備するものであった（Bryan, 1936; Marsh, 1932）．個人は，施設の外での仕事と同じような条件の下で，現実の生活の課題に就き，病院のさまざまな産業療法（たとえば，洗濯，建物と敷地のメンテナンス，厨房）で働いた．

要約すると，作業療法士は環境内の生活課題

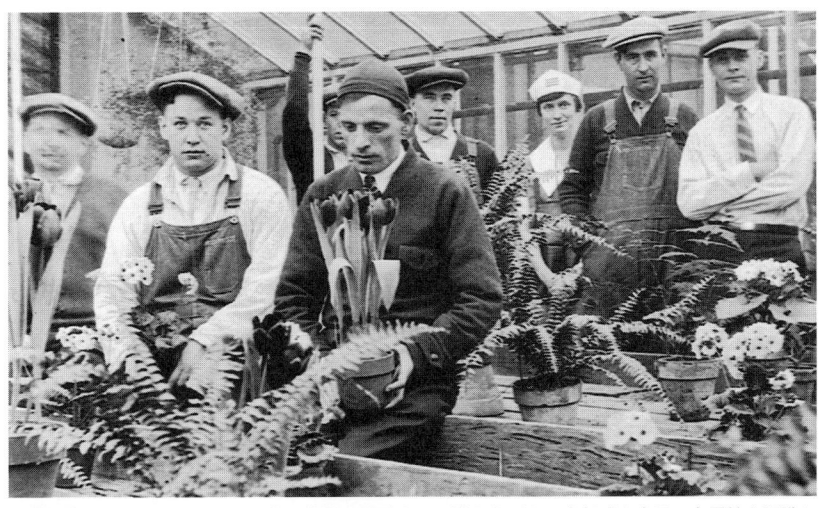

作業療法のクライアントは，温室で植物の世話をして働きながら，責任感と自己の有用性を認識していった．

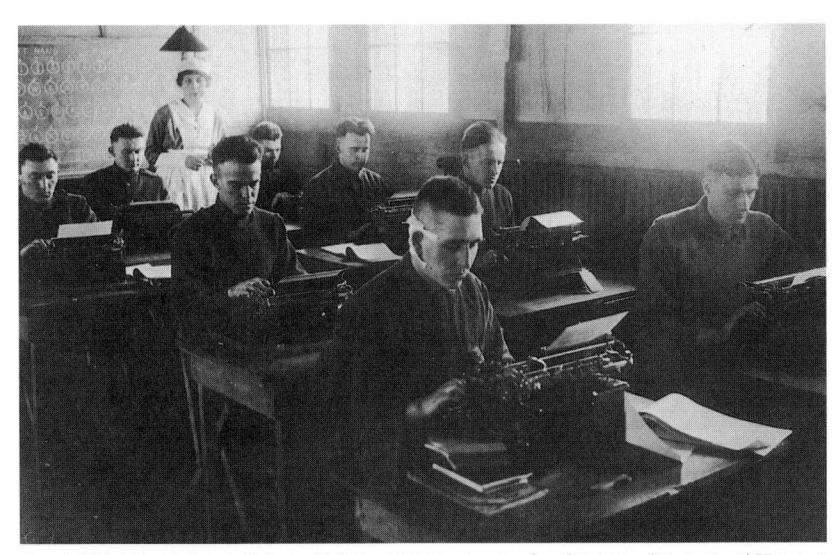

第一次世界大戦で負傷した兵士は，職業リハビリテーションプログラムの一部として，速記やタイプといった新しい技能を学習した．

との相互作用のなかで，個人を全体的な人間（身体と精神）とみていた．作業療法士は，機能するためには身体能力が必要であると認識してはいたものの，環境と精神的な事柄に比べ身体の詳細な働きをそれほど強調することはなかった．これは作業療法士が，特定の運動を改善するために作業をどのように用いるかを考えなかったことを示すものではない．むしろ，作業療法士は，作業を基本的に，環境との交流のなかで身体と精神を用いて機能する能力を維持する，ダイナミックな力としてみていた．この焦点を当てた見方は，全人的でもあり，ダイナミックなものでもあった．

価値

初期の作業療法は道徳療法から，個人の本質的な価値という信念と，人道的な治療を受け個人の権利という信念を受け継いだ．この信念に

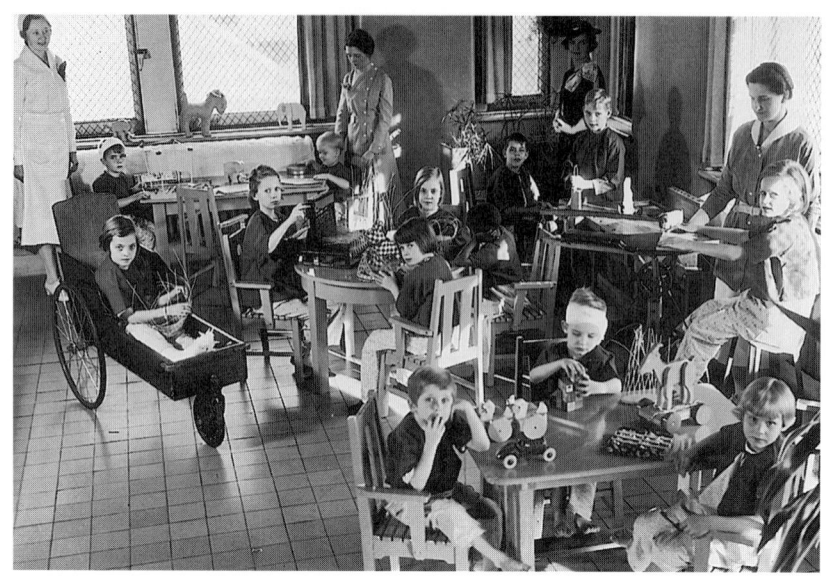

遊びや手工芸によって，身体障害をもつ子どもたちは，自分たちの能力を育てながら，楽しみと習得という感覚を育んだ．

織り交ぜられたものは，以下のような確信であった．
- 個人の尊厳は，日常作業の遂行のなかでこそ得られる
- 意味は，生産的な達成のなかで，また，創造的で美的な追求のなかで実現される

このように，作業は人間の生活で果たす役割であるがゆえに価値があるとされた．初期の作業療法士は，意味のある作業を単なる活動ではなく，重要であるとみていた．手工芸，スポーツ，レクリエーション，仕事は，ワークマンシップ，スポーツマンシップ，クラフトマンシップに潜む人間の精神に関する重要なものを具体化したものであるために，すべて価値があるとされた．人間は本質的には行為者であり創造者であるため，作業に就く権利をもっているとみられた．作業療法士は，最終的に精神と身体との結びつきを認め，そして人間は作業への参加を通して環境と結びついているとみるなど，全体ということに価値を置くようになった（Hall & Buck, 1915; Slagle & Robeson, 1941）．

要約

作業療法の初期のパラダイムは，人間の生活と健康における作業の役割と，治療的道具としての作業の可能性に焦点を当てていた．このパラダイムの中核的構成概念，焦点を当てた見方，価値は，表3.1に示すように初期の作業療法実践を形づくった．これを実践するうえで，治療的媒体（たとえば手工芸，ダンス，音楽，ゲーム，スポーツ，仕事などの活動）としての作業の重要性を強調しながら，主に動機づけという点からアプローチした．この初期のパラダイムの結果，作業療法は人間生活における作業の重要性を認め，作業に就かないという問題に取り組み，そして，治療的手段として作業を用

> この初期のパラダイムの結果，作業療法は人間生活における作業の重要性を認め，作業に就かないという問題に取り組み，そして，治療的手段として作業を用いる分野であることを明らかにした．

表3.1 作業療法のパラダイム

中核的構成概念	・作業は，存在すること，考えること，そして，行うこと，という様式の繰り返しからなり，日常生活でのこれらのバランスを必要とする ・精神と身体は複雑に結びつけられている ・怠惰（作業の欠如）は，身体と精神にダメージをもたらす ・作業は，失われた機能を再生するために用いられる
焦点を当てた見方	・動機づけと遂行における環境要因に焦点を当てた，環境，精神，身体 ・遂行において認識される人間の尊厳性
統合された価値	・健康に対する作業の重要性 ・全人的な見方

いる分野であることを明らかにした．

文献

Barrows, M. (1917). Susan E. Tracy, R.N. *Maryland Psychiatric Quarterly*, 6, 53-62.

Barton, G. (1919). *Teaching the sick: A manual of occupational therapy and re-education.* Philadelphia: W.B. Saunders.

Bing, R. (1981). Occupational therapy revisited: A paraphrastic journey. *American Journal of Occupational Therapy*, 35, 499-518.

Bing, R.K. (1967). William Rush Dunton, Jr.: American psychiatrist and occupational therapist 1868-1966. *American Journal of Occupational Therapy*, 21, 172-175.

Bockoven, J.S. (1972). *Moral treatment in community mental health.* New York: Springer.

Bryan, W. (1936). *Administrative psychiatry.* New York: W.W. Norton.

Cameron, R.G. (1917). An interview with Miss Susan Tracy. *Maryland Psychiatric Quarterly*, 6, 65-66.

Creighton, C. (1993). Graded activity: Legacy of the sanatorium. American Journal of Occupational Therapy, 47, 745-748.

Dunton, W.R. (1915). *Occupational therapy: A manual for nurses.* Philadelphia: W.B. Saunders.

Dunton, W.R. (1919). *Reconstruction therapy.* Philadelphia: W.B. Saunders.

Dunton, W.R. (1922). The educational possibilities of occupational therapy in state hospitals. *Archives of Occupational Therapy*, 1, 403-409.

Dunton, W.R., & Licht, S. (Eds.). (1950). *Occupational therapy: Principles and practice.* Springfield, IL: C.C. Thomas.

Fuller, D. (1912). Introduction: The need of instruction for nurses in occupations for the sick. In S. Tracy (Ed.), *Studies in invalid occupation.* Boston: Whitcomb & Barrows.

Hall, H.J., & Buck, M.M. (1916). *Handicrafts for the handicapped.* New York: Moffat, Yard & Company.

Hall, H.J., & Buck, M.M.C. (1915). *The work of our hands: A study of occupations for invalids.* New York: Moffat, Yard & Company.

Hass, L. (1944). *Practical occupational therapy.* Milwaukee, WI: Bruce.

Kidner, T.B. (1922). Work for the tuberculous during and after the cure. *Archives of Occupational Therapy, 1* (5), 363-375.

Kidner, T.B. (1930). *Occupational therapy: The science of prescribed work for invalids.* Stuttgart, Germany: W. Kohlhammer.

Kielhofner, G., & Burke, J.P. (1977). Occupational therapy after 60 years: An account of changing identity and knowledge. *American Journal of Occupational Therapy*, 31, 675-689.

Kuhn, T. (1970). *The structure of scientific revolutions* (2nd ed.). Chicago: University of Chicago Press.

Licht, S. (1948). *Occupational therapy sourcebook.* Baltimore: Williams & Wilkins.

Licht, D. (1967). The founding and founders of AOTA. *American Journal of Occupational Therapy*, 21, 269-277.

Lidz, T. (1985). Adolf Meyer and the development of American psychiatry. *Occupational Therapy in Mental Health*, 5 (3), 33-53.

Loomis, B. (1992). The Henry B. Favill school of occupations and Eleanor Clarke Slagle. American *Journal of Occupational Therapy*, 46, 34-37.

Magaro, P., Gripp, R., & McDowell, D. (1978). *The mental health industry: A cultural phenomenon.* New York: John Wiley & Sons.

Marsh, C. (1932). Borzoi: Suggestions for a new rallying of occupational therapy. *Archives of Occupational Therapy*, 11, 169-183.

Meyer, A. (1922). The philosophy of occupational therapy. *Archives of Occupational Therapy*, 1, 1-10.

Meyer, A. (1931). *Psychobiology: A science of man.* Springfield, IL: Charles C. Thomas.

Obituary. (1932). *Occupational Therapy and Rehabilitation*, 11, 321-323.

Parsons, S.E. (1917). Miss Tracy's work in general hospitals. *Maryland Psychiatric Quarterly*, 6, 63-64.

Peloquin, S.M. (1990). Occupational therapy service: Individual and collective understandings of the founders, part 2. *American Journal of Occupational Therapy*, 45, 733-743.

Presidents of the American Occupational Therapy Association: 1917-1967. (1967). *American Journal of Occupational Therapy, 21,* 290-298.

Quen, J.M., & Carlson, E.T. (1978). *American psychoanalysis: Origins and development.* New York: Brunner/Mazel.

Quiroga, V.A. (1995). *Occupational therapy: The first 30 years 1900-1930.* Bethesda, MD: American Occupational Therapy Association.

Schultz, R.L., & Hast, A. (Eds.). (2001). *Women building Chicago 1790-1990: A biographical dictionary.* Bloomington, IN: Indiana University Press.

Slagle, E.C. (1922). Training aides for mental patients. *Archives of Occupational Therapy, 1,* 11-17.

Slagle, E.C., & Robeson, H. (1941). *Syllabus for training of nurses in occupational therapy* (2nd ed.). Utica, NY: State Hospitals Press.

Tracy, S. (1912). *Studies in invalid occupation.* Boston: Whitcomb & Barrows.

Training of teachers for occupational therapy for the rehabilitation of disabled soldiers and sailors. (1918). Federal Board for Vocational Education, Washington, DC: Government Printing Office.

Weiss, P. (1969). Living nature and the knowledge gap. *Saturday Review,* 56, 19-22.

Winters, E. (Ed.). (1951). *The collected papers of Adolf Meyer: Volume II: Psychiatry.* Baltimore: Johns Hopkins Press.

Winters, E. (Ed.). (1952). *The collected papers of Adolf Meyer: Volume IV: Mental hygiene.* Baltimore: Johns Hopkins Press.

第4章

20世紀中期における作業療法実践の発展：内的メカニズムの新パラダイム
The Development of Occupational Therapy Practice in Mid-Century: A New Paradigm of Inner Mechanisms

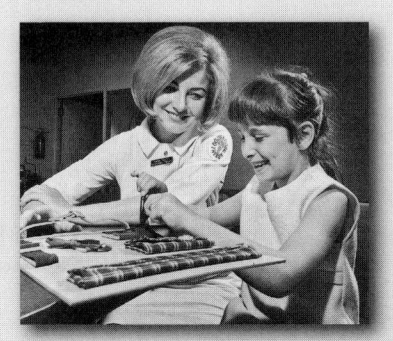

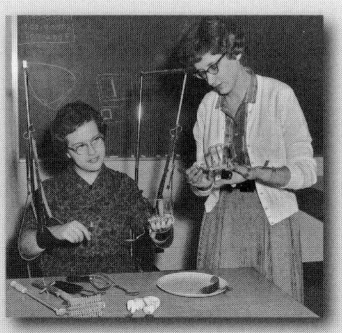

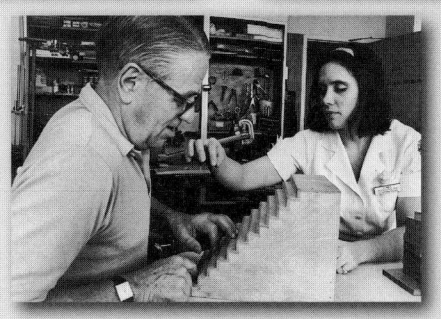

　第3章では作業療法の最初のパラダイムの創発と形成を述べた．パラダイムは変化するが，その変化はゆるやかにやってくるものでも，徐々に増えていくものでもない．パラダイムの変化は，革命(Kuhn, 1970)と呼ばれるように，ある専門分野に大きな転換をもたらす．本章では作業療法の第2のパラダイムがなぜ存在するようになったのか，そして，作業療法実践をどのように転換したのかを示す．

新たなパラダイムを求める声

1940年代後半から1950年代にかけて，作業療法は実践の理論的正当性を確立せよという医学界からの圧力にさらされた．以下は，作業療法に対する医師の批評を象徴している．

> 優れた作業療法プログラムが行われているのを見た人は，一部の患者にはすばらしい援助であっても，多くの人にとってはわずかな援助しかもたらさないと結論づけることを疑わないだろう．しかし，誰が，どのように，何によって援助され，そして，その理由を説明する厳密で包括的な理論はないようであり，……（Meyerson, 1957, p.131）．

医学界からの作業療法に対する批評は，医学の独特な視点に根ざしたものであった．20世紀の医学は，人間の精神と身体の内部の働きを明らかにし，分析することで，健康と病気を理解しようと発展してきた（Riley, 1977）．そのような枠組みでの医学的介入は，手術，薬物療法，精神療法といった手段を通して，体内の問題を明らかにし，修復することを目指した（Buhler, 1962）．こうした医学の視点と介入は，道徳療法の哲学に根ざした作業療法の視点や実践ときわめて異なるものであった．

作業療法は理論とリサーチという点で不十分であると批判した医師とともに，多くの作業療法士も自分たちのパラダイムが作業療法の実践を説明し，正当化するには適していないと考えるようになった．医師たちと作業療法のリーダーたちは，医学から引き出した新しい概念にパラダイムを置き換えるように進めていった．たとえば，精神科の実践では，精神科医が用いた精神力動という概念は，作業という概念よりも重要であると，以下のように提案された．

> われわれの視点からみれば，作業は，目的でもメカニズムでもない……，理論的説明を求める枠組みが精神力動でなければ，定義ができない（Azima & Azima, 1959, p.216）．

精神分析は，クライアントが作業をすることの価値を，無意識の感情を表現するための牽引車として役立つことにあるとした．同じように，身体障害の実践領域からの批判は，神経筋的な視点に注目するように，以下のように求めた．

> 治療的手段としての手工芸やゲームの利用が一般に受け入れられた根拠は，おもしろいとか，創造的な経験とかといった患者にとって感情を揺さぶられるものがあるということである．このリーズニングは，経験的には基本的で重要な仮定として受け入れられているが，科学的には示されていない．創造的活動への興味と楽しみは重要であるが，それらは身体障害の作業療法の基礎をなす最も基本的で不可欠な概念を提供してはいない……．運動系の治療において神経生理学的メカニズムの重要性を認識することは，ますます高まっている．それらの研究は，神経筋系が合目的的な機能という点でどのように働くのかという理解を深めている（Ayres, 1958, p. 300）．

作業療法は医学と緊密な連携をとるなかで，その実践を医学の視点から説明し始めた（Rerek, 1971）．作業療法士は作業療法の過程を神経学的・解剖学的・精神的メカニズムなどの用語に示されるような新しい視点から説明するようになっていった（Ayres, 1963; Fidler, 1958; Rood, 1958）．彼らはまた，作業療法の価値はこうした内部メカニズムに影響を与える能力によるものであり，それによって，クライアントの神経学的，生体力学的，精神力動的な障害を軽減させることになると論じた．

機械論パラダイム

新たなパラダイムは徐々に優勢になっていった．作業療法士たちは，作業療法は効果的な医学的サービスであるという認識をもたらすであろうし，また，科学的な地位を高めるであろうと考えるようになった．内的メカニズムに向け

た焦点の移動は段階的でわずかなものではあったが，1950年代末までには，作業療法士たちは自分たちの実践とサービスの見方を劇的に変化させた．ある著書では次のような言葉で新しいパラダイムを予言している．

> 私たちが技術について話すときには，基礎をなす原理を考え，科学的事実に関する手順を打ち立てる必要がある．手がかりは，心理学，生理学，解剖学の基本的概念のなかにある（McNary, 1958, p.203）．

重要なことは，この新たなパラダイムの採用は，作業療法士たちが自分たちの焦点を当てた見方，中核的構成概念，価値を考え直したことを意味する．

焦点を当てた見方

新たなパラダイムの焦点を当てた見方は，以下の引用が示すように，精神力動的，神経学的，生体力学的な内的メカニズムに中心を置いていた．

> 感覚統合的立場と精神療法的立場の人の多くが，半意識的または非意識的な経験を扱っている．精神療法家は意識下の心理的複合体（コンプレックス）とダイナミックスについて考えている．感覚統合の作業療法士は自分の考え方と治療計画に皮質下の統合的メカニズムを含めている．1人の作業療法士がエディプスコンプレックスについて考えている間に，他の作業療法士は脳幹の感覚統合過程について考えている．両者とも，根底にあるメカニズムを認め，行動に対する効果を分析し，扱う方法を熟考している（**Ayres, 1972, p.266**）．

こうした焦点を当てた見方の転換は，作業療法士はもはや作業の幅広い効果と，それに関連する身体と精神や人と環境の交流といった全体論的なテーマに焦点を当ててはいないことを意味した．新たな焦点は，筋骨格系，神経運動系，精神力動系と関連する障害を理解し，取り組むことに当てられた．実践の焦点は，人のなかに崩壊し修復の必要性があるこれらのメカニズムをみることへと転換された．

A. Jean Ayres

A. Jean Ayresは，1920年にカリフォルニア州で生まれ，1988年に亡くなりました．彼女は，南カリフォルニア大学で，作業療法学の学士号と修士号を，また，教育心理学の博士号を取得しました．博士号取得後は，子どもの発達と神経科学についてのトレーニングを受けました．

Ayresは作業療法士として，子どもたちのために働いてきました．彼女は学習障害の子どもたちの観察から，学習に対する知覚と運動の寄与を探ることに興味をもちました．そして，神経の機能状態，感覚運動行動，初期の学校での学習の関係を説明する理論を展開しました．彼女は，感覚運動障害のサブタイプまたはパターンを明らかにし，この子どもたちのために特殊な治療方策を開発しました．また，感覚統合機能障害を最初に説明しました．従来は，認知的問題と知覚運動的な問題は広い領域のなかで無関係と思われており，未解明の部分でした．彼女は，子どもたちの問題をより理解するために，標準化されたテストを開発しました．Ayresは，そのテストの妥当性，理論的根拠と臨床的アプローチを検証するために，厳密な研究計画を作成しました．

1976年に，感覚統合の原理と治療を作業療法士に教育する場として，また彼女自身の治療の場としてAyresクリニックを設立しました．彼女の理論構築と研究は，常にサービスを直接改善することを目指しました．Ayresは理論と臨床的応用の技術について多数の本や論文を書いています．感覚統合理論について最も明確に示した著書は，『Sensory Integration and Learning Disorders（感覚統合と学習障害）』(1972)と『Sensory Integration and the Child（子どもの発達と感覚統合）』(1979)の2冊です．

要約すると，Ayresは自分のキャリアを特定の応用理論の展開に費やしました．彼女は，機能と機能障害の基礎をなすメカニズムに焦点を当てながら，作業療法の第2のパラダイムの発展に影響を及ぼしました．彼女の仕事は，実践のために知識がどのように生み出されるのかを例示しています．彼女は理論を実践に適用するためにツールを開発し，理論とその適用を検証するために研究を行うなど，理論，研究，実践を結びつけました．彼女が開発した感覚統合は，本書で概念的実践モデルと呼ぶものの1つであり，最初の優れた例です．

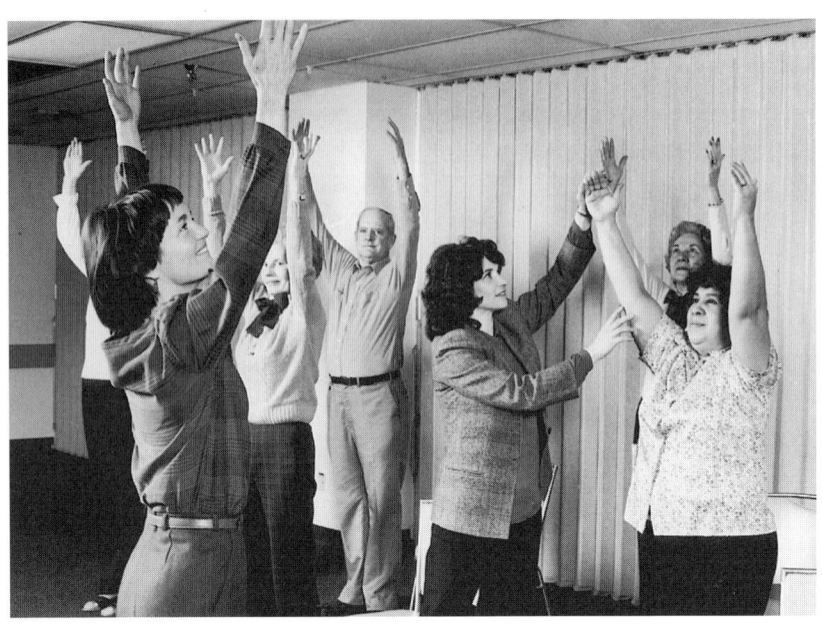

関節可動域（ROM）ダンス．体操の治療的価値を最大限にするために，作業療法士がクライアントの手や腕が適切な位置になるよう補助している．

中核的構成概念

この新しいパラダイムが示した方向性は，以下の構成概念に特徴づけられる．

- すべての遂行能力は，神経運動的，筋骨格的，精神力動的な機能がどれだけ完全であるかによって，端的に決定される
- 機能障害または損傷は，神経運動的，筋骨格的，精神力動的な機能における損傷または異常発達にまでさかのぼることができる
- 遂行能力は，神経運動的，筋骨格的，精神力動的な損傷を改善することにより回復できる

■遂行能力における内的メカニズムの役割

最初の構成概念は，内的メカニズムがどのように遂行能力に影響するかに焦点を当てていた．たとえば作業療法士は，遂行能力には協調的運動が必要であることを認識すべきであり，実践では運動に影響を与える神経学的で筋骨格的な損傷に直接的に，また，系統的に取り組むべきであることを強調した(Smith, 1978)．課題遂行の神経筋的特徴の詳細な分析が，以下のような例として力説された．

> 共同筋群は望ましくない運動を防ぐために用いられ，課題の遂行に役立つことになるであろう．この概念を説明するために，道具を力強く握るという例が用いられる．すなわち，長指屈筋は複数の関節にまたがるため，それがまたがる各々の関節に作用する可能性がある．道具を力強く握るときには，不必要な運動を防ぐために手関節伸筋が共同的に収縮しなければ，手関節屈曲を引き起こすことになる(**Smith, 1978, p.86**)．

精神力動的な視点は，遂行能力に対する無意識過程の関係と，性心理の成熟の経過におけるこの関係の発達とを強調した(Azima & Azima, 1959; Fidler & Fidler, 1958; Fidler & Fidler, 1963)．この視点では，適切な遂行能力は正常な過程の

新たな焦点は，筋骨格系，神経運動系，精神力動系と関連する障害を理解し，取り組むことに当てられた．

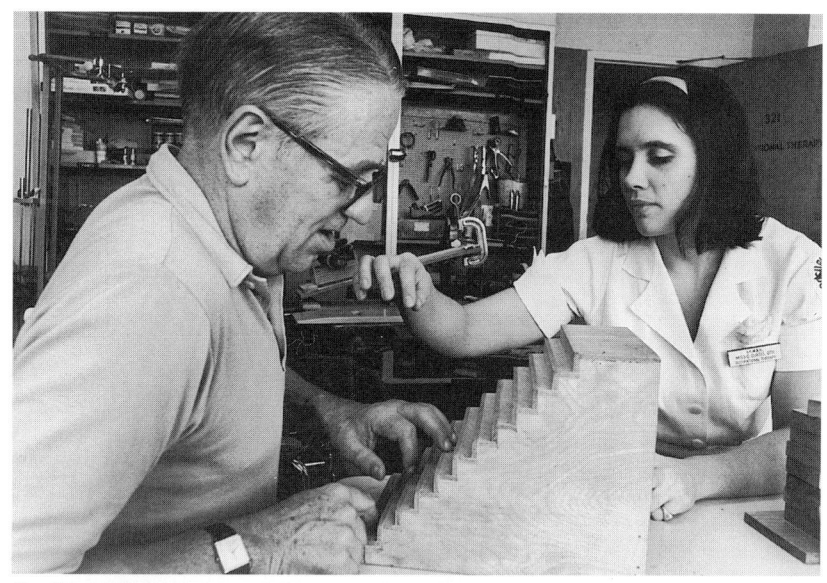

指の適切な運動を行うためにデザインされた机上活動を行っている．

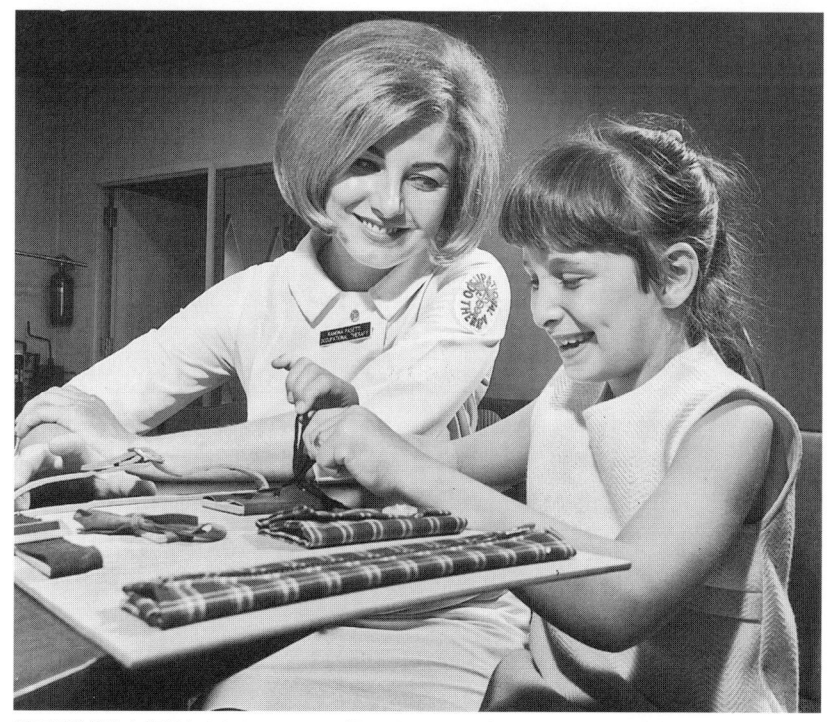

微細運動技能を練習するために，フック板のジッパー，ボタン，ネクタイを操作している．

精神性の成熟を必要とする．

■神経運動的，筋骨格的，精神力動的な機能と関係する損傷の理解

　作業療法士は，筋骨格的，神経学的，精神力動的損傷の特性と，損傷によって起こる遂行能力の問題がどのようにかかわるのかに徐々に関心を抱くようになった．たとえば作業療法士は，運動能力の欠陥が筋や関節に影響する疾病や外傷とどのように関係しているのかを理解し

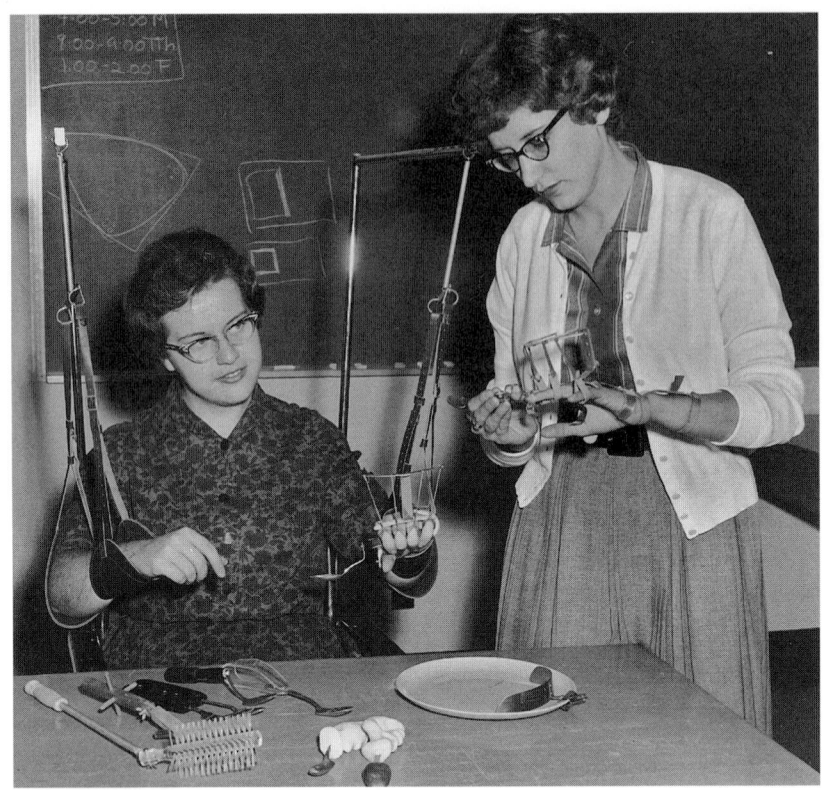

自分で食べるためにつくられた適応機器の練習をしている．

ようとした．作業療法士は，ある人の運動能力と行うように頼んだ作業の間のギャップを明らかにし，埋めるには，どういう動きが必要かを決定するためにも，活動を分析した．

　精神力動的な視点では，機能障害的な行動は内的緊張（すなわち不安）か，自我の成熟を妨げた初期のニーズがブロックされた結果とみなされた（Azima & Azima, 1959; Fidler & Fidler, 1958; West, 1959）．作業療法士は，機能を妨げた根底にある葛藤または満たされていないニーズが作業療法で変えることができるメカニズムであったために，これらを限定しようとした．しばしば作業療法士は，人の覆い隠された感情と無意識の動因を診断するために活動を用いて，人がつくった物の色彩，テーマ，その他の特徴の無意識の意味を解釈した（Llorens & Young, 1960; West, 1959）．

■神経運動的，筋骨格的，精神力動的な損傷に取り組むこと

　新たなパラダイムでは，作業療法は遂行能力がないことの根底にある特定の原因または問題を明らかにし，それを変えたり代償したりしようとした．神経学的障害の場合，新しい治療法は異常な運動パターンを明らかにすることと，それを抑制し，正常な運動を促進するための技術を強調した（Bobath & Bobath, 1964; Rood, 1958; Stockmeyer, 1972）．他のアプローチは，正常な反応の誘発を目的として，機能障害のある神経系を刺激するための活動と特殊な機器を用いた（Ayres, 1972, 1974）．作業療法士は作業療法で用いたあらゆる活動に作業療法としての理論的根拠を与え，そして，その理論的根拠は影響を与えるという点から基礎をなすメカニズムでなければならなかった．たとえば，以下のとおりであった．

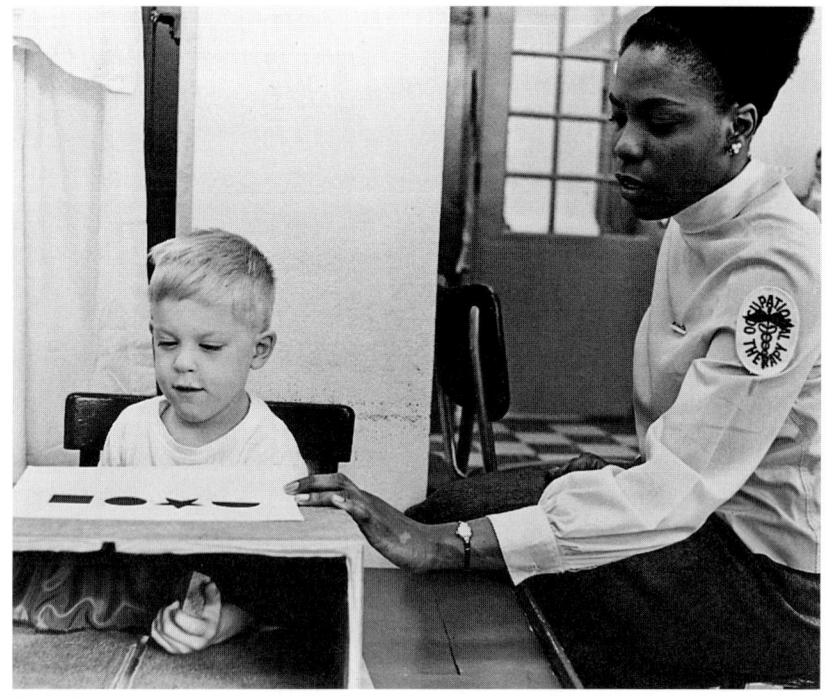

知覚運動技能を発達させるためにデザインされた活動を行っている．

　道具，織機の勢子，または，紙ヤスリの取っ手などに皮膚を接触しそれに合わせることを通して，感覚刺激は発達する……．手を伸ばすといった粗大運動活動は，固有受容覚と運動覚を刺激する……．可動域を拡大するために腕にスケートボードを取り付けることは，上肢の能動的な運動を刺激する（**Spencer, 1978, p.355**）．

　新しいパラダイムのもとで，作業療法士はまた，最適な機能を得るためにスプリントやポジショニングを用いることや筋力回復訓練など，筋骨格的機能障害に対する新たな治療法を開発した．作業療法士は，手工芸や他の活動に必要とされる運動を明らかにするために活動を分析した．彼らは，人の制限された動きと遂行しなければならない課題とのギャップに橋渡しするために，適応器具をつくったり処方したりした．作業療法士はまた，障害を代償するような技術を教えた．

　精神科作業療法は，ブロックされている小児期のニーズを満たすことができれば，精神的な葛藤を取り除くことができ，健康な機能状態に戻るという信念に基づいていた（Fidler, 1969; Llorens & Young, 1960; West, 1959）．このように，ニーズが満たされてこなかった精神性的発達段階を明らかにし，ニーズの充足に対応する機会として活動を提供することは，次の引用のように，当たり前のことであった．

　作業療法では，吸うこと，飲むこと，食べること，噛むこと，吹くこと，そして，粘土や絵画や土いじりなど，塗ったり作ったりする活動を介して，実際的であり象徴的な方法で，口唇期と肛門期の無意識のニーズを表現し満足させる機会を提供できる（Fidler, 1958, p.10）．

　概して精神科作業療法士は，治療を感情を行動化するか，昇華する手段と概念化した（Fidler & Fidler, 1963）．また，精神的な葛藤を解消し，ニーズを充足するための健全な手段をつくり出す治療関係を確立するために，活動を利用するアプローチもあった．以下の引用に示すように，活動それ自体よりも，作業療法士の自己の治療

的利用のほうが重要だった．

今日の，そして将来の作業療法における効果的な治療的アプローチは，作業療法士が治療の導入として，自分の仕事の道具を利用するというものである．そのときから，彼のパーソナリティが重要になる（Conte, 1960, p.3）．

治療のための3つ（精神力動的，神経学的，運動学的）の機械論的アプローチにまたがって，作業療法士は活動が神経学的，筋骨格的，精神力動的な機能をもつとし，特定の影響を隔離しようと試みた．そのようにすることによって，意図した作業療法の効果のなかで，より高い特異度を得ようとした．

価値

新しいパラダイムの価値は，その焦点を科学的な正確さに当てることにあった．作業療法士は，問題を明らかにすることと測定の客観性と正確性に力点を置くようになった．また，作業療法の活動のどこに価値を置くかが変化した．従来は人間の自然なニーズとしての作業に価値を置いていたが，今では筋力強化，神経系に影響を及ぼすこと，無意識の欲求の表出のための手段としての活動を価値あるものとしていた．

要約

1960年代までに，作業療法のパラダイムは劇的に変化を遂げた．このことは，**表4.1**にまとめたように，新たな焦点を当てた見方，中核的構成概念，そして価値を採用したことを意味する．この機械論的決定論的なパラダイムは作業療法に重要な進歩をもたらした．この新たなパラダイムは，障害を治療するための技術を大いに高めた．また，身体の構造や過程が遂行能

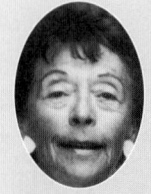

Gail Fidler

Gail Fidlerは1916年に生まれ，サウスダコタ州で幼年期を過ごしました．彼女は後にペンシルベニア州に移り，Lebanon Valley Collegeに通い，教育学と心理学で学士号を取得しました．Fidlerは，Wernersville州立病院で病院付添人としての仕事を得る前に，一時，高校の歴史教師として働いたことがありました（Miller & Walker, 1993）．そこで作業療法に出会い，作業療法が患者に及ぼす影響に感銘を受けました．彼女は，その後，ペンシルベニア大学に再入学して，作業療法の資格取得コースを修了しました．後に，再び大学に戻り，ニューヨークのWilliam Alanson White精神医学・心理学研究施設に通いました．そこで，対人関係理論，特に，自我の発達，自尊心，有能性に関する理論を学び，影響を受けました（Miller & Walker, 1993）．

Fidlerは60年以上にわたるキャリアのなかで，作業療法士，管理者，教育者，理論家として働きました．また，アメリカ作業療法協会の副事務局長と，臨時事務局長を務めました（Miller & Walker, 1993）．

Fidlerは，重要な仕事のなかでも特に，精神力動理論に根ざした初期の仕事は作業療法の第2のパラダイムの発展に最も強い影響を及ぼしました．そこでは，作業療法士が精神力動的過程の必要不可欠な部分として描かれていました．

1963年発行の教科書，『Occupational Therapy: A Communication Process in Psychiatry（作業療法―精神科におけるコミュニケーションの過程）』は，夫であり，精神科医であるJoy Fidlerとの共著で，活動が思考と感情を非言語的に表現するためにどのように用いられるかを論じたものでした（Fidler & Fidler, 1963）．Fidler夫妻は，活動を通して出現するコミュニケーションが，無意識の感情を明らかにすると主張しました（Miller & Walker, 1993）．

Fidlerの仕事の首尾一貫したテーマは，活動分析でした．彼女は，作業療法士は活動分析を通してクライアントの特定のニーズ，興味，能力に関する情報を収集することができ，そして，クライアントの利益になる行為指向的な体験を設計するために，この情報を用いるとしました．Fidlerの初期の活動分析の研究は，活動の精神力動的要素に焦点を当てたものでした．長年にわたり，彼女はこの考えを運動的，感覚統合的，心理的，認知的，社会文化的，個人間的な技能を含めるように発展させました（Miller & Walker, 1993）．

（訳注：Fidlerは2006年に死去しました）

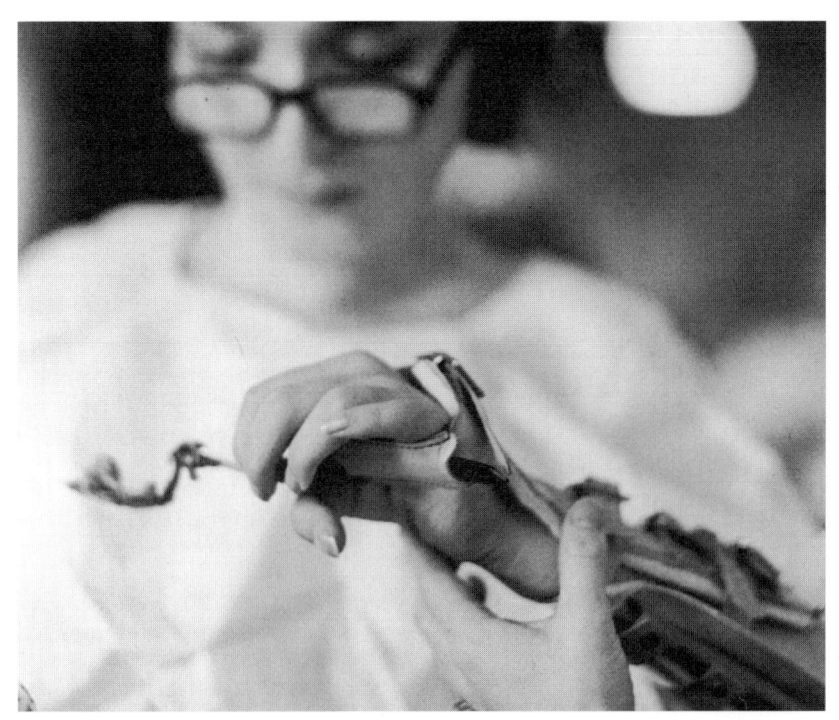

第 4 章 20 世紀中期における作業療法実践の発展：内的メカニズムの新パラダイム 37

自立して食事をするために，クライアント 1 人ひとりに合わせたハンドスプリントと食器で食べる練習をしている．

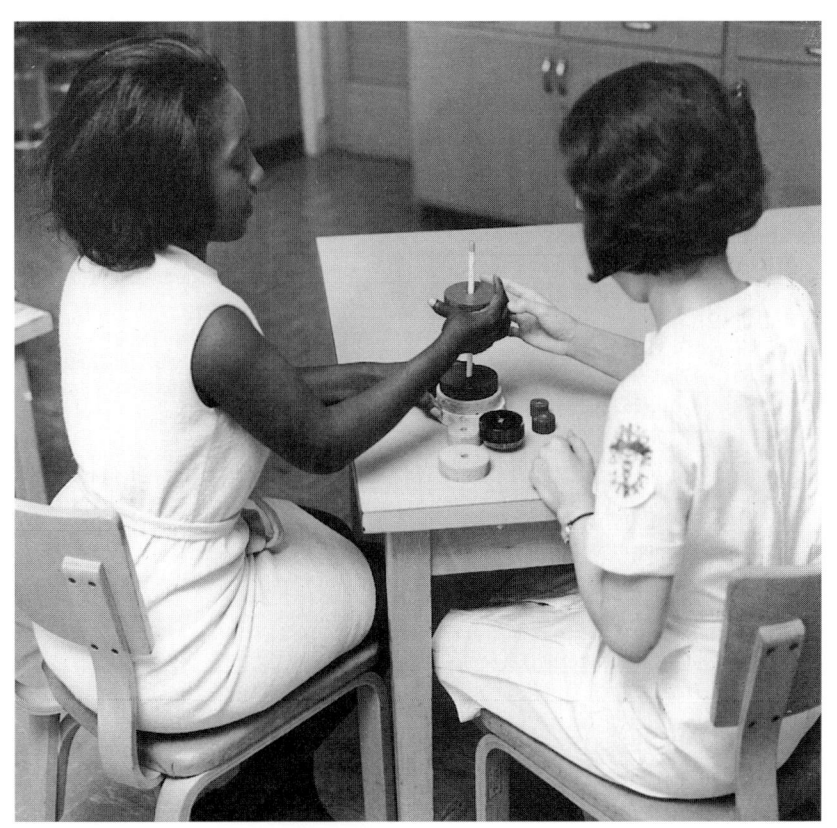

手の手術のあとに握ってはなす運動に参加している．

表 4.1　機械論パラダイム

中核的構成概念	・遂行能力は，神経運動的，筋骨格的，精神力動的な機能の統合化に依存している ・内的システムにおける損傷あるいは発達異常は能力障害を引き起こす ・内的システムにおける制限を改善するか，代償することによって，機能を回復できる
焦点を当てた見方	・内的メカニズム，すなわち，内的な精神力動的，神経学的，運動学的な働き
統合された価値	・機能に対する内的な働きの価値 ・能力障害を軽減するための手段としての媒体の価値

力をどのように促進あるいは制限したりするのかの深い理解をもたらした．運動障害をもつ人々のニーズに対する適応器具や環境のための技術が改善した．精神力動的な見方は，情緒的な問題がどのように遂行能力を妨げるのかの理解を深めた．

文献

Ayres, A.J.（1958）. Basic concepts of clinical practice in physical disabilities. *American Journal of Occupational Therapy*, 12, 300-302.

Ayres, A.J.（1963）. The development of perceptual motor abilities: A theoretical basis for treatment of dysfunction. *American Journal of Occupational Therapy*, 17, 221.

Ayres, A.J.（1972）. *Sensory integration and learning disorders*. Los Angeles: Western Psychological Services.

Ayres, A.J.（1974）. *The development of sensory integrative theory and practice*. Dubuque, IA: Kendal & Hunt.

Ayres, A.J.（1979）. *Sensory integration and the child*. Los Angeles: Western Psychological Services.

Azima, H., & Azima, F.（1959）. Outline of a dynamic theory of occupational therapy. *American Journal of Occupational Therapy*, 13, 215-221.

Bobath, K., & Bobath, B.（1964）. The facilitation of normal postural reactions and movements in the treatment of cerebral palsy. *Physiotherapy*, 50, 246-262.

Buhler, C.（1962）. *Values in psychotherapy*. New York: Free Press.

Conte, W.（1960）. The occupational therapist as a therapist. *American Journal of Occupational Therapy*, 14, 1-3.

Fidler, G.（1958）. Some unique contributions of occupational therapy in treatment of the schizophrenic. *American Journal of Occupational Therapy*, 12, 9-12.

Fidler, G.（1969）. The task-oriented group as a context for treatment. *American Journal of Occupational Therapy*, 23, 43-48.

Fidler, G., & Fidler, J.（1958）. *Introduction to psychiatric occupational therapy*. New York: Macmillan.

Fidler, G., & Fidler, J.（1963）. *Occupational therapy: A communication process in psychiatry*. New York: Macmillan.

Kuhn, T.（1970）. *The structure of scientific revolutions* (2nd ed.). Chicago: University of Chicago Press.

Llorens, L.A., & Young, G.G.（1960）. Fingerpainting for the hostile child. *American Journal of Occupational Therapy*, 14, 306-307.

McNary, H.（1958）. A look at occupational therapy. American Journal of Occupational Therapy, 12, 203-204.

Meyerson, L.（1957）. Some observations on the psychological roles of the occupational therapist. *American Journal of Occupational Therapy*, 11, 131-134.

Miller, R.J., & Walker, K.F.（1993）. *Perspectives on theory for the practice of occupational therapy*. Gaithersburg, MD: Aspen.

Rerek, M.（1971）. The depression years: 1929 to 1941. *American Journal of Occupational Therapy*, 25, 231-233.

Riley, J.N.（1977）. Western medicine's attempt to become more scientific: Examples from the United States and Thailand. *Social Science and Medicine*, 11, 549-560.

Rood, M.（1958）. Everyone counts. *American Journal of Occupational Therapy*, 12, 326-329.

Smith, H.B.（1978）. Scientific and medical bases. In H.L. Hopkins & N.D. Smith (Eds.), *Willard and Spackman's occupational therapy* (5th ed., pp. 82-99). Philadelphia: J.B. Lippincott.

Spencer, E.A.（1978）. Functional restoration. In H.L. Hopkins & N.D. Smith (Eds.), *Willard and Spackman's occupational therapy* (5th ed., pp. 335-398). Philadelphia: J.B. Lippincott.

Stockmeyer, S.A.（1972）. A sensorimotor approach to treatment. In P. Pearson & C. Williams (Eds.), *Physical therapy services in the developmental disabilities*. Springfield, IL: Charles C. Thomas.

West, W. (Ed).（1959）. *Psychiatric occupational therapy*. New York: American Occupational Therapy Association.

第5章

現代のパラダイムの創発：
作業への回帰

Emergence of the Contemporary Paradigm:
A Return to Occupation

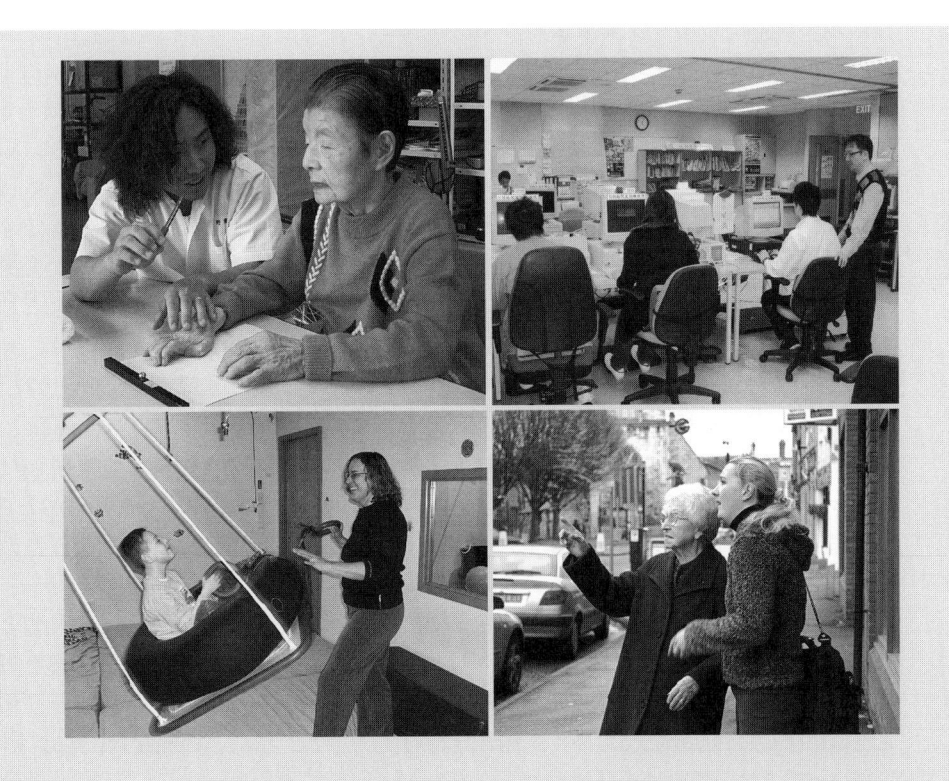

第4章で述べたように，機械論パラダイムは，しっかりした医学的で科学的な概念に基づいて作業療法の根拠を示すとした公約の多くを果たした．にもかかわらず，それはまた予期しなかった望ましくない結末をもたらした．作業療法の人間に対する根元的な見方は根本的に変えられた．すなわち精神と身体の統一，作業を通しての自己維持，作業のダイナミックなリズムとバランスなどの初期の作業の認識は失われた．全体論は，人間の精神と身体という内的な働きの重視に置き換えられた．

道徳の確立，習慣の再生，興味の刺激といった概念を用いた初期の作業療法の理論的根拠は，障害の軽減に重点を置いたものに取って代わられた．この新たな理論的根拠は，作業療法として用いられる活動と，活動を説明するために用いられる新しい概念との間にやっかいな不適合をもたらした．たとえば，訓練の手段としては板に紙ヤスリをかけるという活動を用い続けたが，その板が木工作品に使われることは決してないということが起こった．治療を目的とした活動〔たとえば可動域や筋力を高めるためにコーン（円錐）を積み重ねることや，微細運動の協調性を高めるためにペグボードに取り組むこと〕の利用は増えたが，クライアントの作業的生活との意味のある結びつきを欠くようになった．そうした実践は，クライアントに対する活動の意味を無視するものだとの批判を受けた（Spackman, 1968）．

また，治療プログラムから意味のある作業を完全に排除した作業療法士もいた．精神分析的アプローチでは，活動は単に治療的な交流の方法とみられ，ある者は活動などはまったく必要ないと結論づけた．同じように，より大きな効果を上げるために活動の利用に代わって，純粋な運動が用いられるようになった．

時間とともに，作業療法は統一的な同一性に欠けていることが明らかになった（Gillette, 1967; Gillette & Kielhofner, 1979; Johnson, 1973; King, 1978; Mosey, 1971; Task Force on Target Population, 1974; West, 1968）．医学との連携は作業療法の根本原理を無視し，障害に焦点を当てるという結果を招いた（Mosey, 1971; Shannon, 1977）．機械論パラダイムは作業療法をもともとの使命からそらし，その最も有力な考え，つまり，健康回復の手段としての作業の重要性を覆い隠すことになった（Rerek, 1971; Shannon, 1977）．

新たなパラダイムを求める声

1960～70年代に，Mary Reillyらは，作業療法の最初のパラダイムの最も重要な要素への回帰を求め始めた（Kielhofner & Burke, 1977; Michelman, 1971; Reilly, 1962; Robinson, 1977; Shannon, 1972）．Reillyは作業に対するまったく新しい焦点を開発した．その結果，その概念は作業行動と呼ばれ，作業に対する動機づけ（Burke, 1977; Florey, 1969），習慣と役割を通した作業の組織化（Heard, 1977; Kielhofner, 1977; Matsutsuyu, 1971; Watanabe, 1968; Woodside, 1976），そして適応を支援したり妨げたりする環境の重要性（Dunning, 1972; Gray, 1972; Reilly, 1966; Watanabe, 1968）などのテーマが紹介された．

作業療法のもともとの焦点と理想をよみがえらせるという声は，反響を呼び始めた（Task Force on Target Populations, 1974; West, 1984）．たとえば，Wiemerは次のように論じた．

> 作業の基本的知識は私たちのものであり，また，そうでなければならない．それは，日常生活活動の専門的な見方，そして，患者やクライアントの目標達成を促進するための知識である．私たちの独占的な領分は作業である．それを根拠あるものにし，定義し，守り，売りものにす

機械論パラダイムは作業療法をもともとの使命からそらし，その最も有力な考え，つまり，健康回復の手段としての作業の重要性を覆い隠した．

るために，精巧にし，研究し，体系化しなければならない．1917年に私たちの創設者たちは，プロフェッショナリズム（専門家気質）に対する私たちの唯一の要求として，「人間に対する作業の影響」を詳細に説明した．もし私たちの焦点と方向性を保ったとすれば，それは私たちの潜在的な力である（Wiemer, 1979, p.43）．

第3のパラダイムの創発

作業療法の多くのリーダーたちの努力の結果，作業療法は現在では，「作業に焦点を当てた分野」（Polatajko, 1994, p.591）になっている．この変換によって作業療法にもともとの指向性を再現することと，機械論パラダイムの間に蓄積された重要なテクノロジーを保つこと，また機械論パラダイムの間に出現した問題点を修正することが求められた．この新たなパラダイムの，焦点を当てた見方，中核的構成概念，価値を以下に論じる．

焦点を当てた見方

この新たなパラダイムの焦点を当てた見方は，作業への回帰だけでなく，作業遂行にどのような要素が影響するかを考えるための独自の思考方法も反映されている．この見方は作業療法で取り組まれるべき主な，あるいは唯一の問題としてクライアントの障害に関する機械論パラダイムの限られた重点を修正できるようにデザインされている．それはまた，障害学とシステム理論という外部からの2つの重要な影響を反映している．

障害学の研究者たちは，能力障害は機能障害の単なる結果ではないと強調する．彼らは，能

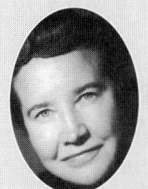

Mary Reilly

Mary Reillyは，マサチューセッツ州で生まれ，ボストン作業療法養成校を卒業しました．彼女は，陸軍に入隊し，マサチューセッツ州のデヴェンズ駐屯地のLovell一般・回復期病院で，主任作業療法士として働き，後に第4司令部で，11の一般病院，2つの回復期病院，6つの地域およびステーション病院の作業療法プログラムの監督の仕事をしました．Reillyは，1951年に陸軍大尉として退役しました．1959年に教育学で博士号を取得し，後にUCLAの神経精神研究所のリハビリテーション部長になり，1977年に退職するまで，南カリフォルニア大学の教授を務めました．

1958年という早い時期に，Reillyは社会と個人の生活での生産性と従事の意味に，より幅広い焦点を取り入れるために作業療法の教育と知識を変える必要性を主張し始めました．彼女は，遊びと作業への従事に対する人間のニーズがこの専門職の基礎であり，存在理由であると主張しました．1962年のEleanor Clarke Slagle記念講義で，Reillyは作業療法を「20世紀医療の最大の考えの1つ」であると宣言しました．彼女は，作業療法の大胆な仮説として，「人間は，精神と意志によって活力を与えられた両手の使用を通して，自分自身の健康状態に影響を及ぼすことができる」（Reilly, 1962, p.2）としました．この論文において，Reillyは，作業療法がその機械的焦点を超えて動き，焦点を再び作業に当てるよう挑戦しました．

Reillyの著書は多くはないものの，彼女の仕事は内的メカニズムのパラダイムから現代のパラダイムへの動きをつくり上げるうえできわめて重大なものでした．これは主に，南カリフォルニア大学で大学院生を指導するなかで達成されたものです．彼女は，この領域の学問は作業に焦点を当てたものでなければならないことを強調するために，彼女が「作業行動」と呼んだ知識体系を開発しました．彼女は，作業行動を，実践と教育のための治療的枠組みであるとしました．Reillyは，著書『Play as Exploratory Learning（遊びと探索学習）』（1974）で，この知識の母体に貢献しました．この教科書は，作業療法の分野で治療としての遊びを最初に真面目に取り上げたものでした．

要約すると，Reillyは作業療法の現代の方向性を形づくるうえでの中心的な人物でした．彼女の再び作業に集中するというテーマを求める声は，作業療法が機械論パラダイムで浸され，無視されていた時期に当たりました．Reillyとその弟子の著作を通して，作業療法士が働く複雑な現象の幅広く学究的な理解を提供することができました．作業療法の方向を定めるうえでの彼女の貢献は，現代の作業療法の歴史において彼女を最も影響力のある学者の1人であるとしています．
（訳注：Mary Reillyは2012年2月に死去しました．）

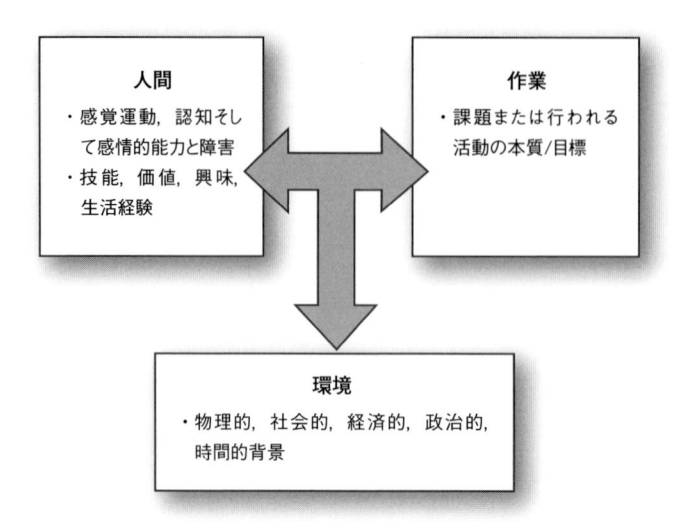

```
┌─────────────────────┐         ┌─────────────────────┐
│      人間           │         │      作業           │
│ ・感覚運動，認知そし │ ◄─────► │ ・課題または行われる │
│   て感情的能力と障害 │         │   活動の本質/目標    │
│ ・技能，価値，興味， │         │                     │
│   生活経験           │         │                     │
└─────────────────────┘         └─────────────────────┘
           ▲
           │
           ▼
   ┌─────────────────────┐
   │      環境           │
   │ ・物理的，社会的，経済的，政治的， │
   │   時間的背景        │
   └─────────────────────┘
```

図5.1　焦点を当てた見方：人間，環境，作業の要素間の相互作用

力障害は身体的，態度的，経済的，政治的なバリアがある環境によって引き起こされるとしている (Charlton, 1998; Hahn, 1985; Oliver, 1996). さらに，環境面の支援が十分であれば，障害をもつ人々は障害をもたない仲間たちと同じようなやり方で生活に参加できると指摘している (Crow, 1996; Fine & Asch, 1988; Longmore, 1995; Shapiro, 1993). 異なった視点をもっているにもかかわらずシステム理論家も同じような主張をしている. 彼らは，人間の考え，感情，行為はその人の内的な要因の結果だけでなく，その人が従事する課題の性質を含むその人のもつ背景の特徴の結果でもあると書いている (Capra, 1977; Kelso, 1995; Thelen & Ulrich, 1991; Vallacher & Nowak, 1994).

■人間，環境，作業

現代のパラダイムの焦点を当てた見方は，すでに述べたような障害研究やシステム理論からの考えと同様に，従来の2つのパラダイムの要素をも取り入れている. それは人間，環境，作業の交流に焦点を当てている (Christiansen & Baum, 1997; Dunn, Brown, McGuigan, 1994). この焦点を当てた見方は，すべての作業遂行は人間，環境，作業という要素の相互作用の結果であると強調している (**図5.1**).

人間の要素は，機能障害と同様に，根底をなす感覚運動や認知の能力，技能，価値，興味，生活経験といった事柄を含むと一般的には理解される (American Occupational Therapy Association, 2002). 環境は，作業に対するさまざまな機会に影響を及ぼす物理的，文化的，社会的，経済的，政治的，時間的背景からなるものである (Christiansen & Baum, 1997; Dunn, McClain, Brown, Youngstrom, 2003). 作業とは，その人が行っている特別な課題や活動と，その課題の目標を指す (Christiansen & Baum, 1997; Nelson, 1988).

作業遂行能力はこれらの人間，環境，作業の相互作用から発するものと理解される (Christiansen & Baum, 1997; Dunn, et al, 2003; Trombly, 1993). このように，遂行能力はまた，その人が行おうとしている物事や，それが起こってくる背景を反映しているため，人間という要素だけでは作業遂行能力を説明することはできない. この見方によって，作業療法士は他の身体機能障害と身体から離れた作業や背景を予見できるのである. それはまた，する必要があったり，したいと思ったりする作業がもっとできるようになるために，障害を軽減させることの向こう側をみて，環境的バリアをどのように取り除くことができるか，そして作業をどのように修正できるかを考える方向に，作業療法士を導

> **Box 5.1　作業の定義**
>
> 　作業療法が作業への焦点に回帰しようとするにつれて，異なる定義が生じてきた．たとえば，Christiansenらは作業を人々が毎日行う普通の慣れ親しんだ事柄と単純に定義した（Christiansen, Clark, Kielhofner, Rogers, 1995）．Yerxaら（1990）は作業を「文化の用語では人間行動と名づけられている，進行中の流れのなかでの特定の活動のかたまり」（p.1）と定義した．Kielhofner（2008）は作業を「人間生活の多くを特徴づける時間的，物理的，社会文化的な背景のなかで仕事，遊び，日常生活活動を行うこと」（p.5）と定義した．カナダの作業療法士たちが示した定義もこれらのテーマに共鳴したもので，作業を「個人と文化によって名づけられ，組織され，価値と意味を与えられる毎日の生活の課題や活動」（CAOT, 1997, p.34）と呼んだ．彼らの定義は，作業は人々が「自分自身の世話をすること（身辺処理），生活を楽しむこと（レジャー），そして，自分たちの地域の社会的経済的な構造に貢献すること（生産性）」を含めて，自分が取り組むことのすべてであると続いていく（CAOT, 1997, p.34）．
>
> 　次に，ほとんどの定義は，作業が遊びやレジャー，日常生活活動，そして，生産性からなるとしている．遊びやレジャーとは，自分自身のためにする活動をさし，探索すること，ごっこ遊びをすること，お祝いをすること，ゲームやスポーツをすること，趣味を追求することなどはその例である（DiBona, 2000; Lobo, 1999; Parham & Fazio, 1997; Passmore, 1998）．日常生活活動とは，自分自身や自分の生活スタイルを維持する課題である．それは日常生活のルーチンのほとんどであり，身辺処理，自分の生活空間を秩序立てること（たとえば掃除や支払いをすること），資産を得ること（たとえば旅行や買い物）を含む（Christiansen, 1994）．仕事とは，生産的活動（賃金が支払われても，支払われなくても）を含み，生産性を上げるために自分の能力を改善する教育や訓練に参加することや，サービスや必需品を他人に与えることである（Kielhofner, 2008）．

いていく．この視点は，より全体論的な見方への回帰を示している．

中核的構成概念

　前述したように，現代のパラダイムは作業へ焦点を当てることへと回帰した．その中核的構成概念には，この見方を反映する以下の3つの大きなテーマが含まれる．

- 健康と幸福（well-being）に対する作業の重要性
- 作業の問題や挑戦の認識
- 作業に基づく実践

　以下にこれらのテーマについて論じる．

■健康と幸福に対する作業の役割

　作業は健康と幸福に対して中心的役割を果たすことが徐々に認識されるようになってきた．人間は，物事を行うための強い気力をもっており，実務や，生産的な仕事，遊びなどによって元気になる（Christiansen, 1994; Clark, et al 1991; Parham & Fazio, 1997; Wilcock, 1993）．作業（遊び，日常生活活動，仕事）を通して，人は自分の時間を満たし，日々の存在意義や，世界のなかでの自分の居場所をつくり出す（Christiansen, 1996; Wood, 1995）．これらの作業は発達に貢献し，身体的で精神的な従事のために必要な機会を提供し，そして，人々と社会的で文化的な環境とを結びつける（Clark, 1993; Hasselkus, 2002; Johnsson, Borell, Kielhofner, 1997）．さらに，作業への参加は人生の意味をつくり出し，それを肯定する（Christiansen, 1999; Hasselkus, 2002）．

■作業の問題/挑戦

　現代のパラダイムは，サービスの焦点は作業への参加という問題であると認識している（Rogers, 1982）．作業を拒否したり，制限を設けたりしている人々は，QOLの低下に苦しむか，あるいは，QOLの低下を経験するであろう（Christiansen, 1994）．作業への参加の低下や中断は，能力低下を引き起こしたり，適応異常を導いたり，発達を抑制したりすることもある．作業の欠如には，そのような否定的な結果が潜んでいるために，これが作業療法が力を注ぐ中心の問題となるのである．

Box 5.2　世界のなかの現代の作業療法

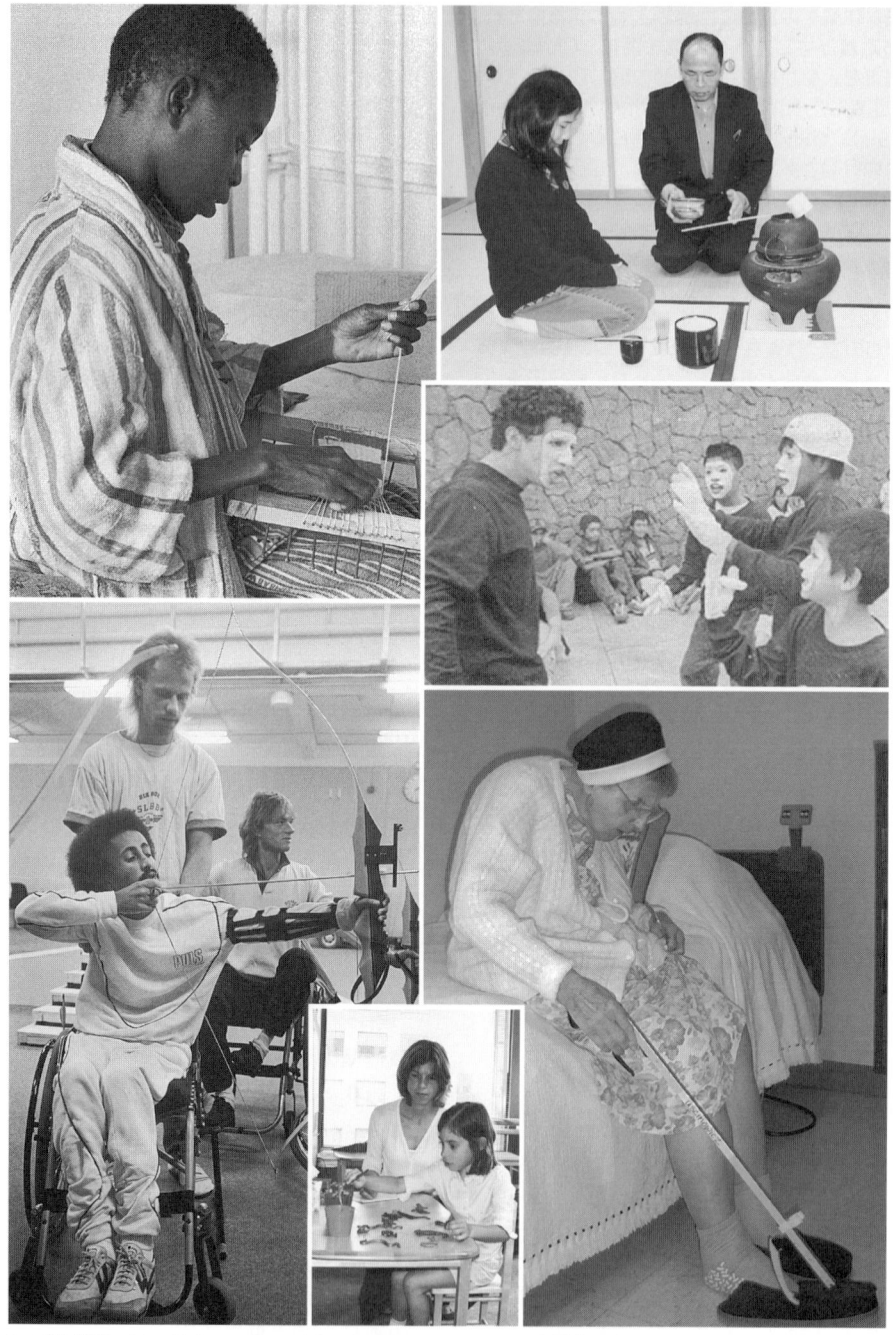

6つの写真は，Bror Karlsson, Banzai Archive, Frank Kronenberg の厚意による．

　作業療法のイメージは世界的に，作業に根ざした実践への回帰を示している．この6点の写真に見られるように，アフリカ，アジア，アメリカ，それにヨーロッパの作業療法は，患者を価値のある作業に就かせている．現代の作業療法士たちは，患者を全人的にみており，その患者にとって重要な活動の利用を通して，治療効果を得ている．

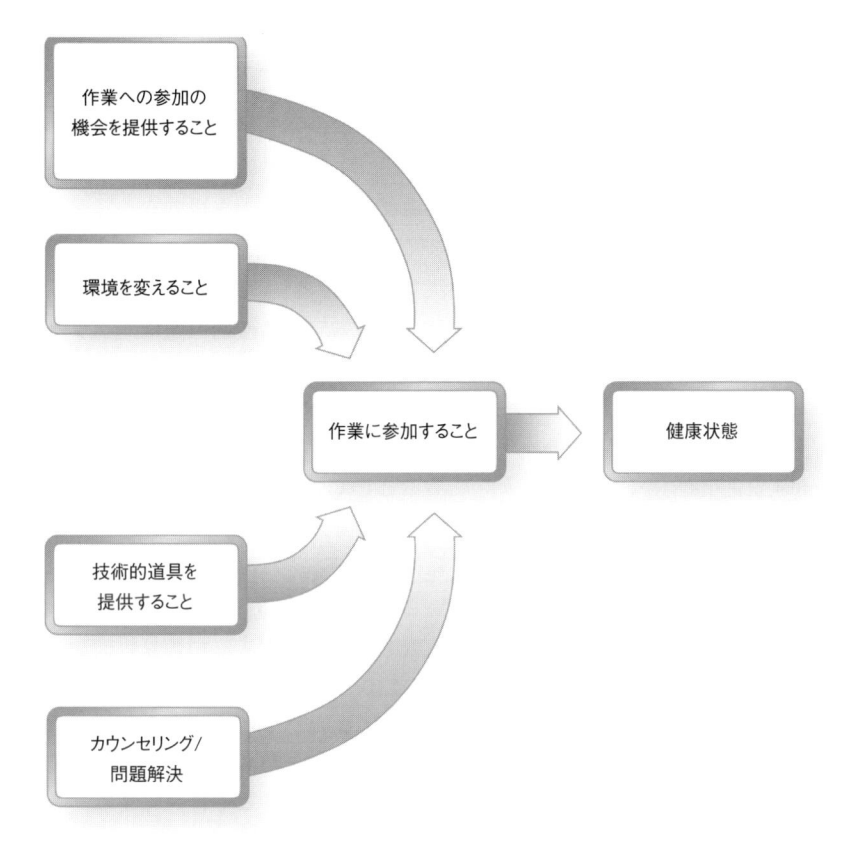

図 5.2　作業を治療として用いるための経路

[図中のテキスト：作業への参加の機会を提供すること／環境を変えること／技術的道具を提供すること／カウンセリング／問題解決／作業に参加すること／健康状態]

■作業と作業療法のダイナミックス

中核的構成概念の第3のテーマは，作業療法の手段と目標に取り組む．現代では，作業療法の中核として健康状態の改善のために作業を用いることが再び認識されてきている（Fisher, 1998; Reilly, 1962; Wood, 1998）．図 5.2 に示すように，作業療法士は以下の4つの経路を通して，作業の治療的な働きにかかわる．

・クライアントに，直接作業に従事する機会を提供すること
・物理的バリアと社会的バリア（たとえば態度，差別，不公平な政策）を取り除くことを含め，その人が遂行する課題や環境を修正することによって，作業に従事させること（Dunn, et al, 1994; Kielhofner, 2002）
・制限された能力を拡大するか，あるいは，失われた能力を代償するさまざまな技術的道具を使った訓練を提供すること（Hammel, 1996）
・クライアントの作業への参加を促進するために，作業療法以外にもカウンセリングや問題解決を提供すること

これらの努力の根底には，クライアントが作業を行うことこそが作業療法の中核であるという認識がある．作業への参加には，その人が行うことだけでなく，想像上の体験も含まれる（Hasselkus, 2002; Yerxa, 1980）．それゆえに，クライアントは，作業療法を構成している行為に意味を見いだす必要がある．この意味は通常，クライアントの経験の背景，障害が現在の経験

> 結局のところ，作業療法の過程で経験する意味は，個人に対する活動の効果を決定する．

> クライアント中心の実践，介護，共感はともに，作業療法における治療的関係の重要性を強調している．

にどのように影響しているか，そして，作業療法士とクライアントの間で合意された治療的活動の意義から引き出される．

結局のところ，作業療法の過程で経験する意味は，個人に対する活動の効果を決定する．作業療法はクライアントの人生の物語に入り，その一部になる出来事である(Helfrich, Kielhofner, Mattingly 1994; Kielhofner, et al, 2008)．作業療法がクライアントに対してもつ意味は，作業療法がこの物語にどのように適合するか，またどれだけ影響を及ぼすかに関連する．さらに，作業療法士はクライアントが人生の物語を継続したり，つくり直したりできるように支援する(Clark, 1993)．それゆえ，新しい生活の意味は，作業療法の経過のなかで見いだされ，演じられうる．

価値

現代のパラダイムへの転換に伴い，幸福とQOLに対する作業の重要性は作業療法の分野に共通したテーマになっている(American Occupational Therapy Association, 1993; Fondiller, Rosage, Neuhas, 1990; Hasselkus, 2002)．これに関しては，作業療法のビジョンと使命が作業的に幸福を促進すると認められている．そのため，作業療法の中心的価値は，意味のある作業への参加を通して，自分自身を生活の主流に統合するというクライアントの希望を支援することである(Johnson, 1981; Yerxa, 1983)．このような現代の価値は第1のパラダイムの価値と共鳴している．

第2の価値は，機械論パラダイムで生じた問題を修正しようとする試みである．その問題とは，作業療法が非人間的で過剰に技能的になったという傾向とともに，クライアントを全人的にみず，その人にとって意味のあることに取り組まなかったという誤りのことである．

作業療法は常に積極的で意味に促されて参加するクライアントから成り立つべきであり，クライアントの行為と投資が作業療法の有効性を決めるのだと強調する価値観をもっている(Wood, 1995)．この価値観は，クライアントの作業療法の過程に関する選択権や訓練の決定権とともに，クライアントのもつ展望，欲求，ニーズに対する敬意と理解をもつことが必要であるとしている(Taylor, 2003; Townsend, 1993)．それはまた，作業療法士はクライアントとの関係によりいっそうの注意を払わなければならないことを意味する．機械論パラダイムはまた，治療関係を重要視する精神分析的な視点を含んでいたが，それはエキスパートとしての作業療法士に，またクライアントの無意識の過程に影響を及ぼすものであった．

新たなパラダイムでは，作業療法士とクライアントとの関係に違う光を当て，次のようなテーマを映し出している．重要なテーマはクライアント中心の実践であり，クライアントと協業*することの重要性を強調している(Law, 1998; Law, Baptiste, Mills, 1995)．クライアント中心の実践はクライアントの知識と経験，利点，選択の能力，そして，全体的な自主性に重点を置いている．そして，クライアントは作業療法の過程で，敬意をもって扱われ，パートナーであると考えられるべきであるとする．クライアント中心の実践はまた，クライアントの能力を高めることの価値に重点を置く．すなわち，彼らの生活を形づくる作業に従事するための資料と機会とをクライアントに提供することである(Law, Polatajko, Baptiste, Townsend, 1997; Townsend, 2003)．

また，作業療法の実践における介護の重要

---

*"協業"について．原文のcollaborationは一般に協働と訳されているが，訳者は協力して作業を行うという作業療法の観点から，協業のほうがよいとして，これまでも多くを協業と訳していたので，本書でも協業と訳す．

表 5.1 現代のパラダイム

中核的構成概念	・健康と幸福にする作業が中心であるということ ・作業療法の焦点としての作業的な問題や挑戦の認識 ・作業に根ざした実践（作業療法の中核として健康状態の改善のために作業を用いること）
焦点を当てた見方	・人間，環境，作業の相互作用に焦点を当てている ・作業遂行は人間，環境，作業の要素の相互作用の結果であると強調している
価値	・良好な状態や QOL に対する作業の重要性 ・作業への参加を通して人生の主流へと自分自身を統合するというクライアントの望みを支援することの重要性 ・クライアントの行為と投資が作業療法の有効性を決定するというクライアントの積極的で意味のある参加に動機づけられることの重要性 ・クライアント中心の実践，介護，そして，共感というテーマに反映されたものとしての治療的関係の重要性

性が論じられてきた（Baum, 1980; Devereaux, 1984; Gilfoyle, 1980; Yerxa, 1980）．介護には，クライアントを特有な個人と認識し対応すること，全人的にみること，そして，感情のレベルで結びつくことなどが含まれる（Stein & Cutler, 1998）．作業療法との出合いのなかでの共感の重要性も価値に入る（Peloquin, 2002, 2003, 2005）．共感は，クライアント個人を尊重すること，クライアントの体験へと入っていくこと，クライアントの感情との結びつきという点に特徴づけられる（Peloquin, 2003）．クライアント中心の実践，介護，共感はともに，作業療法における治療的関係の重要性を強調している．

考察：作業療法士の見方と実践に対するパラダイムの影響

本章では，第 3 章，第 4 章に続き，作業療法のパラダイムがこの 1 世紀の間にどのように発展してきたかの概要を示した．作業療法の最初のパラダイムは，道徳療法の原理のうえに打ち立てられ，人間の生活にとっての，また，作業療法の道具としての作業の重要性を強調してい

た．このパラダイムは，前世紀の半ばころ，遂行能力を決定する内的な（神経学的，筋骨格的，精神力動的）メカニズムに焦点を当てた第 2 のパラダイムに置き換えられた．現代のパラダイムは，作業に焦点を当てることへと回帰しようとしている．その焦点を当てた見方，中核的構成概念，価値（**表 5.1** に要約）は，現代の作業療法士の専門的同一性を形成している．

専門的同一性に対する現代のパラダイムの影響はおそらく，実践家の自分の専門職と実践についての考えのなかに最もよくみられる．第 2 章で紹介した 4 人の作業療法士の意見を以下に紹介する．

それぞれ別の形で表現されてはいるものの，これらの作業療法士の考えは，本章で論じたように，現代のパラダイムの焦点を当てた見方，中核的構成概念，価値と共鳴している．これらの作業療法士たちはまた，作業療法の理論の構成要素が，個人が自分の専門職の特性とクライアントに提供しているサービスを理解する方法をどのように形づくるのかということを述べている．

Box 5.3 Alice Moody

作業療法士は自分のクライアントを作業的存在とみます．作業療法士は疾病や能力障害よりも，作業に焦点を当てます．私は自分のクライアントを，環境，個人の価値，日課，そして最も重要なことですが，その

（つづく）

Box 5.3 （つづき）

人たちの作業という背景からみています．クライアントをこうした広範な背景をみることで，さらに，クライアントの遂行能力の感じをつかむことで（強みと不足），なぜクライアントがある事柄を避けたり，なぜある事柄を達成するためにリスクを冒したりするのかということをより理解できるようになります．私は日々作業療法を行うなかで，その人が本当に気になることを見つけてあげたいと思っています．人々の生活をより理解するためには，最初に機能障害や問題に飛び込んでいくことよりも，十分な作業評価を実施することが重要だと思います．それぞれのクライアントを作業的な「全体」とみることによって，有意義で，やる気を起こさせる介入を計画できるのです．

作業療法の介入を際立たせるものは，実践的な活動の利用です．たとえば，クライアントたちをその環境のなかで作業的な物事に取り組む気にさせる手段として，作業に小さなリスクをもたせるように支援しています．すべての事例は異なっているので，問題に取り組むやり方が1つだけとは考えていません．1人ひとりのクライアントの作業的介入の課題は，すべての範囲から（それぞれのクライアントのニーズに従って，買い物，料理，筆記，庭仕事などをさまざまなレベルでといったように）選択します．作業療法は，その人の日課，価値，遂行能力など単独の目的に合わせるのではないために，うまくいくのです．それは，クライアントにとって重要であったり，不可欠であったりすることに向かって努力している，作業療法士とクライアントとのパートナーシップです．

作業療法はクライアントの強みを認識して利用します．記憶障害をもち，新しい課題の情報を保持することが困難でも，どうすればうまく課題をこなせるかを知っていれば，問題を解決することも，自分の強みについてのチェックリストを活用することも，また重要な役割を果たし続けることもできます．私は，作業療法の過程を通して，すべての作業療法が柔軟性をもち，問題を解決することが重要だと感じています．クライアントのもつ機能障害に関心をもつ以上に，作業的な存在として知ることが重要なのです．

何が作業療法で重要なのかと考えるとき，自分の実践において，時が経つにつれて個別に，自分のではなくクライアントの価値への介入に基づいた「行うこと」の役割をますます真剣にとらえるようになりました．

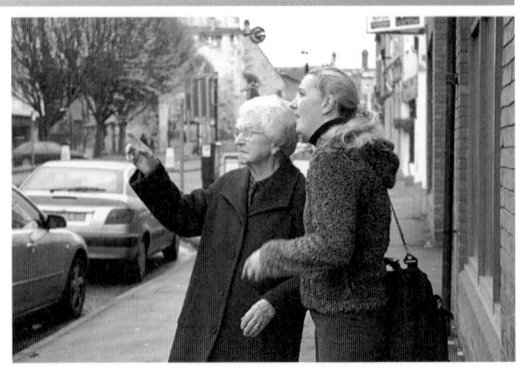

地域へ戻ることを目指す作業療法を実施しているAliceとクライアント．

Box 5.4　Bacon Fung Leung Ng

作業療法士は作業（日々の活動）に焦点を当てています．私たちは，クライアントが身辺処理，仕事，遊びに最大の能力を使えるよう支援するために治療的活動を使います．クライアントの問題を全人的にみて，クライアントが環境に応じて残された利点をどのように用いることができるのかに重点を置きます．私はケアをどのように提供するのかを決めるために，クライアントの内的と外的の両方の環境を考えます．全人的な見方をするためには，クライアントの希望する将来の生活役割，長期・短期目標，そしてクライアントにとって最も関心のあるリハビリテーションの領域を理解するために，クライアントを評価します．

私たちはクライアントの機能的能力を最大限用いることで，大切な生活役割を獲得するために，クライアントをエンパワーメントします．クライアントのQOLを促進します．また，クライアントの選択を尊重します．クライアントは意味のある生活を過ごすべきです

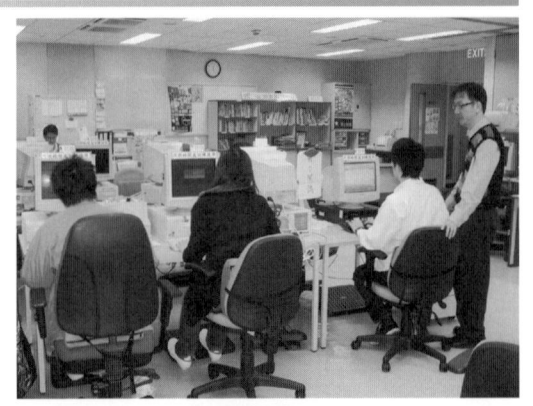

Baconはコンピュータ技能を改善したいと思っているクライアントたちに働きかけています．

が，彼らは自分たちにとって意味のあることを決めるだけでよいのです．

作業療法士は明らかにされた問題を解決するためにさまざまなアプローチを用います．クライアントが違えば，アプローチも違います．あるクライアントは技能の獲得が必要ですが，あるクライアントは習慣を育むことが必要であり，また別のクライアントは再動機づけが必要です．クライアントは生まれつき創造的で臨機応変なので，私の仕事は彼らを信頼し，自省を促し，内側から自分自身をみるように励まして，彼ら自身の強みと長所を明らかにすることになります．このように，私は，自己発見を通してクライアントたちを指導することを重視しています．私は常に，クライアントたちが将来の目標を想定できるように，クライアントが評価と治療からエネルギーを獲得するように望んでいます．このように，治療に希望を注ぎ込むことは重要なのです．

私は治療的関係が自分の作業療法の最も重要な側面だと考えているので，作業療法で自分自身を非常に意識的に用いています．クライアントたちが私とラポールを打ち立てることを感じてほしいために，あらかじめ先入観をもたず，判断もしないようにしなければならないと思っています．また，治療中にクライアントにフィードバックを求めます．私の介入法はクライアント中心です．クライアントのニーズと要求は私にとっては最も重要です．

Box 5.5　Stacey Szklut

作業療法士はさまざまな作業を通して，自分のクライアントたちが大きな自信と自立を達成するのを援助します．私は子どもたちが生活という仕事の技能を伸ばすことで，子どもたちができるだけうまくやっていけるように援助しています．子どもたちはそれぞれ独自のプロフィールをもっていて，適切に支援されればうまくやっていく可能性があります．クライアントの機能障害は，他児との交流がうまくできなくすることや，その子の環境の影響と結びついて，彼らの能力を生かしたり成長を妨げることが少なくありません．どんな機能障害でも，子どもたちへの影響を最小限にし，子どもの生活に支援の枠組みをつくり出すことで，よりよい社会的交流，情緒的・運動的・認知的発達，学業の学習のための基礎づくりを提供したいのです．

私の作業療法は，子どもの参加に対する内的動機と希望を開発することに焦点を当てています．作業療法は，子どもが進んで行うときに，より効果的になります．私は子どもの強みをつくり上げ，新たな発達と学習を促進し，意味のある楽しい活動を用いています．それは，それぞれの子どものための個別プログラムをつくり出し，子どもの技能やニーズが変化するにつれて変えていくためには不可欠なことです．作業療法の過程はクライアントとその家族にとって重要であることを中心に打ち立てられます．こうすることは，クライアントの生活の背景にある文化的な視点を認め，彼らがそのなかでうまくやっていかなければならない環境を認識するために重要なことです．私はまた，子どもが可能な限り自立できるように，長期的にみて，最も機能的に意味があり適切なことを考えます．

私にとって，治療的関係は意味のある変化を促進する鍵になります．クライアントが自信をもてるようにします．子どもの自己認識は，支援的な助言者と肯定的な経験を通してつくり出され，力強く形成することができます．作業療法士として私にできる最も重要な

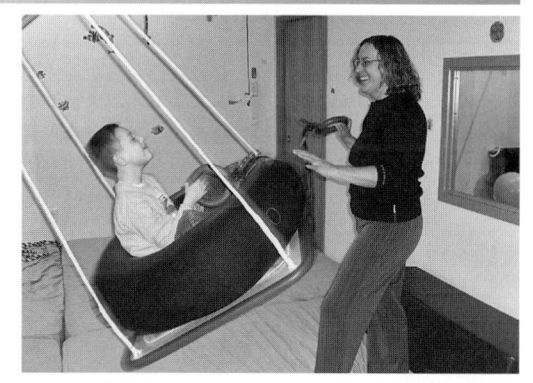

Stacey は作業療法を楽しいものにすることで，継続させています．

ことは，それぞれの子どもにとって特有な才能を正しく評価することと，すべての技能的な参加のための基礎として子どもが自信を身につけるように支援することです．私は長い間，クライアントの多くがその困難さにもかかわらず，強く，自信をもち，成功した若者に成長するのを見てきました．

環境の支援に取り組むことは，治療過程のもう１つの重要な部分です．私は家族と協業して，子どもが優れた支援ネットワークに支えられ作業療法から確実に卒業できるよう努めてきました．私たちは一緒に，子どもが成功した家族や地域の一部になるために必要な適切な方策，調整，支援をつくり出しました．

クライアントたちとその家族に敬意をもち共感することは重要なことです．クライアントたちと結びつき，楽しいことをし，意味のあることを見つけ，一緒に楽しい経験をすることは，満足できる強力な介入をつくり出すことなのです．私はいつも，うまくいくということは誰にとっても違うことであり，それぞれの子どもは独自の能力をもっていると心にとめています．

Box 5.6　野藤弘幸

　作業とは，クライアントの興味，価値，生活経験，技能，背景などによって動機づけられたすべての物事を含むことだと思います．作業を行うことはクライアントにとって難しいことです．これは身体機能や心理社会的機能の障害によるかもしれませんし，環境条件によるかもしれません．作業療法士はクライアントの問題を，意味のある作業を行っているかどうかという点から理解しようとします．作業療法はクライアントの問題の複雑さを理解するために全体論の立場をとります．作業療法士はクライアントが意味のある作業を行ううえで困難さがあるかという点で評価し，介入します．作業療法士は，クライアントに楽しみと心の平安をもたらす意味のある作業を行うよう援助します．

　私のクライアントたちは自立して機能を果たすことや，自宅に戻ることについて，危機に直面していると思っています．自宅で暮らし，意味のある作業を自由に行うという希望をあきらめて，施設に行くという運命を受け入れるのは難しいことです．クライアントたちは，家族のいる自宅に戻るときでも，家族に負担をかけまいと考えます．どのクライアントも，自分の障害が生活を脅かすと考え，最初は可能な限り障害を減らそうとします．そのため，私は彼らを可能な限り機能的にしようとします．このことは彼らが困難な生活状況を受け入れるための強みを見つけることに役立つと思います．

　私は，クライアントに現在の障害や困難さの経過を語ってもらうことから作業療法を開始します．いきなり自分の生活の困難さについて話し始める人もいます．私は彼らの話に注意深く耳を傾けます．彼らの機能的な問題に焦点を当てることよりも，クライアントの生活物語を理解しようとします．話を聴いた後に，身体

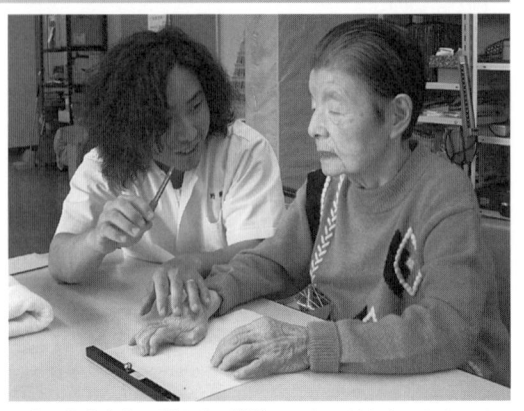

野藤は脳卒中後に利き手の機能のほとんどを失ったクライアントに，非利き手を使っての書字を働きかけています．

機能や認知処理機能を評価し，彼らがどんな問題を解決してほしいと思っているかを考えます．私はいつもクライアントが自分の問題をどのようにみているのかを知りたいのです．彼らの見方に注意を払うことで，彼らとすぐに信頼関係をつくり上げ，彼らに安心感をつくり上げるのです．介入計画をつくったら，クライアントにそれをどう思うかを聞きます．彼らがそれを受け入れたら，開始します．受け入れなかったら，計画をつくり直すためにクライアントと話し合います．

　クライアントの多くは，機能喪失を嘆き悲しみます．彼らの苦しみを理解し，共感しようとすることは重要なことです．私はいつも，自分がクライアントを理解しようとしているか，傾聴をしているか，共感しているか，協業しているかと自問しています．これらのことが私の作業療法で最も重要な側面なのです．

文献

American Occupational Therapy Association. (2002). Occupational therapy practice framework: Domain and process. *American Journal of Occupational Therapy, 56,* 609-639.

American Occupational Therapy Association. (1993). Core values and attitudes of occupational therapy practice. *American Journal of Occupational Therapy, 47,* 1085-1086.

Baum, C.M. (1980). Occupational therapists put care in the health system. *American Journal of Occupational Therapy, 34,* 505-516.

Burke, J. (1977). A clinical perspective on motivation: Pawn versus origin. *American Journal of Occupational Therapy, 31,* 254-258.

Canadian Association of Occupational Therapists. (1997). *Enabling occupation: An occupational therapy perspective.* Ottawa, Ontario: CAOT Publications ACE.

Capra, F. (1997). *The web of life.* London: HarperCollins.

Charlton, J. (1998). *Nothing about us without us.* Berkeley, CA: University of California Press.

Christiansen, C. (1994). *Ways of living: Self care strategies for special needs.* Rockville, MD: American Occupational Therapy Association.

Christiansen, C. (1996). Three perspectives on balance in occupation. In F. Clark & R. Zemke (Eds.), *Occupational science* (pp. 431-451). Philadelphia: F.A. Davis.

Christiansen, C. (1999). Defining lives: Occupation as identity: An essay on competence, coherence, and the creation of meaning. *American Journal of Occupational Therapy, 53,* 547-558.

Christiansen, C., & Baum, C. (Eds.). (1997). Occupational therapy: *Enabling function and well-being* (2nd ed.). Thorofare, NJ: Slack.

Christiansen, C.H., Clark, F., Kielhofner, G., & Rogers, J. (1995). Position paper: Occupation. *American Journal of Occupational Therapy, 49,* 1015-1018.

Clark, F.A. (1993). Occupation embedded in a real life: Interweaving occupational science and occupational therapy. *American Journal of Occupational Therapy, 47,* 1067-1077.

Clark, F.A., Parham, D., Carlson, M.E., Frank, G., Jackson, J., Pierce, D., et al. (1991). Occupational science: Academic innovation in the service of occupational therapy's future. *American Journal of Occupational Therapy, 45,* 300-310.

Crow, L. (1996). Renewing the social model of disability. In C. Barnes & G. Mercer (Eds.), *Exploring the divide: Illness and disability* (pp. 55-72). Leeds, UK: The Disability Press.

Devereaux, E.B. (1984). Occupational therapy's challenge: The caring relationship. *American Journal of Occupational Therapy, 38,* 791-798.

DiBona, L. (2000). What are the benefits of leisure? An exploration using the leisure satisfaction scale. *British Journal of Occupational Therapy, 63* (2), 50-58.

Dunn, W., Brown, C., & McGuigan, A. (1994). The ecology of human performance: A framework for considering the impact of context. *American Journal of Occupational Therapy, 48,* 595-607.

Dunn, W., McClain, L. H., Brown, C., & Youngstrom, M. J. (2003). The ecology of human performance. In E. B. Crepeau, E. S. Cohn, & B. A. B. Schell (Eds.), *Willard & Spackman's occupational therapy* (10th ed., pp. 223-226). Philadelphia: Lippincott Williams & Wilkins.

Dunning, H. (1972). Environmental occupational therapy. *American Journal of Occupational Therapy, 26,* 292-298.

Fine, M., & Asch, M. (1988). Disability beyond stigma: Social interaction, discrimination and activism. *Journal of Social Issues, 44* (1), 3-19.

Fisher, A.G. (1998). Uniting practice and theory in an occupational framework. *American Journal of Occupational Therapy, 54,* 509-521.

Florey, L. (1969). Intrinsic motivation: The dynamics of occupational therapy theory. *American Journal of Occupational Therapy, 23,* 319-322.

Fondiller, E.D., Rosage, L., & Neuhas, B. (1990). Values influencing clinical reasoning in occupational therapy: An exploratory study. *Occupational Therapy Journal of Research, 10,* 41-55.

Gilfoyle, E.M. (1980). Caring: A philosophy for practice. *American Journal of Occupational Therapy, 34,* 517-521.

Gillette, N. (1967). Changing methods in the treatment of psychosocial dysfunction. *American Journal of Occupational Therapy, 21,* 230-233.

Gillette, N., & Kielhofner, G. (1979). The impact of specialization on the professionalization and survival of occupational therapy. *American Journal of Occupational Therapy, 33,* 20-28.

Gray, M. (1972). Effects of hospitalization on workplay behavior. *American Journal of Occupational Therapy, 26,* 180-185.

Hahn, H. (1985). Disability policy and the problem of discrimination. *American Behavioral Scientist, 28* (3), 293-318.

Hammel, J. (Ed.). (1996). *Assistive technology and occupational therapy: A link to function* (Section 1). Bethesda, MD: American Occupational Therapy Association.

Hasselkus, B.R. (2002). *The meaning of everyday occupation*. Thorofare, NJ: Slack.

Heard, C. (1977). Occupational role acquisition: A perspective on the chronically disabled. *American Journal of Occupational Therapy, 31,* 243-247.

Helfrich, C., Kielhofner, G., & Mattingly, C. (1994). Volition as narrative: Understanding motivation in chronic illness. *American Journal of Occupational Therapy, 48,* 311-317.

Johnson, J. (1973). Occupational therapy: A model for the future. *American Journal of Occupational Therapy, 27,* 1-7.

Johnson, J. (1981). Old value, new directions: Competence, adaptation, integration. *American Journal of Occupational Therapy, 35,* 589-598.

Johnsson, H., Borell, L., & Kielhofner, G. (1997). Anticipating retirement: The formation of attitudes and expectations concerning an occupational transition. *American Journal of Occupational Therapy, 51,* 49-56.

Kelso, J.A.S. (1995). *Dynamic patterns: The self organization of brain and behavior.* Cambridge, MA: MIT Press.

Kielhofner, G. (1977). Temporal adaptation: A conceptual framework for occupational therapy. *American Journal of Occupational Therapy, 31,* 235-242.

Kielhofner, G. (2002). *A model of human occupation: Theory and application* (3rd ed.). Baltimore: Lippincott Williams & Wilkins.

Kielhofner, G. (2008). *A model of human occupation: Theory and application* (4th ed.). Philadelphia: Lippincott Williams & Wilkins.

Kielhofner, G., Borell, L., Goldstein, K., Jonsson, H., Josephsson, S., Keponin, R., et al. (2008). Crafting occupational life. In G. Kielhofner, *A model of human occupation: Theory and application* (4th ed., pp. 110-125). Philadelphia: Lippincott Williams & Wilkins.

Kielhofner, G., & Burke, J.P. (1977). Occupational therapy after 60 years: An account of changing identity and knowledge. *American Journal of Occupational Therapy, 31,* 675-689.

King, L.J. (1978). Toward a science of adaptive responses. *American Journal of Occupational Therapy, 32,* 429-437.

Law, M. (1998). *Client-centered occupational therapy.* Thorofare, NJ: Slack.

Law, M., Baptiste, S., & Mills, J. (1995). Client-centered practice: What does it mean and does it make a difference? *Canadian Journal of Occupational Therapy, 62,* 250-257.

Law, M., Polatajko, H., Baptiste, S., & Townsend, E. (1997). Core concepts of occupational therapy. In E. Townsend, S. Stanton, M. Law, H. Polatajko, S. Baptiste, T. Thompson-Franson, et al. (Eds.), *Enabling occupation: An occupational therapy perspective* (pp. 29-56). Ottawa, Ontario, Canada: Canadian Association of Occupational Therapists.

Lobo, F. (1999). The leisure and work occupations of young people: A review. *Journal of Occupational Science (Australia), 6* (1), 27-33.

Longmore, P.K. (1995). The second phase: From disability rights to disability culture. *The Disability Rag and ReSource, 16,* 4-11.

Matsutsuyu, J. (1971). Occupational behavior: A perspective on work and play. *American Journal of Occupational Therapy, 12,* 203-204.

Michelman, S. (1971). The importance of creative play. *American Journal of Occupational Therapy, 25*, 285-290.

Mosey, A. (1971). Involvement in the rehabilitation movement: 1942-1960. *American Journal of Occupational Therapy, 25*, 234-236.

Nelson, D. L. (1988). Occupation: Form and performance. *American Journal of Occupational Therapy, 42,* 633-641.

Oliver, M. (1996). *Understanding disability: From theory to practice.* New York: St. Martin's Press.

Parham, L.D., & Fazio, L.S. (Eds.). (1997). *Play in occupational therapy for children.* St. Louis: Mosby.

Passmore, A. (1998). Does leisure support and underpin adolescents' developing worker role? *Journal of Occupational Science (Australia), 5* (3), 161-165.

Peloquin, S.M. (2002). Reclaiming the vision of reaching for heart as well as hands. *American Journal of Occupational Therapy, 56,* 517-526.

Peloquin, S.M. (2003). The therapeutic relationship: Manifestations and challenges in occupational therapy. In E.B. Crepeau, E.S. Cohn, & B.A.B. Schell (Eds.), *Willard & Spackman's occupational therapy* (10th ed., pp. 157-170). Philadelphia: Lippincott Williams & Wilkins.

Peloquin, S.M. (2005). The 2005 Eleanor Clarke Slagle lecture: Embracing our ethos, reclaiming our heart. *American Journal of Occupational Therapy, 59,* 611-625.

Polatajko, H.J. (1994). Dreams, dilemmas, and decisions for occupational therapy practice in a new millennium: A Canadian perspective. *American Journal of Occupational Therapy, 48,* 590-594.

Reilly, M. (1962). Occupational therapy can be one of the great ideas of 20th century medicine. *American Journal of Occupational Therapy, 16,* 1-9.

Reilly, M. 1966. A psychiatric occupational therapy program as a teaching model. *American Journal of Occupational Therapy, 20,* 61-67.

Reilly, M. (Ed.). (1974). *Play as exploratory learning.* Beverly Hills: Sage.

Rerek, M. (1971). The depression years: 1929 to 1941. *American Journal of Occupational Therapy, 25,* 231-233.

Robinson, A. (1977). Western medicine's attempt to become more scientific: Examples from the United States and Thailand. *Social Science and Medicine, 11,* 549-560.

Rogers, J. (1982). Order and disorder in occupational therapy and in medicine. *American Journal of Occupational Therapy, 36,* 29-35.

Shannon, P. (1972). Work-play theory and the occupational therapy process. *American Journal of Occupational Therapy, 31,* 229-234.

Shannon, P. (1977). The derailment of occupational therapy. *American Journal of Occupational Therapy, 31,* 229-234.

Shapiro, J.P. (1993). *No pity: People with disabilities forging a new civil rights movement.* New York: Random House.

Spackman, C. (1968). A history of the practice of occupational therapy for restoration of physical function: 1917-1967. *American Journal of Occupational Therapy, 22,* 67-71.

Stein, F., & Cutler, S.K. (1998). Psychosocial occupational therapy: A holistic approach. San Diego: Singular.

Task force on target populations. (1974). *American Journal of Occupational Therapy, 23,* 158-163.

Taylor, R.R. (2003). Extending client-centered practice: The use of participatory methods to empower clients. *Occupational Therapy in Mental Health, 19* (2), 57-75.

Thelen, E., & Ulrich, B.D. (1991). Hidden skills: A dynamic systems analysis of treadmill stepping during the first year. *Monographs of the Society for Research in Child Development, 56* (1, Serial No. 223).

Townsend, E. (1993). Occupational therapy's social vision. *Canadian Journal of Occupational Therapy, 60,* 174-184.

Townsend, E. (2003). Reflections on power and justice in enabling occupation. *Revue Canadienne D'Ergothérapie, 70,* 74-87.

Trombly, C. (1993). The issue is anticipating the future: Assessment of occupational functioning. *American Journal of Occupational Therapy, 47,* 253-257.

Vallacher, R.R., & Nowak, A. (Eds.). (1994). *Dynamical systems in social psychology.* San Diego: Academic Press.

Watanabe, S. (1968). Four concepts basic to the occupational therapy process. *American Journal of Occupational Therapy, 22,* 439-450.

West, W. (1968). Professional responsibility in times of change. *American Journal of Occupational Therapy, 22,* 9-15.

West, W. (1984). A reaffirmed philosophy and practice of occupational therapy. *American Journal of Occupational Therapy, 38,* 15-23.

Wiemer, R. (1979). Traditional and nontraditional practice arenas. In *Occupational therapy: 2001 A.D.* (pp. 42-53) [monograph]. Rockville, MD: American Occupational Therapy Association.

Wilcock, A.A. (1993). A theory of the human need for occupation. *Journal of Occupational Science: Australia, 1* (1), 17-24.

Wood, W. (1995). Weaving the warp and weft of occupational therapy: An art and science for all times. *American Journal of Occupational Therapy, 49,* 44-52.

Wood, W. (1998). It is jump time for occupational therapy. *American Journal of Occupational Therapy, 52,* 403-411.

Woodside, H. (1976). Dimensions of the occupational behavior model *Canadian Journal of Occupational Therapy, 43,* 11-14.

Yerxa, E.J. (1980). Occupational therapy's role in creating a future climate of caring. *American Journal of Occupational Therapy, 34,* 529-534.

Yerxa, E.J. (1983). Audacious values: The energy source of occupational therapy practice. In G. Kielhofner (Ed.), *Health through occupation: Theory and practice in occupational therapy* (pp. 149-162). Philadelphia: F.A. Davis.

Yerxa, E.J., Clark, F., Frank, G., Jackson, J., Parham, D., Pierce, D., et al. (1990). An introduction to occupational science: A foundation for occupational therapy in the 21st century. In J.A. Johnson & E.J. Yerxa (Eds.), *Occupational science: The foundation for new models of practice* (pp. 1-18). New York: Haworth Press.

SECTION 2

第2部
概念的実践モデル
Conceptual Practice Models

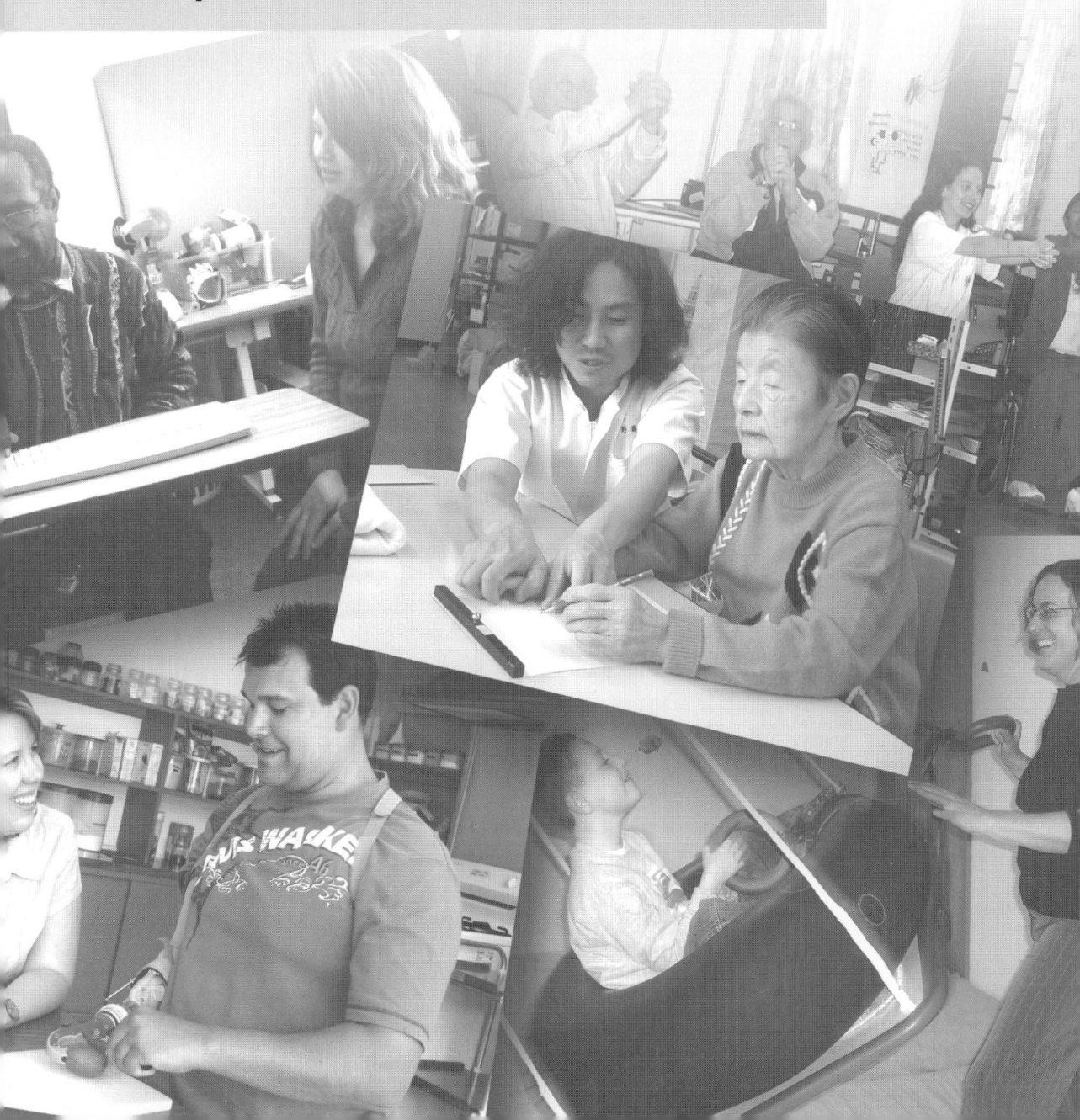

第6章

概念的実践モデルの特性と役割
The Nature and Role of Conceptual Practice Models

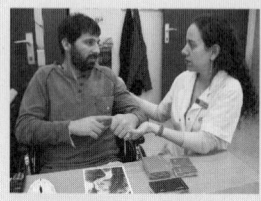

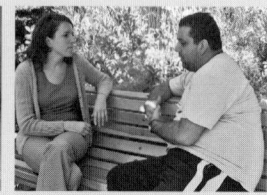

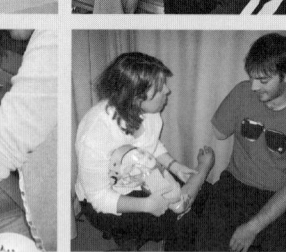

　私のクライアントに，自動車事故で重度の頭部外傷を負い，エルサレムの病院に7か月間入院していたキプロス出身の29歳の男性がいました．彼の心を動かすのはとても困難でした．彼の興味を引くものは何もありませんでした．

Maya Tuchner

　上肢切断の人々に働きかけるうえで，関節や筋肉はどのように動くのか，そして，筋力や持久力はどのようにつくられるのかを知っておく必要があります．私は今，高性能の電動義手を用いた作業をたくさん行っています．これには，特定の筋線維の位置を理解することや，筋腹を触診して，義手の指を開いたり肘を屈曲したりするときに使われる筋の収縮を感じとることが求められます．クライアントが行いたいすべての日常生活活動のために，義手を1日中使い続ける能力を十分身につけられるように，私は筋力をどのように増強し，持久力をどのように改善するかを教えることができなければなりません．

Karen Roberts

　私は，ハリウッドの有名な映画プロデューサーであるという幻想を抱いて10年間ベッドで過ごしているGabrielさんという若い男性に働きかけています．絶えず続く重度の気分の変調により，彼は機能できていません．彼はどのような勉強や仕事も続けることができません．彼が夢見ている芸術的な企画すら追求することができません．長い年月もどんな作業療法も，彼を寝室から連れ出すことができませんでした．彼は毎日を，映画を見てお気に入りの有名な俳優をべた褒めし，彼らの人生を自分のもののように送ることによって過ごしています．

Andrea Girardi

　私は，Maggieちゃんという小学3年生の女の子に働きかけていました．Maggieちゃんの問題は，彼女が「イライラ問題」と名づけるものでした．特に服は，彼女の肌を刺激しました．Maggieちゃんは，すごく冷え込んだ日でも，下着や靴下を身につけることができませんでした．彼女はベルクロの靴紐をちぎれるのではないかと思えるくらいにきつく締めるのを好みました．また，毎日，同じショーツとTシャツを着ており，子どもたちは彼女をからかい始めました．Maggieちゃんには他の数人の専門職も働きかけており，不安に対して数種類の薬も投与されました．しかしながら，投薬は「イライラ問題」には役立ちませんでした．

Stacey Szklut

冒頭にあげた作業療法士やクライアントの状況はどれも，日々の実践では以下のような難問に直面することを示している．

- 日常生活に必要な能力を失ったクライアントの絶望感を，どのように理解したらよいのだろうか．さらに，これらのクライアントが生活のコントロールを取り戻すのをどのように支援したらよいのだろうか
- クライアントの感覚障害，身体障害，認知障害，感情障害などの日常的な作業に対する影響を，どのようにすれば最小限に抑えられるか
- 疑い深いクライアントや引きこもりのクライアントに対し，作業療法の肯定的な成果を得るための最も適切な交流はどのように行うのか

専門職のメンバーは，これらの難問を明確化するために説明をつくり出そうとし，それらを解決する方策を開発しようとしている．そして，こうした努力はいくつかの概念的実践モデルを生み出した．概念的実践モデルは，クライアントの感情，思考，選択，経験，能力，行動の理解へと導く概念と事実を提示する．これらは，クライアントが直面している問題への洞察をもたらす．最も大切なことは，これらが良好な実践にとって必要な説明，資料，根拠を提示することである．

概念的実践モデルの特性と構成

概念的実践モデルはすべて，実践における特定の問題や状況を理解し解決しようとすることから始まる．モデルの開発者は，問題や状況をよりよく理解し，それに取り組む実践的な手段を開発しようとしている．その結果，それぞれのモデルは実践上で関心のある事柄を説明するとともに，理論的根拠と実践のための資料をも提供する．優れたモデルには次の3つの要素がある．

- 実践において重要なことを説明する理論
- 適用のための実践の資料（たとえば手続き，道具，事例）
- 理論と資料を検証し改善するリサーチと証拠に基づくこと

図 6.1 に示すように，モデルの理論は実践への適用に必要な理解と証拠を示す．理論の開発は実践からのフィードバックと証拠情報によりいっそう進むことになる．基礎研究は理論を検討し改善するが，応用研究はモデルの実践の資料を検討し改善する．応用研究は実践のために必要な証拠をもたらす．以下の節では，概念的実践モデルの特徴をさらに詳しく検討する．

理論

冒頭の例が示すように，作業療法士がクライアントの問題や困難な状況に直面することはよくある．そのような問題や状況に対して何をすべきかを知るには，理解することが必要である．これが理論の役割である．理論は何らかの問題，状況の説明と，それを変えるためになされることに対する根拠をもたらす．

多様な要素を命名して定義し，それらにどのような相関があるかを明らかにすることが典型的な理論といえる．たとえば第 12 章の人間作業モデルでは，動機づけができないクライアントの理解を助ける意志という概念を論じている．第 9 章では，感覚統合モデルを紹介するが，これはなぜクライアントが日常生活を妨げる感覚の過剰な困難さをもつのかを説明する．

各モデルにおける理論は実践的な問題への答えとして発展してきたため，これらの問題の解

それぞれのモデルは実践上で関心のある事柄を説明するとともに，理論的根拠と実践のための資料をも提供する．

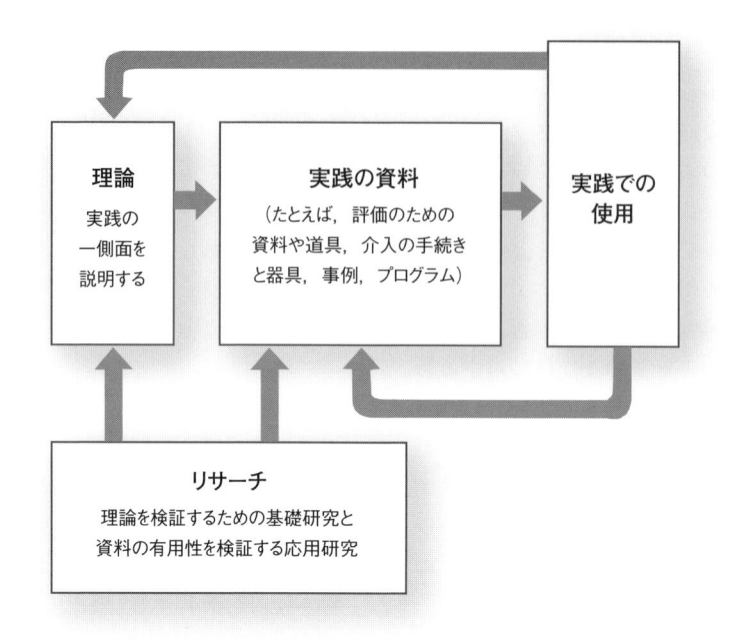

第2部 概念的実践モデル

図6.1 概念的実践モデルの構成と過程

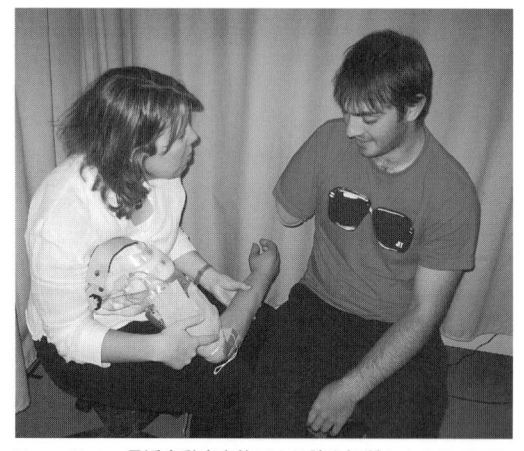

(図：理論（実践の一側面を説明する）→ 実践の資料（たとえば，評価のための資料や道具，介入の手続きと器具，事例，プログラム）→ 実践での使用．リサーチ（理論を検証するための基礎研究と資料の有用性を検証する応用研究）が各構成要素を支える．)

Karen はつい最近自動車事故により腕を切断したクライアントに，義手の使い方を説明している．

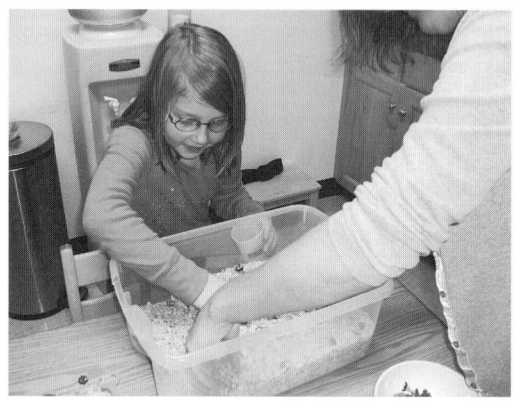

Stacey と幼いクライアントは触り心地のよいものを入れた容器で遊んでいる．

決を指向している．このように，理論はまた，問題や状況をどのように管理したり，変えたりするのかを説明する．このことは，理論が作業療法のプロセスがどう作動するのかの一側面を説明することを意味する．たとえば，第11章は切断した腕に装着した義手の訓練に必要な生体力学的な理論の説明を概観する．

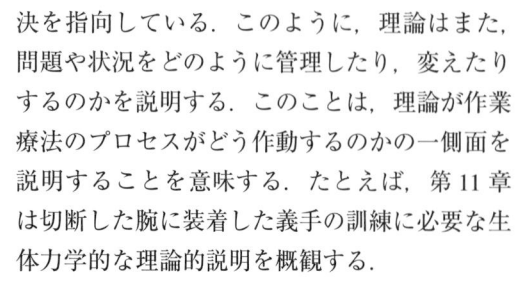

概念的実践モデルでは，理論は実践への適用の説明としてつくられる．すなわち理論は作業療法士に，実際に直面している問題や状況の理解とそれについて何をすべきかということの根拠を示す．結果として，作業療法士はクライアントや作業療法の状況を理解し，作業療法で行うことを決めるために積極的に理論を使うことができる．たとえば，第7章で検討する意図的関係モデルでは，クライアントの不信に最もよく対応する方法を導く治療的関係を説明する．

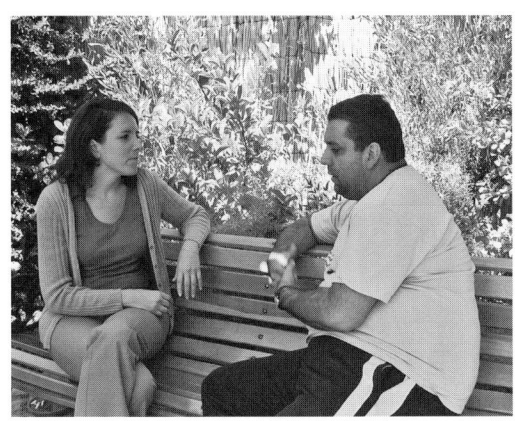

Andreaとクライアントは，目標について話し合っている．

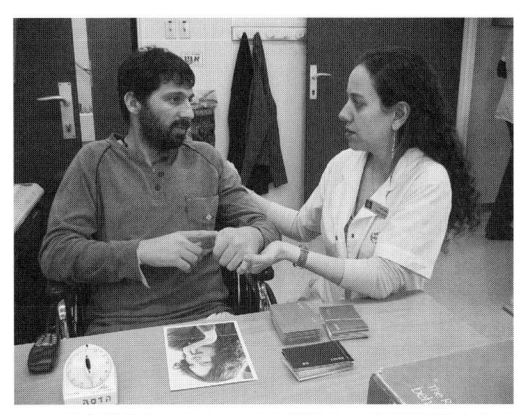

Mayaは無関心なクライアントの興味をあぶり出そうとしている．

実践の資料

　モデルを使用する作業療法士は，それを適用するための資料を求める．作業療法士はクライアントと作業療法の進め方に関する重要な情報を集めて分析しなければならない．この過程は一般に評価と呼ばれる．モデルは，標準化された形で評価を提示したり，重要な情報の意味を理解するための手順を提示したりする．一般に，評価はモデルの理論における概念を使用できるようにする．作業療法士は，評価によって概念が説明する現象をより深く理解できるのである．クライアントの評価得点が，実践上で重要な判断や予測をするうえで用いられる場合がある．

　モデルを適用するには，作業療法士が目標を設定し，介入の過程を計画する必要がある．ほとんどのモデルは，実践することで期待できる目標や成果を示した具体的な手順やプログラムを提示する．モデルの理論が作業療法で起こるであろうことを具体化するので，これらは重要な資料である．介入の手順やプログラムは，論文やマニュアルに記載されていることが多い．

　評価と介入の手順では，多くの場合，特定の資料や器具を用いることになる．評価には，遂行をみる検査，身体能力を測定する道具，クライアントが紙と鉛筆でつけるチェックリストといったものがある．介入には，さまざまな特殊

Box 6.1　理論とは何か

　理論とは，概念と仮説からなる公式的な説明である（Mosey, 1992a）．概念は，ある物事（たとえば，身体の関節の形状や思考や感情の種類など），形質（たとえば，関節の柔軟性や思考の正確さなど），あるいは過程（たとえば，身体部位を動かすことや問題解決など）を記述し，定義する．概念は，それが指し示す現象について見たり考えたりする特定の方法を提示する．仮説は，概念間の関係についての声明である．それは，概念が指し示す特徴や過程がどのように構成されるのかを説明する．たとえば，仮説では関節の構成要素が柔軟性の程度にどのような影響を及ぼすのかといったことや，思考の不正確さが問題解決にどのように否定的に影響するのかを説明する．

　理論の鍵となる要素は，説明である．すなわち，理論は何かがどのように作動するかに対する有用な説明を示さなければならない．このように理論は，何が仮定されるのか，あるいは，何が重要なのかを記述したり，述べたりする以上のものである．それは，実践で扱われるに違いない特定の現象の特性と作用に洞察を提供する．

な道具が用いられる．これは制限された能力を代償する器具から，感覚の経験や機能訓練を提供する作業療法の過程で用いられる道具にまで及んでいる．これらの道具の開発と有用性は，概念的実践モデルの非常に重要な部分ある．

　概念的実践モデルの適用には，作業療法士側の判断が必要である．作業療法士は，理論をどのように適用するのか，入手可能な実践の資料をどのように用いるのかなどをそれぞれのクラ

イアント特有の状況に合わせて決定しなければならない．この個別の介入のための過程は，事例を用いて説明することで最もわかりやすくなる．事例を描くことで，作業療法の過程が特定の個人ではどのように展開していくのか，そして，作業療法の各段階でどのような根拠が用いられるのかがわかる．

概念的実践モデルは，多くの場合，特定のクライアント集団に対するサービスプログラムを計画する枠組として用いられる．通常，プログラムは，同じ診断名や作業上の問題を共有する均質なクライアント集団のためにつくられている．プログラムは介入を形成する．そのなかでは，評価，過程，目標，介入がクライアント全員に一様に適用される．

要約すると，概念的実践モデルはよい資料を備えている場合に，作業療法士にとって最も有益になる．資料には，評価のための資料や道具，介入手順と器具，実践における理論の適用を示す事例，そして特定のクライアント集団に対するモデルの適用のためのプログラムが含まれる．

モデルのリサーチと証拠

リサーチは，モデルの理論とその実践的有用性を検証するためになされる．基礎研究は理論上の説明の検証を目指し，一方，応用研究は問題解決のために理論を用いる実践の結果を検討する（Mosey, 1992a, 1992b）．

リサーチにより証拠が増えるにつれて，モデル内の理論は既存の概念や命題を修正したり，精巧にしたりする．このようにして，リサーチは実践の問題や状況と，それらに対して何を行うかを説明する理論の有用性を改善する．さらに，リサーチの主体があるということは，作業療法士が理論に抱く信頼性を高める．

モデルにおける理論の妥当性を支持し，モデルが実践において有用であるという知見を提示するリサーチは，エビデンスに基づいた実践を導くために重要である（Holm, 2000）．それは，特定の方法で問題を考えること，特定の評価に用いる情報を収集すること，そして作業療法士の目標を達成するために特定の介入を用いることの価値を支持する根拠を作業療法士に示すのである．

■ モデルを全体としてみると

概念的実践モデルは，実践を考えたり行ったりする方法として役立つ理論を提示する．さらに，それはエビデンスに基づく実践を支持する資料を生み出してリサーチを導く．それは実践を導いて支持する概念，資料，エビデンスを提示するために，作業療法の実践の質に大きく影響している．これらのモデルは，専門職と個々の作業療法士にとってきわめて重要である．

最後に，モデルは実践の質を高め，クライアントの望む結果を生み出す洞察と道具を提示すべきである．これは理論家，研究者，臨床家，消費者という連携するチームによって開発されるモデルの重要性を示している．モデルは全体として実践に基づくときにのみ，役に立つものである．

■ 作業療法における現在のモデル

実践のなかで，作業療法士は広範囲に及ぶ障害，作業上の問題，作業療法の状況に遭遇する．作業療法士が取り組まなければならない問題は多様なため，作業療法は多くの実践モデルを必要とする．続く第7章から第13章では7つの概念的実践モデルを論じる．

モデルという用語は作業療法の多様な枠組みや視点と結びついている．しかし，これらのすべてが本章で用いた意味での概念的実践モデル

モデルは全体として実践に基づくときにのみ，役に立つものである．

ではない．概念的実践モデルの特徴は，実践に堅固に根ざしており，特有の実践の状況や困難に明確に取り組んでいる理論であって，特定の実践の資料を開発することといえる．これらは作業療法士が概念的実践モデルを絶対に必要とするという特徴なのである．

本書を執筆するうえで難しかったのは，どのアプローチが作業療法における現在の概念的実践モデルなのかを決めることであった．概念的実践モデルを選ぶ際には，それぞれのモデルについて以下のような問いかけをしてみた．
・実践上の特定の重要な問題に取り組む理論を提示しているか
・実際の実践に根ざしているか．すなわち，実践の問題やジレンマから生まれ，作業療法士と密接に結びついて発展してきたものか
・実践に直接役立つ実践の資料を提示しているか
・作業療法のなかで独自の場所を占めているか．すなわち，独自の領域や実践に焦点を当てているか，また，他のモデルと異なるアプローチを提示しているか
・実践で用いるに耐えるだけのエビデンスをもっているか

これらの基準に基づくと，以下の7つの概念的実践モデルが，最も卓越しており，作業療法において見込みのあるものであることがわかった．
・意図的関係（intentional relationship）モデル
・運動コントロール（motor control）モデル
・感覚統合（sensory integration）モデル
・機能的グループ（functional group）モデル
・生体力学（biomechanical）モデル
・人間作業（human occupation）モデル
・認知（cognitive）モデル

リサーチによると，実践で最も頻繁に用いられているのは運動コントロールモデル，感覚統合モデル，生体力学モデル，人間作業モデル，認知モデルの5つである（Brown, Rodger, Brown, Roever, 2005; Crowe & Kanny, 1990; Haglund, Ekbladh, Thorell, Hallberg, 2000; Law & McColl, 1989；NBCOT, 2004; Wikeby, Lundgren, Archenholtz, 2006）．意図的関係モデルは治療的関係に取り組む新しいモデルである．第5章で示したように，作業療法士とクライアントの関係は重要であるという認識が高まっている．さらに最近の研究では，作業療法士が治療的関係を作業療法の最も重大な側面であると考えていることを示している（Cole & McLean, 2003；Taylor, Lee, Kielhofner, Ketkar, 2009）．さらに，アメリカ作業療法協会の実践の枠組みも，自己の治療的利用が作業療法の不可欠な要素であると認めている（American Occupational Therapy Association, 2002）．意図的関係モデルは非常に重要と考えられる実践の側面に取り組んでおり，既存のどのモデルでも触れられていないことから加えた．

機能的グループモデルは，グループに対して行う作業療法サービスに関する理論と資料を提供するものである．作業療法士とクライアントの関係が作業療法の成果にとって重要であるのと同じように，作業療法の集団のダイナミックスと過程もまた，クライアントに対する作業療法に影響する．

結論

本章では，作業療法の実践に対する概念的実践モデルの重要性を論じながら，それらの特性と構成を概観した．また，実践に最も関連し有用であるとするモデルの特徴を論じた．本章で選んだ実践に関連する重要な基準を満たした7つの現代の概念的実践モデルを，以下の7章にわたって紹介する．

文献

American Occupational Therapy Association.（2002）. Occupational therapy practice framework: Domain and process. *American Journal of Occupational Therapy, 56,* 609-639.

Brown, G.T., Rodger, S., Brown, A., & Roever, C. (2005). A comparison of Canadian and Australian pediatric occupational therapists. *Occupational Therapy International, 12* (3), 137-161.

Cole, B., & McLean, V. (2003). Therapeutic relationships redefined. *Occupational Therapy in Mental Health, 19* (2), 33-56.

Crowe, T.K., & Kanny, E.M. (1990). Occupational therapy practice in school systems: A survey of northwest therapists. *Physical & Occupational Therapy in Pediatrics, 10* (3), 69-83.

Haglund, L., Ekbladh, E., Thorell, L-H., & Hallberg, I.R. (2000). Practice models in Swedish psychiatric occupational therapy. *Scandinavian Journal of Occupational Therapy, 7,* 107-113.

Holm, M. (2000). Our mandate for the new millennium: Evidence-based practice: Eleanor Clarke Slagle lecture. *American Journal of Occupational Therapy, 54,* 575-585.

Law, M., & McColl, M.A. (1989). Knowledge and use of theory among occupational therapists: A Canadian survey. *Canadian Journal of Occupational Therapy, 56* (4), 198-204.

National Board for Certification in Occupational Therapy, Inc. (2004). A practice analysis study of entry-level occupational therapist registered and certified occupational therapy assistant practice. *Occupational Therapy Journal of Research: Occupation, Participation and Health, 24,* S1-S31.

Mosey, A.C. (1992a). *Applied scientific inquiry in the health professions: An epistemological orientation.* Rockville, MD: American Occupational Therapy Association.

Mosey, A.C. (1992b). Partition of occupational science and occupational therapy. *American Journal of Occupational Therapy, 4,* 851.

Taylor, R., Lee, S.W., Kielhofner, G., & Ketkar, M. (2009). Therapeutic use of self: A nationwide survey of practitioners' attitudes and experiences. *American Journal of Occupational Therapy, 63* (2), 198-207.

Wikeby, M., Lundgren, B., & Archenholtz, B. (2006). Occupational therapists' reflection on practice within psychiatric care: A Delphi study. *Scandinavian Journal of Occupational Therapy, 13* (3), 151-159.

第7章

意図的関係モデル
The Intentional Relationship Model

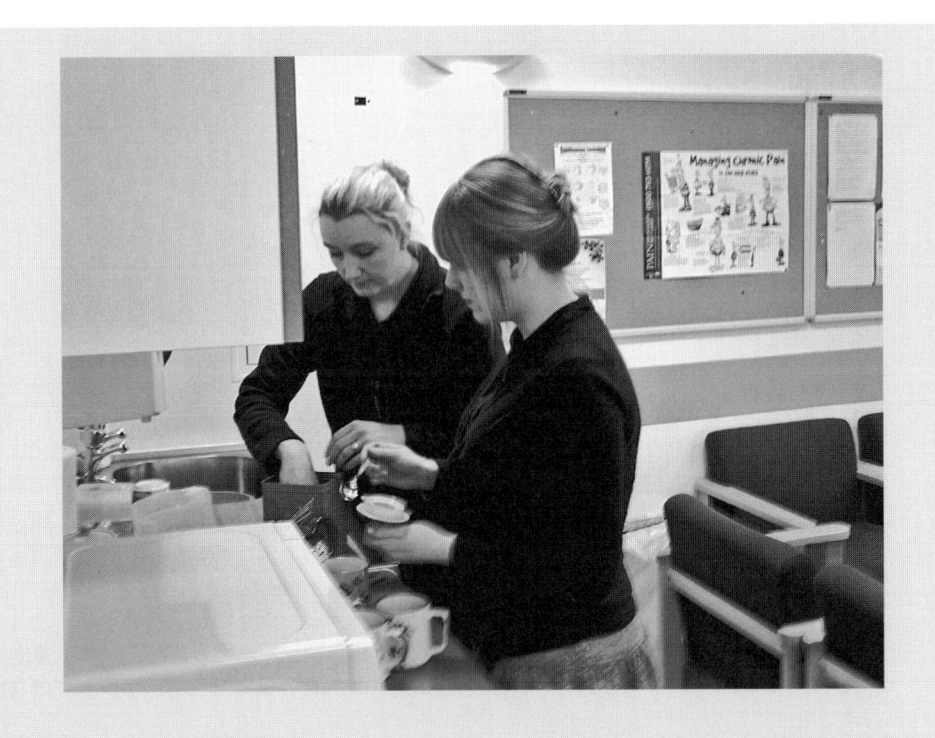

　Sarahさんは，Alice Moodyの疼痛管理グループのクライアントですが，3回目のセッションに遅刻してきました．Sarahさんは，これまでも提示された介入方略に攻撃的な行動をとってきました．彼女はグループのメンバー全員に課せられた毎週の目標設定に参加することを拒んでいました．また，他のメンバーと話すことも避けていました．Aliceは，Sarahさんが遅れて入ってきたことをやや不快に感じました．と同時に，自分がいつもSarahさんの座っている席に座っていることに気づきました．Aliceは一瞬，自分はこのままでSarahさんを別の席に座らせようかと思いましたが，すぐに立ち上がって席を譲り，歓迎の笑顔を浮かべました．Sarahさんは肩をすくめて案内された席につき，この数日，重大な苦境に直面して過ごしていたと言いました．そして，遅刻したことを謝りました．Aliceは，最初はSarahさんの振る舞いを少し疑わしく感じていたのですが，休憩中のおしゃべりで，今後Sarahさんに対して心の底から誠実な気配りをしようと決めました．SarahさんはAliceに自分と家族が直面していた苦境を告白し始めました．Aliceはこの話を聞き，このような厳しい状況にもかかわらずSarahさんがグループに何とか来てくれてよかったと告げました．そして，SarahさんはAliceがメンバーのために紅茶とコーヒーを入れるのを手伝うと申し出てくれました．

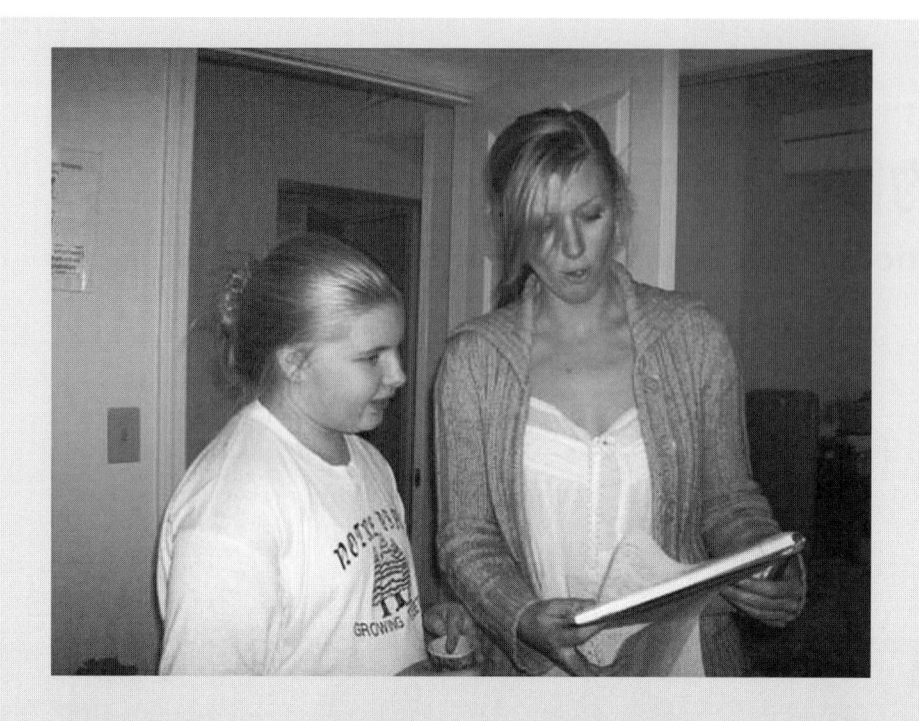

作業療法のクライアントのKortneyさんは，たくさんの発達上の問題に直面していました．最初彼女は作業療法にまったく自信がもてず，それが自分のために何をしてくれるのかと疑問視していました．そのうえ，「自分がしなければならないことが終わったらまた別のこと」があるということにうんざりしており，作業療法はまさに「自分がしなければならないもう1つのこと」のように思われました．Libby Asselinは，このこととKortneyさんのニーズを認識したうえで，毎週の作業療法でKortneyさんと一緒に目標を立てる際に協業的モードを利用しようとしています．Kortneyさんの目標に基づき，2人は，彼女が学校の体育の授業でうまくやること，校庭で友人と一緒に遊ぶこと，スピードと持久性を向上させることという1週間の計画を一緒につくり上げました．また，Kortneyさんが楽しめる活動を含めるために一緒に障害物コースの設定を行うことで協業しました．協業的モードは，12歳の子どもの作業療法への高い動機づけを維持するのに功を奏しました．

モード(mode)は，方法や様式という訳語があるが，ここではそのままモードという．なお，原著者のTaylorさんは監訳者に，modeをapproachと言い換えることができると教えてくれた．

この2つの事例にみられるように，作業療法では，治療的な対応を必要とする多種多様な対人関係による出来事（行動，感覚，交流）が生まれる．作業療法の分野では，自己の治療的使用は，作業療法の成功を左右するきわめて個人的で，個別化された主観的な過程であると広く認識されている．この2つの事例では，適切に処遇しなければ作業療法の過程に悪影響を及ぼしかねない状況なので，作業療法士は思慮深く，熟練した対応をとっている．2人の作業療法士はこれらの事例で，意図的関係モデル（intentional relationship model；IRM）の概念と原則を利用している．

IRM は作業療法の対人過程の詳細な概念を提示しており，さらに，作業への参加を促進し作業療法の肯定的な成果を達成するために，作業療法における自己の治療的使用の方法も説明している．それは，作業療法士が日常の実践のなかで起こる対人的ジレンマと挑戦に取り組む際に利用できるようにつくられている．

IRM の概念の多くは，基礎的な精神療法の理論が基になっている．しかし，このモデルは，クライアントと作業療法士の対人関係を中心とする伝統的な精神療法と，作業への参加を中心とする作業療法（すなわち，治療的な目的をもつ活動を実施すること）を区別している．したがって，IRM は作業療法での作業への参加の内容（すなわち，筋力強化や認知障害の改善のために活動すること）は他の実践モデルが導くものと認識している．重要なことは，このモデルはクライアントの作業への参加がクライアントと作業療法士との関係の過程と密接に結びついているという事実を重視していることである．このように，IRM は，クライアントと作業療法士の関係が作業療法の全体の過程にどのように影響するのか，そして，その関係は作業療法の成果を高めるためにどのように用いられるのかを説明するものである．

理論

図 7.1 に示すように，IRM では治療的関係が以下のもので構成されるとしている．
・クライアント
・作業療法の間に起こる対人関係の出来事
・作業療法士
・作業

クライアント

Taylor（2008）は，IRM の焦点はクライアントであり，作業療法士の責任はクライアントとの肯定的な関係を育むことであると主張する．作業療法士が，この関係を展開してクライアントに適切な対応をとるためには，クライアントの状況と永続的特性を理解しなければならない．

状況的特性は，特定の状況（典型的には，疼痛，フラストレーション，ストレス状態にあること）に対するクライアントの急性の情動反応を反映する．これらの特性は，クライアントの性質や人格に反映されることはない．状況的特性は，たとえば，障害者となったクライアントが悲しみや怒りを示すときや，作業療法士が何か無神経な言動をしたとクライアントが感じたときにみられることがある．**永続的特性**は，クライアントの対人行動の安定した側面である．たとえば，クライアントの好むコミュニケーションの様式，信頼できる力，コントロールの必要性，変化・挑戦・フラストレーションに反応するクライアント特有の方法などである．永続的特性はクライアントのパーソナリティを反映する．クライアントの特性が状況的か永続的かを知ることは，作業療法士がクライアントの

意図的関係モデルは，クライアントと作業療法士の関係が作業療法の全体の過程にどのように影響するのか，そして，その関係は作業療法の成果を高めるためにどのように用いられるのかを説明するものである．

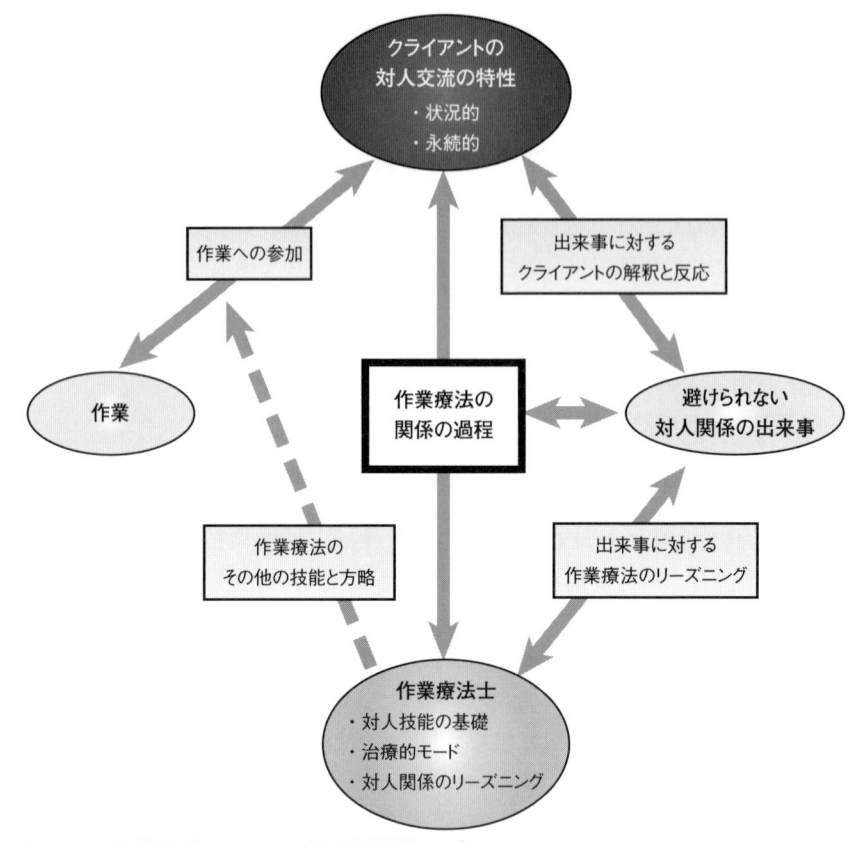

図 7.1 作業療法における意図的関係モデル
Taylor, R.（2008）：The intentional relationship：Occupational therapy and use of self. Philadelphia, F.A Davis より転載．

反応に適合し調整するのを助ける．

対人関係の出来事とは，「作業療法の中で生じ，治療的関係を損なうことから強化することまでの潜在的な力をもつ自然に生じるコミュニケーション，反応，過程，課題，一般的な状況」（Taylor, 2008, p.49）である．本章の冒頭では，対人関係の出来事の例（すなわち，作業療法に遅れて来たこと，作業療法に参加することに対する抵抗）をあげた．以下は，その他の例である．
・クライアントが治療的活動を脅威と感じて，行うことをためらう
・作業療法士が，クライアントが答えるにはあまりに感情的に難しいと感じる質問をしてしまう
・クライアントが何かばつの悪い思いをして，作業療法中に狼狽している
・クライアントと作業療法士が作業療法の何らかの点や目標について合意していない
・クライアントが，作業療法士が重要であると勧めることを疑問視している

もちろん，ここにあげたものは作業療法の経過で起こる可能性のある避けられない対人関係の出来事のうちのわずかでしかない．クライアントは，こうした出来事を個人の対人的特性に基づいて解釈する．したがって，ある出来事の影響はクライアントにかかっているといえる．対人関係の出来事が生じたときには，作業療法士は，それらを意識し，適切に対応すべきであ

表7.1 対人的技能の基礎の領域

技能基盤の領域	内容
治療的コミュニケーション	言語的および非言語的コミュニケーションを行い，治療的に傾聴し，主張し，クライアントに方向性とフィードバックを提供し，クライアントのフィードバックを探って対応すること
面接技術	クライアントに質問し，方略を用いながら，気を配って意図的に質問すること（すなわち，クライアントがより幅広く，これまでと違ったように考えるよう導く方法で質問すること）
関係構築	ラポールを打ち立て，自分の作業療法のスタイルをクライアントに対応させ，クライアントの強い感情を管理し，タッチと異文化適応能力を用いること
家族，社会的システム，集団	作業療法の目標に働きかけるためにパートナー，両親，他の家族，友人との協業を理解し獲得し，集団療法の構造，過程，対人関係のダイナミックスを理解すること
指導者，雇用者，他の専門職と効果的に働くこと	クライアントについて他の専門職とコミュニケーションをとること，指導者と学生の関係や雇用者と従業員の関係の基礎となる力関係と価値体系を理解すること
困難な対人行動の理解と管理	操作，過度な依存，焦点を当てた症状，抵抗，感情的解放，否定，ラポールと信頼の困難，敵意などを含む行動に，どのように効果的に対応するかを知ること
共感の中断と葛藤	クライアントと作業療法士の間の理解における葛藤と断絶をどのように解決するかを知ること
専門的行動，価値，倫理	自分の価値が，作業療法の中核的価値，倫理的行動と意思決定，自己認識行動，信頼性と依存性，守秘義務の保持，専門性の境界の設定・管理とどのように矛盾しているか，またはしていないかを知ること
作業療法士のセルフケアと専門的発展	クライアント，自省，個人生活の管理と必要な支援の探索，クライアントの成果に関する展望についての自分の感情的反応を知っていること，管理していること，責任があること

る．

対人関係の出来事は，それらのもつ感情的な力によって，他の作業療法の出来事と区別される．したがって，作業療法士がその出来事を無視したりその対応が的確でなければ，治療的関係とクライアントの作業への参加の両者が脅かされる．それに的確に対応できれば，クライアントの学習や変化をプラスにする．そして，治療的関係を強固にするチャンスとなる．それは避けられないために，IRMを用いる作業療法士の主な課題は，治療的関係を強化するやり方でこれらの必然的な出来事に対応することである．

作業療法士

IRMによれば，作業療法士は関係を築くために，あらゆる適切な努力をする責任がある．作業療法士はこの関係構築に以下の3つの主な対人能力を導入する．

・対人技能の基礎
・治療的モード（または，対人関係様式）
・対人関係のリーズニング能力

作業療法士の**対人技能の基礎**は，クライアントとの機能的な関係を築き上げるために作業療法士によって思慮深く適用される一連の技能のことである．**表7.1**は，このモデルが取り組む

表 7.2　作業療法実践における 6 つの治療的モード

モード	定義	例
擁護	クライアントの権利を強化し，資料を保証するのを確実にすること．作業療法士が外部の人や機関に対する媒介者，促進者，交渉者，執行者，他のタイプの擁護者としての役目を果たすよう求めることもある	クライアントに機能的車椅子での支援をさらに保証するといったようなことを，保険会社に対してロビー活動をする
協業	クライアントが作業療法で活動的になり，同等のパートナーになるよう期待する．可能なかぎり最大限の選択，自由，自律性を保証する	クライアントと一緒に治療目標を決定し，クライアントと定期的に目標の再検討と修正を行う
共感	判断を保留し，クライアントの考え，感情，行動を理解するために奮闘すること．信頼し妥当であるという作業療法士の理解をクライアントが検証し経験することを確かなものにする	最近脊髄損傷した若いクライアントの将来について喪失感と不安感を十分に認識するために耳を傾けたり，気を配ること
励まし	クライアントに希望を注ぎ込む機会ととらえる．プラスの強化を通して，クライアントの考えや行動を称賛する．楽しみ，陽気さ，信頼という態度を伝える	吊り下げられた遊具を使って新しい動作を試みようとしている子どもに対し大きな声で応援する
指示	作業療法の活動を注意深く構成し，作業療法の計画，順序，出来事をクライアントと共に明確にする．遂行に関する明快な指示とフィードバックを提供する．クライアントの要求や行動に限界を設定する	クライアントが初めて移乗するとき，どのように移乗するのかを正しくクライアントに伝え，手がかりとフィードバックを与えること
問題解決	選択の概要を示すこと，方略的質問を提案すること，相対的あるいは分析的思考のための機会を提供することによって，実用的思考を促進し，ジレンマを解決すること	勤務中のけがの後で，最もよい職場環境を明らかにするために，試行錯誤すること

技能の領域を示している．これらの技能のなかには自然にできることもあるだろうが，作業療法士の経験，知識，能力により，技能を向上させるためにかなりの努力と練習を必要とするものもある．

　作業療法士がクライアントと作業療法士の関係に導入すべき第2の対人能力は，治療的モードの利用である．**治療的モード**とは，クライアントとの関係を築く方法を指す．IRM は擁護，協業，共感，励まし，指示，問題解決という6つの治療的モードを提示している．**表 7.2** にこれらのモードを要約し，その例を示す．

　作業療法士は，自分の基本的なパーソナリティ特性と一致する治療的モードを自然に用いる．また，クライアントと関係を築くときのモードの利用は，幅も柔軟性も異なる．クライアントとの関係構築の方法を1〜2通りしかもたないかもしれない作業療法士もいれば，クライアントの特性と治療的状況に合わせ多様な治療的モードをつくり上げる作業療法士もいる．IRM では，作業療法士は，6つすべての治療的モードを利用して，自分の快適さを増すために働かなければならないと述べている．作業療法士の**対人関係様式**とは，クライアントと交流するときに通常用いる治療的モードや一連のモードを指す．多様な様式をもつ作業療法士は，6つすべてのモードを柔軟に楽々と使う．

　IRM によると，作業療法士は，クライアントの永続的な対人関係の特性に合わせるために，特定の治療的モードや一連のモードを選択して適用すべきである．さらに，作業療法での出来事や対人関係の出来事が**モードの転換**（すなわち，クライアントとの関係構築の方法の意識的変化）を求めることもある．Taylor (2008) が述べるように，「クライアントが，問題解決を行うときの作業療法士の試みが無神経であるとか，的外れであると察知すれば，作業療法士はクライアントの反応やジレンマの原因をより理解す

るために，問題解決のモードから共感的モードに切り替えることが賢明」(p.52)であろう．

第3の技能領域は，**対人関係のリーズニング**(作業療法士が作業療法で対人関係のジレンマの発生への対応として，何を言い，行い，表現するかを決定する段階的な過程)を行う能力である．この技能は，対応の選択肢を検討し評価するとともに，起こるかもしれないジレンマを予測するために，作業療法の対人関係の側面に対して用心するように求める．

好ましい作業

好ましい作業とは，作業療法士とクライアントが作業療法のために選択した課題や活動を指す．最初に述べたように，好ましい作業の選択と作業への参加の支援は，本書で論じる他のモデルによって示される．IRMは，クライアントと作業療法士の対人関係のダイナミックの管理の仕方を示している．以下に，治療的関係の機能を示す．

・作業への参加の支援
・クライアントの機能障害と作業遂行に関連する感情の過程および対処の過程に取り組む場

治療的関係

Taylor(2008)によると，**治療的関係**は以下のとおりである．

> 社会的に定義され，個人的に解釈された作業療法士とクライアントの交流の過程である．それは，作業療法士とクライアントが公的に規定された役割のなかで交流する際に，社会的に定義される．作業療法士は，この関係にある種の専門的技術，倫理的ガイドライン，価値をもち込むと認識されている．クライアントは，特定のニーズに取り組むためにサービスを受ける人と認識されている．その関係は，クライアントの状況における改善を達成する唯一の目的のためにあると理解されている．これらのパラメーターは，その関係に重要な定義を与え，提供する(**p.54**).

この関係は，以下の2つの異なるレベルまたは尺度でみることができる．

・マクロのレベル(すなわち，クライアントと作業療法士の間の進行しつつある永続的なラポールと交流のパターン)．
・ミクロのレベル(すなわち，課題に挑戦したり，生活を豊かにしたりする潜在能力をもつ作業療法における対人関係の出来事に影響を及ぼすその時々の治療的関係)

治療的交流のミクロとマクロの両尺度は，作業療法全体の過程のなかで重要な役割を果たしており，相互に作用している．作業療法士は，治療的関係の境界を適切に規定して，保つべきであり，対人関係の肯定的なモード(たとえば，信用，相互尊重，誠実さ)を維持すべきである．この両者は，作業療法士がどのような作業療法の対人関係の出来事に対応するかに影響し，依存している．治療的関係はまた，クライアントと作業療法士がその関係に持ち込む特性と行動によって，また，その関係を取り巻く諸事情(すなわち，クライアントの機能障害とセラピー内容の流れ)によって影響される．

Taylor(2008)は以下のようにも述べている．

> 治療的関係の安定性と成功は事前には想定できない．それはむしろ，治療の初期に，作業療法士がラポールを打ち立てるための試みに始まり，クライアントの当面の対人関係のニーズを満たす関係を育むための別の努力が続き，作業療法の状況と治療場面の要求という点でふさわしい(**p.55**).

うまくいった治療的関係には多くの要因が寄

作業療法士は，治療的関係の境界を適切に規定して，保つべきであり，対人関係の肯定的なモードを維持すべきである．

与しており，作業療法士はこれらの要因を探り，明らかにし，維持するために注意深くなければならない．クライアントはまた通常，治療的関係のなかに，重要な特性と行動を持ち込む．しかし，IRM は，作業療法士がこの関係に対して最大限に責任を負わなければならないこと，そのために，「クライアントが，関係が破綻するかもしれないと恐れることなしに，弱さをみせたり，苦しんだり，いらだちをみせたり，怒ったりすることができる」(Taylor, 2008, p.56) ような空間をつくり出すことを強調する．

以下に治療的関係に困難さをもたらしうる例を示す．
・クライアントは，その関係に以前からあった感情的・行動的な困難さを引きずる
・作業療法の状況がクライアントを脅かす（すなわち，仕事復帰，退院，障害保険が適切かどうかに影響を及ぼすかもしれない評価を実施する）
・クライアントと作業療法士の対人関係のスタイル，年齢，性別，あるいは，民族的背景に適合しない
・クライアントあるいは作業療法士が，互いが期待することに失望したり，添えない
・機能障害の影響，あるいは機能障害をめぐる生活の変化が，クライアントを過度のストレス状態に置く
・クライアントあるいは作業療法士が，うっかり人を傷つけるようなことを言ったり，行ったりし，そのことが処理されず，未解決のままになっている

避けられない対人関係の出来事は，問題を激化させる可能性がある．予定外の出来事により作業療法士がアポイントを守れないこと，作業療法での何らかの誤解，あるいは，クライアントが退行する原因となる個人的な危機や医学的悪化といった単純な出来事は，すでに希薄になった関係を脅かすことになる．作業療法士がそうした出来事にどのように対応するのかは，最終的な成果に大きな影響を及ぼす．治療的関係が強力なときにさえ，対人関係における作業療法士の反応は重大なものになる．対人関係において適切な対応がとれないと，作業への参加に否定的な影響を及ぼし，治療的対人関係を弱めることになろう．

IRM の基本原理

このモデルの根底をなしているのは 10 の原理である (Taylor, 2008)．それらをここで要約する．

■ 意図的な自己の使用の鍵となるのは批判的自己認識である

批判的自己認識とは，異なるパーソナリティをもつクライアントと異なる状態や状況下で交流するときの，自分の対人関係の傾向に関する一般的な知識である．対人関係の傾向には，ある人の情動反応と行動（言語的および非言語的），およびそれらが面倒な状況，緊張下，あるいは，ストレスが多いという状況によってどのように影響を受けるかを含む．有効な自己の使用はまた，**進行中の批判的認識**を必要とする．それは自分が言語的に（たとえば，言葉を選択すること），非言語的に（たとえば，自分の身体の位置を変えたりジェスチャーをしたりすること），情動的に（たとえば，声の調子，低音，大きさ，顔の表情）どのようなコミュニケーションをするかに関して常に注意を払うことである．

■ 効果的な自己の使用の基礎は対人関係の自己訓練である

作業療法士は，目の前にいるクライアントからの反応に注意して対応することによって，うまく治療的関係を保ち，強化する責任がある．それには**対人関係の自己訓練**（すなわち，今起こっているクライアントとのコミュニケーションの効果に対する予想，推測，反応）を必要とする．対人関係の自己訓練をすることで，作業療法士はクライアントと作業療法士を信頼可能な安定した予測できる関係へと育むことができ

第7章　意図的関係モデル　69

る．そこで作業療法士は個人的反応と期待を脇に置いて，その関係からクライアントが何を望んでいるのかに焦点を当て続ける．このことは，対人関係に敏感で，困難で，傷つきやすいクライアントに働きかけるときに，とりわけ重要である．

■感性の前に理性を保つことが重要である

人は，よい心をもっていさえすれば，作業療法のなかで自然に反応し適切に行動すると決めてかかることはできない．むしろ，すべての作業療法士がクライアントにとって常に肯定的に作用するわけではないという傾向をもつ（よき意図にもかかわらず，あるいは，よき意図のために）．したがって，心から出た反応は，批判的自己意識と対人関係の自己訓練によって導かれなければならない．

■心にとどまる共感は，自分のクライアントを知るように求める

心にとどまる共感とは，「作業療法士は客観的視点を維持しながら，同時にクライアントの基本的な情緒，ニーズ，動機を感じて理解するようになる観察の客観的なモード」(Taylor, 2008, p.60)のことである．それは好ましい治療的関係の前提条件である．心にとどまる共感は，クライアントが作業療法のなかでの自分の経験に意味づけるという点では専門家であるとみなす．

■対人関係の知識基礎を育てる

対人コミュニケーションは複雑であり，うまく聞くこと，明瞭なコミュニケーションをすること，基本的な葛藤と出来事を乗り越えること，信頼でき予測できるといった知識と技能の幅を必要とする．本モデルは，作業療法士が成長を促される技能の連続性の詳細な検討を提示する．

■それらが純粋に柔軟に適用されれば，広範囲の治療的モードが働き，互換性をもって作業療法で利用できる

すべての作業療法士は，生まれつきのパーソナリティと生活経験から引き出された独自の対人特性をもっている．こうした特性は，作業療法士をその人固有の治療的モードに向かわせる．いかなるモードにも優劣はない．もし，パーソナリティが大きく異なる作業療法士が2人いれば，それぞれがもつモードを用いることが同じように効果的でありうる．それにもかかわらず，特定のモードや対人関係の様式が，別の母集団や状況ではうまく働く傾向がある．したがって，自己の治療的使用はクライアントのニーズとその状況に取り組むために，柔軟で適切なモードの利用を必要とする．このモデルによって，作業療法士は異なるモードを使用する能力を高めることができる．

■クライアントが関係の成功を決める

クライアントによって，作業療法の関係に望むことは異なる．作業療法士が主に指示を出し，指導するというより形式ばった関係を好む人もいれば，個別の結びつきと感情による支援を望む人もいる．また，自分と作業療法士は対等な関係とみなし，協業的関係を望む人もいる．さらに，クライアントの治療的関係に対する望みは，時間が経つにつれて変化することもある．たとえば，最初は感情的な支援と明確な指示を望んでいたクライアントが，後に，より協業的な関係を望むこともある．あるいは，能力障害の増大に直面するにつれ，以前は非常に協力的だったクライアントが責任をとりたがらなくなり，より多くの支援を望む場合もあるだろう．結局は，その関係の成功は作業療法士ではなくクライアントによって決まる．

■焦点を当てた活動は焦点を当てた対人関係とバランスをとらなければならない

焦点を当てた活動とは，感情や関係よりも行うことを重視する対人関係の出来事に対応する

ための方略を指す．**焦点を当てた対人関係**とは，行うことよりも感情や関係を重視する方略を指す．そのバランスは，作業療法士が対人関係の問題についての直接の話し合いを避けるために活動を用いることにそれほど頼らないことと，それとは対照的に，不愉快な点や，必要な作業への参加から気をそらす点までを対人関係の問題として話し合うことを強調しすぎないことで成り立つ．焦点を当てた活動と焦点を当てた対人関係のバランスは，クライアントによって，また，時間によってさまざまである．

■このモデルの応用は，中核的価値と倫理によって情報を与えられなければならない

Taylor（2008）は，実践でのIRMの応用にあたっては，作業療法の中核的価値（AOTA, 1993）と倫理（AOTA, 2005）の情報を与えるべきであると強調している．

■異文化適応能力は実践の中心である

性，年齢，人種，民族性，社会経済状態，宗教的な観点，性的指向性，能力障害の状態，その他の広範な社会的文化的次元の違いは，治療的関係に影響を及ぼす．異文化適応能力（そうした違いを理解し，意識し，管理する能力）は，すべての作業療法士の対人交流知識の基礎の中心である．

■ 実践の資料

このモデルの資料は，作業療法士が自分のクライアントと自分の対人交流の特性の両者を理解することを支援し，また，作業療法での避けられない対人関係の出来事をモニターし対応できるように作業療法士を支援することに焦点を当てる．これらの資料には以下のものがある．
・クライアントの対人交流の特性をよく理解し観察するための材料と手続き
・作業療法士が自分のモード，対人関係のスタイル，反応，技能，知識をより理解するための材料と手続き
・作業療法で避けられない対人関係の出来事を明らかにするための資料
・対人関係のリーズニングを適用するための形式
・自分の対人技能の基礎（葛藤の解決）を向上させるためのガイドラインと材料

それぞれについては，以下に述べる．

クライアントの対人交流の特性をよく理解し観察，対応すること

個々のクライアントの対人交流の特性（クライアントと作業療法士の間に交流が生じるクライアントの情動，行動，反応）を知って理解するよう求める活動は，クライアントが心地よく感じる意図的で適合された関係にとって不可欠である．前にも述べたように，クライアントの対人行動が，ふだん他者と交流する方法と矛盾していたり，ほとんどが他の外的な緊張状況に結びついているとき，それらは状況的と呼ばれる．クライアントの基本的な特性から発するほとんどの感情，行動，反応は，持続的な対人的特性と呼ばれる．両者とも作業療法での対応を必要とするが，クライアントの対人行動が状況的か持続的かによって，対応の質と程度はさまざまになろう．たとえば，新しい仕事に不安になっているクライアントへの対応は，あらゆる新たな課題や活動に慢性的に不安をもつクライアントへの対応とは異なるであろう．

IRMには以下の12の対人交流の特性のカテゴリーがある．
・コミュニケーションスタイル
・信頼のための能力
・コントロールのニーズ
・ニーズを主張する能力
・変化と挑戦への反応
・感情
・フィードバックを与える傾向
・フィードバックを受ける能力
・人間の多様性への反応
・関係つくりへの志向性

・タッチ（接触）に対する嗜好
・相互利益を求める能力

　これらのカテゴリーを意識することによって，作業療法士は個々のクライアントに特有な対人交流の特性にうまく対応できるようになる．対人特性評定尺度（Interpersonal Characteristics Rating Scale）（Taylor, 2008）はクライアントが個々の側面でどのように異なるかを評価するために用いることができる．さらに，クライアントの対人交流の特性の傾向に気づくために，作業療法士はまた，作業療法中に，以下に注意を払わなければならない．
・クライアントの感情，反応，行動を認識すること
・その出所を理解すること
・意識しかつ反省して，どのように行動するかを選択すること
・クライアントの反応をモニターすること

　IRMはさまざまな対人交流の特性への対応に最も成功する見込みのあるモードのガイドラインを提示している．

自分のモード，対人スタイル，反応，技能，知識を理解すること

　IRMは，意図的で対人的に熟達した作業療法士になるためには自己認識と自己訓練が鍵であると強調する．この自己認識の中心的な要素は，自分が自然に一定の作業療法のモードを決まって用いる傾向にあることを意識することである．たとえば，自分が問題解決と教示のモードの傾向がより強いと認識する人もいれば，快適な感情移入と擁護のモードを用いることがわかる人もいる．IRMは，どのモードや作業療法のスタイル（すなわち，一定の快適なモードを決まって用いる傾向）も本来的に優位である

わけではないと主張している．
　しかし，Taylor（2008）は，作業療法士は以下のようであるべきであると勧めている．
・自分のなかで優勢なモードとクライアントへ及ぼす可能性のある影響を意識する
・モードのレパートリーをより多く開発するよう努力する
・クライアントのニーズと作業療法の状況によってモードを選択し，利用し，変えられる能力を上げる

　理想的には，自分の個人的な快適ゾーンよりもクライアントが今展開しているニーズを注意深く理解し，それに沿ったモードを使用できるマルチモデルの作業療法士になることである．
　このための第1段階は，自分が現在使用しているモードを意識することである．作業療法士が自分にとって快適なモードと快適でないモードを知るためには，質問紙法と訓練が提供されている．Taylor（2008）はまた，作業療法士が新しいモードを学んで練習するために，広範囲の例，練習，ガイドラインを提示している．そして，さまざまなクライアントや状況を扱うために適切な様式や様式の順番をどのように選択するかの例とガイドラインを提示している．

作業療法での避けられない対人関係の出来事を明らかにして対応する

　対人関係の出来事は，感情に満ち，脅威と機会の双方とも熟しているかどうかという点で他の作業療法士の出来事とは区別される．これらの出来事は本来感情的であるため，作業療法士もクライアントもそれらを無視するか，その意味を軽視しようとする．しかし，無視すれば，それらは作業療法の関係に困難さをもたらし，作業への参加に否定的な影響を及ぼす．一方で，適切に取り組めば，これらの出来事は喜

IRMは，意図的で対人的に熟達した作業療法士になるためには自己認識と自己訓練が鍵であると強調する．

表7.3 作業療法における対人関係の出来事

対人関係の出来事	定義
強い感情表現	文化的規範を超えた激しさで示される内的な感情の外的な表出
根本的な自己開示	観察されないこと，個人的なこと，あるいは慎重に扱うべきことを公開する声明や物語
力のジレンマ	クライアントの感情，作業療法の状況，作業療法士の行動，クライアントの力の不足または喪失を強調する状況ゆえに，治療的関係のなかで起こった緊張
非言語的な手がかり	言語という形によらないコミュニケーション
危機のポイント	クライアントを悩ましたり，クライアントの作業への参加を一時的に妨げたりするような予期できないストレスを引き起こす出来事
抵抗	治療的関係を理由に，作業療法に部分的・全面的に参加することに消極的・積極的に拒絶すること
不本意	治療的関係以外の理由により，作業療法のある側面に対して気が進まないこと
境界を探ること	定義された治療的関係以外の方法で，作業療法士が行動を妨げたり尋ねたりする行動
共感の中断	作業療法士がクライアントからのコミュニケーションに気づかなかったり理解しなかったとき，あるいは，クライアントが傷つけられたり自分に無関心であると認識したコミュニケーションや行動を起こしたとき
感情的に負荷をかけられた作業療法の課題と状況	クライアントを落ち込ませたり，困惑，屈辱，恥といった不快な感情的反応を経験させたりすることができる活動や状況
作業療法の限界	得ることができ，可能であるサービス，時間，資料，あるいは，作業療法士の行為に対する制限
状況の不一致	すべての側面における作業療法の経過で変化するクライアントの対人環境や物理的環境

び，充足，満足，親密さなどの感情を含む肯定的な成果をもたらすだろう．

IRMは，表7.3に示すような対人関係の出来事のカテゴリーを明らかにしている（Taylor, 2008）．

クライアントが作業療法での避けられない対人関係の出来事をどのように解釈するかは，作業療法の状況とそのクライアント特有の一連の対人交流の特性に影響を受ける．IRMは，作業療法士が作業療法の対人関係の出来事とそれに対するクライアントの反応を認識し，対処方法を学べる役に立つ方法に関する詳細なガイダンスを提示している．

対人関係のリーズニング

IRMの応用で中心となるのは，対人関係のリーズニングの過程である．**対人関係のリーズニング**とは，「作業療法の関係がクライアントの作業への参加がうまくいき支援的になる可能性を最大にするために，作業療法士が作業療法の対人関係の出来事，クライアントの特有な対人特性，反省的な方法で自分自身の行動をモニターする過程」（Taylor, 2008, p.138）である．それは作業療法士が自分のクライアントへの反応として何を言い，行い，表現するのかを決める過程である．対人関係のリーズニングには以下の6つの段階がある．

・治療関係を試したり，または挑戦したり，あるいは，脅かしたりするかもしれない対人関係の出来事やクライアントの行動を予想する
・対人関係の出来事を正確に明らかにし，対処

第7章　意図的関係モデル　73

Box 7.1　対人交流の出来事に取り組む：野藤弘幸の事例

ユカさんは70歳代後半の聾唖者です．彼女は夫と一緒に暮らしています（夫もまた，聾唖者です）．彼女は活発な女性で，趣味はアスレチック，旅行，手話を教えることです．彼女は交通事故で，鎖骨，両手首，手指，骨盤を骨折しました．急性期の2週間後に長期療養病棟に移り，私が彼女の作業療法を担当することになりました．

在院初期には，ユカさんは手にギプス包帯をされたままでした．それにもかかわらず，彼女はセルフケアの能力を取り戻すために多くの努力をしました．また，活発に歩行し，定期的に自ら体操をするという挑戦をしました．間もなく，彼女はセルフケア技能を獲得し，杖歩行に自立しました．

作業療法では，ユカさんは手話によるコミュニケーションで，自分の主な目標が手の運動の回復であることを明らかにしました．ユカさんが作業療法から何を求めているかを知ることで，彼女のニーズを満たすように作業療法を適合させることができました．彼女がそのように自分のニーズを主張できたために，私には協業的モードが全体的にユカさんとの作業に非常に効果的に働くことがわかりました．ギプス包帯が取り外されると，私たちは，手話のために手の運動を再獲得することを目標としました．

しかし，ユカさんの手には依然として浮腫と拘縮がありました．避けられない対人関係の出来事が起こったとき，私はこのことがユカさんにとっていかにフラストレーションになっているかに気づきました．ある日，彼女は，私にこれらの症状がなぜ起こったかを説明してほしいと言いました．彼女は読唇ができないため，私はそれを解剖学と整形外科の教科書を使って説明しました．私は彼女の表情から，彼女が完全には理解していないのではないかと思いました．私は彼女の言語（手話）でコミュニケーションをしていないと認識した時点で，共感を中断していました．私は，彼女をどれだけ失望させたかをさらに自省するなかで，筆談を用いたコミュニケーションをすることで彼女をうんざりさせており，それが一度だけではなかったと認識しました．私は，ユカさんが気にしているようには

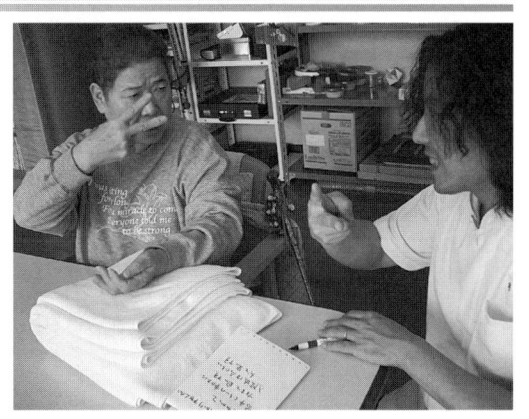

手話の仕方を野藤に教えるユカさん．

思えなかったために自分があまり重きを置かなかった，コミュニケーションスタイルに基本的な違いがあると認識することを無視していたのです．

私はこの共感の中断を解決するために何をしなければならないかがわかっていたので，ユカさんに私に手話を教える気があるかを聞こうと決めました．ある日，ユカさんが作業療法室に来たとき，彼女は手話で挨拶し，私はそれを模倣しました．ユカさんは喜んで，正しい手の運動を教えるために私の手を握りました．私は自分がしてしまった共感の中断を修復する途上にあることを知りました．その出来事の後で，私たちは日常的な会話と作業療法についての話し合いをするときに，どんどんと手話を使っていきました．ユカさんは，さまざまな手話をゆっくりと繰り返して示し，私はそれを覚えました．次に，別の対人関係の出来事が起こりました．私が十分たくさん手話を学んだ後に，彼女は親密な自己開示をし，筆談はできたのですが，ペンを使って筆談することでさらに指を痛めるだろうと思っていたために，私が手話を学んだことを喜んでいると語りました．私は，もっと早く手話を学ぶ必要があったことを認識できなくて申し訳なかったと彼女に謝りました．

する（すなわち，見方を獲得し，クライアントのニーズに対して準備し，作業療法的ではない反応に対してどのような衝動も回避すること）
- モードの転換（作業療法士がクライアントに関係する方法の意図的変更）が必要かどうかを決定する
- 対応するモード（擁護，協業，共感，励ま

し，問題解決），あるいは，モードの順番のなかから選択する
- 対応する際にモードに関連する適切な対人技能は何でも利用する
- フィードバックを収集し（すなわち，クライアントと共にチェックし，作業療法士が出来事とそれに対応するために選んだ方法をクライアントがどのように感じているか尋ねる），

クライアントがその出来事を適切に解決したと感じるまで，相互理解を目指して努力する．

対人関係の出来事は通常，クライアントの対人スタイルの脆弱性や挑戦的側面がいかに深いところにあろうとも際立たせ，その結果，最善の反応を選択する必要性が増す．作業療法への反応と対人関係リーズニングの基本的な過程は，作業療法士が用いるモードと作業療法士の対人関係の知識基盤の成長の程度に強く依存している．IRM は作業療法のリーズニングの段階を通して作業療法士を導くように支援するリーズニングの過程を示している．

自分の対人関係技能の基礎の成長

IRM によると，意図的な作業療法士は対人関係技能の9つの領域（すなわち，作業療法のコミュニケーション，関係構築，面接と方略的質問，家族・社会的システム・グループダイナミックスの理解，困難な対人行動の理解，共感の中断や葛藤の解決，専門的行動・価値・倫理の維持，指導者・雇用者・他の専門職との効果的な仕事，よき作業療法士になるための専門性の向上）を利用している．Taylor（2008）は，個々の技能領域と自己評価と自己開発のためのさまざまな資料について，それぞれ詳細な説明をしている．

対人関係の技能を向上させることは，クライアントと治療チームの他のメンバーと共に，健康で機能的な関係を促進する助けとなる．作業療法士とクライアントの交流で効果的な技能を利用する作業療法士の能力は，治療的連携を強化し，作業療法の成果をより確実にするために役立つ．個々の作業療法士は，作業療法の交流に生得的な長所と短所を持つ．IRM は，作業療法士が対人関係の長所と短所を意識し，時間が経つにつれてよりよい作業療法の対応をするために努力するよう励ます資料（自己評価，自省の練習，他の作業療法士からの例）を提供する．

■ リサーチと証拠

IRM は新しいモデルであるため，その概念と応用に関するリサーチはまだ開発されていない．IRM を開発するための前置きとして，Taylor と共同研究者は，作業療法における自己の治療的使用の全国調査を行った（Taylor, Lee, Kielhofner, Ketkar, 2009）．この研究では，90％以上の作業療法士がクライアントとの関係は作業への参加に影響し，80％以上は自己の治療的使用は実践と作業療法の成果を決定する鍵として最も重要な技能であると考えていた．これらの知見は，治療的関係の重要性に関する作業療法の文献の主張と一致している．この研究はまた，作業療法士が治療的関係における感情と行動の難しさに対処するために頻繁に挑戦していることを明らかにした．

治療的関係の重要性の認識にもかかわらず，この研究の臨床家の大多数は，治療的関係と自己の治療的使用に関する十分な知識が作業療法の分野にはないと考えていた．こうした見方は，IRM を開発する必要性を強く支持した．

IRM の別の重要な経験的基礎は，Taylor（2008）の自己の治療使用における例外的な技能をもつとされた作業療法士の詳細な検討である．ここでの作業療法士の日常実践に関する情報が IRM の開発に情報を与えただけでなく，これらの作業療法士はその概念を説明するために IRM のテキストを広く用いている．

他のリサーチにも，IRM の重要性と内容を支持する証拠がある．Allison と Strong（1994）は，一般的なリハビリテーションにおける作業療法の研究に基づき，臨床的に良好なコミュニケーションをする人が IRM で推奨されるようなクライアントのニーズを満たすために自分の交流を調整できるとの結論を下した．Cole と McLean（2003）は，作業療法士が治療的関係を作業療法の成果にとって重要であると認識し，ラポール，オープンコミュニケーション，共感（これらはすべて IRM で強調された構成要素）を重要視していることを見いだした．Palmadottir

(2006)は自分が行った調査から，IRMで重視されるものとして，作業療法士は自分の態度がどのように伝えられ，実践されるかに関してより認識を深める必要があると結論を出した．EklundとHallberg（2001）は自分たちの調査から，作業療法では行うことと話すことのバランスをとる必要があるというIRMの主張を強調して，言語的交流が作業療法の関係の重要な構成要素であるとの結論を出した．今後のリサーチでは，この新しいモデルの主張を検証することと，作業療法への影響を決定することが必要であろう．

考察

　作業療法はクライアントと作業療法士の交流の重要性を常に強調してきた．過去30年間に，作業療法士とクライアントとの交流に関する文献は増加しており，治療的関係の重要性は第5章で検討したように作業療法の現代のパラダイムの中心である．にもかかわらず，これまでは作業療法における治療的関係を概念化する単一の一貫性あるアプローチはなかった．その結果，この意図的関係モデルは，作業療法における対人関係の最初の体系化された説明と，特に治療的関係をどのように行うかについて論じた最初のモデルであった．

Box 7.2　意図的関係モデルの事例：Joe さん

　以下の事例は，最近，意図的関係モデルの開発者Renee Taylorに師事した新人作業療法士のEmily Ashpoleによって書かれたものです．Emilyは，このモデルをどのように用いたのかを示すだけでなく，自分のモデル使用の能力を向上させる過程の一部である自己の治療的使用をも振り返りました．

　Joeさんは50歳のハンガリーからの移民で，数年前に悪性の脳腫瘍と診断されました．彼は右上肢の機能障害のために，集中的な外来作業療法を受けていました．Joeさんの最も注目すべき永続的特性は，感情，コミュニケーションスタイル，ニーズを主張する能力，そして，変化させたり挑戦したりする反応でした．すなわち，Joeさんは，普段から，他の患者や担当の作業療法士に対して陽気かつ好意的で，笑顔をふりまいていました．彼は，考えや気持ちを伝えることにも気配りができ，治療中の会話も多かったようです．彼はセッション中に何を必要としたかを恥ずかしがらずに他人に話しました．また，活動が簡単すぎたり難しすぎたりするときや，何かを位置づけることが必要なとき，たとえば，より自立して活動を続けることも平気で私に伝えました．Joeさんは普段から，努力と決断力をもって難しい作業療法の活動に取り組みました．彼は強い労働倫理観と毎日の活動での能力を改善させるという希望を伝えました．

　Joeさんの治療の1日は，通常，作業療法の活動の準備として，短い指導を受けながらのセッションで始まりました．ある日，Joeさんは機能障害のある上肢を用いて，握りと離しに焦点を当てた活動をしていました．この活動は過去何回もしており，自分の改善を自覚できるものでした．しかしこの日，作業療法の対

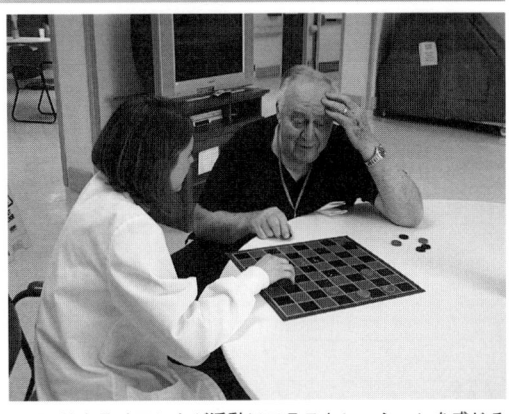

Emilyはクライアントが活動にフラストレーションを感じるようになったことを認識しています．

人関係の出来事が起こりました．

　彼にとってこの「普通の」握りと離しの活動は，感情的に負荷をかけられた作業療法の課題になりました．Joeさんは，この課題を完成する能力を一定の時間枠のなかで打ち立てたという事実に大きな誇りを感じました．自分自身の気持ちのなかでは，癌が進行していないという希望と，新しく見いだした能力を結びつけていました．私は間もなく，この課題の遂行におけるどんな妨げも，この芽生え始めた希望を脅かし，そして，なぜこの課題がJoeさんにとって感情的に負荷をかけられたものになったのかを知ることになりました．

　そのときには知らなかったのですが，この日，彼は疲労感と疼痛が著しく増悪していました．このとき，この課題は彼にとって苦痛であっただけでなく，もっ

(つづく)

Box 7.2（つづき）

と重要なことは，彼は自分がいつものようにうまく素早くその課題を遂行していないことをはっきり意識していました．Joeさんはそのとき，自分が何を考えており，どのように感じていたかを私には話してくれませんでしたので，私は彼の感情や他の非言語的手がかりの観察に頼らなければならなかったのです．

私は彼の遂行を観察しながら，彼の上達度が低下していることに気づきました．彼はいつもよりも休みがちで，うつむきかげんに椅子に沈み込んでいました．さらに，苛立った荒い呼吸もみられました．彼の表情と行動は，フラストレーションと失望，そして悩みのすべてを表していました．

これらの非言語的手がかりは，私はそれ自体を対人関係の出来事と考えたのですが，気づくことに加えて，Joeさんが普段の表現とは異なる状況の対人特性を示していたことを認識しました．彼は不満をもち，失望しているようにみえました．通常の気楽で楽しげな態度とは対照的に，彼は不機嫌な感情を示し，私と目を合わせようともしませんでした．いつもの開放的で，直接的なコミュニケーションスタイルとは異なり，自分の考えや感情を私に言わないことを選んだのでした．さらに，彼は活動を続けるために，もし何かあるならば，何を必要としているのかを伝えることもできなかったのです．最も重要なことは，彼は結局のところ，変化や挑戦の瞬間に，彼のいつもの行動とは大きく異なる反応として，課題をあきらめました．彼のパフォーマンスだけからの観察に加えて，これらの行動は，彼がその時点で苦しんでいることを示していました．

非言語的手がかりを観察し，彼が精神的に落ち込んだことをリーズニングした後に，私はIRMで勧められている共感的モードを用いました．私は，彼に寄りかかり，彼の腕に手を置くことによって，活動に焦点を当てたコミュニケーションを示しました．私はまた，表現と行動を通して彼がコミュニケーションするだろうと私が考えたことを言葉に出すことによって，対人関係に焦点を当てたコミュニケーションを示すよう試みました．私はJoeさんに「あなたは，今日はこの活動に難しさを感じて落ち込んでいるように見えます」と言うことによって，自分が観察したことにレッテルを貼ろうとしました．私は彼がうなずくことで私の意見が正しいことを確かめた後，いつもの行動ではないため，彼がその活動をやめてしまうのではないかと心配していると言いました．これらの意見はJoeさんが現在の困難さについてどのように感じ，何を考えているのかを突き止めることの始まりになりました．自分の遂行が低下していることの認識と遂行の困難さが癌の進行の兆候なのではないかという不安を私が理解するのを助けてくれる話し合いをすることになりました．

Joeさんが経験し，心配してきたことを私に話してくれる間，私は治療的モードの要素の1つである共感的傾聴という技能を使用するために最善をつくしました．私たちが出来事の理解に達し，非言語的手がかりで彼がもはや落ち込んでいないことがわかったとき，私はセッションを続けるためにはモードの移行が必要であると思いました．つまり，私は彼の病気の進行の可能性をどのように探ればよいかを話し合うために，問題解決的モードに転換する必要を感じました．短い話し合いで，私たちは，Joeさんが自分の関心を話し合うために腫瘍内科医との面会の約束をしようと決めました．

作業療法士Emilyの反省

実践でIRMを適用することは複雑なことです．瞬時に作業療法的な対応ができるようにすることは，多くの技能と多くの気づきが必要です．振り返ってみて，私はモードの移行にもっと早く介入すべきであったと思いました．つまり，このクライアントが，落ち込みに続いてあきらめという時点まで苦しむことなく，できるだけ早く介入すべきでした．私はJoeさんの作業療法での反応は普段と異なると認識しましたが，これまで彼がニーズを伝えていることから，早めの介入は必要ないと学習していたのでした．後に，私は彼の疲労の度合いとモードにもっと注意を払うべきであったし，もっと早い時期に指示的モードへの転換をすべきであったと思いました．

要約：意図的関係モデル

◆ 意図的関係モデル（IRM）は，クライアントと作業療法士の関係が作業療法のすべての過程にどのように影響するか，また，作業療法の成果を強化するためにその関係を用いる方法を説明する

理論

◆ IRMは治療的関係を以下のものから成るとする
  ・クライアント
  ・作業療法の間に起こる対人的出来事
  ・作業療法士
  ・作業
◆ IRMは，作業療法士の責任はクライアント

表 7.4　本モデルの用語

永続的特性	クライアントの対人行動の安定した側面
感情的に負荷をかけられた作業療法の課題と状況	クライアントを落ち込ませたり，恥，困惑，屈辱といった不快な感情的反応を経験させたりできる活動や状況
心にとどまる共感	客観的視点を維持しながら同時に，作業療法士がクライアントの基本的な情緒，ニーズ，動機を感じて理解するようになる観察の客観的なモード
好ましい作業	作業療法士とクライアントが作業療法のために選択した課題や活動
状況的特性	特定の状況に対するクライアントの急性の情動反応の側面
焦点を当てた活動	感情や関係よりも行うことを重視する，対人関係の出来事に対応するための方略
焦点を当てた対人関係	行うことよりも感情や関係を重視する方略
進行中の批判的認識	自分が言語的に，非言語的に，情動的にどのようなコミュニケーションをするかに関して常に注意深いこと
対人関係の自己訓練	今起こっているクライアントとコミュニケーションの効果に対する予想，測定，反応
対人関係の出来事	作業療法の中で生じ，治療的関係を損なうことから強化することまでの潜在的な力をもつ自然に生じるコミュニケーション，反応，過程，課題，あるいは一般的な状況
対人関係のリーズニング	作業療法士が作業療法で対人関係のジレンマの発生に対する対応として，何を言い，行い，表現するかを決定する段階的な過程
対人関係様式	クライアントと交流するときに，通常用いる治療的モードか，一連のモード
対人技能の基礎	機能に働きかけるクライアントとの関係を築き上げるために，作業療法士によって慎重に適用されなければならない一連の技能
治療的関係	作業療法士とクライアントの間の社会的に定義され，個人的に解釈された交流の過程
治療的モード	クライアントと関係を築く特定のやり方
批判的自己認識	異なるパーソナリティのクライアントと異なる状態や状況で交流しながら，自分の対人関係の傾向に関する普遍的な知識
モードの転換	クライアントと関係を築くやり方の意識的変化

との肯定的な関係を展開することであると主張する
- 作業療法士は，この対人関係とクライアントの適切な反応を展開するために，クライアントの状況と対人交流の特性を継続することを理解するために働かなければならない
- 対人関係の出来事は，作業療法の中で自然に生じ，作業療法での関係を損なったり強化する潜在的力をもっている
- 最適に対応すれば，対人関係の出来事は，クライアントの学習や変化がプラスに転じ，また，作業療法での関係を固めるチャンスである
- 作業療法士は，この関係が作動するようにすべての適切な努力をする責任がある．作業療法士は，この関係のなかに以下の3つの主要な対人関係の能力をもたらす
  - 対人技能の基礎
  - 治療的モード（または，対人関係様式）
  - 対人関係のリーズニング
- 好ましい作業とは，作業療法士とクライアントが作業療法のために選択した課題や活動を

指す
- ◆治療的関係の機能は以下のとおりである
  - ・作業への参加に対する支援
  - ・クライアントの機能障害と作業遂行に関連する感情の過程および対処の過程に取り組む場
- ◆この関係は，2つの異なるレベルや尺度でみることができる
  - ・マクロのレベル（すなわち，クライアントと作業療法士との間の進行しつつある永続的なラポールと交流パターン）
  - ・ミクロのレベル（すなわち，課題に挑戦したり，生活を豊かにしたりする潜在能力をもつ作業療法における対人関係の出来事に影響を及ぼすその時々の治療関係）
- ◆IRMは，作業療法士がその関係に対して最終的な責任をもたなければならないことを強調している
- ◆対人関係の出来事に適切に対応し損なうことは，作業従事に否定的な影響を及ぼしたり，この治療的関係を弱めたりするかもしれない
- ◆このモデルの根底には以下の10の基本的な原理がある
  - ・意図的な自己の使用の鍵となるのは批判的な自己認識である
  - ・効果的な自己の使用の基礎は対人関係の自己訓練である
  - ・感情の前に理性を保つことが重要である
  - ・心にとどまる共感は，自分のクライアントを知るように求める
  - ・対人関係の知識基礎を育てる
  - ・それらが純粋に柔軟に適用されれば，広範囲の治療的モードが働き，互換性をもって作業療法で利用できる
  - ・クライアントが関係の成功を決める
  - ・焦点を当てた活動は焦点を当てた対人関係とバランスをとらなければならない
  - ・このモデルの応用は，中核的価値と倫理によって情報を与えられなければならない
  - ・異文化適応能力は実践の中心である

実践の資料

- ◆本モデルの資料は，作業療法士がクライアントと自分の対人交流の特性をより理解するよう支援すること，そして，作業療法士が作業療法の避けられない対人交流の出来事のモニターと対応がもっとできるようになるよう支援することに焦点を当てている．それは以下のことを含む
  - ・クライアントの対人交流の特性をもっとよく理解し観察するための材料と手続き
  - ・作業療法における避けられない対人関係の出来事を明らかにするための資料
  - ・対人関係のリーズニングを適用するための様式
  - ・自分の対人関係技能の基礎を成長させるためのガイドラインと材料（葛藤の解決）
- ◆個々のクライアントの対人交流の特性を知り理解しようと積極的に探索すること（クライアントと作業療法士の交流のなかで生じるクライアントの感情・行動・反応）は，クライアントが心地よく感じる意図的で適合した関係にとって本質的である
- ◆IRMは，対人交流の特性の以下の12のカテゴリーを明らかにする
  - ・コミュニケーションスタイル
  - ・信頼のための能力
  - ・コントロールのニーズ
  - ・ニーズを主張する能力
  - ・変化と挑戦への反応
  - ・感情
  - ・フィードバックを与える傾向
  - ・フィードバックを受ける能力
  - ・人間の多様性への反応
  - ・関係づくりへの志向性
  - ・タッチに対する嗜好
  - ・相互利益を求める能力
- ◆ある特定の対人交流の特性を示すクライアントの傾向に気づくことに加えて，作業療法士は，作業療法中に以下のことにも注意を払う
  - ・クライアントの感情，反応，行動を認識する

- ・その出所を理解する
- ・意識し，かつ反省して，どのように行動するか選択する
- ・クライアントの反応をモニターする
◆自己知識と自己訓練は，意図的で対人的に熟達した作業療法士になるための鍵である
◆理想は，自分が個人的に心地よいゾーンよりも，むしろクライアントが今展開しているニーズを注意深く理解し，それに沿ったモードを使用できるマルチモデルの作業療法士である
◆対人関係の出来事は，危険とチャンスの両者を感情的に課し，他の作業療法士の出来事と十分に区別できる
◆もし無視されれば，治療的関係における困難さを導き，作業従事に否定的な影響をもたらす．もし適切に取り組めば，これらの出来事は喜び，充足，満足，親密さといった感情を含む肯定的な成果をもたらすであろう
◆対人関係のリーズニングは，「作業療法の関係がクライアントの作業への参加がうまくいき支援的になるという可能性を最大にするために，作業療法士が作業療法の対人関係の出来事，クライアントの特有な対人特性，反省的な方法で自分自身の行動をモニターする過程」である
◆対人関係のリーズニングは，以下の6段階を含む
- ・治療関係を試したり，または挑戦したり，あるいは，脅かしたりするかもしれない対人関係の出来事やクライアントの行動を予測する
- ・対人関係の出来事を正確に明らかにし，対処する
- ・モードの転換が必要かどうかを決定する
- ・対応の様式，あるいは，様式の順番のなかから選択する
- ・対応する際はモードに関連する適切な対人技能は何でも利用する
- ・フィードバックを収集し，クライアントがその出来事を適切に解決したと感じるまで相互理解を目指して努力する
◆作業療法士とクライアントの交流の間に，自分の対人技能を効果的に確実に描き出す作業療法士の能力は，治療的連携を強化し，より肯定的な治療成果を確実にすることを助ける

文献

Allison, H., & Strong, J. (1994). Verbal strategies used by occupational therapists in direct client encounters. *Occupational Therapy Journal of Research, 14*, 112-29.

American Occupational Therapy Association. (1993). Core values and attitudes of occupational therapy practice. *American Journal of Occupational Therapy, 47*, 1085-1086.

American Occupational Therapy Association. (2005). Occupational therapy code of ethics. *American Journal of Occupational Therapy, 59*, 639-642.

Cole, B., & McLean, V. (2003). Therapeutic relationships redefined. *Occupational Therapy in Mental Health, 19*(2), 33-56.

Eklund, M., & Hallberg, I. (2001). Psychiatric occupational therapists' verbal interaction with their clients. *Occupational Therapy International, 8*(1), 1-16.

Palmadottir, G. (2006). Client-therapist relationships: Experiences of occupational therapy clients in rehabilitation. *British Journal of Occupational Therapy, 69*, 394-401.

Taylor, R. (2008). *The intentional relationship: Occupational therapy and use of self.* Philadelphia: F.A. Davis.

Taylor, R., Lee, S.W., Kielhofner, G., & Ketkar, M. (2009). Therapeutic use of self: A nationwide survey of practitioners' attitudes and experiences. *American Journal of Occupational Therapy, 63*(2), 198-207.

第8章

運動コントロールモデル
The Motor Control Model

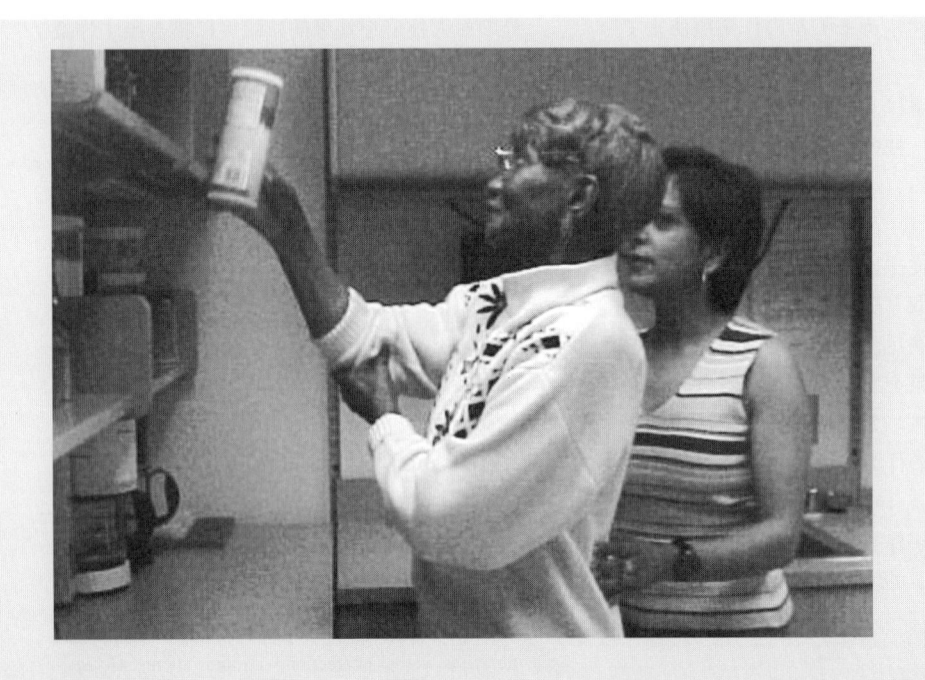

　あるクライアントが調理活動を行っています．作業療法士は，クライアントが調理活動に必要なさまざまな課題（たとえば，棚にある調味料に手を伸ばすこと）を行うごとに，運動行為を注意深く観察しながら，立位を安定させるための身体的支援を提供しています．作業療法士は，クライアントがこの日常生活に必須な活動を達成するためにその人ができる最も機能的なやり方を発見できるよう促し，さらに，クライアントの効率性を高めるために物理的環境と調理の方法をどのように修正すればよいのかにも注目しています．クライアントが首尾よく料理を仕上げるためのこうした戦略の組み合わせは，今日実践されている運動コントロールモデルを反映しています．

作業療法士は，その専門職としての歴史において長きにわたり脳損傷後の運動コントロールの困難さに関心を抱いてきた．**運動コントロール**（motor control）とは，人がある作業を遂行している間に自分の身体を効果的に用いる能力を指す（Giuffrida, 2003; Radomski & Trombly Latham, 2008）．運動コントロールには，頭部，四肢，体幹の運動パターンを生み出して協調させ，作業遂行中にそれを維持するといった機能が含まれる．

運動コントロールの障害に取り組むアプローチは，運動がどのようにコントロールされるかの理解の変化に伴い発展してきている．人が運動をコントロールすることをどのように学習し，やり遂げるかについての理論は，神経生理学，神経心理学，人間発達，心理学，人間運動学などからもたらされる（Shumway-Cook & Woollacott, 2007）．作業療法における初期の運動コントロール介入は，その当時の神経学的な知見を反映したものであった．その後研究が進み，こうした初期の運動コントロールの諸理論の限界が明らかになり，運動コントロールを説明する新しい理論が提案されるにつれて，作業療法の介入アプローチも変化してきた．

運動（および運動コントロール障害の特性）がどのようにコントロールされるかの知見は蓄積されてきている．つまり，古い運動の理論が完全に否定されるのではなく，むしろ修正されて新しい理論に組み込まれている．運動コントロールの介入もこれと同じである．古いアプローチが不完全であり，最も効果的なものではなかったことは知られているが，いくつかの概念やテクニックは現代のアプローチにも依然として受け継がれている．

運動コントロールアプローチの古典と現代

作業療法で運動コントロールに障害をもつ脳損傷者に用いられているのは，同じような起源，概念，テクニックをもつ以下の4つの古典的な治療アプローチである．

・Rood のアプローチ
・Bobath の神経発達学的治療
・Brunnstrom の運動療法
・固有受容性神経筋促通法

これらのアプローチは，同じような概念とテクニックを共有している（Trombly & Radomski, 2002）．これらは，神経系の発達特性を重視する視点に基づいているために，まとめて神経発達的アプローチと呼ばれている．4つの神経発達的アプローチはすべて，運動コントロールの改善という目標をもっている．したがって本章では，現代の運動コントロールアプローチを検討する前に，初期の運動コントロールの概念とアプローチの概要について述べることにする．

これらのアプローチはいずれも，運動機能障害を説明し，運動コントロールを改善する目的をもつ介入戦略を特定化しようとしており，中枢神経系（central nervous system；CNS）の損傷の結果として生じる運動の問題に取り組んでいる．CNS の損傷では，筋への神経系の情報伝達は保持されている場合もあるが，脳の中枢性処理という構成要素の損傷のために障害されている場合もある．神経発達的アプローチは，概念を共有しているという理由だけではなく，運動コントロールについて多くの同じ知識を扱っているという理由もあって，しばしば一緒に教えられたり，用いられたりしている．

最近は，人間が運動コントロールをどのように達成するかという考え方が劇的に変化してきた（Giuffrida, 2003; Mathiowetz & Bass-Haugen, 1994；Radomski & Trombly Latham, 2008）．その結果，作業療法士は新しい運動コントロールの考え方を展開するようになった．それは通常，現代の運動コントロールアプローチといわれるものである．

実践では，古典的な神経発達的アプローチと新しい運動コントロールモデルの両者が用いられているため，本章では両方とも説明する．本章の構成は次のとおりである．まず他章と同じ

ように，理論を全体的に検討する．ここでは，運動のコントロールに関する概念に焦点を当てる．運動コントロールの古典的な見方から始めて，現代の運動コントロールの概念へと進んでいく．次に，運動コントロールの問題，介入の理論的根拠，そして，介入のための資料をどのようにみているかという点から，この4つの神経発達的アプローチを解説する．最後に，現代の運動コントロールアプローチの，運動の問題，介入の理論的根拠，介入のための資料の現代的な見方について検討する．

理論

古典的な運動コントロールの概念

20世紀初頭に始まる最も古い理論は，運動は「遺伝的に縛られたニューロンの配置」に基づく反射によってコントロールされると主張した(Trombly, 1989, p.78)．**反射**は，感覚刺激への反応として生じる生物学的にコード化された運動である．正常発達の過程では，神経系の成熟につれてさまざまな反射パターンが出現する．まず，脊髄および脳の下位中枢と結びついた運動パターンが出現し，続いて脳の高次中枢と結びついた運動パターンが出現する．複雑な運動は，互いに連鎖する多くの反射の結果であると仮定された．このように，この理論では複雑な運動は多重の反射の集団行動を通して達成されると仮定する(Mathiowetz & Bass-Haugen, 1994, 2002; Shumway-Cook & Woollacott, 2007)．

その後の研究や概念では，運動コントロールを説明するためには反射モデルでは不十分であるとされるようになった．たとえば，反射には感覚刺激が必要で，不随意的であるが，複雑な運動の多くは随意的コントロール下にあり，感覚刺激がなくとも起こると認識されるようになった．

運動コントロールを反射で説明することの限界を認識することは，運動がトップダウンによってコントロールされると主張する**ヒエラルキー的コントロール**という考えへと導くことになった(Shumway-Cook & Woollacott, 2007)．この考えによると，神経系の高次の中枢が神経系の下位レベルに対してコントロールを及ぼす(Mathiowetz & Bass-Haugen, 1994, 2002)．

高次の中枢は，運動のための指令として作用する運動プログラムを獲得し，保持する．**運動プログラム**は，複雑な運動を達成するための一連の神経学的に操られた指令(中枢パターンジェネレーターと呼ばれることもある)である(Shumway-Cook & Woollacott, 2007)．それは，随意的コントロール，あるいは，感覚刺激によって開始されるものである．

たとえば，運動プログラムの概念では，手を伸ばして物をつかむときに要求される運動パターンのための指令はCNSの運動プログラムに貯蔵されているとする．そのプログラムは，手を伸ばして物をつかむという過去の経験から獲得される．運動の順序，長さ，速度，方向を抽象的に表現するこのプログラムは，手を伸ばすたびに適切な動作と姿勢の調整をするために用いられる．

ヒエラルキー的運動プログラムの説明によると，反射パターンは複雑な運動へと統合され，その結果，より高次レベルのコントロール下に入っていく．反射の創発と，運動というヒエラルキー的にコントロールされたパターンへの最終的な統合はともに，CNSの前進的発達と再組織化の結果であると考えられている．神経系が運動コントロールに関する最も高次の実行システムであるという考えから，すべての運動コントロールのための能力と問題は，CNSの問題から生じると考えられた．

もう1つの初期の重要な概念は，発達と関連している(Mathiowetz & Bass-Haugen, 1995)．神経発達の概念は，発達に絶対的な方向があると主張している．運動コントロールは頭部から足底に(**頭部から尾部へ**)，そして，身体の中心から四肢の末端に(**中心から末梢へ**)向けて発達する．この発達の方向はCNSが成熟するにつれて進み，下位中枢に対する高次中枢のコン

トロールの段階的な発達を示すものと考えられている．この概念では，環境は運動コントロールに影響を与える直接的な役割をもたない．むしろ，CNSの組織化が運動パターンを決定し，CNSの変化が運動遂行の変化を生み出すとしている．

神経発達的アプローチの4つすべてに共通する最後の概念は，神経系の**可塑性**である．すべての神経発達的アプローチは，CNSは経験の結果として組織化と再組織化を繰り返す能力をもつ柔軟なシステムであると仮定している．神経系の可塑性という概念を描くことで，神経発達的アプローチは，運動をコントロールする経験が脳の組織化にとって必要となる．よって，脳の組織化あるいは再組織化を達成するためには，作業療法でそうした経験を利用できると論じている．

現代の運動コントロールの概念

ヒエラルキー的コントロールと運動プログラムという概念は，運動コントロールの反射モデルよりも進歩しているが，結局はそれらにもまた限界がある（Kamm, Thelen, Jensen, 1990; Mathiowetz & Bass-Haugen, 1994, 2002; Shumway-Cook & Woollacott, 2007）．運動のヒエラルキー的コントロールという考えの大きな限界の1つは，簡単な課題の遂行でさえも，必要な動作の細部を特定化するためにはほとんど無限に近い数の運動プログラムが必要となるということである．

簡潔に述べると，この議論は以下のように進んでいく．運動にかかわるさまざまな筋や関節は，非常に多くの方法で用いられたり，組み合わせられたりするはずである（これらの可能性は自由度と呼ばれる）．自由度の問題は，人間がほとんど無限に近い多様性のなかで遂行するという事実によってさらに複雑になる．ここでいう多様性は，ある運動を何度も行うときに，どれ1つとして同じようにはいかないということを意味している．同じ動作（すなわち，署名をする，爪を切る，カップに手を伸ばす，服を着る，タイプで単語を打つなど）を2回遂行しても，その2つはまったく同じものにはならない．したがって，事前に設定された指令という考えは，遂行の多様性を説明できないことになる（Turvey, 1990）．

運動プログラムの概念のもう1つの限界は，運動のための同一の指令が発せられても，数多くの要因によってまったく異なる結果が生み出されるかもしれないということである（Shumway-Cook & Woollacott, 2007）．たとえば，運動が生じるときの身体のポジションは，動かされる身体部位に対して重力がどのように作用するかによって決定されるであろう．たとえ同じ指令が出されたとしても，重力が異なれば，運動も異なる結果になるであろう．さらに，運動が始まるときの筋の状態も反証としてあげられる．関与する筋群が疲労しているときと休憩した後とでは，同じ指令でも異なる結果が生じるであろう．したがって，中枢運動プログラムによる運動コントロールのヒエラルキー的概念化は，現実の生活のなかで，どのように運動が達成されるかを十分に説明できていない．

■ヘテラルキー的コントロール，創発，コントロールパラメーター

現在，運動コントロールをより完全に理解するために，システム理論に基づく多くの新しい概念が用いられている（Kamm, et al, 1990; Mathiowetz & Bass-Haugen, 1994, 2002）．

第1の概念は古い考えであるトップダウンの運動のヒエラルキー的コントロールを否定するものである．これは，新しい**ヘテラルキー的コントロール**という概念で，運動はいくつかの要素が交流した結果であるとしている．それによると，運動は以下の事柄の交流の結果から生じる．

・個人因子（中枢神経系と筋骨格系を含む）

・遂行される課題の特性

・環境の条件

この新しい理論では，どの要素も他の要素を

Box 8.1　創発とコントロールパラメーター

　以下に運動行動の創発の一例を簡単に説明する．それは両側（すなわち，両手）で2つの異なる物（たとえば，左手は近くの物を，右手は遠くの物）に同時に手を伸ばして触れることである．この課題を行うために両手を同時に動かそうとすれば，誰もが同じ解決法を創発するであろう（以下を読む前に自分でその課題を行ってみるとよい）．

　そう，両手を別の物に伸ばすことは，特定の方法でつながっている．両手は同時に目標の物に到達する．このために，遠方に伸ばす手は，近くに伸ばす手よりも速く移動する．最も自然で無理なく感じるのは，2つの異なる運動が単純な関係で機能的につながっている方法によって腕を動かしているということである．つまり，それぞれの手が動かなければならない距離により，それぞれの手の移動速度の割合が常に決まる．その課題は2つの物への距離を変えることで変化することができる．つまり，2つの物をどんな距離に置いても，その創発行動は同じになるであろう（つまり，遠くの物に向かって動く手は，移動しなければならない距離が遠いために，より速い速度で動くことになる）．

　この運動パターンは生まれつき備わっているものではなく，人間，課題（別の物に両手を伸ばすこと），環境（その人に対して物がどこに置かれているか）の交流から創発する．この例を用いると，人間，課題，環境

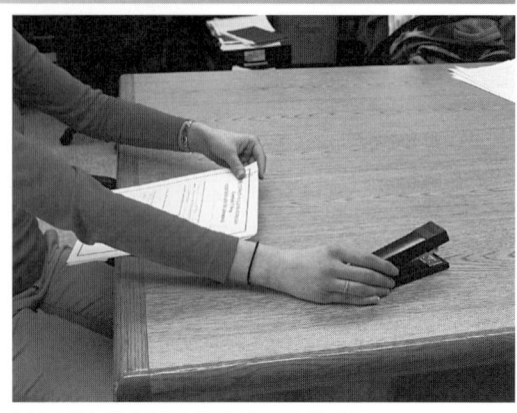

近くの物と遠くの物に両手が同時に伸びる．

がどのようにコントロールパラメーターになるかを知ることができる．物の位置を変えることで運動パターンは変化するであろう．また，課題を一度に1つの物を拾い上げるように変えると，運動パターンは変化するであろう．そして，もちろん，CNSの変化（脳損傷）や筋骨格系の変化（筋力低下）は，人間がどのように動くかを変える．人間，課題，環境のどれか1つでも変化すると，それは運動を異なるパターンへ転換するコントロールパラメーターになる．

コントロールしないとしている．むしろ，それぞれの要素が，そこから運動行動が創発するダイナミックな全体に対して何らかの貢献をしているとする．運動がどのようにコントロールされているかの現代的理解において重要な概念は，**創発**である．運動コントロール理論では，この概念は運動プログラムによるトップダウンでコントロールされるのではなく，人間，課題，環境の交流からもたらされる複雑な運動行為の自発的な発生を指す（Clark, 1997; Haken, 1987）．このように，運動のコントロールは人間，課題，環境という3つの要素に分配されると理解されている．さらに，これらの要素の1つでも変化すれば，運動パターンの変化を引き起こすことができる．運動行動のパターンを転換したり変えたりするこうした変化は，**コントロールパラメーター**と考えられている．Box 8.1では，事例を通して創発とコントロールパラメーターという概念を説明する．

　人間が日課となっている課題を遂行するときには，その課題を成し遂げるのに使うことができる多くのパターンのなかから特定の好みのパターンを用いている．何かに手を伸ばすといった課題を行うときのこうした好みのパターンは，**引きつけられる状態**と呼ばれ，概念化されている．この引きつけられる状態は，必要な運動パターンのすべてが事前にコード化された中枢からの指令（すなわち，運動プログラム）を必要としない．むしろ，こうした運動の好みのパターンは，人間，課題，環境のダイナミックな交流から創発される．

　したがって，現代の運動コントロール理論は，CNSを運動の中心的実行因子としてはとらえず，運動の細部すべてを特定化している事前にコード化された指令は必要でないとしている．運動のコントロールは，運動のためのすべての必要な情報を含む運動プログラムに依存するのではなく，人間，課題，環境の交流に依存

している（Mathiowetz & Bass-Haugen, 1994, 2002）.

現代の運動コントロールの概念は正常運動を説明するだけでなく，異常運動パターンを古典的な運動コントロールの概念よりも正確な方法で理解し，取り組むことを可能にしている．古典的な運動コントロールの概念は，機能障害の運動パターンをヒエラルキー的コントロールの混乱と原始反射パターンの支配と再出現の結果であると理解していた．現代の運動コントロールの概念は，複数の因子が異常運動に寄与することを認識している．さらに，これらの概念により，運動パターンをより機能的にするため，臨床家がどの要素を変えればよいかを検討することが可能になった．このことは，現代の運動コントロールアプローチの節でさらに論じる．

現代の運動コントロールの概念はまた，発達はCNSの変化によってのみ影響されるのではなく，運動コントロールにかかわるすべての要素（たとえば，人間，課題，環境）の変化によっても影響されると主張している．運動発達あるいは運動学習は，運動の変化の絶対的な方向性よりも，物に手を伸ばしたり握ったりするための学習といった運動の努力で個々の最もよい解決法を見つける多様な過程である（Mathiowetz & Bass-Haugen, 1994, 2002）. **Box 8.2** では，現代の運動コントロールモデルがどのようにより総合的な運動の説明を提供するかを描いている．

古典的な神経発達的アプローチ

本節では，4つの神経発達的アプローチを取り上げる．これらのアプローチはいくつかの点で重複している一方，運動の問題や運動コントロールの回復については異なる強調点や論点をもつために，以下個別に検討する．

■Roodのアプローチ

このアプローチは，開発者であり，作業療法士でも理学療法士でもある Margaret Rood の名前で呼ばれている．彼女はこのアプローチを，もともと脳性麻痺をもつ人々の治療のために開発したのであるが，当初から運動コントロールの広範な問題に応用されてきた．

Roodのアプローチは，正常な運動コントロールが出生時の反射パターンの使用から出現するという古典的な視点に基づいている．これらの反射パターンが用いられ，合目的的活動から感覚刺激が生み出されるにつれて，意識（皮質）のレベルで随意的にコントロールされる．しかし，反射パターンは無意識（皮質下）のコントロール下にとどまる．したがって，基本的な運動パターンは意識的注意を経ずに，課題の目標・目的へと導いていく．この運動コントロールの意識下の組織化は，運動課題の効率性を生み出す．

このアプローチは，筋が異なれば，身体での責任も異なること，つまり，筋群は異なる種類の仕事を行うということである．それに従って，Roodは筋を軽労作筋（その機能が主に運動をつかさどる筋）と重労作筋（その機能が主に姿勢の安定をつかさどる筋）に分類した．これら2つのタイプの筋は，異なる種類の神経系のコントロール下にあり（つまり，重労作筋は反射的にコントロールされる傾向があるのに対して，軽労作筋はより随意的にコントロールされる傾向にある），また，それらは感覚刺激に対して異なった反応をする．

【運動の問題のRoodの見方】

Rood（1956）は，CNSが損傷されると，反射の正常発達の方向性と学習された随意運動のコントロールが消失することを見いだした．さらに，異常な筋緊張が頻繁に起こるのを認めた．**筋緊張**とは，筋が固くなる状態あるいは緊張の状態を指す．筋緊張は姿勢の保持のために必要である．筋が十分に固ければ，収縮が必要なときに適切に対応できる．筋緊張は，進行中の感覚情報への反応としてCNSによって維持される．CNSに障害があると，筋は適切に緊張できなくなったり（低緊張状態），緊張しすぎたりすることがある（過緊張状態）．

【治療介入に対するRoodのアプローチ】

このアプローチの根底には，適切な感覚刺激

Box 8.2　水の入ったコップをつかむ運動をどのように行うのか

　人間がどのようにコップに手を伸ばして，つかむのかという運動プログラムの説明は以下のようになされている．手を伸ばして握るという複雑な指令は，脳に登録されている．コップをつかむために求められる緻密に調整された運動に必要なあらゆる情報を含むこうした指令は，きわめて特定の筋収縮を刺激するために脊髄を下降し末梢神経を通過する生化学的な信号を送るために読み出されて用いられる．筋を収縮するためのこの緻密な刺激は，コップに手を伸ばしてつかむのに必要な正確な運動を生み出すため，それぞれの関節にきっちり正確な量と組み合わせをもつ緊張を引き起こす．このように，生化学的信号が筋収縮を引き起こし，筋緊張が適切なアライメントへと体を動かす骨の運動を引き起こすという厳密な因果連鎖が展開される．

　しかし，コップをつかむことは，コップを効果的に保持するために指をどのような形にするかという指令に完全に頼るものではない．コップの輪郭に合わせてつかむために指の形をつくることは，部分的には，指がコップに触れたときに達成される．ひとたびつかむための手の位置が決まると，CNSは筋緊張を増すだけである．指はコップの表面に届くと屈曲し，適切な位置で止まる．実際に，最も微妙な調整は，コップの形に沿うゴムのような指の腹でなされる．この握りの微調整のすべては，すべての細部を特定してきた脳によらずに達成される．その結果，コップをつかむために脳に必要とされる情報は，運動プログラムの説明によって推測されるよりも，多くはない．

　行動の細部は，人と握られる物との交流により行われる（Clark, 1997; Thelen & Ulrich, 1991; Turvey, 1990）．把持の微調整は手とコップの交流に依存している．正しい運動は交流の最中に生じる．

　そこで，コップに手を伸ばしてつかむという問題に，ヘテラルキーと創発という概念を適用してみよう．以下の要素のそれぞれが何らかの役割をしている．
・水を飲むためにコップを持ち上げようとする意図
・筋群を動かすために脳の指令を働かせること
・肩と腕の生体力学組織から生じる運動学的なダイナミックス（すなわち，骨と筋がどのように結合しており，それがもたらす運動の可能性）
・コップの大きさ，形，重量，質感

　意図，神経学的組織，生体力学，対象物は，手を伸ばしてつかむことで一体となった機能的ヘテラルキーになる．手を伸ばすことと握ることに対する実際の運動は，それらの全体的なダイナミックスから生じる．このヘテラルキーのなかで，個々の要素は，何がなされるのかと，どのようになされるのかの両者に影響することになる．どの要素も単独では，起こることを完全にコントロールしたり，決定したりすることはない．そうではなく，人間と環境という要素が，全体のダイナミックスと成果に対して役割を果たしつつ，協力し合うのである（Kelso & Tuller, 1984）．

　創発する動作の原因となるのが全体的なダイナミックスであることから，全体のダイナミックスを変えるこれらの要素の1つが創発する動作を変えることができる．たとえば，コップに手を伸ばして持つやり方は，以下にあげるそれぞれの状況で変わる．
・フォーマルなレセプションで神経質に飲み物に手を伸ばすことに対し，家でリラックスしてコップのお茶を飲むこと
・コップが大きく，重く，飲み物がいっぱい入っているのに対し，コップが小さく，軽く，飲み物が少ししか入っていないこと
・コップがテーブルの上に置いてあるのに対し，誰かがコップを手渡すこと

　要約すると，現代の運動コントロール理論は，水が入ったコップに手を伸ばすといった簡単な運動を，どのように成し遂げるかという理解しやすい説明を提示する．

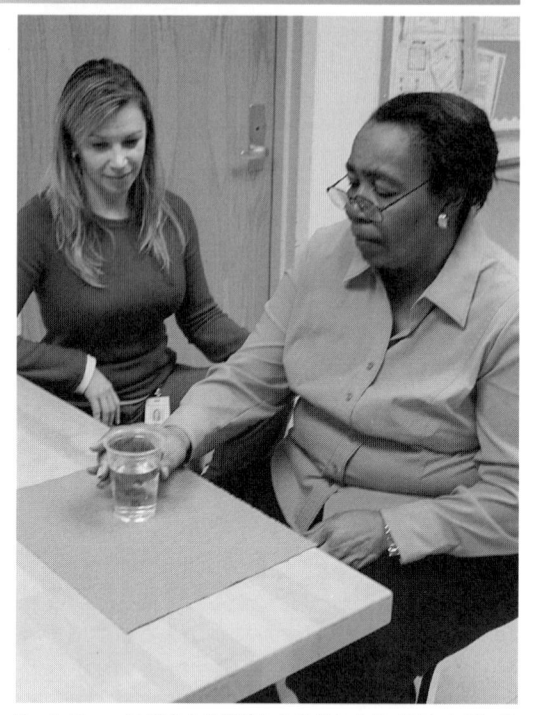

Tunde Konczは脳卒中を経験した自分のクライアントが，患側上肢で水が入ったコップに手を伸ばすのを観察している．

が特定の運動反応を引き出すことができるという仮説がある（McCormack & Feuchter, 1996）．治療アプローチには以下の4つの戦略が含まれている．
・適切な筋反応を誘発するために，感覚刺激を用いて筋緊張を正常化すること
・その人の現在の発達レベルから開始し，正常運動発達の方向に沿って進めること
・ある活動の目標・目的に注意を集中すること
・学習を強化するために，反復の機会を提供すること

Roodのテクニックの多くは，適切な感覚入力を提供することによって，筋の反応を誘発することに集中している（Rood, 1956）．筋を促通するためには，感覚刺激（たとえば，筋腹に氷をあてがったり，ブラシングや，軽くさすったりすること）や固有受容覚刺激（たとえば，セラピストの徒手での関節の圧迫，急激な牽引，タッピング，圧刺激，運動への抵抗）が用いられる．ゆっくりとしたリズミカルな運動，ほどよく温めること，持続的なストレッチなどの感覚刺激は，セラピストが筋を抑制するために用いられる．嗅覚，味覚，聴覚，視覚などの刺激も，反応を誘発したり抑制したりするために用いられる．後者の感覚刺激は，随意的なコントロールがごく少なく，異常な筋緊張や反射が出現している場合に用いられる．

治療は，感覚刺激により筋の反応を促通することに始まり，発達的に適切な運動パターンのなかで得られた反応を用いることへ，さらに，活動のなかでその運動を合目的的に用いることへという順序で進んでいく．Roodは，治療で従うべき運動行動の正常発達の方向を明らかにしている．理想的には，クライアントが随意的に動くことを支援するため，また，合目的的活動へのクライアントの自発的な参加を準備するために，作業療法ではさまざまな感覚刺激のテクニックが用いられる（McCormack & Feuchter, 1996）．

【Roodのアプローチの実践の資料】
Roodのアプローチでは，作業療法士ははじめに，その人が簡単に行うことができる最高レベルの発達的運動パターンを明らかにする．そしてそれより上の，クライアントが努力しなければならないレベルから始める．満足できる随意的コントロールが達成できるまで，感覚刺激や徒手での補助が用いられる．

Roodの業績は作業療法の分野で，運動コントロールの回復における感覚刺激の役割への関心から始まった．しかし，神経科学では，感覚刺激が運動反応に影響する方法は，示されたアプローチよりもずっと複雑であることが明らかにされている（Brunnstrom, 1970）．たとえば，感覚刺激に対する身体反応は，その人の情緒的状態や感覚刺激の知覚された特徴（たとえば，触れる）といった心理的要素によって中継され，調整されるという証拠がある．このように，感覚刺激と運動反応との関係は，感覚刺激の古典的な治療への利用で仮定されているような単純で直線的なものではない．

■Bobathの神経発達学的治療
神経学者と理学療法士のチームであるBobath夫妻は，もともと脳性麻痺をもつ人々のために神経発達学的治療（neurodevelopmental treatment；NDT）アプローチを開発した（Bobath, 1978）．このアプローチはまた，CNSの障害により異常な運動をもつあらゆる人に対しても効果的であると考えられたため，成人片麻痺の治療にも頻繁に用いられている（Trombly & Radomski, 2002）．

NDTは以下の仮説に基づいている．
・運動コントロールは（運動それ自体ではなく）運動感覚の学習を含む
・最初に基本的な姿勢運動が学習され，卓越した運動，機能的技能へと統合される
・すべての活動には，その根底をなす基礎として姿勢コントロールがある

【運動の問題のBobathの見方】
脳損傷後の運動の問題には，日常の機能的活

動を妨げる異常な筋緊張（例：痙性）や異常な姿勢や運動のパターンがある．さらに，姿勢や運動が異常であれば，その人の感覚はこれらの異常パターンを反映して，CNSに誤った情報をもたらす．したがって，この人は正常な運動を体験したり，学習や再学習したりすることができない．

【治療介入に対するBobathのアプローチ】

治療では，異常パターンを抑制し，運動学習のための適切な感覚情報を提供する正常運動パターンに置き換えることを求める．適切な感覚刺激を提供することにより，異常パターンが抑制され，正常パターンが誘発される．人が正しい運動パターンを遂行できれば，自分でつくり出す運動に関する感覚情報は運動コントロールの学習が可能になる．このように，このアプローチの基本は，クライアントに適切な運動とはどのように感じられるものなのかを学習させることである．

【Bobathのアプローチの実践の資料】

評価は，その人が常に遂行できる最高の発達レベルを確定することである．また，身体がさまざまな発達レベルにあるときの筋緊張を記述し，さらに外的刺激や随意的努力に対する反応として筋緊張がどのように変化するかを記述することを目的にしている．たとえば，評価では，クライアントが特定の運動コントロールの発達レベルにとどまっていることや，運動能力が複数の発達レベル間に広がっているのかなどを明らかにする．このように，評価は運動コントロールの発達に関するその人の像をもたらす．

治療は発達の進行方向に沿って行われ，次の発達レベルの活動の運動遂行を刺激し促進しながら，筋緊張や姿勢の異常な分布を抑制するために，その人を正しく**ハンドリング**することを重視する．ハンドリングは運動コントロールのキーポイント（常にではないが通常は，肩甲帯といった近位領域）という原理に基づいている．作業療法士は，異常運動を抑制し，正常な運動を促通するために，これらのポイントをハンドリングする（Trombly & Radomski, 2002）．ハンドリングは，クライアントの随意的努力と結びつけて行うことができ，その目的はより正常な運動を促通することにある．

筋を物理的にタッピングするといった感覚刺激も用いられる．ひとたび正常な反応が引き出されたら，それらは反復され，その人は合目的的課題のなかでその運動を練習する機会を与えられる．作業療法の主眼は，正常反応に対する随意的コントロールを高めることにある．NDTアプローチの根底をなす信念は，ある人がひとたび特定の発達的運動パターンを随意的にコントロールできるようになれば，それを技能的活動へと統合することも可能であるということである．治療目標は，その人に機能的遂行の準備をさせることである．しかし，その人にとってかなりレベルの高い能力を必要とすると考えられる課題に直接的にかかわらせることは，異常適応的な筋緊張や運動パターンを引き出し強化する恐れがあるために，禁忌である．

NDTアプローチは，合目的的活動という背景のなかで正常運動を補助し促進するために，作業療法で用いられている．このアプローチの原理に従えば，作業療法の活動を片麻痺患者に応用できる．さらに，成人の片麻痺者の日常生活活動訓練に取り入れることもできる（たとえば，異常な筋緊張が更衣を妨げる場合に，その人に身体の異常な筋緊張を抑制することを教えるなど）（Trombly & Radomski, 2002）．

■Brunnstromの運動療法

Brunnstromは，脳血管障害後の片麻痺者の運動コントロールという問題の治療アプローチとして運動療法を開発した（Brunnstrom, 1970）．

組織化の見方は，正常な発達は反射の発達の連続性を含むという観察に基づいている．さらに，反射は修正され，その構成要素は合目的的運動へと再編成される．これは脳の高次中枢が優位になるにつれて達成される．

【運動の問題のBrunnstromの見方】

Brunnstromは，脳血管障害を経験した人は，

低レベルの運動機能（つまり，反射行動）を示すことを観察した（Brunnstrom, 1970）．彼女は片麻痺の回復過程で連続的にみられる四肢の運動には，一定のパターンがあることを明らかにして分類し，これらのパターンを四肢の共同運動と呼んだ．共同運動とは，四肢を随意的に動かそうとすること，健側の四肢を動かそうとする努力，他の感覚刺激などが個々にあるいは一緒になって引き起こす四肢全体のパターン化された屈曲・伸展の運動である．Brunnstromは，これらの反射パターンのそれぞれが発達過程の正しい段階に生じるときには正常といえるため，それらが脳損傷による片麻痺者にみられるのは正常だと考えられると推論した．このようなパターンの出現は，損傷を受けたCNSの機能が発達段階のより初期に戻ったという事実を示しているだけである．

【治療介入に対するBrunnstromのアプローチ】

Brunnstromの治療アプローチでは，反射的共同運動パターンを引き出すことから始め，そして，これらを基礎として用いて，正常発達で学習したのと同じように，段階的により発達した随意運動を徐々に学習していく．このアプローチは，回復段階を通して改善するために，クライアントが行うことができる運動パターンを用いることを強調している（Pedretti & Zoltan, 2001）．

【Brunnstromのアプローチの実践の資料】

このアプローチでは，評価は（運動パターンを感じ取り，認識する能力が治療にとって重要であるため）その人の感覚の状態，どの反射がみられるのか，そして，現在の回復段階を確定することを含む．Brunnstrom（1970）は，片麻痺からの回復を次の6段階としてとらえている．

1. 随意運動がまったくみられない弛緩
2. 連合反応の出現
3. 共同運動パターンの出現
4. 共同運動から分離した随意運動の出現
5. 基本的な共同運動から分離した随意運動
6. 正常に近い協調性をもつ個々の関節の随意運動

また，治療は以下の原則に基づいている．
・発達的回復の順序を用いること
・随意運動が出現していない場合，感覚刺激を通して運動を促通すること
・刺激されたことによる運動に対して意志的なコントロールを奨励すること
・クライアントに姿勢を保持して随意的に動かすように求めることで，出現しつつある共同運動を強化すること
・機能的な活動で，コントロールされた共同運動を用いること

このアプローチの作業療法への応用は，合目的的活動でのコントロールされた運動の利用を中心としたものである．回復段階の3と4で，クライアントにある程度の随意的コントロールがあるとき，活動はそれらの運動を用いるのに適していると言える．時には，健側上肢に課題を用いながら，患側上肢は物を安定させるために用いることもある．活動は既存の共同運動の使用を促進するために，共同運動を分離したり結びつけたりする運動行動を引き出すために，また，より大きな意志的な運動コントロールを達成するために，改変することができる（Pedretti & Zoltan, 2001）．

BrunnstromのアプローチはBobathのアプローチとは異なる．Bobathのアプローチは，脳損傷後に出現する運動パターンは運動コントロールを再訓練するために用いるべきではないと主張している．しかし，Brunnstromは，反射活動しか出現していないような回復段階の初期では，そうした活動を利用すべきであると主張した．とはいえ，Brunnstromは反射活動は回復段階の後期では抑制すべきであることには同意している．

■固有受容性神経筋促通法

固有受容性神経筋促通法（proprioceptive neuromuscular facilitation；PNF）は，「固有受容器の刺激を介して，神経筋のメカニズムの反応を促通し，推進する方法」と定義される（Voss, Ionta,

Meyers, 1985, p.xvii). このアプローチはこれまでの3つのアプローチよりも，広範で，より折衷的なものである．

このアプローチが考える組織化を定義づけているいくつかの原則がある（Meyers, 1995）．それは，正常運動発達は頭部から尾部へ，中枢から末梢へと進んでいくということである．反射は初期の運動行動を支配し，成熟するに従い，随意的な運動行動へと統合される．運動行動は循環的である（屈曲期と伸展期が交代する）．正常な目標指向的運動は逆方向の運動（たとえば，屈曲し，次に伸展すること）によって形成されており，拮抗筋群（たとえば，屈筋群と伸筋群）間のバランスに依存している．運動行動は全体的な運動パターンの順序立った配列のなかで発達する．この発達は段階を踏んでいくものではなく，運動発達の連続する段階にはオーバーラップがある．

運動能力を高めるには学習が必要である．学習には多くの場合，連鎖的あるいは連続的な段階の獲得を，後にはそれらを課題に統合することが含まれる．頻繁な刺激と運動の反復は，学習された運動能力の保持を支える．最後の重要な原則は，運動学習は多重感覚情報を必要とするということである．固有受容覚の情報とともに，聴覚，視覚，触覚系が，運動学習のプログラムを立てるために，感覚データを提供する．

【運動の問題のPNFの見方】

このアプローチでは，運動コントロールのどのような困難も障害とされる．PNFはもともと脳性麻痺や多発性硬化症の治療のために開発されたものであるが，CNSが原因の運動制限がある人でなくとも対象とする広範なクライアントへの応用がみられる．

【治療介入に対するPNFアプローチ】

PNFの治療的アプローチは多重感覚である．用いる感覚刺激には，セラピストの身体的接触，視覚的手がかり，言語的命令がある．治療の中心的特徴は，運動機能の回復のために，運動の対角線的パターン（つまり，身体の正中線に対して対角線的な面で四肢を動かすこと）を用いることである．対角線的パターンは，正常発達にみられ，また，身体両側の統合が必要な自然な運動を含むために，治療に取り入れられたと考えられる．

【PNFの実践の資料】

評価は広範囲にわたり，個人ができる発達的姿勢と運動パターンの確定と，これらの能力を機能的活動に用いるその人の能力を決定するものである．評価の目標は，運動のための能力という点でのクライアントの利点と問題点の総合的な像を収集することと，介入の適切な技法を選択できるようこれらをきわめて細部にわたって明らかにすることである．

クライアントが自然な対角線的運動パターンを行うのを促進するために，用いられるテクニックがいくつかある．1つは放散といい，より弱い筋群の活動を刺激するためにより強い筋群を用いることによって，特殊な筋活動を刺激しようとすることである．2つ目は，経時的誘導といい，1つの随意運動を用いて別の随意運動を促進するものである．3つ目は，相反刺激といい，随意運動による反射抑制法である．そのほかのテクニックには，適切なポジショニング，ポジショニングや刺激のための徒手での接触の利用，運動を求める言語的命令や指示などがある．また，筋のストレッチや運動への抵抗といった感覚刺激の方法も用いられる．促通技法と組み合わせた目標指向的運動は，最も効果的な治療手段であると考えられている．

■ 神経発達的アプローチの要約

これまでは4つの神経発達的アプローチの異なる強調点を描き出してきたが，それらは以下のような運動コントロールの見方を共有している（Mathiowetz & Bass-Haugen, 1994, 2002）．まず，CNSがヒエラルキー的に組織化されていて（すなわち，高次中枢が低次中枢をコントロールしている），運動は低次中枢への感覚入力と高次中枢でコード化された運動プログラムによってコントロールされるという主張，ま

た，発達や学習はCNSの成熟や経験にゆり動かされた変化によって起こるとの主張である．

神経発達的アプローチによると，人間が運動を習得するために学習し，その後，課題を成し遂げるためにこれらの運動を用いることで，運動コントロールが生じる．運動学習と発達がともに固定した順序をもつことは，システムがヒエラルキー的にどのように構築され，低次レベルの運動パターンがどのように修正されるかに必要な結果とみられている（たとえば，随意運動は，反射に誘発された姿勢コントロールのうえに構築される）．

運動の問題の理解

神経発達的アプローチによると，異常運動パターンはCNSの混乱の直接的な帰結である．CNSの損傷は，感覚や知覚の入力，運動プログラム，運動コントロールの正常なヒエラルキー的組織化を混乱させたり，妨げたりする．これはさらに異常な筋緊張，反射，運動パターンを引き起こす．

治療介入

神経発達的アプローチは，CNSにおける損傷や混乱の性質の直接的な帰結であると考えられた運動コントロールの障害の理解と治療にもっぱら焦点を当てている．介入のためのアプローチの根底をなす最も基本的な概念は以下にポイントを絞っている．

・感覚刺激による異常な筋緊張，反射，運動パターンの抑制
・感覚刺激による正常な筋緊張と運動パターンの促進

この焦点の基礎にあるのは，筋や運動のダイナミックスで観察されるすべての変化は，CNSの組織化において達成された変化と直接的に関係づけられるという前提である．

神経発達的アプローチは，セラピストの首尾一貫した支援（たとえば，ハンドリング，ポジショニング，指示）やフィードバックを通しての課題の反復による学習を重視する．それはまた，ある課題を部分的に学習することから，その部分を全体へと統合することへと進んでいく発達的方向を強調している．

回復と治療は，反射から随意運動のコントロールへ，粗大運動から分離運動へ，近位部から遠位部のコントロールへといった正常な発達的方向に従うことが期待されている．したがって，これらのアプローチは，正常な運動，あるいは，回復の方向に従った運動を用いることに重点を置く．これらの方向の重要性は，それらがCNSのなかに「強固に組み込まれている」という前提に基づいている．

実践の資料

神経発達的アプローチでは，評価は以下のことに焦点を当てる．

・筋緊張，感覚と知覚，姿勢コントロールの状態を確定すること
・異常な反射と運動パターンを明らかにすること
・運動コントロールパターンの現在の発達レベルを確定すること

治療のための技術は，正しい運動パターンを引き出すために，外部の感覚刺激とハンドリングの利用に大きく頼っている．さらに，これらのアプローチは，ひとたび正常な運動パターンを習得したならば，作業遂行における機能的な運動コントロールへと一般化されるであろうことを前提とした運動パターンの訓練と習得に重点を置いている．

作業への参加は重視されていない．作業は，それが適切な運動パターンを引き出すと考えられるときにのみ選択される．作業活動の使用は，孤立して発達した断片的技術とみなされてしまうので，推奨されない．そのような断片的技術は，遂行する課題のみに有用であり，他の領域に一般化できないとみられている．一般に，作業は神経発達的アプローチの運動コントロールの障害の治療には中心的役割を果たして

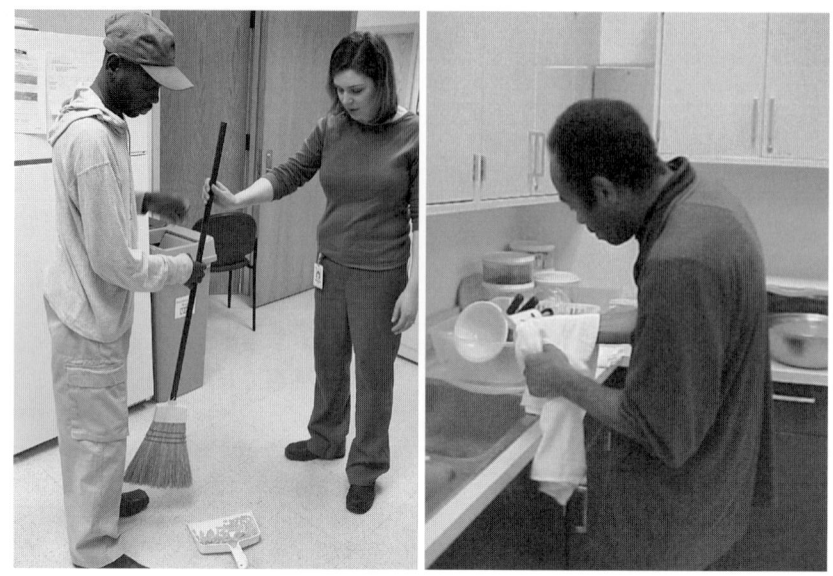

評価の背景として，また，運動コントロールの問題への介入として，毎日の課題を用いる．

いない．

現代の運動コントロールアプローチにおける理論と実践の資料

現代の運動コントロールアプローチは，作業療法のなかで洗練されてきた（Bass-Haugen, Mathiowetz, Flinn, 2008; Mathiowetz & Bass-Haugen, 1994, 1995, 2002; Radomski & Trombly Latham, 2008）．

理論

運動コントロールは，人間（動機づけ，認知，CNS，筋骨格系の構成要素）と環境と課題の変数との交流から創発するとみられている．運動はこのダイナミックな交流に依存する自己組織化する現象であると考えられている．重要なのは，この運動アプローチでは，運動はCNSのみに依存しているわけではないと理解されていることである．むしろ，運動コントロールには多くの変数がかかわっている．つまり，人間，課題，環境の各要因の交流によってコントロールされる．この運動コントロールについての観念は，先に考察されたヘテラルキーと創発の概念を反映している．

現代の運動コントロールアプローチでは，CNSは高次中枢と低次中枢が互いに協力的に交流し，また，筋骨格系と互いに交流するヘテラルキー的に組織化されたシステムとみられている．さらに，運動パターンは，CNSに「あらかじめ組み込まれた」一定の方向ではなく，個人と特定の環境条件という個別の特徴を与えられて，作業遂行を成し遂げるための安定した（あるいは，好まれた）やり方であると理解されている．この見方は，前述の「引きつけられる状態」という概念を反映している．こうした運動の好みのパターンは，関係するシステムや環境の変化（すなわち，コントロールパラメーターとなる変数）によって混乱させられる．

現代の運動コントロールアプローチによれば，運動コントロールは人間がある作業を成し遂げるための最もよい解決策を追求する過程を通して学習される．したがって，学習は遂行する人間，背景，遂行される課題などの特性に依存している．運動パターンが熟練してくると，それらは引きつけられる状態になる．そして，それらを広範な条件下で練習するとき，狭い条

件下で学習した場合よりも安定する．

　人間，課題，環境の変化は，どれも好まれる運動パターンに崩壊，あるいは，質的な転換をもたらす可能性がある．このように，運動行動を変化させるコントロールパラメーターは，CNS や筋骨格系，課題，環境のなかにあるのではないかと考えられている．たとえば，強さ，CNS の成熟，取り扱う物の大きさや重さ，あるいは，課題に必要とされる運動速度などの変化は，運動行動のパターンを変化させるコントロールパラメーターになりうる．

　作業療法における現代の運動コントロールモデルは，行う作業の役割とそれを遂行する作業の背景を重視している．遂行する課題は，あらゆる運動コントロールに重要な影響を及ぼすものと認識されている．このモデルにおいて，運動コントロールは，特に与えられた課題を遂行するという背景のなかで，自己組織化する行動とみられている（Lin, Wu, Trombly, 1998; Trombly, 1995; Wu, Trombly, Lin, 1994）．

　最後に，現代の運動コントロールモデルは，一定の発達的方向あるいは運動学習の方向を重要視しない．運動の変化や学習の方向は，むしろ，個人に特有な個性と，そのなかで運動コントロールを学習する環境の多様性の両者に依存している．

運動の問題の理解

　CNS が障害されたとき，運動行動の問題は，ある背景のなかで特定の作業形態を遂行しながら，障害を代償しようとする試みの結果としてもたらされる．もしもその人が遂行している作業や環境が変化すれば，その人が示す運動行動の種類も変化する（Mathiowetz & Bass-Haugen, 1994, 1995; Trombly, 1995）．このように，運動の障害は CNS における障害と関連してはいるが，直結しているわけではない．むしろ，運動パターンは（CNS と筋骨格系の両者に代表されるものとしての）特定の能力と制限をもつ人間，遂行される課題，そして，遂行が生じる環境状況との間に生じるダイナミックスの結果である．このように，たとえば，ある異常運動パターンは，CNS の損傷と筋力低下の双方に影響されるであろうが，ある特定の作業と環境の条件のもとでのみ示されると考えられる．

治療介入

　課題指向的アプローチの中心的前提は，「機能的課題が行動の組織化を支援する」というものである（Mathiowetz & Bass-Haugen, 2002, p.139）．Mathiowetz と Bass-Haugen によると，作業療法は，遂行することが困難な課題を明らかにすることで，また，その人がこれからの課題に用いることを好む運動パターンに気づくことで始まる．作業療法士は，次に，最善の遂行を支援する人間と環境のシステム，あるいは，効果的でない遂行に関与する人間と環境のシステムを確定する．これは，運動コントロールの支持的・制限的要素を明らかにし，介入を決定する基礎として役立つ．

　作業療法士はまた，作業的条件や環境的条件のなかで運動行動の安定性と不安定性を確定しようとする．このようにして，機能的運動や障害的運動のパターンが現れる条件の範囲が確定される．これは，ある特定の運動パターンを誘導する状態がいかに強力であるか，それゆえに，他のパターンをどのようにたやすく妨げたり，転換したりするかを明らかにする．

　評価を明らかにすることによって，介入は違ってくる．たとえば，あるクライアントの運動行動が不安定であるとき，作業療法士はその人が運動の最もよい解決法を見つけ，より安定するように練習することを支援するであろう．もしそのクライアントが，課題の目標を達成できても，効率的でも安全でもない運動コントロールの方策を用いているときには，作業療法士はクライアントに別の運動の方策を探して安定するように支援するであろう．

　現代の運動コントロールアプローチは，個別化した部分よりも課題全体の学習を重視する．さらに，指示や絶え間ないフィードバックに頼るのではなく，運動の問題に対して自分で最

もよい解決法を見つけるよう支援することを強調する．人は作業遂行という状況のなかで，実験や問題解決を強いられる．遂行の全体的な結果に対するフィードバックは，部分的なフィードバックよりも役立つと考えられている．

このアプローチの治療目標は以下の点に焦点を当てている．

・クライアントの特徴を考慮して，最も効率的な方法で，必要かつ望ましい課題を達成すること
・学習された運動行動がより安定するように，さまざまに変化する自然な状況のなかで，その人が練習できるようにすること
・人間と環境の特性を最大限にして遂行を強化する
・治療場面を出た新たな環境で遭遇する挑戦の解決法を簡単に見つけられるように，クライアントの問題解決能力を高めること

全体的に，このアプローチはクライアントの役割と動機づけを考えた協業的でクライアント中心のアプローチを重視している．

実践の資料

このアプローチの評価は，脳卒中を体験した若い女性であるMarielaさんの事例（**Box 8.4**参照）で描かれるように，対象者が背景のなかで意味のある課題を遂行する試みを観察することを重視し，クライアント中心で課題指向的なものである．評価法には，作業形態と文脈が異なれば，運動コントロールがいかに変化するかを検討する量的・質的なデータ収集法を含んでいる（Mathiowetz & Bass-Haugen, 2002; Trombly, 1995）．評価は，作業遂行の観察から開始され，次に，これらのシステムがどのように遂行を妨げているかというさらに深い理解が必要とされるときにのみ，根底をなすシステムを検査することへと進んでいく．

具体的には，作業療法士は，反射や筋緊張の評価から始めることはないだろう．それよりも，その人が必要な作業形態を遂行するかどうか，また，どのように遂行するかという検査から始めるだろう．そして，遂行の難しさに気づいたならば，筋緊張や異常反射が遂行の難しさに関与しているかどうか，また，どのように関与しているのかを（環境と作業形態とともに）明らかにすることへと進んでいくであろう．したがって，評価の焦点は，根底をなす一般的な運動能力ではなく，作業遂行に当てられることになる．

このことはまた，作業療法士がクライアントの役割遂行のためには，どのような課題が必要なのかを学習することから始めることも意味する．作業療法士は，CNSのことを，人間システムがどのように遂行の難しさに関与しているかを確定するために検査するときには重要であるが，遂行を共同的に決定する要素のうちの1つでしかないと認識している．今のところ，標準化された妥当な評価法はない．しかし，評価の原則と既存の評価をこのアプローチへと組み込む方法が明らかにされている（Mathiowetz & Bass-Haugen, 2002）．

このモデルは，クライアント中心の作業形態，自然な環境，運動の最もよい解決法のための積極的な実験の利用を重視しているため，神経発達的アプローチのテクニックのようにたやすく明示されることはない．古典的な神経発達的アプローチは，運動が単一のシステムであるCNSによってコントロールされていると仮定していた．したがって，テクニックは非常に特化されたものであった．

現代のアプローチは，運動コントロールに影響を与える複合的な要素を明らかにし，クライアントの遂行に対するその相対的な重要性や影

> 現代の運動コントロールアプローチは，個別化した部分よりも課題全体の学習を重視する．

響は状況に依存すると論じている．したがって，作業療法で用いられる実際のテクニックは，多くの側面にわたるクライアントの状況の個別的な理解を必要とする．神経発達学的アプローチのより標準化された方法に慣れ親しんでいると，運動コントロールアプローチは，最初は，それほど規範的でも特効性のあるものでもないように思われる．Bass-Haugenら（2008）は，このアプローチの多様な原則を概説している．そのなかで，作業療法士は作業に基づく焦点を用いた一般的アプローチのもとで，以下を行うべきであると指摘している．

・治療の焦点は，機能的課題である
・クライアントの役割にとって意味があり重要な課題を選択する
・治療のために選択された課題の特徴を分析する
・課題遂行に用いる運動を記述する
・運動パターンは安定期あるいは移行期のいずれなのかを決定する
・課題遂行の運動パターンと機能的成果を分析する

Mastos, Miller, Eliasson, Imms（2007）は，現代の運動コントロール理論に基づく目標指向的な治療アプローチを紹介している．彼らは，意味のある課題目標が選択されることを確実にする目標設定の重要性を強調する．この介入はまた，機能的能力を最大にする方策を達成するためにクライアントを問題解決過程に含めるとともに，遂行を支援するためにこの課題と環境をどのように修正できるかを分析することを重視している．

Davis（2006）は，現代の運動コントロールモデルを用いて，脳血管障害者に対する課題選択と環境強化の介入について述べている．このアプローチは，クライアントを動機づける実生活の課題と，最も望ましい運動を引き出す環境要因の慎重な選択を用いることを強調し，機能を強化する．このアプローチは人間と課題対象物の慎重なポジショニング，四肢をすべての課題に取り組ませること，その人の機能障害に合った課題を選択することなどの多くの原則を含んでいる．

さらに，Flinn（1995, 1999），Sabari（1991），TseとSpaulding（1998）は，片麻痺やパーキンソン病といった特定の機能障害をもつ人の治療のために，このアプローチの意味を説明した．最後に，現代の運動コントロールアプローチから生じる最近の治療アプローチはCI療法（constraint-induced therapy，邦名：麻痺側上肢集中訓練法）である．このアプローチは，非麻痺側またはより軽い麻痺側の肢の使用を抑制することと，麻痺または重度の麻痺がある側の肢を機能的課題で用いる練習を組み合わせている（Morris, Crago, DeLuca, Pidikiti, Taub, 1997; Roberts, Vegher, Gilewski, Bender, Riggs, 2005; Stevenson & Thalman, 2007）．

Box 8.3　課題指向的治療

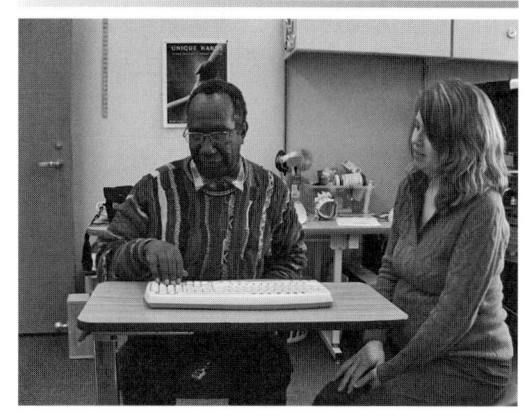

上の写真では，Heidi Fischerとクライアントは，課題指向的な背景のなかで，運動の集中訓練に焦点を当てた運動コントロール治療をしています．この写真のクライアントは，脳卒中になる前に，頻繁にコンピュータを使い，また，ピアノを弾いていた技術者でした．彼はキーボード課題で，手指の伸展と外転を繰り返し訓練しています．ほかにも運動コントロールの方策として，たとえば，コップをつかむ前に数回，反復して手首を伸展させ，コップをつかむために手指を開く練習といった運動の強化が行われています．

神経発達的アプローチと現代の運動コントロールアプローチの要約と比較

前節では，古典的な神経発達的アプローチと現代の運動コントロールを概観した．一般に，現代の運動コントロールアプローチは，古典的な神経発達的アプローチよりも，よりダイナミックで全体論的な運動の解釈をしている．運動コントロールと運動コントロール障害の治療での環境と課題の役割にそれほどの重点を置かない神経発達的アプローチとは対照的に，現代のモデルはこれら2つの要素に大きな力点を置いている．

リサーチと証拠

BobathのNDTアプローチは，方法論的な弱点をもつ傾向があるにもかかわらず，4つの神経発達的アプローチのなかでは最も研究されている（Levit, 2002）．リサーチからは，NDTが有効な治療法であるということは明確には示されていない．たとえば，非特異的な遊びの活動が運動行動の利得を生み出すうえでNDTの効果と同じであることを示す研究がある（Levit, 2002）．片麻痺者に対するNDTの有効性の研究は公表されていない．PNFアプローチに関するリサーチは限られており，主に正常母集団に焦点を当てている（Trombly & Radomski, 2002）．通常，これらのそれぞれの研究は，PNFの断片的側面を検証したものであって，その結果はさまざまである．全体として，神経発達的アプローチに関しては，作業療法の体系的研究は蓄積されていない．

現代の運動コントロールアプローチは，相対的に新しいものではあるものの，さまざまな研究（Eastridge & Rice, 2004; Fasoli, Trombly, Tickle-Degnen, Verfaellie, 2002; Mathiowetz & Bass-Haugen, 1994; Wu, et al, 1994）から，この理論とモデルの効果が支持され始めている．リサーチの要約としては，MaとTrombly（2002）およびTromblyとMa（2002）が，これまで15の研究が協調的運動に対する作業療法の影響を検証してきたと述べている．これらの研究は，意味のある目的と目標指向的活動の使用が肯定的な成果と結びついた要因であると結論づけている．さらに，新しい運動コントロールモデルを支援しているものもあるが，そのためにはより多くのリサーチが必要であることを指摘している．Dickson（2002）はまた，脳卒中の人々に対する運動コントロールの介入に関するエビデンスを検討し，古典的な神経発達的アプローチにはエビデンスがほとんどないと結論づけた．彼女はまた，現代の運動コントロールアプローチはより多くのエビデンスがあるものの，今後さらに多くのエビデンスが必要であると述べている．

古典的な神経発達的アプローチと現代の運動コントロールアプローチの両者は，運動科学的研究を基礎に置いている．多くの古典的な運動コントロールの概念は明らかに矛盾しているという強いエビデンスがある．さらに，しっかりした文献研究が現代のアプローチを支持している．したがって，大多数の研究は，古典的な神経発達的アプローチを再検討し，現代の運動コントロールアプローチに組み込む必要があると強く提案している．

考察

古典的な神経発達的アプローチから現代の運動コントロールアプローチへの転換において，現代の枠組みのなかでも依然として妥当であり，用いることができるものは，どの古典的なアプローチの概念，テクニックなのかということを考慮する必要があろう．さらに，現代の運動コントロールモデルにおいて，応用のための資料を開発するというさらなる研究が必要とされる．

古典的な神経発達的アプローチはいまだに幅広く用いられており，作業療法士は1つ以上の古典的アプローチを固持するという特徴をもっている．古典的な神経発達的アプローチを支持する人々と現代の運動コントロールアプローチ

Box 8.4　事例：現代の運動コントロールアプローチの利用

　Tunde Konczは，脳卒中から回復して約1年が経過したものの，作業遂行を困難にさせる神経学的損傷をもつ21歳の女性のMarielaさんに働きかけています．Marielaさんは20歳のときに脳出血を発症し，右上肢には，ほとんど運動がみられないという後遺症があります．Marielaさんが作業療法を開始したとき，右手・右腕は完全に機能を失っており，日常生活では使っていませんでした．Marielaさんは脳卒中のために，健側の左側を使うことを好み，日常活動でもそれに慣れていました．

　Tundeは，Marielaさんの中枢神経系の損傷と麻痺側の運動の困難さと使用の制限を考えるために，運動コントロールの理論を選択しました．Tundeは，Marielaさんの作業遂行を観察することで評価を開始し，彼女がどんな活動にも右手を使用しなかったと記録しました．さらに，Marielaさんの更衣，食事，櫛で髪をとかすといった整容活動での上半身の遂行を観察しました．Marielaさんは右側を課題へと組み入れることが困難で，麻痺側の腕と手の筋力低下と可動域制限が，意味のある使用を妨げるコントロールパラメーターでした．

　Marielaさんは，以前の利き手である右手を使って，更衣，食事，浴槽への移動といった活動をすることを希望して作業療法に来ました．彼女は，右側を使って日常生活での自立を高めることを望んでいました．また，以前していたように，両手を使って犬と遊ぶことができるようになりたいとも望んでいました．

　Tundeは，筋力と自動可動域の改善という短期目標を設定するためにMarielaさんと協業しました．そして2人で，MarielaさんがADL（日常生活活動）において自立するようになり，両手課題を補助するために右手を用いるという長期目標を立てました．初期の治療では，Tundeは麻痺側の可動域拡大と筋力増強のためにさまざまな訓練を取り入れました．

　Marielaさんの筋力と可動域が，ある程度の機能まで改善すると，Tundeは，Marielaさんの運動技能を向上するための作業療法介入で，より課題指向的アプローチをとり始めました．それは，髪をとかすために櫛に右手を伸ばすことや，水を飲むために水の入った

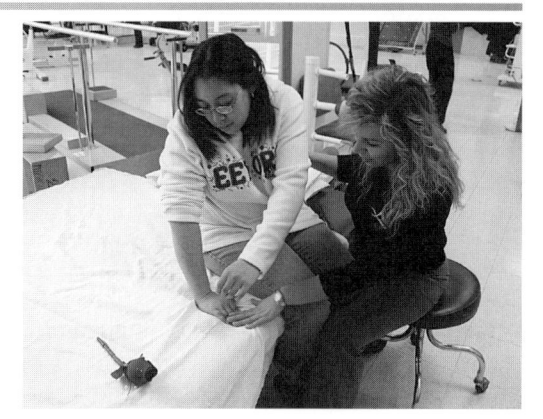

Marielaさんは自分の名前をサインするためペンに手を伸ばしています．

ボトルに右手を伸ばすことなどです．これらの運動課題の再学習を助けるために，適切な運動の反復が用いられました．Marielaさんに異なる背景のなかで手を伸ばす練習をするように頼むことで，麻痺側で学習した運動が将来的に，さらに応用できるようになりそうでした．

　作業療法でTundeとMarielaさんが頻繁に行った活動はほかに，調理，掃除，電灯をつけたり消したりすること，お金を扱うこと，入浴，更衣，食事などです．Tundeは，Marielaさんの機能を改善するために，麻痺側を補助することでこれらの活動のすべてを完成させました．これらの機能的アプローチは，Marielaさんがさまざまな背景のなかで反復を通して運動を再訓練するという意思によって選択されました．

　作業療法の開始により，関節可動域の測定値は多くが正常になり，握力も改善したことを示しました．そして，日常課題で右手を補助的に使うことができるようになりました．Marielaさんは改善し，長期目標に向かって取り組み続けました．TundeはMarielaさんと一緒に，ADLが完全に自立するようになることと，日常課題で右手を使う能力が改善することという目標に向かって取り組み続けています．

を促進する人々との間には不一致があり，したがって，古典的な神経発達的アプローチに対する率直な批判が出されている（Cammisa, et al, 1995; Mathiowetz & Bass-Haugen, 1995）．それにもかかわらず，現代の運動コントロールアプローチが求める概念化と応用における変化は非常に見込みのあるものである．それらは，運動技能の学習と運動能力の回復にあたって作業の重要性を強調する多くの古典的な作業療法の観念を再び主張している．

　神経発達的アプローチは，第4章で述べた内的メカニズムのパラダイムでみられたものである．これらのアプローチを現代の運動コントロールモデルへと再組織化することは，作業療

法の古いパラダイムから現代のパラダイムへと対応する実践の転換の合図となる.

Box 8.5　運動コントロールモデルの事例：Jim さん

71歳のJimさんは，10年前に脳卒中を発症し，左片麻痺になりました．Jimさんの作業療法士のHeidi Fischerは，Jimさんに治療目標，楽しくて意味のあることを見つけること，動機づけることをさらに深く理解するために，非構成的面接を行いました．評価には，運動遂行の総合的な評価もありました．

Jimさんは杖を使わずに歩行する能力を再び獲得しました．彼はセルフケアでは自立していますが，左側の手の機能の低下と筋力低下のために両側での課題に支援を必要としました．特に，手指の伸展，微細運動協調性，握力とピンチ力が低下していました．彼は左手で握ることができず，個々の指を用いる必要がある課題の遂行が困難でした．また，左側全体に筋緊張の高まりがみられたために，肘の完全伸展と肩の運動遂行能力が制限されていました．さらに，左上肢には固有受容覚がありませんでした（すなわち，空間における腕の位置感覚がない）．課題を遂行するとき，特に，活発な動きをするときには，筋緊張が高まり，課題の遂行をいっそう困難にしました．

Jimさんは全体的には非常に自立しており，やりたいことを時間を延長してでも行うことができました．彼が関心をもっているのは，ボタン掛け，紐を結ぶ，ネクタイを締める，手袋をはめる，木工や家での大工仕事のために道具を用いることなどに，もどかしさや難しさを感じることなく効果的に手を使うことができるようになることでした．

Jimさんは電気技師の仕事を退職し，妻と暮らしています．彼は2軒の家の芝生やその他の計画の管理に携わっています．また，釣り，料理，木工，改造車の運転，映画，トランプ，ディナーに出かけること，家族と過ごすことなどを楽しんでいます．そして，自分の機能の改善と同時に，脳卒中の研究者を援助するボランティアをしています（現在参加しているものの1つ）．彼は物事を行うのに熱心で，負けず嫌いです．

Jimさんの第1の目標は，手指の伸展の拡大と手の全体的な機能の改善により，課題をより容易に達成できるようになることでした．Jimさんは作業療法中に，ゲームと競争を楽しみ，この挑戦に動機づけを見いだしています．Jimさんの治療は，バーチャルリアリティーと手指の伸展を補助する空気圧装具を用いて，手の機能を改善するための研究のプロトコールの一部としてなされました．

Jimさんは，1日1時間，1週3回，計6週間の作業療法に参加しました．彼は，個々のセッションで，ゲームの間に30分間，合計120回反復して，空気圧手袋をはめて仮想の物をつかんだり離したりする練習をしました．その次には，空気圧手袋をはめて実際の対象物で機能課題を練習しました．彼は，どんな目標が自分にとって意味があるかを考慮して，これらの課題を選択することができました．たとえば，道具を使う能力を改善したいという希望があったため，セッションでこれらの技能を改善することに焦点を当て，左手で釘やねじを扱う能力を改善しました．また，トランプなどによって協調性と手指の伸展の能力を改善することに焦点を当てたセッションも数多く行われました．課題と課題の間にはリラックスすることによって左上肢のコントロールを高めるようにし，効率を増すために，困難な課題の間には筋の過剰な使用を減らすように努めました．

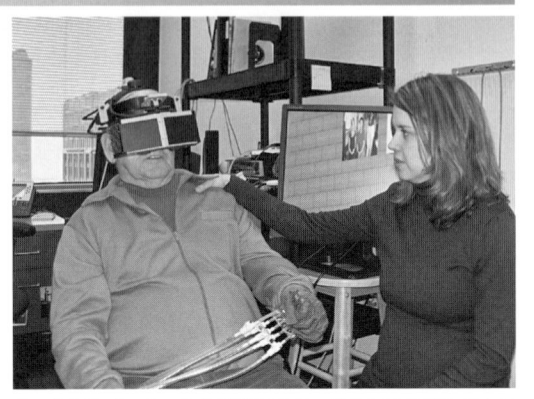

Jimさんはバーチャルな練習により，物の握りや離しをしています．

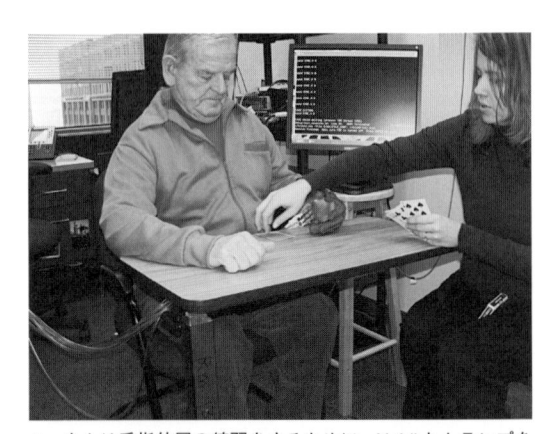

Jimさんは手指伸展の練習をするために，Heidiとトランプをしています．

Jimさんは，最初の数週間で，筋コントロールの強化と力の調節を学習することによって，握りとはなし課題で改善をみせました．また，機能的課題で手指伸展の反復学習や運動の形成によって，成功することができました．仮想の対象物の握りとはなしができたのは，治療の開始時には5つでしたが，治療の終了時には，60になりました．握力とピンチ力は改善し，現在，手掌握りを遂行することができるようになっています．彼は，上肢の円滑な運動を高めたと同時に，肩の外転と屈曲，前腕の回内，手関節の伸展，分回し運動，指先つまみに改善を示しました．たとえば，指先つまみができるようになるにつれて，現在では，木工でハンマーを打つときに，釘をもつことができるようになりました．

表8.1　本モデルの用語

運動コントロール	環境との交流に伴い自己の身体を効果的に用いる能力
運動プログラム	複雑な運動を達成するための一連の神経学的に縛られた指令（時には，中枢パターンジェネレーターと呼ばれる）
可塑性	経験の結果，組織化と再組織化の神経系の潜在能力
筋緊張	筋の固さや緊張の状態
コントロールパラメーター	ある運動行動のパターンを他のパターンへと転換できる変数
創発	運動プログラムによるトップダウンでコントロールされるのではなく，人間，課題，環境の交流から起こる複雑な運動行為の自発的な出現
中心から末梢へ	体の中心から四肢の末端への運動発達の方向性を指す
頭部から尾部へ	頭部から下方への運動発達の方向性を指す
反射	意志的なコントロール下にはない生物学的に決定された運動パターン
ハンドリング	作業療法士によるクライアントの身体の操作
ヒエラルキー的コントロール	運動がトップダウンでコントロールされると主張する概念化（すなわち，高次脳中枢が低次脳中枢をコントロールする）
引きつけられる状態	中枢の指令なしに，人間と環境とのダイナミックな交流から創発する好まれる運動パターン
ヘテラルキー的コントロール	運動が中枢の実行のコントロールなしに運動の産出に向けて協働するシステムによってコントロールされると主張する概念化

表8.2 運動コントロールモデル

焦点
- 脳損傷後の運動の問題に関心がある
- 4つの古典的な治療アプローチと現代の運動コントロールモデルからなる

学際的基礎
- 神経生理学、神経心理学、認知心理学、運動学の諸概念

個々の運動コントロールアプローチの比較

	Roodのアプローチ	Bobathの神経発達学的治療	Brunnstromの運動療法	固有受容性神経筋促通法
組織化	・正常な運動コントロールは、出生時にみられる皮質下でコントロールされた反射パターンを用いていることから創発する。それらは意識的（皮質的）レベルの随意的なコントロールを支援する。 ・軽労作筋は主に意識に運動を提供し、より随意的にコントロールされている。 ・重労作筋は主に姿勢を安定させ、より反射的にコントロールされている。	・運動コントロールは、運動感覚の学習を含む。 ・基本的な姿勢運動が最初に学習され、後に機能的技能が精巧になり、統合される。	・正常発達は脳の高次中枢が優勢になるにつれて、修正される反射と、合目的的運動へと再編成される構成要素の発達が生じる。	・運動行動の発達は循環的である。つまり、逆の運動（たとえば、屈曲し、次に伸展すること）であり、「拮抗」筋群（たとえば、屈筋群と伸筋群）間のバランスに依存している。 ・運動行動は全体的運動パターンの順序立った配列のなかで、運動発達の段階的反復と重複して発達する。 ・運動学習は、段階の連鎖あるいは連続的獲得と、後に利用され運動の反復を通して、課題への統合を含む。 ・運動学習は、多重感覚（つまり、聴覚、視覚、触覚、固有受容覚）の情報を必要とする。
問題と挑戦	・CNSの損傷に伴い、反射の発達の方向性と随意運動のコントロールが障害を受け、しばしば異常な筋緊張がみられる。	・脳損傷は日常の機能的活動を妨げる痙性と、姿勢と運動の異常パターンをもたらす。 ・異常な姿勢や運動があるとき、感覚はCNSに誤った情報をもたらし、正常運動の学習や再学習を妨げる。	・脳血管障害（と他の脳損傷）が低レベルの運動技能のさまざまな段階の退行（つまり、反射的行動）をもたらす。 ・パターン化された四肢の屈曲と伸展の運動が、片麻痺の回復過程で連続的に生じる（四肢の共同運動）。	・CNSの損傷と整形外科学的問題が、正常な運動パターンを妨げ、機能的活動のための能力を低下させる。
治療介入	・随意的コントロールがほとんどみられず、異常な筋緊張と反射が出現している場合、筋の反応を誘発するための適切な感覚入力から、発達された運動パターンのなかで獲得された行動を用いること、さらに活動のなかでの運動の合目的的な利用へと進む。	・感覚刺激により、異常パターンを抑制し、正常パターンを引き出す。 ・人が正常な運動パターンを遂行するとき、運動に関する感覚情報が運動コントロールの学習をもたらす。	・脳損傷によって引き起こされた反射パターン（発達過程である）は、運動コントロールの再学習のために四肢の伸展を促通する（つまり、反射は最初には促通され、後には抑制される）。	・多重感覚刺激（身体接触、言語的命令、視覚的手がかりを含む）。 ・自然な対角線の運動パターン（つまり、身体の正中線に対して対角線的な面で四肢を動かすこと）の採用。

第8章 運動コントロールモデル 101

Roodのアプローチ	Bobathの神経発達学的治療	Brunnstromの運動療法	固有受容性神経筋促通法

応用のための技術

・その人が容易に遂行できることが行う最高の発達レベルの運動パターンを明らかにする。 ・筋緊張を正常化するために感覚刺激を用いる。 ・現在の発達レベルから開始し、正常な運動発達の順序を進んでいく。 ・ある活動の目標あるいは目的に注意を集中する。 ・学習を強化するために反復の機会を提供する。	・その人が常に遂行できる最高の発達レベル、身体がさまざまな発達レベルにあるときの筋緊張の分布、外的刺激や随意的努力に反応して筋緊張がどのように変化するかを確定する。 ・発達の方向のなかでの運動学習のための適切な感覚刺激を提供する。 ・異常運動パターンを置き換える(感覚刺激を用いて抑制する)、正常運動パターンに置き換える(感覚刺激を用いて引き出す)。 ・次の発達レベルでの自動運動遂行を刺激し促進しながら、異常な筋緊張の分布や姿勢を抑制するために、その人をハンドリングする。	・その人の感覚の状態を明らかにする(治療には運動パターンを認知する感覚が重要である)。 ・どの反射が出現しているのかを明らかにし、運動の反射的共同運動に表れるものとしての回復の発達レベルを決定する。 ・運動の反射的共同運動を引き出し、これらをより成熟した随意的運動を順序的に学習する基礎的方向として用いる。 ・以下の発達的回復の方向を用いる。 ○感覚刺激を通しての運動の方向を促通する。 ○刺激を受けての運動に対する意志的コントロールを励ます。 ○機能的活動のなかでの随意的な使用を通して、出現しつつある共同運動を強化する。 ○運動のより大きな意志的コントロールのため、共同運動を崩壊したり統合したりする合目的な課題のなかでの運動行動を引き出す。	・運動のための能力の総合的な像を作り上げるために、可能な発達的姿勢と運動パターンと、これらを機能的活動のなかで用いる能力を決定する。 ・運動機能の回復のために以下を通して、対角線的でより強い筋群の活動を刺激する。 ・より弱い筋群の活動を刺激するために、より強い筋群を用いての回復レベルでの特定の筋活動を決定する。(放散) ・他の随意運動を用いての随意的運動を促進する随意運動によって反射を抑制する(相反刺激)。 ・その人をポジショニングしたり、刺激したりするために、適切なポジショニングや徒手での接触を用いる。 ・運動をストレッチしたり、運動へ抵抗を与えたりするといった感覚刺激。 ・促通技法と目標指向的運動を結びつける。

神経発達的アプローチと運動コントロールアプローチの比較

古典的な神経発達的アプローチ(一般的な特徴)	現代の運動コントロールアプローチ

組織化

・CNSはヒエラルキー的に組織化されている(つまり)、高次中枢が低次中枢をコントロールする) ・運動は、低次中枢への感覚入力と高次中枢の運動プログラムのコードによってコントロールされる ・CNSの変化が発達と学習をもたらす ・運動学習と発達には固定的な方向がある	・運動コントロールは、人間システム(CNSと筋骨格系の構成要素)、環境、作業の変数との交流から創発する自己組織的な現象である ・CNSは高次中枢と低次中枢が協力してヘテラルキー的に組織化され、筋骨格系とともにヘテラルキー的に組織化され、人間と環境の条件の特有の特徴を与えられ、作業遂行を達成するための安定し好まれたやり方(引きつけられる状態)である ・運動コントロールは、人が作業を達成するための適切な解決策を求めるときに学習され、遂行者、背景、行われつつある作業の目標の特性に依存する ・発達的経路は、個々人に特有の特性と環境の多様性に依存する

(つづく)

表8.2 運動コントロールモデル(つづき)

神経発達的アプローチと運動コントロールアプローチの比較

	古典的な神経発達的アプローチ(一般的な特徴)	現代の運動コントロールアプローチ
問題と挑戦	・異常な筋緊張、反射、運動パターンはCNSの崩壊の直接的な結果である	・運動障害は、ある特定の能力と制限をもつ人(CNSと筋骨格系の両者に代表されるものとして)と、遂行しようとするなかで直面する作業的および環境的な要求との間に生じるダイナミックスの結果である
治療介入	・感覚刺激による異常な筋緊張、反射、運動パターンの抑制 ・感覚刺激による正常な筋緊張と運動パターンの促通 ・作業療法士からの常に変わらぬ支援(たとえば、ハンドリング、ポジショニング、言語指示)とフィードバックを伴う課題の反復を通しての学習 ・課題の部分的な学習から、部分を全体に統合することへの進行 ・発達の方向(反射運動から随意的コントロール、粗大運動から個別の運動、近位から遠位のコントロール)を通しての回復と治療の進行 ・正常あるいは回復の方向に従う運動の使用	・人が背景のなかで意味のある作業課題を遂行しようとする試みを重視する ・介入は以下のものによる 　遂行することが困難な課題を明らかにし、これらの課題を行うために好まれた運動パターンとその安定性や不安定性の程度に注意する 　最適な遂行を支援したり、非効率な遂行のもととなる個人的環境的なシステムを確定する 　以下のことを重要視する 　個別化した部分よりも作業全体を学習する 　人が自分で運動の問題に対するよりよい解決策を見いだすことを可能にする
応用のための技術	・筋緊張、感覚と知覚、姿勢コントロールの状態を決定する ・異常な反射と運動パターンを明らかにする ・すでにある運動コントロールの発達のレベルを確定する ・正しい運動パターンを引き出すために、外的感覚刺激やハンドリングをする ・運動パターンを練習し習得する ・作業形態への参加は強調されない	・作業遂行を検討し、根底をなすシステムをどのように制限しているのかに関するいっそうの理解が必要などきには、それらのシステムの検討へと進む ・クライアント中心の作業形態、自然な環境、運動の最もよい解法のための積極的な実験過程を重視する ・作業療法で用いられるテクニックは、多くの側面にわたるクライアントの状況の個別的な理解を必要とする
リサーチ	・神経発達的アプローチに関するリサーチは限定されている	・現代の運動コントロールアプローチの理論を支持するために、予備的リサーチが始まっている

要約：現代の運動コントロールモデル

理論
- 運動コントロールは，人間（動機づけ，認知，CNS，筋骨格の要素を含む）と環境と課題の変数との交流から創発するとみられている
- このアプローチでは，運動はCNSのみでは理解できない
- CNSは，高次と低次の中枢が互いに協力的な交流をしており，また，筋骨格系とともに，高次と低次の中枢のヘテラルキー的組織化のシステムとみられている
- 運動パターンは，CNSに「あらかじめ組み込まれた」一定の方向としてではなく，人間と環境条件の個別の特性を考えて，作業遂行を達成する安定した方法として理解されている
- 運動コントロールは，人間が作業を達成するために最もよい解決法を求める過程を通して学習される
- 運動パターンを練習するときには，引きつけられる状態になる
- 人間，課題，環境の変化は，運動の好まれたパターンに崩壊，あるいは，質的な転換をもたらす
- 作業療法での現代の運動コントロールモデルは，遂行する作業的存在の役割と遂行する作業的背景を重視している
- このモデルのなかで，運動コントロールは，ある課題を遂行する背景のなかで特別に自己組織化する行動とみられている
- 運動の変化や学習の方向は，個人の特性と運動コントロールを学ぶ環境の多様性との両者に依存する

【運動プログラムの問題と理解】
- 人間がCNSに損傷をもつとき，与えられた背景のなかで特定の作業形態を遂行しながら，その損傷を代償しようとする試みから運動行動の問題が生じる
- 運動パターンは，特定の能力と制限をもつ人間，遂行される課題，遂行が生じる環境条件の間で起こるダイナミクスの結果である

【治療介入】
- 治療は，遂行が困難な課題を明らかにすることと，これらの課題に用いる好ましい運動パターンを記録することから始まる
- 作業療法士は，個人的システムと環境的システムが，最適な遂行を助けているか，または非効率的な遂行の一因となってしまっているかを確定する
- 作業療法士はまた，作業条件や環境条件のすべてにおいて，運動行動の安定性や不安定性を確定しようともする
- これは，特定の運動パターンの引きつけられる力がどれくらい強いのか，それにより，別のパターンをどのくらいたやすく混乱させたり，転換させたりできるかを明らかにする
- 現代の運動コントロールアプローチは，個別化した部分よりも課題全体の学習を重視する
- このアプローチはまた，指示と絶え間ないフィードバックに反応するよりも，人が自分の運動の問題の最もよい解決法を見つけることを重視する
- このアプローチの治療目標は以下の点に焦点を当てる
  - クライアントの特性を考慮して，最も効率的な方法で，必要かつ望ましい課題を達成すること
  - 学習された運動行動がより安定するように，さまざまに変化する自然な状況のなかで，その人が練習できるようにすること
  - 人間と環境の特性を最大限にして遂行を強化すること
  - 治療場面を出た新しい環境で遭遇する挑戦の解決法を簡単に見つけられるように，クライアントの問題解決能力を高めること

実践の資料
- 評価は，背景のなかで意味のある課題を遂行するクライアントの試みを観察することを重視する．クライアント中心であり課題指向的

- ◆評価法は量的・質的な情報収集を合体したものである
- ◆評価は，遂行の観察から開始し，根底をなすシステムが遂行をどのように抑制するかに関していっそうの理解が必要なときにのみ，それらのシステムの検討へと進んでいく
- ◆作業療法士は，クライアントの役割遂行にどのような課題が必要であるかを学習することから開始する
- ◆妥当性があり標準化された評価法は現在のところない．しかし，評価の原則と，既存の評価をこのアプローチに適用する方法は明らかにされている
- ◆このモデルは，クライアント中心の作業形態，自然な環境，運動の最もよい解決法のための積極的な実験過程を重視するため，そのテクニックは，神経発達的アプローチのように，特定されやすくはない
- ◆現代のアプローチは，運動コントロールに影響する多因子を明らかにしており，クライアントの遂行に対するそれらの相対的な重要性と影響が場面依存的であると論じている
- ◆作業療法で用いる実際のテクニックは，多くの側面にわたるクライアントの状況の個別的な理解を必要とする．作業療法士は以下をすべきであると示されている
  - ・治療の焦点は，機能的課題である
  - ・クライアントの役割にとって意味があり重要な課題を選択する
  - ・治療のために選択された課題の特徴を分析する
  - ・課題遂行に用いる運動を記述する
  - ・運動パターンは安定期あるいは移行期のいずれなのかを決定する
  - ・課題遂行の運動パターンと機能的成果を分析する

文献

Bass-Haugen, J., Mathiowetz, V., & Flinn, F. (2008). Optimizing motor behavior using the occupational therapy task-oriented approach. In M.V. Radomski & C.A. Trombly Latham (Eds.), *Occupational therapy for physical dysfunction* (6th ed., pp. 598-617). Philadelphia: Lippincott Williams & Wilkins.

Bobath, B. (1978). *Adult hemiplegia: Evaluation and treatment* (2nd ed.). London: William Heinemann Medical Books.

Brunnstrom, S. (1970). *Movement therapy in hemiplegia.* New York: Harper & Row.

Cammisa, K., Calabrese, D., Myers, M., Tupper, G., Moser, K., Crawford, K., et al. (1995). NDT theory has been updated. *American Journal of Occupational Therapy, 49,* 176.

Clark, A. (1997). *Being there: Putting brain, body and world together again.* Cambridge, MA: MIT Press.

Davis, J.Z. (2006). Task selection and enriched environments: A functional upper extremity training program for stroke survivors. *Topics in Stroke Rehabilitation, Summer,* 1-11.

Dickson, M. (2002). Rehabilitation of motor control following stroke: Searching the evidence. *British Journal of Occupational Therapy, 65,* 269-274.

Eastridge, K.M., & Rice, M.S. (2004). The effect of task goal on cross-transfer in a supination and pronation task. *Scandinavian Journal of Occupational Therapy, 11,* 128-135.

Fasoli, S.E., Trombly, C.A., Tickle-Degnen, L., & Verfaellie, M.H. (2002). Context and goal-directed movement: The effect of materials-based occupation. *Occupational Therapy Journal of Research: Occupation, Participation and Health, 22,* 119-128.

Flinn, N. (1995). A task-oriented approach to the treatment of a client with hemiplegia. *American Journal of Occupational Therapy, 49,* 560-569.

Flinn, N. (1999). Clinical interpretation of "Effect of rehabilitation tasks on organization of movement after stroke." *American Journal of Occupational Therapy, 53,* 345-347.

Giuffrida, C. (2003). Motor control theories and models guiding occupational performance interventions: Principles and assumptions. In E.B. Crepeau, E.S. Cohn, & B.A.B. Schell (Eds.), *Willard and Spackman's occupational therapy* (10th ed., pp. 587-594). Philadelphia: Lippincott Williams & Wilkins.

Haken, H. (1987). Synergetics: An approach to self-organization. In F.E. Yates (Ed.), *Self-organizing systems: The emergence of order.* New York: Plenum.

Kamm, K., Thelen, E., & Jensen, J.L. (1990). A dynamical systems approach to motor development. *Physical Therapy, 70,* 763-775.

Kelso, J.A.S., & Tuller, B. (1984). A dynamical basis for action systems. In M.S. Gazzaniga (Ed.), *Handbook of cognitive neuroscience.* New York: Plenum.

Levit, K. (2002). Optimizing motor behavior using the Bobath approach. In C.A. Trombly & M.V. Radomski (Eds.), *Occupational therapy for physical dysfunction*, (5th ed., pp. 521-541). Philadelphia: Lippincott Williams & Wilkins.

Lin, K., Wu, C., & Trombly, C.A. (1998). Effects of task goal on movement kinematics and line bisection performance in adults without disabilities. *American Journal of Occupational Therapy, 52,* 179-187.

Ma, H., & Trombly, C.A. (2002). A synthesis of the effects of occupational therapy for persons with stroke, part II: Remediation of impairments. *American Journal of Occupational Therapy, 56,* 260-274.

Mastos, M., Miller, K., Eliasson, A.C., & Imms, C. (2007). Goal-directed training: Linking theories of treatment to clinical practice for improved functional activities in daily life. *Clinical Rehabilitation, 21,* 47-55.

Mathiowetz, V., & Bass-Haugen, J. (1994). Motor behavior research: Implications for therapeutic approaches to central nervous system dysfunction. *American Journal of Occupational Therapy, 48,* 733-745.

Mathiowetz, V., & Bass-Haugen, J. (1995). Authors' response (to NDT theory has been updated). *American Journal of Occupational Therapy, 49,* 176.

Mathiowetz, V., & Bass-Haugen, J. (2002). Assessing abilities and capacities: Motor behavior. In C.A. Trombly & M.V. Radomski (Eds.), *Occupational therapy for physical dysfunction* (5th ed., pp. 137-159). Philadelphia: Lippincott Williams & Wilkins.

McCormack, G.L., & Feuchter, F. (1996). Neurophysiology of sensorimotor approaches to treatment. In L.W. Pedretti (Ed.), *Occupational therapy: Practice skills for physical dysfunction* (4th ed., pp. 351-376). St. Louis: C.V. Mosby.

Meyers, B.J. (1995). Proprioceptive neuromuscular facilitation (PNF) approach. In K. Trombly (Ed.), *Occupational therapy for physical dysfunction* (4th ed., pp. 474-498). Baltimore: Williams & Wilkins.

Morris, D.M., Crago, J.E., DeLuca, S.C., Pidikiti, R.D., & Taub, E. (1997). Constraint-induced movement therapy for motor recovery after stroke. *Neurorehabilitation, 9,* 29-43.

Pedretti, L.W., & Zoltan, B. (Eds.). (2001). *Occupational therapy practice skills for physical dysfunction* (5th ed.). St Louis: C.V. Mosby.

Radomski, M.V., & Trombly Latham, C.A. (Eds.). (2008). *Occupation therapy for physical dysfunction* (6th ed.). Philadelphia: Lippincott Williams & Wilkins.

Roberts, P.S., Vegher, J.A., Gilewski, M., Bender A., & Riggs, R.V. (2005). Client-centered occupational therapy using constraint-induced therapy. *Journal of Stroke and Cerebrovascular Diseases, 14*(3), 115-121.

Rood, M. (1956). Neurophysiological mechanisms utilized in the treatment of neuromuscular dysfunction. *American Journal of Occupational Therapy, 10,* 220-224.

Sabari, J.S. (1991). Motor learning concepts applied to activity-based intervention with adults with hemiplegia. *American Journal of Occupational Therapy, 45,* 523-530.

Shumway-Cook, A., & Woollacott, M.H. (2007). *Motor control: Translating research into clinical practice* (3rd ed.). Philadelphia: Lippincott Williams & Wilkins.

Stevenson, T., & Thalman, L. (2007). A modified constraint-induced movement therapy regimen for individuals with upper extremity hemiplegia. *Canadian Journal of Occupational Therapy, 74,* 115-124.

Thelen, E., & Ulrich, B.D. (1991). Hidden skills: A dynamic systems analysis of treadmill stepping during the first year. *Monographs of the Society for Research in Child Development, 56* (1, Serial No. 223).

Trombly, C.A. (1989). Motor control therapy. In C.A. Trombly (Ed.), *Occupational therapy for physical dysfunction* (3rd ed., pp. 72-95). Baltimore: Williams & Wilkins.

Trombly, C.A. (1995). Occupation: Purposefulness and meaningfulness as therapeutic mechanisms. *American Journal of Occupational Therapy, 49,* 960-972.

Trombly, C.A., & Ma, H. (2002). A synthesis of the effects of occupational therapy for persons with stroke, part I: Restoration of roles, tasks, and activities. *American Journal of Occupational Therapy, 56,* 250-259.

Trombly, C.A., & Radomski, M. (Eds.). (2002). *Occupation therapy for physical dysfunction* (5th ed.). Philadelphia: Lippincott Williams & Wilkins.

Tse, D., & Spaulding, S. (1998). Review of motor control and motor learning: Implications for occupational therapy with individuals with Parkinson's disease. *Physical & Occupational Therapy in Geriatrics, 15*(3), 19-38.

Turvey, M.T. (1990). Coordination. *American Psychologist, 45,* 938-953.

Voss, D.E., Ionta, M.K., & Meyers, B.J. (1985). *Proprioceptive neuromuscular facilitation: Patterns and techniques* (3rd ed.). New York: Harper & Row.

Wu, C-Y., Trombly, C., & Lin, K-C. (1994). The relationship between occupational form and occupational performance: A kinematic perspective. *American Journal of Occupational Therapy, 48,* 679-687.

第9章

感覚統合モデル
The Sensory Integration Model

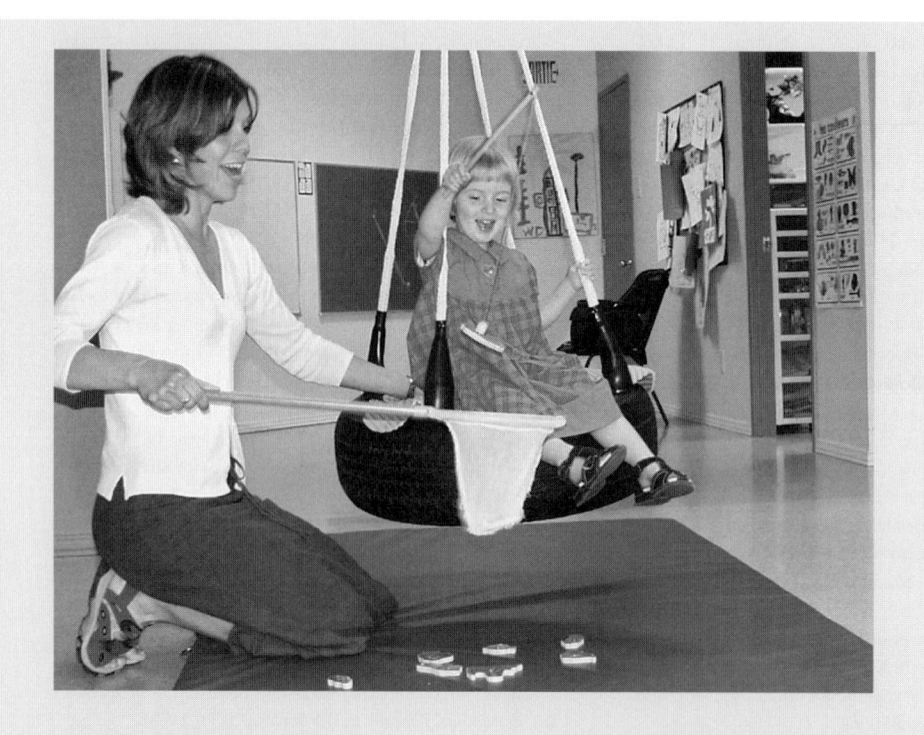

　作業療法士は，幼いクライアントをブランコに乗せて，釣りごっこに熱中させています．この活動は遊びのように見えますが，身体を動かし，ブランコの揺れを感じ，標的を見つめるというさまざまな感覚に対処しながら，姿勢と腕の運動の良好なコントロールを育むものです．作業療法士はそうした機会を与えるために，注意深く活動を選択しました．この種の経験は，意味があり楽しめる課題をやり遂げるなかで，子どもが複数の感覚情報源を用いて統合する支援を重視する感覚統合モデルの典型です．

感覚統合モデルは，A. Jean Ayres が子どもの学習能力と身体や環境からの感覚を解釈するうえでの問題との関係を研究するなかで開発されたものである．Ayres は『感覚統合と学習障害』（1972；協同医書出版社, 1978）と『子どもの発達と感覚統合』（1979；協同医書出版社, 1982）という 2 冊の本を出版した．この実践モデルに関連した臨床応用と研究が数多くの著者によって，多数刊行されている．このモデルの教科書は，『感覚統合―理論と実際』の初版（Fisher, Murray, Bundy, 1991）と第 2 版（Bundy, Lane, Murray, 2002）で，その概念，研究，臨床応用の総合的なレビューが掲載されている．もう 1 冊の教科書，『乳幼児における感覚統合と自己調整』（Williamson & Anzalone, 2001）も，このモデルを 1～3 歳の子どもに適用するための資料を掲載している．

このモデルは，Ayres が学習障害児のなかには，自分の身体と環境からの**感覚情報**を解釈するのに障害をもつグループがあることに気づいたことから発展した．彼女はまた，感覚処理の問題が運動と学業の学習の障害と関係することが多いことを認めた．感覚統合は，感覚情報を組織化し解釈するときに脳がどのように機能するかという概念に基づいている．感覚統合障害は，脳が感覚情報の処理と統合を適切に組織化できなくなるときに生じる．

感覚統合モデルは，一般に，明らかな神経学的損傷がなく，学習や行動に軽度から中度の問題をもつ子どもたちに最も適切であると考えられている．このモデルは脳での感覚の組織化の障害は扱うが，脳卒中，脳性麻痺，二分脊椎などで起こる中枢神経系（CNS）への明確な損傷は扱わない．つまり，感覚統合障害は，CNS あるいは末梢の感覚経路への明白な神経学的損傷がないが，脳が適切に組織化できないときに認められる．このモデルは，もともとは子どもたちへの適用が考えられていたが，児童期に出現した問題を示し続ける成人にも適用されている（Bundy & Murray, 2002）．

Ayres は，学習障害児と感覚の問題をもつ子どもたちが同質の集団ではなく，感覚統合の異なる問題を示しているのではないかと考えた．この線での推察を追求するために，彼女は検査法を開発して，感覚処理の問題の行動上の発現を研究した．そして，感覚統合障害のパターンを明らかにするために，標準的な子どもたちと感覚統合の問題を示す子どもたちを比較した一連の調査結果を分析した．そこで明らかになったパターンは，当時の機能的神経学と神経心理学の知見に照らして解釈された．このように，このモデルによって，問題のクラスターの存在と，これらの問題それぞれの神経学的説明が経験的に支持された．

理論

感覚統合モデルは，実験神経科学（Bundy & Murray, 2002），正常発達の研究，学習障害をもつ子どもたちへの調査（Clark, Mailloux, Parham, Bissell, 1989）に基づいている．その発展の初期には，神経発達的アプローチ（第 8 章参照）の影響を受けている．このモデルは脳の理解が中心となるため，新しい神経科学の知見が取り込まれ，理論の改訂に用いられている．新しい教科書（Bundy, et al, 2002; Fisher, et al, 1991）では，システム概念，心理学，社会科学から遊びに関する概念を導入している．感覚統合理論とは，「脳が感覚をどのように処理し，その結果としての運動，行動，感情，注意がどのように反応するかを論じる構成概念」（Miller, Anzalone, Lane, Cermak, Osten, 2007）を指す．

Ayres（1972）は**感覚統合**を「その人が身体と環境から受ける感覚を組織化し，その環境のなかで身体を効果的に使うようにさせる神経学的過程」（p.11）と定義した．感覚統合理論は次の 5 つの仮説に基づいている（Bundy, et al, 2002）．第 1 の仮説は**神経可塑性**で，進行中の経験を感覚処理した結果，脳の能力が変化したり，あるいは修正されたりすることである．第 2 の仮説は，感覚統合能力には発達の順序があるということである．この順序は，脳の正常な成熟と感

覚経験の蓄積との相互作用の結果として展開する．脳の発達的方向性は生物学的に決定されると考えられてはいるが，脳はまた，発達の経過のなかで，その生物学的可能性を組織化するために感覚処理に依存している．第3の仮説は，脳は全体として機能するということである．第4の仮説は，脳の組織化と適応行動が相互に作用するということである．つまり，脳の組織化が適応行動を可能にして，適応行動（感覚情報の処理を含む）が脳の組織化に影響するということである．第5の仮説は，人は感覚運動活動に参加するための内的動因をもつということである．これらの仮説は，このモデルの理論に反映されている．

このモデルは，感覚処理に関連した多くの構成概念を提唱しており，また，これらの構成概念間の関係を明らかにしたり，仮定したりしている．

組織化と感覚情報の利用

人が通常，感覚情報をどのように組織化して用いるのかに関する感覚統合の基本的見解は，以下の信念を中心にしている．

> 学習は，運動と環境からの感覚の取り入れと処理，それを行動の計画と組織化のために用いる能力に依存している（**Bundy, et al, 2002, p.5**）

このモデルは，子どもが正常な環境での課題と交流するにつれて，感覚情報を組織化し，それを学習と遂行に用いる能力が発達すると提唱している．脳内での感覚情報の処理は，感覚情報が適切な経路を流れるようにし，他の感覚データと相互に関係づける神経の新しい相互接続の発達をもたらす．感覚統合は自分と世界に関する意味ある像の情報をもたらし，それが遂行を導く．たとえば，自転車に乗るといった新しい運動技能の学習には，自分の身体のイメージの生成，身体の動きの感覚，自転車，重力，変化する環境との関係も含まれる．自転車に乗れるということは，これらすべての要素を理解することであり，それらを遂行へと統合するためには，それがどのように感じられるのかを知ることである．このように感覚データの統合には，そのデータを解釈して理解することも含まれる（Bundy, et al, 2002; Pratt, Florey, Clark, 1989）．

感覚統合とは，**感覚の取り入れ**，感覚の統合と組織化，適応的な作業行動が，結果的に発達のらせんをなしていく過程である（Bundy & Murray, 2002）．感覚運動活動という背景のなかで，子どもが感覚情報を適応的に用いることは，脳の感覚統合能力をいっそう発達させる．この強化された能力は，将来の感覚運動活動で感覚情報をよりいっそう取り入れるための基礎となる．このように，らせんは子どもが以前の適応行動として達成した脳の組織化のそれぞれの新しいレベルに続いていく．このモデルによれば，遊びは，子どもたちが自分の身体と世界について適応し学習する一般的な方法で，感覚運動行動が起こる主な舞台である．

感覚統合モデルは，もともとは脳の進化という考え方に基づいている．それは「脳が進化するにつれて，大脳皮質のようなより高次の，より新しい構造が生まれるが，それらは古い構造の適切な機能状態に依存したままである」（Pratt, et al, 1989, p.45）とされている．その後，このモデルは，皮質機能と皮質下機能との間に重要な結びつきがあり，脳が全体として機能することに重きを置くようになっている．より高次の皮質過程にとっては，より低次の皮質下のレベルで感覚統合が起こる必要がある．さらに，より低次の皮質下のレベルは，感覚情報を処理するために皮質機能に依存している（Bundy & Murray, 2002）．それでもなお，感覚統合は，感覚処理過程の大部分が皮質下にあり，よ

> このモデルは，子どもが正常な環境での課題と交流するにつれて，**感覚情報を組織化**し，それを学習と遂行に用いる能力が発達すると提唱している．

り高次の皮質過程に根本的な影響を及ぼすことに焦点を当てている．これらの感覚統合の過程は基本的であるがゆえに，学業技術を学習する子どもの能力と同様に，遂行の感情や行動に広範囲の影響を及ぼすと考えられる．

■感覚の機能状態の領域

感覚統合モデルは，複数様式の感覚処理（すなわち，少なくとも2つの源からの感覚情報を統合すること）に着目している．触覚，前庭覚，固有受容覚の感覚情報に大きな注意が向けられているが，聴覚および視覚の感覚情報も考慮されている（Bundy & Murray, 2002）．Ayresは，特に脳での感覚の組織化の基礎として，**前庭覚**（重力との関係のなかで，姿勢と頭部の運動の感覚的意識）を重視している．彼女は，重力の体験と重力との関係のなかで身体を用いることが，至るところでみられる人間行動の特徴であることを明らかにした（Ayres, 1972）．たとえば，乳児が運動のなかで直面する大きな挑戦は，重力に逆らって起き上がることである．

固有受容覚は，関節と身体運動を知覚することと，身体の位置と空間内でのその部位を知覚することである．固有受容覚は，身体への気づきの発達のもとになり，筋と関節からの感覚情報に依存している．固有受容覚はまた，重要な遠心性フィードバックループ（輪）を介した情報を含んでいる．このループは運動企画と結びついており，身体部位の位置に関する感覚的データと，身体部位の位置や運動に効果を発揮する運動努力に関するデータとの統合をもたらす．このフィードバックは，人に積極的（自発的）運動と受動的（非自発的）運動を弁別させ，また，身体部位の位置決めや移動におけるその人の努力の効果のイメージをつくり上げる（Fisher, 1991）．

前庭覚と固有受容覚（前庭-固有受容）の感覚はともに，「その人の身体の積極的な動きから派生する入力」（Fisher, 1991, p.71）を構成する．前庭受容器（内耳に位置する）は頭部の動きを関知し，重力に逆らって直立するのを助けるために頭部・体幹・四肢の運動を修正し，頭部・体幹・四肢の運動の代償を引き起こす．これらの受容器はまた，眼筋と接続しており，頭部の運動を代償する眼球の動きを可能にする．

前庭-固有受容系は，他の感覚データを解釈する一貫性のある関係の枠組みを提供する．すなわち，人の空間における位置と身体部位の位置の認識は，他の感覚データが理解できる認識に対して恒常的な背景を提供する．特に，前庭-固有受容の感覚データは，運動をモニターし，コントロールするための基準点としての役割を果たしている．触覚データは人に外部環境との身体接触に関する情報を提供する．視覚や聴覚のデータもまた，外部環境から発散される時空間情報を提供する．感覚統合は，すべての感覚データが脳内で組織化されて処理され，意味のある情報に変換され，そして，運動行動を計画して実行するために用いられる過程である．

この過程は，即時的意識のレベル以下で常に続いている．この過程が瞬間的に意識されるときの例としては次のようなことがあげられる．停車中の車の中にいると，本当は隣の車が動いたのに，自分の車が動いたかのように錯覚することが時折ある．この状況で，現在起こっていることを知覚するために，人は固有受容覚と触覚の入力（ハンドルを握りブレーキをかける）を視覚情報と統合する．感覚統合は，多様な感覚入力を意味のある全体にまとめる一貫した過程である．

■内的動因，遊び，精神-脳-身体の関係

Ayres（1979）は，子どもたちが感覚の組織化を探し出すために内的動因をもつと主張した．この動因は感覚運動活動と遊び活動で明らかであり，これらの活動は子どもの感覚統合の発達にとってきわめて重要である（Bundy, 2002b）．これは脳の自己組織化傾向で始まるが，感覚情報の処理を必要とし，探索と支配のための主観的な動因という形で明らかになる（Pratt, et al 1989）．

このモデルはさらに，心と脳が相関している

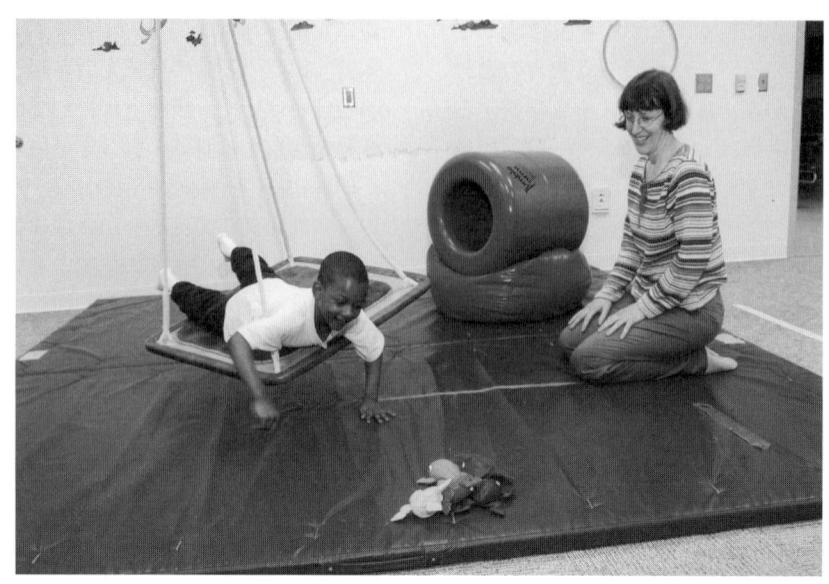

男児はお手玉でつくった動物に手を伸ばし，樽を家に見立てて「おうちを探す」という遊びを通して，固有受容覚と前庭覚を入力している．

と提唱する（Kielhofner & Fisher, 1991）．この相互依存性により，感覚情報を受け取り組織化することを適切に方向づける脳のために，子どもたちが身体を用いるなかで肯定的な経験をもつことが求められる．さらに，子どもは，適切な感覚経験を求めるように動機づけられているに違いない．このように，経験と動機づけは，感覚統合の過程の必要な要素とみられている．

遊びのなかで，子どもたちは行動に対するニーズを満たす．Bundy と Koomar（2002）が指摘するように，遊びは感覚統合の経験の主たる媒体である．遊びという作業のなかで，子どもは感覚情報を生み出し，処理するように適切に方向づけられる．

■自己実現のらせん過程

Bundy ら（2002）は，秩序の多様な構成要素を自己実現のらせん過程と呼ぶ全体的な図式として表した．これは，感覚統合モデルのなかで長年にわたって開発されてきた多くの考えを統合している．Bundy ら（2002）が書いているように，これはまた，人間作業モデル（第 12 章参照）の動機づけという概念と感覚統合の概念を合成する試みを反映している．伝統的に，感覚統合理論は子どもの動機づけの重要性も認めてはいたが，概念と議論の主な強調点は感覚の処理と組織化に含まれる神経学的な構造と過程にあった．この概念は，感覚統合における動機づけの特性と役割に，より明確な説明を提供する．図 9.1 はこの過程を描いている．

らせん下部のうすい灰色の帯に示すように，内的動因は感覚の取り入れの機会を提供する感覚運動活動を見つけ出して，従事するように人を導く（Bundy & Murray, 2002）．感覚統合の過程を通して，中枢神経系（CNS）は身体と環境からの感覚の取り入れの処理・組織化・調整をしなければならない（Bundy & Murray, 2002）．さらに，適応行動（それは姿勢技能と運動技能の両者を含む）を組織化し，企画しなければならない．神経モデル（すなわち，何をどのようにするべきかという神経学的にコード化された記憶）は，新しくより複雑な行動を計画するために用いられる．これは，感覚統合の経験から発生し，新しい適応行動の組織化と計画へと導く神経モデルを示す第 2 のループ（濃い灰色の矢印）で示されている．このように，神経モデルは，適応行動の計画，積極的な遂行，結果によって生み出される感覚的フィードバックから

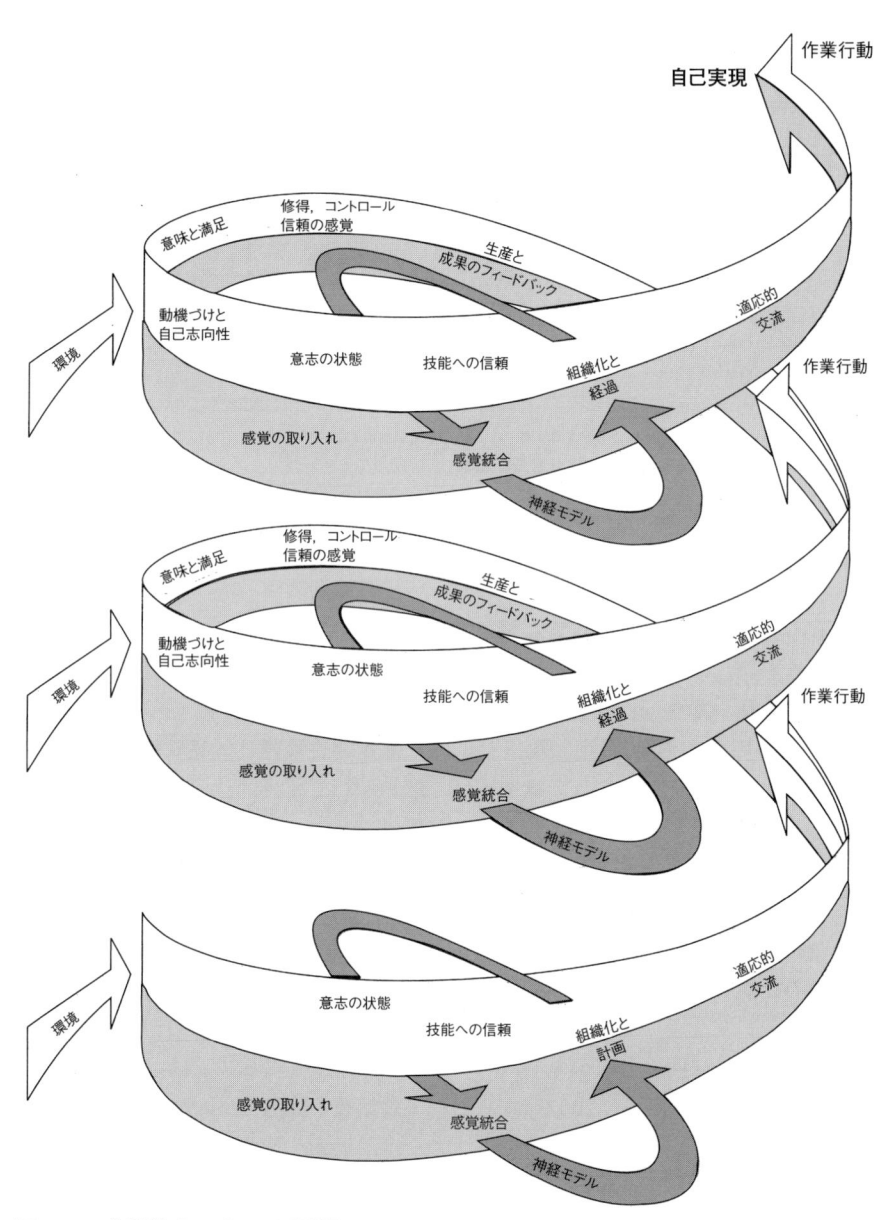

図9.1 感覚統合のらせん過程

Bundy, A. C., Lane, S. J. & Murray, E. A.(Eds)(2002):Sensory integration:Theory and practice (2nd ed). Philadelphia: F. A. Davis〔土田玲子(監訳):感覚統合とその実践,第2版.協同医書出版社,2006〕より許可を得て転載.

発達する(Bundy & Murray, 2002).

　らせんの上部の白い帯は,感覚統合がどのように子どもの作業行動の一部となっているかを示している.意志の状態(作業に参加するための生得的動因と技能への信頼)はまた,感覚運動行為の選択に影響する.子どもの作業行動は,行為の生成と成果のフィードバックを生み出す.このフィードバックは,行動の意味と満足の経験と同様に,子どもの熟達,コントロール,信頼に影響する.これがさらなる動機づけと自己方向づけのための基礎となり,順次,適応行動,感覚統合,作業行動という進行中の過程にも影響する.

```
                    感覚処理障害（SPD）
        ┌───────────────┼───────────────┐
   感覚調整障害（SMD）  感覚に基づく運動障害（SBMD）  感覚弁別障害（SDD）
    ┌────┼────┐         ┌──────┴──────┐        ├─ 視覚
   SOR  SUR   SS      行為障害      姿勢障害    ├─ 聴覚
                                                ├─ 触覚
    ┌─────────────────┐                         ├─ 前庭覚
    │ SOR＝感覚過剰反応 │                         ├─ 固有受容覚
    │ SUR＝感覚過少反応 │                         └─ 味覚/嗅覚
    │ SS ＝感覚探求/欲求 │
    └─────────────────┘
```

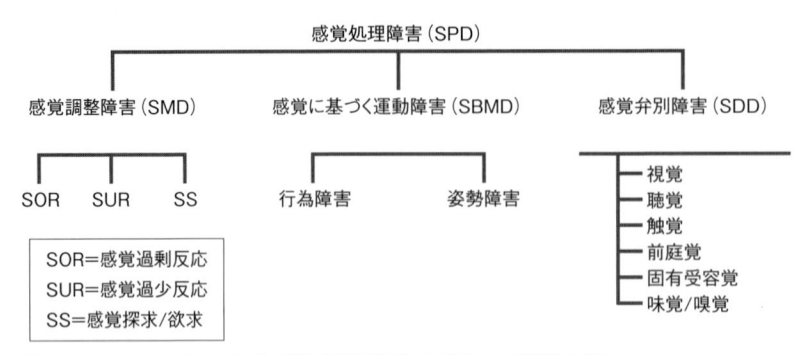

図9.2　Millerらによる感覚処理障害の新しい症状分類

Miller, L. J., Anzalone, M. E., Lane, S. J., Cermak, S. A., & Osten, E. T. (2007)：Concept evolution in sensory integration：A proposed nosology for diagnosis. American Journal of Occupational Therapy, 61, 135-140 より許可を得て転載.

感覚統合の問題と挑戦

すでに述べたように，このモデルの重要な構成要素は，リサーチを通して明らかにされた感覚統合障害の種類であり，また，神経系の機能に関する既存の知識に照らしての説明である．感覚統合モデルの基本的な障害の見方は，次のようなものである．人が感覚入力の処理と統合に障害をもつと，行動の計画と生成上に困難を経験し，それはさらに概念や運動の学習を妨げる（Bundy, et al, 2002）．もともとAyresは，感覚統合障害を6つの症候として提唱し，精巧なものにしてきた（Ayres, 1972, 1979）．感覚統合障害の描写は，新しい知見に照らして論議されてきた．たとえば，BundyとMurray（2002）は，「感覚統合障害は貧弱な調整と貧弱な行為として現れる2つの大きな障害である」（p.6）と述べている．

近年，Miller, Anzaloneら（2007）は，以下の3つの主な感覚処理障害を明らかにする新しい分類（図9.2）を提案した．

・感覚調整障害（sensory modulation disorder；SMD）
・感覚に基づく運動障害（sensory-based motor disorder；SBMD）
・感覚弁別障害（sensory discrimination disorder；SDD）

■感覚調整障害

感覚調整障害は，「感覚情報の程度，特性，強度に対して相対的に段階づけられる行動に伴う感覚入力への反応の困難さ」（Miller, Anzalone, et al, 2007, p.136）として存在する．この障害には以下の3つの下位分類がある．

・**感覚過剰反応**（sensory overresponsibility；SOR）は，1種類以上の感覚情報に対して，通常よりも反応が速すぎたり，強すぎたり，続きすぎたりすることである

・**感覚過少反応**（sensory underresponsibility；SUR）は，無関心や不活発へと導く感覚情報の無視や反応のなさのことである

・**感覚探求/欲求**（sensory seeking/craving；SS）は，過剰な量の感覚情報や特定の種類の感覚情報を飽くことなく望み，求めることである

■感覚に基づく運動障害

感覚に基づく運動障害は，姿勢や意志的運動の障害として現れる（Miller, Anzalone, et al,

> 人が感覚入力の処理と統合に障害をもつと，行動の計画と生成上に困難を経験し，それはさらに概念や運動の学習を妨げる．

2007).それには,以下が含まれる.
・姿勢障害
・行為障害

姿勢障害は,休息時や動作時に姿勢を安定させることの障害である.その特徴は,筋緊張が強すぎたり弱すぎたりすることと運動や力のコントロールが不適切なことにある.この障害は,通常,1つ以上の下位障害と結びついて起こる.

行為とは,新しい行為を企画する能力を指す.**行為障害**とは,「新しい行為を想像し,計画し,順序立て,実行する能力の障害」(Miller, Anzalone, et al, 2007, p.138)である.それは空間内での身体の協調性のぎこちなさとタイミングを計ることの稚拙さとして現れる.この障害をもつ人は,新しい運動企画へのアプローチに対して,事故を起こしやすい障害をもち,運動課題を学習するために余分な時間と練習を必要とすると思われる.

■感覚弁別障害
感覚弁別障害とは,感覚情報の解釈の障害を指す.この障害をもつ人は,「刺激が同じか違うか」を知覚することが困難である(Miller, Anzalone, et al, 2007, p.138).この障害は,視覚,聴覚,触覚,前庭覚,あるいは,固有受容覚,さらに味覚や嗅覚の問題を含んでいる.この障害は,かかわる感覚の種類によって,運動遂行のぎこちなさや遅さとして,あるいは,学習や言語処理の障害として現れる.

感覚処理の障害のパターンと,それらとよく結びつくことがある行動や感情を記録・報告し,説明するために,多くの努力と臨床上の観察がなされている.

治療介入の理論的根拠

前にも述べたように,研究者たちは感覚統合を,適応行動を行うという進行中の経験がいっそうの脳の組織化をもたらし,より複雑な適応行動をも可能にする過程とみている.人の脳が感覚情報を適切に組織化し処理することに失敗すると,感覚統合というこの正常な循環の崩壊が認められる.

感覚統合モデルに基づく作業療法は,伝統的に,感覚統合の問題の改善を目指している.したがって,感覚統合療法の目標は,感覚情報を統合する能力を改善することとされている.これは脳の組織化の変化にかかわる.感覚統合アプローチは,意味ある活動という背景のなかで,適応行動の計画と組織化を提示し,感覚入力を強化する機会を提供することが,感覚入力を処理して統合するためのCNSの能力を改善するであろうし,この過程を通して,概念や運動の学習を強化するという論議に基づいている(Fisher & Murray, 1991).

■ 実践の資料

感覚統合モデルには,適用のために申し分なく開発された技術がある.評価と介入の手続きは十分に開発され,明瞭に示されている.それでもなお,感覚統合療法の有効性,時間の制限,神経運動リハビリテーションの新しい見解,さらにサービスの条件に関する疑問など数多くの要素について,感覚統合を最善の実践にすると考えられるものを改良してきた(Bundy & Murray, 2002).本節では,最初に,適用のための伝統的な技術を検討し,次に,適用に関する現代の見解を検討する.

評価

このモデルの評価手続きには,従来,公式的な検査バッテリー,非公式な遂行の観察,養育者や他の人々からの資料の利用がある.非公式的資料は,公式的な検査バッテリーの結果とともに,その人が感覚統合障害をもつかどうか,また,可能ならば,その障害の特性を特定するために用いられる.Bundy(2002a)は評価を総合的に考察し,最初に日常生活課題を実行するクライアントの能力を検査するというトップダウンのアプローチの評価から始める必要性を強

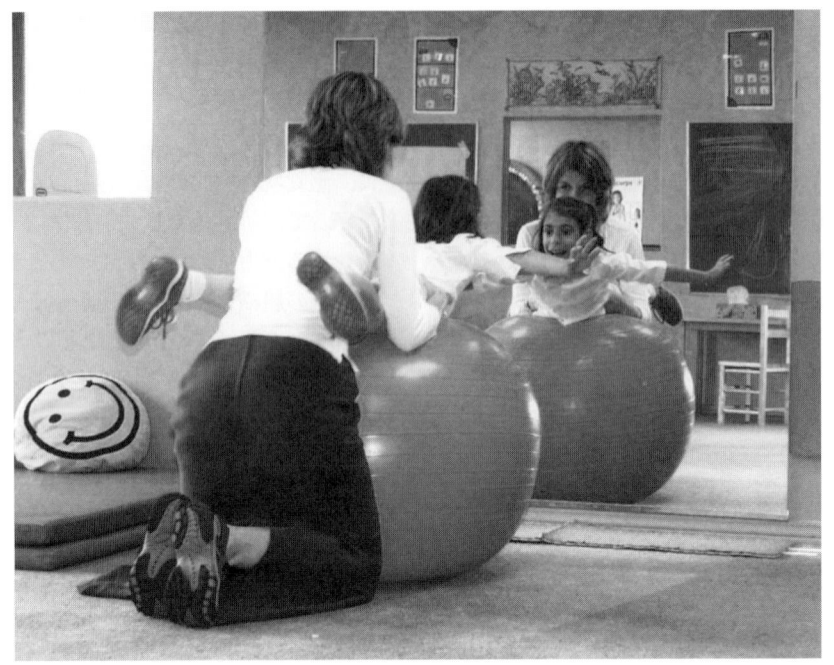

女の子が，飛行機の真似をすることで筋緊張と前庭覚の処理に働きかけられている．この活動は抗重力姿勢をとって維持する能力を評価するために用いられる．

調している．さらに，従来の感覚統合評価のより時間のかかる公式的検査に代わるものを推奨している．

感覚統合・行為検査(sensory integration and praxis test；SIPT) は，作業療法士が4歳から8歳の子どもの感覚統合障害を明らかにし，理解するのを支援するためにつくられた検査バッテリーである(Ayres, 1989)．この検査バッテリーは，触覚系の処理，前庭-固有受容系の処理，視知覚，実行（企画）能力の関係を検査し，感覚統合障害における主要な行動上の現象を評価すると考えられている．この検査は，以下の4つの重複する領域にグループ化されている（Bundy, 2002a）．
・形態と空間，視覚-運動の協調性，構成能力
・触覚弁別
・行為
・前庭覚と固有受容覚の処理

SIPTは17の個別に実施される検査で，約90分間で完了できる．課題はすべて遂行指向的である．検査は，検者が直前に触った指を当てるように子どもに尋ねる手指認知から，立位バランスと歩行バランス，そして，子どもに図形を写すように求める図形模写にまでわたる．

この検査はコンピュータで採点される．採点は業者が行い，検査を受けた子どものものと，この検査を開発するために使われた定型発達児と障害児の標本との間の統計比較などの報告をつくる．SIPTは約30年にわたり開発が続き，その間に，どの検査手続きが最も意味があるかを決定して残すための臨床経験とリサーチが行われてきた．障害を明らかにするうえで最も役立つ項目が統計的に分析され，検査項目と検査手続きを洗練されたものにしてきた．障害のタイプを示す得点パターンを明らかにした統計的研究は，検査結果の解釈のための基礎である．

SIPT得点の解釈は，得点が意味のあるクラスターをなしているかどうかに基づく．研究から，特定のパターンの低得点が特定の種類の問題を示すことがわかった．そこで，解釈はそのようなパターンがみられるかどうかをみるため

に，検査得点の検討から始める(Bundy, 2002a)．

SIPTは感覚統合のサービスを受けている多くのクライアントには用いることができない(Miller, Anzalone, et al, 2007)．さらに，SIPTを学習して実施するには訓練と時間が必要になる．これらの理由から，他の評価方法が徐々に用いられ始めている．Bundy(2002a)は，SIPTでの評価がなされた場合にも，以下の種類の情報で補わなければならないと述べている．
・発達のパターン，知的能力，診断名
・日常生活活動上の機能的問題
・観察，特に姿勢反応，身体と目の使用(目と手の協調，目と足の協調)，両側協調，企画の効率性
・観察と生育歴聴取，あるいは，感覚プロフィール(Dunn, 1999)といった新しい評価法の利用を通しての感覚調整の評価

また，以下のような新しい評価が，このモデルのために開発されている．
・感覚プロフィール(Dunn, 1999)：3歳から10歳の子どもたちのためにつくられ，一般にみられる感覚経験への反応を測定するものである．また，青年や成人の感覚プロフィールは自己報告による(Brown, Tollefson, Dunn, Cromwell, Filion, 2001)．
・重力不安評価(May-Benson & Koomar, 2007)：重力不安をもつ子どもたちのために恐怖を引き起こす状況をつくる15の活動で構成されており，この問題を持つ子どもを明らかにするために用いられる．
・観念的行為検査(May-Benson, 2001; May-Benson & Cermak, 2007)：子どもたちに，6つの標準的な目標を行うことを考えさせてから，すべてのことを検査者に示すように求めるものである．
・感覚処理測定・学校版(Miller-Kuhaneck, Henry, Glennon, Mu, 2007)：感覚処理，行為，学校での参加の情報をとらえる評定尺度である．

感覚統合の治療は行動に幅広い影響を及ぼすことから，神経運動の状態と行動の組織化の観察はまた，改善をモニターするためには適切といえる(Clark, et al, 1989)．

治療アプローチ

このモデルの実践への適用を論じるどのようなものも，感覚統合の手続きが，このモデルの開発当初に想定されていた学習障害児にとどまらず，広範囲にわたる人々に適用されているという認識から始めるに違いない．たとえば，このモデルは，成人，明らかな脳障害者，統合失調症患者，精神発達遅滞者に適用されている(Arendt, MacLean, Baumeister, 1988; King, 1974)．このような人々が感覚統合アプローチの適切な候補者であるかどうかに関しては，少なからず議論があった．さらに，多くの人は，感覚統合の原則の系統だった適用なしに感覚統合の技術を用いることに対して批判的であった．彼らは感覚統合の結果を参考にしてはいるものの，実際にはそうではない．教科書『感覚統合：理論と実践』(Bundy, et al, 2002)は保守的なアプローチをとり，感覚統合アプローチを用いる前に，感覚統合の問題があることをはっきりと明らかにすることを求めている．この教科書の著者たちは，このモデルが成人に適用されること，そして，学習障害以外の問題をもつ人にも潜在的可能性があるかもしれないと考えている．この教科書では，このモデルの適用のための根拠が概説されている．

■伝統的な治療ガイドライン

感覚統合モデルは，子どもにとって最大の利益であると考えられる感覚統合の経験のガイドラインを提示している．介入計画は，子どもの問題を明らかにすることと，それらの問題の根本的な理由，すなわち，感覚情報の処理の障害に基づいている．その障害を理解するためには，感覚系の構造と機能，そして，それが感覚統合の問題にどう関係しているかを理解することが必要である(Lane, 2002)．

前庭-固有受容系は介入の論理のよい例であ

る．前庭-固有受容系の解剖学・生理学の知識は，どのような種類の感覚経験が前庭器と固有受容器を最も効果的に刺激し，決まった**姿勢反応**を誘発するのかを確定するために用いられる．この場合，神経学的構造を理解することは，どの治療的手続きが感覚系に対する影響をもつかを確定するための論理をもたらす．Steven君という子どもに対する治療計画の考察に関する以下の引用は，適切な感覚統合療法を選択するなかで得られる特殊性をさらに描き出している（Bundy, 1991）．

> 感覚統合理論は，姿勢の安定性と両側統合，そして，計画された四肢の順序立てた運動に対するSteven君の障害が，強化された前庭-固有受容覚の情報を取り入れる機会を提供する活動によって，取り組まれるべきであることを示している．さらに具体的に言うと，この理論は，（さまざまな位置での）持続した姿勢コントロールと身体両側の協調的な使用が最も適切になるように求める活動という背景のなかで，直線的な前庭-固有受容覚の情報を受け取る機会を示している（**p.342**）．

感覚統合理論は，子どもたちが示すさまざまな問題の完全な像をいまだ示してはおらず，また，すべての基本となるメカニズムを説明してもいない．このように，作業療法をどのように進めるのが最善かということに関する情報には，何らかのギャップがある．このような場合，作業療法士は，作業療法の賢明な経過を決定するために，子どもに関するすべての利用できる情報を用いる．

■媒体としての遊び

このモデルは，子どもが作業療法のなかで起こる行為を自発的に選択し，参加しなければならないと主張する．遊びのなかで，子どもは適切な感覚運動行動を選択するために，コントロールされ，魅了される．Bundy（2002b）は，感覚統合モデルに基づく作業療法の牽引車としての遊びの重要性を強調している．彼女は，介入としての遊びのようなアプローチを維持するために，以下の3つの要素が重要であると指摘している．

・内的コントロールの認識
・内発的動機づけ
・現実の制約からの解放

Bundy（2002b）はまた，「プレイフルネス検査」（Bundy, 2000）といったツールを用いて，遊びも注意深く評価することを推奨している．彼女は，遊びが感覚統合の改善をもたらすことができること，そして，作業療法の最も重要な副産物は，子どもの遊ぶ能力の改善かもしれないと述べている．

■器具

感覚統合療法は，感覚経験（特に前庭系）に対する特別なニーズがあるために，さまざまな特別設計の吊り遊具（空中ブランコ，ハンモック，ブランコなど）やスクーターボードを用いてきた．それらの器具は市販されており，遊びを背景として，望ましい感覚経験を達成する手段を提供している．

本モデルに適用した現代のガイドライン

本章のはじめに述べたように，どのようにして最良の感覚統合療法を提供するかを再考するためには多くの要素がある．BundyとMurray（2002）は，本モデルの実践での利用に関する現在の考えを反映した数多くの原則を提案している．このガイドラインには，治療に時間的な制約があることを考慮し，短期間でやり遂げら

> このモデルは，子どもが作業療法のなかで起こる行為を自発的に選択し，**参加しなければ**ならないと主張する．

Box 9.1　South Shore Therapies：感覚統合に焦点を当てた個人開業クリニックの一例

　感覚統合サービスは個人開業クリニックで提供されることが少なくありません．South Shore Therapiesは最新の感覚統合クリニックの一例です．このような環境では，部屋は多様で計画的な機会を提供すると同時に，魅惑的で安全に設計されています．床はマットレスで覆われており，安全に着地できるだけでなく，子どもがそこを横切ろうとするときに自動的に姿勢反応を促すという追加の感覚フィードバックを提供します．室内には階段，砦，すべり台がつくられており，子どもを招いて機能的運動と遊びの技能を働かせるようにしています．部屋の名前はクライアントがつけ，創造的な遊びを促すようなテーマがつけられています．遊び場の部屋にはすべり台とジップラインがあり，スペースマウンテンの部屋には壁に惑星の標的と空気で膨らませたムーンウォークがあります．

　このクリニックの目標は，豊かな環境を提供することによって，クライアントがより大きな自立を達成するために必要な技能を発達させることです．作業療法士たちは，子どもや青年を介入過程に巻き込み，引き込むために彼らが理解できるレベルで働きかけています．また，家族にも働きかけて，家庭での介入を計画し，プログラムを立て，相談をしています．作業療法士は，すべての家族を介入に不可欠なものとして教育することで，子どもたちをさらに援助することができるのです．

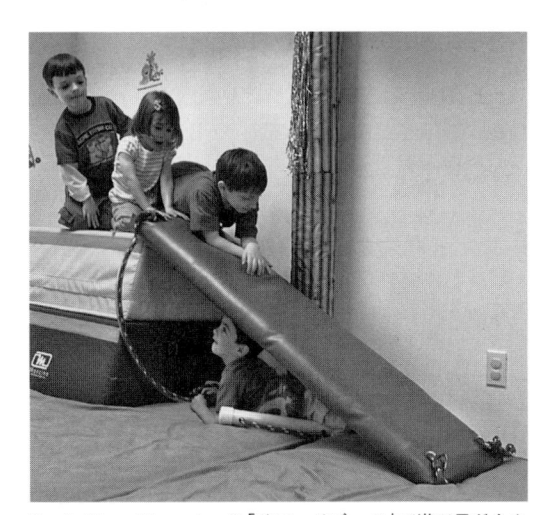

　South Shore Therapiesに足を踏み入れると，子どもたちが熱心に遊んでいるのを見ることができるでしょう．楽しく笑っている子がいます．感覚体操室は，そこを探検する子どもたちに安全でおもしろそうな環境を提供します．作業療法士は，子どもたちの現在の感覚ニーズを支援することと，さらに複雑な適応を促進することの両方のために活動をつくり出します．子どもに適切で意味のある活動が変化の基礎として提供されます．これは，月に探検に行くといった単純なごっこ遊びから，部屋の隅から別の隅へわたる空中の道をつくるといった複雑な空間設計までをも含んでいます．保護者と立てる目標は，眠りにつくこと，さまざまな食物を食べること，服を着ること，安全に運動場を移動すること，自転車に乗ること，誕生会のような社会的出来事に参加することなどの毎日の生活に影響する日常の機能的関心事に取り組むことです．感覚

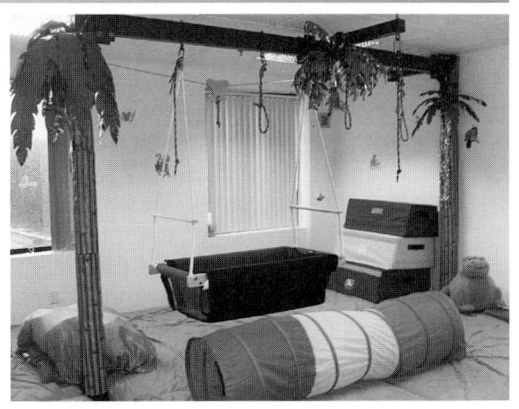

South Shore Therapiesのジャングルの部屋．

South Shore Therapiesの「サファリごっこ」で遊ぶ子どもたち．

統合のセッション中，作業療法士がちょうどよい挑戦のレベルだと見いだした場をもとに，子どもたちの感覚ニーズと技術的能力によって活動は導かれます．このアプローチは，習得と個人的なコントロールの感覚を促進します．豊かな感覚と遊びと創造的治療空間の結びつきが，巧みな自己の治療的利用，信頼・有能性・協調性の発達に大きな支援をもたらします．

れる目的を設定するアプローチがある．これらの目的は，クライアントと養育者の双方に理解できるものである必要があり，介入の実行の側面にクライアントと養育者を含めるべきということである．また，家族や他の専門家のコンサルタントとしての作業療法士の役割も，サービスの背景での変化に関係している．この役割の重要な要素の1つは，これらの人々の感覚統合の問題をもつ子どもの理解の枠組みを再びつくることを支援することである（たとえば，静かに座っていることは，教室での子どもの集中力を改善せず，むしろ妨げるかもしれないこと

Box 9.2 感覚統合の実践：Sam君

　Sam君は，半日保育の幼稚園に通っている4歳半の男の子です．彼は両親と2人の兄と一緒に暮らしています．Sam君の動きは素早く，いつも走っています．家では，走ったり，跳んだり，物を壊したりする姿がみられます．また，おもちゃや家具，人によくぶつかりますが，それは彼が速く動くことと，空間のなかでの身体の位置への気づきの欠如の両方に原因があります．Sam君の食事時間は短く，偏食が強く，食べ物はわずかしか口にしません．彼はタグのない柔らかい生地を好み，母親が違うブランドの下着を買ってくると怒り出します．通常，入眠するまでに1時間〜1時間半かかります．ベッドのなかで落ち着いて静かにしているのが難しく，眠るには非常に大きな困難を経験します．幼稚園では，とても気が散りやすく，注意を集中できるのは短時間です．集合するときには敷物の上でそわそわしており，よくブツブツ言っています．彼は机での微細運動を楽しむことができず，特に，粘土や月の砂は楽しめないようでした．Sam君の微細運動技能は他の子たちより遅れており，Sam君は友だちがするように自分の名前が書けないことにいらだっています．友だちは1〜2人いましたが，教室で仲間たちからの非言語的合図を読みとることは困難でした．

　Sam君は，作業療法士のRebecca Schatzによって，運動技能の発達と感覚処理を評価するために多くのツールで評価されました．Winnie Dunn感覚プロフィール保護者用質問紙（Dunn, 1999）と感覚プロフィール学校教師版（Dunn, 2006）の両方をSam君の感覚処理の情報を収集するために用いました．これらの質問紙は両親と教師によって埋められ，連続性に沿って感覚処理の障害を分類するのに役立ちました．また，その子の行動が他の子と同じかどうか，その子の行動が他の子と違う確率はどのくらいあるのか，その子の行動と典型例との明確な差異はあるのかどうかについての情報を提供する登録，要求，感受性，回避の4つに区分されています．この枠組みに照らすと，Sam君は登録，要求，感受性の部分に明確な違いがある得点を示しました．全体として，これらの結果は，Sam君が日常生活を妨げる顕著な感覚処理の障害を経験しているという結果になりました．

　Rebeccaは，Sam君に作業療法として感覚統合を用いたセッションを週2回受けさせるよう両親に勧めました．感覚統合は，このときには，Sam君が処理することが極端に苦手で，困難である環境のなかで，感覚情報を効果的に解釈し，組織化することを支援する

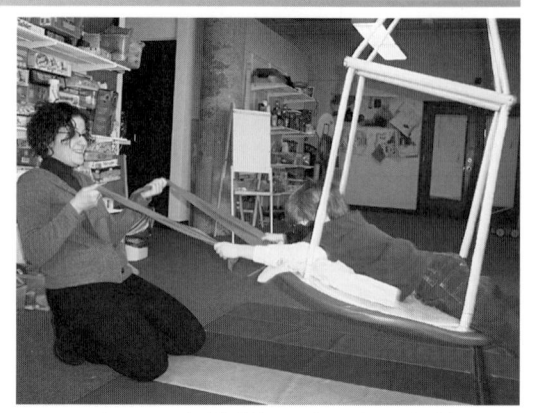

Rebeccaは，Sam君が宇宙船のように飛ぶのを手伝っています．

であろうと考えられました．Sam君には触覚，前庭覚，固有受容覚を含む多重感覚系の統合に焦点を当てる作業療法が必要でした．この統合は，楽しく，遊びのように経験する必要がありました．

　作業療法の目標は，Sam君が楽しめて意味のある感覚経験の複合的な機会に効果的に参加できるようになることでした．Rebeccaは組織立った感覚入力に従って，全体的な技能のレベルを改善するための微細運動活動や視覚運動活動にSam君を参加させました．Sam君は吊り遊具のブランコを「宇宙船のように飛ぶ」ことに使いました．ここで，Sam君は作業療法士と交流しながら，意味があり適応的な反応をするために，神経系を調節するのを援助するために組織化された感覚入力を受けました．Sam君が宇宙空間に飛び出ると，内的動機づけと興奮が効果的な神経系の反応をもたらしました．Sam君の身体は穏やかで注意深く，よく組織化されたものになり，微細運動活動や視覚運動活動の改善に向けた次の段階の机上活動に参加しても，このレベルを維持できました．

　感覚統合療法の経過を通して，Sam君は学校と家の環境のなかで感覚経験に効果的・肯定的に耐えることができ，また，反応できるようになりました．Sam君の注意と焦点を当てる時間は長くなり，集まりのときにも積極的に参加できるようになりました．生地，音，日常的な変更は，もはやSam君の神経系を混乱させたり調節を失わせることを引き起こすことがなくなりました．最終的に，Sam君は，家庭でも学校でもうまく成功体験が得られる幸せな子どもになりました．

を，教師が理解するように支援する）．

　ほかには，課題指向的アプローチ（第8章参照）という新しい考えを反映したガイドラインがある．これは，遂行で観察された障害に課題と環境がどのように寄与しているかに注意を払うことを重視しており，また，これらの問題に対する適切な介入を含んでいる．全体としては，主にクライアントの根本的な問題を治療す

表 9.1 感覚統合介入過程の中核的要素

過程の中核的要素	作業療法士の行動と態度
感覚の機会の提供	子どもに多様な感覚を経験する機会を与える．それには，触覚，前庭覚，固有受容覚の経験が含まれる．介入は1つ以上の感覚様式を含む
ちょうどよい挑戦の提供	難しすぎることも，簡単すぎることもなく，子どもに挑戦を与え，感覚と行為の障害に対する子どもの適応反応を引き出すために，活動を組み立てる
活動選択にあたっての協業	子どもを作業療法過程の積極的な協業者として扱い，子どもが活動選択を積極的にコントロールできるようにする．子どもを参加させずに活動のスケジュールをあらかじめ決めてはならない
自己組織化へ導く	子どもが可能な範囲で自分の行動を選択し，計画するために子どもの行動の自己組織化を支持し，導く．子どもが活動のアイディアと計画に取りかかり，展開するよう励ます
最適な覚醒を支持する	子どもの注意，従事，快適さを支持する環境や活動を変化させることによって，子どもの最適な覚醒レベルを達成して持続へと導く作業療法の場面を確実にする
遊びの背景をつくり出す	子どもの活動への内発的動機づけと楽しみを打ち立てることによって遊びの背景をつくり出す．社会的遊び，運動的遊び，創造的遊び，対象物での遊びを促すとともに，遊びの幅を広げる
子どもの成功を最大限にする	挑戦への反応を含む活動を部分的，全体的に行うなかで，子どもが成功を経験できるよう活動を提供したり修正したりする
物理的安全性を確保する	保護的な器具と治療的器具の配置を通して，また，作業療法士の物理的接近や行為を通して，子どもの物理的安全性を確保する
子どもが参加するよう部屋を配置する	子どもが活動を選択し，参加することを動機づけられるように，部屋と部屋の中の器具を配置する
治療的協調を育成する	子どもの感情に敬意を払い，子どもに肯定的見方を伝え，子どもと結びつくようにし，信頼と感情的な安全の雰囲気をつくり出す

Parham, L. D., Cohn, E. S., Spitzer, S., Koomar, J. A., Miller, L. J., Burke, J. P., et. al. (2007)：Fidelity in sensory integration intervention research. American Journal of Occupational Therapy, 61, 216-227 より許可を得て転載．

ることに焦点を当てることから，問題が日常の遂行を妨げる外的条件とどのように相互作用しているかということへ，そして，介入の最も効果的な方策を決定することへの方向性の転換がある．

感覚統合の介入の核となる要素は何かを概観している論文もある（Parham, et al, 2007）．その要素を**表 9.1**に示す．このガイドラインは，エキスパートレビューとノミナルグループテクニックの過程を介して開発された．このガイドラインの目的は治療の適合度を評価することであるが，感覚統合の指導者たちが合意した感覚統合介入の中核的な要素となるものを提示している．

■ リサーチと証拠

感覚統合モデルはかなり多くのリサーチの対象になってきた．現在進行中のリサーチは，SIPT の開発（Bundy, 2002a）と，それと並行して感覚統合の根底をなす構成概念の検証に貢献してきた．この領域の重要なリサーチは因子分析研究で，検査得点の意味のあるクラスターを明らかにした（Bundy, 2002a）．これらの研究は，特定の感覚統合の問題をもつ子どもでは，検査のある特定のクラスターの遂行に典型的に稚拙さがみられることを示した．このリサーチに基づいて，その人が感覚統合の問題をもつのかどうか，また，どのようなタイプの障害をも

つのかが，検査得点のパターンでわかると考えられた．最近のリサーチでは，感覚処理の障害と診断された子どもたちの脳活動の違いを示すために脳波検査を用いている（Davies & Gavin, 2007）．

リサーチの第2の領域として，感覚統合療法の効果に関する研究がある．Ottenbacher（1991）は，1972〜1981年の間に発表された研究を検討して，メタ分析（治療効果のエビデンスがあるかどうかを決めるために，複数の研究データを検討する方法）を実施し，治療効果のエビデンスがあると結論づけた．HoehnとBaumeister（1994）は，Ottenbacherが扱った研究の一部が十分な厳密さに欠けると批判した．VargasとCamilli（1999）は，後に1983〜1993年の間に報告された研究を検討するためにメタ分析を行った結果，治療効果にはごくわずかなエビデンスしか見いだせなかったとしたが，これは過去20年間に実施された研究の多くが，測定された特定の変数に対する治療の肯定的な成果を示すのに失敗しているため，驚くことではないとされた．

Bundyら（2002）は，感覚統合に基づく療法の効果のエビデンスは「よくてもまちまちの，最悪の場合は否定的ですらある」（p.22）と結論づけている．彼らはまた，治療効果に対するエビデンスがないにもかかわらず，保護者と作業療法士は感覚統合療法を身をもって経験することに熱心であると述べている．1つの可能性として，この療法が肯定的な成果を生み出してはいるものの，それは感覚統合理論によって規定されたり，研究で評価されたからではない（Kaplan, Polatajko, Wilson, Faris, 1993）．たとえば，作業療法士と子どもの関係がその成果の理由になるかもしれないし，あるいは，その子のまわりにいる他人が問題をどのように認識するかの枠組みを変えるために感覚統合の原理を使い，それが肯定的成果へと導いているのではないかと仮定される．この説はCohnとCermak（1998）が支持している．彼らの研究は感覚統合療法での保護者の認識の変化に焦点を当てたものである．保護者たちは，介入の重要な成果測定の1つは，子どもを支援し擁護する方法として，子どもたちの行動を理解して再び形づくる能力を伸ばすことであると報告した．

Tickle-Degnen（1988）は，感覚統合に基づく治療が，どのようなときに，どのように効果があり，どのようなタイプの子どもに有効かということをよりうまく説明するはずの仲介要素が，リサーチではいまだに検討されていないと述べている．最近，感覚統合の介入効果研究の厳密性に，より注意が払われるようになった．たとえば，Parhamら（2007）は，感覚統合の効果の研究の多くは，感覚統合療法ガイドラインに忠実ではないために信頼性が脅かされると結論づけている．

感覚統合研究で用いられる治療の多様性は，ある意味で，感覚統合介入が個別的であり，子どものニーズの変化に基づいて頻繁に採用されるという事実によるものである．治療を標準化できていないことは，感受性のある効果測定の選択と利用を困難にしている．感覚統合療法を受けている子どもたちの母集団（そして，研究における母集団）は不均一であり，幅広い診断名と機能上の問題をもっている．このような理由から，多くの感覚統合研究が使用している効果測定は，参加する子どもたちの変化をとらえるためには理想的ではないとされているのだろう（Szklut & Philibert, 2006）．

感覚統合モデルのリサーチがあまりにも広く議論され，批判されてきた事実は，意味ある議論と批評に基づく実質的な研究の母体があることを反映している．質の高さを重視したランダム化比較試験が増えており，これが将来の感覚統合介入の効果のより厳密な評価を生み出すはずである（Miller, Coll, Schoen, 2007）．

■ 考察

感覚統合モデルは広く研究され，実践のモデルとして体系的に発展してきた．それにもかかわらず，実践でのこのモデルの利用は批判と論

争の的となってきている．また，作業療法以外の専門職は感覚統合理論とそれを用いた介入に懐疑的である．この懐疑論はエビデンス（特に，感覚処理の障害の存在を示す脳波のようなより基礎科学的方法を用いたエビデンス）の増加とともに少なくなってきたようにみえる．さらに，感覚処理の障害は，今では，学際的な診断の枠組みになっている（Miller, Anzalone, et al, 2007）．

作業療法士は，他職種が感覚統合療法には不適切であるとみる母集団にこのモデルを適用してきた．他職種によるこのモデルの概念や技術の使い方は不完全であり，その結果，臨床実践がその理論によって正当化されなくなっている．さらに，感覚統合は他の関連するアプローチと混同されることが少なくない．たとえば，Bundyら（2002）は，感覚統合療法は感覚運動的アプローチと区別されなければならないとしており，後者は特定の運動反応に着目しているのに対し，前者の関心は特に子どもがどのように感覚を処理するのかに着目している．彼らはまた，感覚統合と感覚刺激プログラムを区分しており，後者は子どもに感覚をあてがうが，感覚統合アプローチでは，子どもはその感覚を探し出す．

非常に複雑でよく発達したこのモデルは，作業療法士を引きつけるが，習得するのは困難でもある．しかし，すでに述べたように，このモデルの適用は常に体系的であるというわけではない．Clarkら（1989）は，「新人レベルの作業療法士は，卒業後ただちに感覚統合の手続きを提供できると期待してはならない」（p.484）と述べている．彼らは，この実践モデルを用いるためには，かなりの技能が必要だとも指摘している．SIPTを実施したいと思う作業療法士は，認可された大学院か，生涯教育コースで資格をとり，検査データを処理しなければならない．このモデルは，一般的な訓練を受けた作業療法士のレベルを超えた訓練と経験が必要な特殊な作業療法の実践領域の代表である．

Box 9.3　感覚統合モデルの事例：Lauraちゃん

Lauraちゃんは2001年5月31日に生まれました．彼女は双子で，きょうだいは在胎14週で亡くなりました．このことがLauraちゃんの発達に影響を及ぼしたのではないかと推測されます．Lauraちゃんは無事に出生し，おとなしく育てやすい赤ん坊でした．彼女は笑うことも，目を合わせることもできました．彼女は音の出るおもちゃで遊んだり揺れることを好み，これらを繰り返し行っていました．

Lauraちゃんの母親は，Lauraちゃんが6か月のときに初めて気になったと述べています．彼女はLauraちゃんを膝に乗せてスープを飲ませていたとき，Lauraちゃんが「おとなしすぎる」と気づきました．この月齢ならば，ぐずったり，スプーンやスープを欲しがったりするはずですが，彼女は手を動かしたり，手を伸ばしたり，めちゃめちゃにしたりしませんでした．また，まだ1人座りも寝返りもしませんでした．1人の優秀な小児科医がLauraちゃんの母親に神経内科医を紹介してくれました．1歳のLauraちゃんを診た神経内科医は，そんなに早く診断を下さなくてもよいだろうと言いました．そこで，小児科医は，評価ができる専門チームがそろっており，発達小児科医がいるニューイングランド医療センターを紹介してくれました．この評価過程で，Lauraちゃんは約15か月のときに初めて脳性麻痺の診断を受け，2歳前にPDD-NOS（特定不能の広汎性発達障害）の診断を受けました．

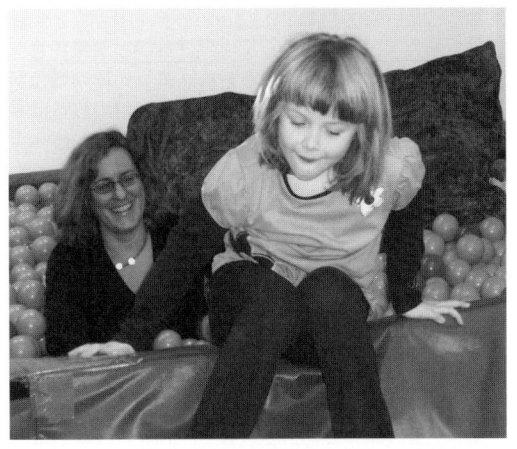

Lauraちゃんはボールプールから何とか出ようと一生懸命です．

（つづく）

Box 9.3（つづき）

　これらの診断により，初期介入でのサービスの幅が広がり，Laura ちゃんは，家庭訪問の教員とともに，理学療法，作業療法，言語療法を受けました．Laura ちゃんの母親は振り返って，これらの人々が込み入った娘を理解するという迷宮から彼女を，深い理解とユーモアを通して導いてくれたと語っています．彼女は受けたアドバイスを注意深く聞き，家庭プログラムに取り入れました．この介入に伴い，Laura ちゃんは手を伸ばしたり寝返りしたり座ったりし始めました．

　Laura ちゃんが 3 歳になったとき，学校でのサービスの条件を満たすようになりました．Laura ちゃんは，夏期の幼稚園前プログラムにわずかな援助で参加しました．キャンプの初日，Laura ちゃんの母親は，学校のスタッフが Laura ちゃんの能力以上だと思うようなさまざまな期待と要求を求めているのを知りました．母親は，教師が Laura ちゃんを踏み台の上に立たせて自分で手を洗うように言うことから 1 日が始まったことを覚えています．Laura ちゃんの母親は，彼女が 1 人で踏み台の上に立つことができず，また 1 人では手を洗えないと口を出さなくてはなりませんでした．この混沌とした約 45 分のプログラムの後，Laura ちゃんはこれまで決してしなかった反応をみせました．それは，まったくうつろになり，「取りつく島のない」状態になったことでした．これは，母親が Laura ちゃんを家に連れ帰るに十分なことでした．

　その日の残りも，Laura ちゃんは心を閉ざし，遠いところにいるように見えました．その晩，ベッドに入ったとき，Laura ちゃんは壁にぶつかるほどに頭をベッドの柵に打ちつけ始めました．次の週にも，Laura ちゃんはベッドやカウチから降りようとせず，自傷を始めました．この行動は，Laura ちゃんの母親を脅えさせ，もう学校プログラムには戻さないと決意させました．この決定は，Laura ちゃんは感覚処理の問題が大きく，個別サービスが必要であり，通常の教育に移行するには長くかかると述べた神経内科医の見解を実証することになりました．

　Laura ちゃんは公立学校の環境を利用できなかったので，早期教育は家庭を基盤としたプログラムとなりました．2 週間で，家庭教育によって，Laura ちゃんは自分の名前に反応し，誰かが部屋に入ってきたらその人を見られるようになりました．彼女は Laura ちゃんの学習の潜在能力を解き放ったようで，この学習の構造的で連続したアプローチは教育的にうまくいきました．さらに，Laura ちゃんは学校で，理学療法，作業療法，言語療法を受けました．Laura ちゃんの重度の感覚の問題を母親に説明し，Laura ちゃんを落ち着かせる方策についての話し合いを始めたのは学校の作業療法士でした．そのとき，Laura ちゃんは小さな揺り椅子を，椅子が部屋を移動するほどの強さで揺すっていました．Laura ちゃんの母親は，以前 Laura ちゃんの感覚処理の問題が重度であることを説明されていたために，作業療法が最もよい助けになると感じました．そのころ，Laura ちゃんの母親は South Shore Therapies での感覚統合のセッションを見つけました．

　2004 年 11 月，作業療法士の Stacey Szklut が Laura ちゃんに会ったとき，Laura ちゃんは 3 歳でした．Laura ちゃんの母親は Stacey に「110% の努力をするけども，いつも危機一髪」のような子どもだと話しました．洗髪，整髪，歯磨き，更衣など多くの毎日の普通の出来事は，Laura ちゃんにとって非常に耐え難いものでした．Laura ちゃんと家族は，マクドナルドや博物館，運動場に行ったり，誕生会などの社会的行事に参加することができませんでした．Laura ちゃんと母親は非常に壊れやすくなっているようにみえましたが，それは，感覚の経験や要求があまりにも圧倒的な場合には，Laura ちゃんがすぐにメルトダウンのような状態になることによるためでした．最初の面談で，Stacey は Laura ちゃんの母親に，Laura ちゃんにとっての目標を尋ねましたが，母親は「彼女の髪を整えるか，歯を磨くことができたら，私は幸せで死んでもいい」と答えました．

　Laura ちゃんの外界からの感覚入力を調整することに顕著な障害があることを考慮して，Stacey は主要な概念的実践モデルとして感覚統合モデルを選択しました．Laura ちゃんにとって，自分を取り巻く世界を理解する能力は，入ってくる感覚に対する防衛（過反応）によって大きく妨げられていました．Laura ちゃんは多くの日常生活の聴覚，視覚，触覚の経験によって圧倒されていました．Laura ちゃんは洗髪をとても嫌がっていたので，終わってからも 30 分間は泣き続けていました．新しい靴やコートを着ようとすると，たいていはうまくいかなくて，蹴ったり，叫んだりしていました．

　Stacey と Laura ちゃんが初めて会ったころ，髪が Laura ちゃんの指に巻きついた途端，Laura ちゃんはパニックになり，過呼吸を起こしました．すると，母親は Laura ちゃんがメルトダウンする前に，嫌な触覚を素早く取り除いて，抱きしめました．これを観察した Stacey は，自分の身体に起こったことを弁別する能力と，効果的に適応した反応を計画する能力があまりにも非効率的なことから，Laura ちゃんの防衛反応が起こっていると理解できました．Laura ちゃんは，自分の指に髪があることを素早く理解し，指に髪が巻きついていると分類し，それを取り除くためにもう片方の手を使うのではなく，パニック（逃避）モードに入ってしまったのです．

　Laura ちゃんは逃避，恐怖，闘争という古典的なパターンに多くの過剰反応を示しました．人は恐れを感じたときに典型的な反応をするものですが，Laura ちゃんの反応は，嫌悪として認識されるはずもない単純な日常の出来事で起こっていました．それは，誰かが黒板に爪を立てて引っかいたときに耳を塞ぎたくなるよ

うな有害な出来事から素早く逃げ出したくなるようなものでした．

　恐怖は，身体が脅威を感じたときに起こります．それは心拍数の増加，浅く速い呼吸，瞳孔散大，筋緊張の亢進，発汗，吐き気などの特徴があります．感情経験は，車にひかれそうになり，あわや事故というときの直後に感じるのと同じようなものです．Lauraちゃんは，移動ができないために，多くの抵抗できない状況から自分で逃げ出す能力をもっていませんでした．こうして，彼女はほとんどの時間を恐怖とパニックのモードで過ごしていました．

　最終的な防衛的態度には，自傷他害にあります（たとえば，叫ぶ，蹴る，他者や自分を噛むなど）．Lauraちゃんは新しい服を着るたび，髪を切るたび，抵抗できない1日の最後に戦闘反応を示しました．そういうときには，彼女は頭をどこかに打ちつけていました．

　このような感覚に基づく反応は，Lauraちゃんと母親とのふれあいのすべてに影響していたために，すぐに取り組み始めることが重要でした．さらに，Lauraちゃんは運動制限や運動企画が稚拙なことで，世界のなかで安心を感じ，エンパワーメントされることを感じる能力が混乱してしまいました．3歳になっても，Lauraちゃんは安心を感じ，基本的な日常生活活動への参加を家族に全面的に頼っていました．Lauraちゃんには，整容，更衣，遊び場や学校の教室での社会参加のような日常作業へのよりよい参加のための基礎を身につけるために取り組むべき要素がたくさんありました．これらの基礎には，感覚処理，姿勢コントロール，呼吸の支援，運動企画，観念化と惹起，運動実行，両側協調，目と手の協調，時空間適応，タイミング，順序立てが含まれていました．さらに，自信と自立の認識も含まれます．このように，Staceyは感覚統合モデルがLauraちゃんの作業療法の中心となる概念的実践モデルとすることに加え，運動コントロールモデルと人間作業モデルの概念とアプローチも用いることにしました．

　作業療法の最初のステップは，Lauraちゃんの以下の能力・感覚を発達させることでした．
・感覚入力を調整し理解する能力
・彼女を取り巻く世界に効果的に働きかける能力
・効果があったという感覚

　これらは，感覚入力を組織化し，発達的に適切な適応反応を示すことを含む遊びに基づく活動を通して行われました．Lauraちゃんは，最初の活動の多くで，受動刺激に反応することや，そのままで待つなどのような単純なレベルの適応反応でうまく参加することができました．最初の感覚に基づく活動は，常に最も組織化されることが知られている感覚と結びつけられました（たとえば，触圧覚，屈曲姿勢，四肢の動きへの抵抗，揺れたり跳ねたりすること，口腔運動の入力，リ

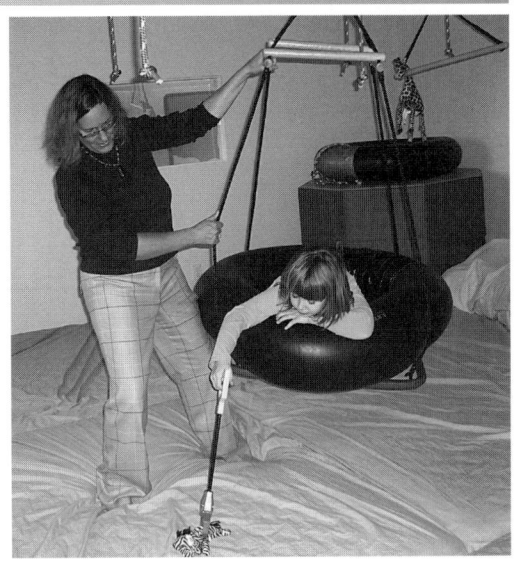

Laura ちゃんは揺れるブランコに乗り，動物を「救助して」います．

ズミカルな聴覚刺激）．Lauraちゃんに負荷がかかっていないかを注意深く観察することと，どんな感覚の結びつきとリズムがLauraちゃんを組織化するのかを母親に明らかにすることは重要であり，家での活動に組み入れることができました．Lauraちゃんは触圧覚と運動を含む活動に素早く従事することができました．彼女はやさしい歌声とともに弾力のあるハンモックでリズミカルに揺れることや跳ねることが好きでした．彼女の最初の適応反応は，もっとしてほしいとStaceyを見ることでした．その後，彼女はさらにサインを示すようになり，最終的には声に出すようになりました．この活動はLauraちゃんのやる気を引き出したために，運動企画と技能的な運動反応も増やす機会となりました．Staceyはハンモックを床に近づけることでLauraちゃんが自分でハンモックに入るように励ましました．

　Lauraちゃんの技能が高まると，Staceyは彼女がハンモックに入るときに，安定した踏み台に立って動くように支援しました．Staceyは，口腔からの入力と記憶を使った活動を組み立て，Lauraちゃんがしたい動きがどれかを示すために，笛を導入しました．Lauraちゃんの好きな動きは跳ねることで，それは笛を鳴らし続けることで示すため，Lauraちゃんは最も大変な呼吸パターンを続けなければなりませんでした．このように，上下の運動に対しては，長く吹き続けることにしました．彼女が次に好んだ動きは横に揺れることで，これには，短く3回吹くことに決めました．

　Lauraちゃんの好きな活動を用い，Lauraちゃんの能力の範囲内で新しいふるまいを求めるこのアプローチを通して，より難しい活動を導入することになりました．Lauraちゃんの改善のための重要な要素は，

（つづく）

Box 9.3（つづき）

Laura ちゃんが脅威を感じることなく，また，感覚経験のコントロールをより感じられるようになり，どれだけ反応できるかというアプローチでした．たとえば，Stacey は母親に，Laura ちゃんの口からよだれを拭き取るという行為または，指にからまった髪を取り去る行為の前に，その過程に Laura ちゃんを含めることが重要であると指導しました．

Stacey はまた，このアプローチを作業療法にも利用しました．彼女は，Laura ちゃんに起こることを，名前を呼んで示しました．Stacey は鏡を示して Laura ちゃんによだれが顔についているのを見せ，紙タオルを渡して自分で拭かせました．このことは Laura ちゃんの自信と自立を著しく変化させました．

Stacey はこの過程を次のように書いています．

> 私は，Laura ちゃんが最初に自分の身体をボールのくぼみの中に見つけたときのことを思い出します．彼女は私と座って，私が隠した大きなぬいぐるみの動物を探していました（触覚弁別，視覚的走査，回旋運動パターンを促進するための課題）．私は，「偶然に」Laura ちゃんの足を見つけて，声をあげました．「これは何だろうね」と．彼女は予期せず触れられたことに対して，以前のパニックや圧倒される反応ではなく，ほほえんで，足を挙げて，「Laura ちゃんの足」と言いました．

この改善した身体感覚を用いて，Laura ちゃんは徐々に空間でのより複雑な運動を企画することができるようになりました．Laura ちゃんは，作業療法への積極的な参加を通して，行為の開始と計画に有能感と成功感をもてるようになりました．

Laura ちゃんは，動くものの視覚入力に非常に強く反応していました．たとえば，物や人が彼女のほうに近づいてくると，飛び上がったり縮こまったりしました．また，階段や不安定なところを歩くこと，ベッドに登ること，足がつかない椅子に座ることを怖がりました．これらの問題に取り組むために，作業療法では，視覚系と前庭-固有受容との入力を協調させることが中心になりました．

作業療法では，Stacey は，ブランコに Laura ちゃんの身体全体を支えられるようなタイヤを乗せることから始めました．そして，それを正常な視空間の発達に従って行いました．Laura ちゃんは，最初は止めたところから，広い視覚的な面に示された物（お手玉製の赤ちゃん人形）に動機づけられて手を伸ばしました．Laura ちゃんはすぐにこの技能を身につけたので，今度はブランコを動かしながら手を伸ばすことにしました．次に，ブランコを止めて大きな的に物を投げ，それをブランコを動かしながら行いました．Stacey は Laura ちゃんの内的動因を引き出したり創造的遊びを促したりする目的で課題をどんどん挑戦的なものにしていき，赤ちゃん人形をビニールプールに投げたり，クリスマスプレゼントを配達したりするという活動を設定しました．

Laura ちゃんは能力が向上するにつれて，予測できる環境のなかで，身体を動かすことにさらに自信を持つようになりました．この段階では，Stacey は，傾斜路を上って壁のステッカーを剥がすことや，物の上や下や後ろに隠した卵を見つけるといった静止した視覚的標的を探しながら，新しく挑戦的な方法で Laura ちゃんの身体企画と身体運動が必要な技能をつけ加えました．

さらに，現実世界の環境で起こる可能性があり，予期できない物事に対処し始めさせることも重要なことでした．Laura ちゃんは，遊び場や学校で，動いている環境や変化する環境を通して自分の身体を動かすことを習得しなければなりませんでした．Stacey はこのことを次のように語っています．

> 子どものシステムに挑戦する何かが起こったときに，システムを再編成するための調節能力とコーピングメカニズムを発達させているかどうかをみるために，私はわくわくできて変形できる活動をつくります．私はこれを「限界に挑む」と呼んでいます．もし彼らができなければ，予測できる静的な活動に戻しますし，もしできれば，彼らが遊びや学校や生活という現実の世界で成功するやり方を身につけたのだと思うのです．

Stacey が最初に予測不能で変わりやすい活動をつくり出したとき，Laura ちゃんの母親も部屋のなかで見ていました．Laura ちゃんはお兄ちゃんとボートのブランコに乗っていました．お兄ちゃんが吊り輪を引いていて，揺れはリズミカルで予測できる動きをしていました．Stacey は，気象予報士ごっこを加え，嵐が近づいてきていると言って，想像遊びに予測できないことを加えました．Stacey は嵐が近づいてくると，ブランコを小刻みに揺らして，ぬいぐるみの海の生き物をボートの中に放りました．

この程度の刺激は Laura ちゃんもお兄ちゃんもたやすく受け入れていたので，Stacey はもっと強い要素を加えて，大きな柔らかい枕を用いて，波がボートを襲ったようなふりをしました．これは Stacey が Laura ちゃんの最も感受性の高い頭と顔に柔らかい枕で触圧覚を与えるチャンスでした．最初，Laura ちゃんはこの活動の無秩序さに驚き，心もとなさそうでした．

Stacey は，そのようなときは，活動を効果的に統合するために「子どもの導きに従う」ことが重要であることを知っていました．そうした状況では，子どもが安心やコントロールできていると感じるために，作業療法士とともに時間をかけてつくってきた信頼関係が必要となります．Laura ちゃんは Stacey，母，兄を見て，皆が笑っているのに気づきました．それで，彼女も笑い出し，波間の休憩が必要になるまで嵐が続きました．

その夜は，母親は初めて Laura ちゃんが泣きわめくことなく髪を洗うことができました．

積極的な参加を促すために感覚に基づく遊びを使った例をもう1つあげます．それは，秋の終わりの最初の雪嵐のときに起こりました．Laura ちゃんはとても動揺し，作業療法のために出かけるのを嫌がりました．作業療法では，Laura ちゃんと Stacey は大きな枕で，雪合戦をしました．彼女らは「雪」をどんどん集めて，柔らかい枕を投げ合いました．そして，巨大な雪の山に見立てた大きな枕の下でじゃれ合いました．この後，Laura ちゃんは帽子と手袋をつけて，お兄ちゃんと外遊びに出かけました．

Laura ちゃんは今，6歳になり，多くの支援によって，1年生の普通教育にうまく参加しています．学校では，フルタイムの助手がいて，支持的な理学療法とともに，作業療法と言語療法を集中的に受けています．Laura ちゃんは感覚調節の新しい方策を発達させることと高いレベルでの運動企画の技能に焦点を当てるために，必要に応じて South Shore Therapies に通い続けています．

Laura ちゃんの日常生活のストレスと要求は依然として抗しがたいものですし，病気になると多くの古い行動パターンが出現します．一方，Laura ちゃんは多くの適切な日常生活課題に参加できる自信をつけた1年生です．彼女は，作業療法でハサミを使うことと書字技能に取り組み，理学療法では自転車こぎを，言語療法では明瞭な発語に取り組んでいます．彼女は，体育，美術，音楽のクラス，朝礼，運動場での遊びに参加しています．他の子どもたちとも友だちになり，誕生会のような社会活動に参加できています．

要約：感覚統合モデル

理論
【組織化】
- 感覚統合は，自分の身体と環境からの感覚を組織化し，その環境のなかで身体を効果的に使うようにさせる神経学的過程である
- 感覚統合理論は以下の5つの仮説に基づいている
  - 脳は神経可塑性があり，それは進行中の感覚処理の経験の結果として，変化したり修正したりする能力である
  - 感覚統合能力には発達の方向がある
  - 脳機能は全体としてヒエラルキー的に統合されている
  - 脳の組織化と適応行動は適応的である
  - 人は感覚運動活動に参加するための内的動因をもつ
- 感覚統合は，感覚の取り入れ，感覚の統合と組織化，適応的作業行動がらせんの発達をもたらす過程である
- 感覚統合は，感覚データが脳の中で組織立てられて処理され，意味のある情報へと変換され，運動行動を計画して実行する多重感覚処理（すなわち，少なくとも2つの感覚情報源を統合すること）である
- 前庭覚と固有受容覚は積極的な身体運動からもたらされる入力である
- 子どもは，感覚を組織化することを求める内的動因をもっている
- 精神と脳は相互に関係している．主観的な経験は感覚統合の適応的ならせんの必要な部分である

【問題と挑戦】
- 感覚入力を処理して統合することに障害をもつと，行動を計画しつくり出すうえでの困難さが概念学習や運動学習を妨げる
- 最近，以下の3つの主要なタイプの感覚統合障害を明らかにする新しい分類が提案された
  - 感覚調整障害（SMD）
    - 感覚過剰反応（SOR）
    - 感覚過少反応（SUR）
    - 感覚探求／欲求（SS）
  - 感覚に基づく運動障害（SBMD）
    - 姿勢障害
    - 行為障害
  - 感覚弁別障害（SDD）

【治療介入】
- 感覚統合の問題の改善（変化）を目指す
- 目標は，脳の組織化を変えることによって，感覚情報を統合する能力を改善することである

表9.2 本モデルの用語

感覚過少反応	無関心や不活発へと導く感覚情報の無視や無反応
感覚過剰反応	1種類以上の感覚情報に，普通よりも速く，強く，持続した反応
感覚情報	感覚（たとえば，触ることや動きからの感覚）
感覚探求/欲求	感覚情報の量や特定の感覚を，飽くことなく希望し，過度に求めること
感覚調整障害	感覚情報の程度，特性，強度に対して適切な行動で感覚入力に反応することの困難さを含む障害
感覚統合	自分の身体と環境からの感覚を組織化し，その環境のなかで身体を効果的に使うようにさせる神経学的過程
感覚に基づく運動障害	姿勢や意志的運動の困難さとして明らかになる障害
感覚の取り入れ	環境や身体内部から感覚を取り入れること
感覚弁別障害	感覚情報の解釈の困難さ
行為	運動活動を計画すること．ある活動をどのように行うのかを知っていることを含む
行為障害	新しい活動を考え，計画し，順序立て，実行することの障害
固有受容覚	関節と身体運動の知覚と，身体とその空間における分節的な位置の知覚
姿勢障害	休息時や動作時に姿勢を安定させることの困難さによって特徴づけられる障害
姿勢反応	平衡を維持するために自分の身体の位置を変えること
神経可塑性	変化したり，修正したりする脳の能力
前庭覚	重力との関係で自分の身体位置を認識する感覚

◆感覚の取り入れを強化する．それは子どもが意味のある活動で適応行動を計画して組織化し，感覚入力を処理して統合するためにCNSの能力を改善するときに起こる

実践の資料
【評価】
◆評価手続きは，公式的な検査バッテリー（感覚統合・行為検査），遂行の非公式な観察，養育者や他の人々から収集される資料を含む
◆ある人が感覚統合障害をもつかどうか，そして，可能ならば，その障害の特性を特定化するために，資料はある評価に到達するために用いられる
◆感覚統合・行為検査（SIPT）は，作業療法士が4～8歳の子どもたちの感覚統合障害を明らかにして理解するのを援助するようにつくられた検査バッテリーである
◆SIPTは，感覚統合サービスを受ける多くのクライアントに用いることができないことと，SIPTを学び実施するための訓練と時間が必要なことから，他の評価法を用いることが増えている

【治療アプローチ】
◆子どものためになるように選ばれた感覚統合の経験は，子どもの障害を明らかにすることと，これらの障害に対する根底をなす理由（すなわち，感覚情報を処理する特定の困難さ）に関する理論から引き出される
◆遊びは治療のための牽引車である．遊びのなかで，子どもは適切な感覚運動行動を選択するためのコントロールと魅了を身につける
◆以下の3つの要素が介入のための遊びのアプローチを維持するために重要である
　・内的なコントロールの認識
　・内発的動機づけ
　・現実の制約からの解放
◆全体として，もっぱらクライアントの根本的

な問題を治療することに焦点を当てることから，問題がどのように毎日の遂行を妨げる外的な状況と交流しており，最も効果的な介入の戦略を決定することに焦点を当てることへの方向性の移行がある

文献

Arendt, R.E., MacLean, W.E., & Baumeister, A. (1988). Critique of sensory integration therapy and its application in mental retardation. *American Journal on Mental Retardation, 92,* 401-411.

Ayres, A.J. (1972). *Sensory integration and learning disorders.* Los Angeles: Western Psychological Services.

Ayres, A.J. (1979). *Sensory integration and the child.* Los Angeles: Western Psychological Services.

Ayres, A.J. (1989). *Sensory integration and praxis texts.* Los Angeles: Western Psychological Services.

Brown, C., Tollefson, N., Dunn, W., Cromwell, R., & Filion, D. (2001). The Adult Sensory Profile: Measuring patterns of sensory processing. *American Journal of Occupational Therapy, 55,* 75-82.

Bundy, A.C. (1991). The process of planning and implementing intervention. In A.G. Fisher, E.A. Murray, & A.C. Bundy (Eds.), *Sensory integration: Theory and practice* (pp. 333-353). Philadelphia: F.A. Davis.

Bundy, A.C. (2000). *Test of playfulness manual* (version 3). Ft. Collins, CO: Colorado State University.

Bundy, A.C. (2002a). Assessing sensory integrative dysfunction. In A.C. Bundy, S.J. Lane, & E.A. Murray (Eds.), *Sensory integration: Theory and practice* (2nd ed., pp. 169-198). Philadelphia: F.A. Davis.

Bundy, A.C. (2002b). Play theory and sensory integration. In A.C. Bundy, S.J. Lane, & E.A. Murray (Eds.), *Sensory integration: Theory and practice,* (2nd ed., pp. 227-240). Philadelphia: F.A. Davis.

Bundy, A.C., & Koomar, J.A. (2002). Orchestrating intervention: The art of practice. In A.C. Bundy, S.J. Lane, & E.A. Murray (Eds.), *Sensory integration: Theory and practice* (2nd ed., pp. 241-260). Philadelphia: F.A. Davis.

Bundy, A.C., Lane, S.J., & Murray, E.A. (Eds.) (2002). *Sensory integration: Theory and practice* (2nd ed.). Philadelphia: F.A. Davis.

Bundy, A.C., & Murray, E.A. (2002). Introduction to sensory integration theory. In A.C. Bundy, S.J. Lane, & E.A. Murray (Eds.), *Sensory integration: Theory and practice* (2nd ed., pp. 3-33). Philadelphia: F.A. Davis.

Clark, F., Mailloux, Z., Parham, D., & Bissell, J.C. (1989). Sensory integration and children with learning disabilities. In P.N. Clark & A.S. Allen (Eds.), *Occupational therapy for children* (2nd ed., pp. 457-509). St. Louis: C.V. Mosby.

Cohn, E.S., & Cermak, S.A. (1998). Including the family perspective in sensory integration outcomes research. *American Journal of Occupational Therapy, 52,* 540-546.

Davies, P.L., & Gavin, W.J. (2007). Validating the diagnosis of sensory processing disorders using EEG technology. *American Journal of Occupational Therapy, 61,* 176-189.

Dunn, W. (1999). *Sensory profile: User's manual.* San Antonio: Psychological Corporation.

Dunn, W. (2006). *Sensory profile school companion.* San Antonio, TX: Pearson Education.

Fisher, A.G. (1991). Vestibular-proprioceptive processing and bilateral integration and sequencing deficits. In A.C. Bundy, S.J. Lane, & E.A. Murray (Eds.), *Sensory integration: Theory and practice* (pp. 71-107). Philadelphia: F.A. Davis.

Fisher, A.G., & Murray, E.A. (1991). Introduction to sensory integration theory. In A.G. Fisher, E.A. Murray, & A.C. Bundy (Eds.), *Sensory integration: Theory and practice* (pp. 3-26). Philadelphia: F.A. Davis.

Fisher, A.G., Murray, E.A., & Bundy, A.C. (Eds.) (1991). *Sensory integration: Theory and practice.* Philadelphia: F.A. Davis.

Hoehn, T.P., & Baumeister, A. (1994). A critique of the application of sensory integration therapy to children with learning disabilities. *Journal of Learning Disabilities, 27,* 338-350.

Kaplan, B.J., Polatajko, H.J., Wilson, B.N., & Faris, P.D. (1993). Reexamination of sensory integration treatment: A combination of two efficacy studies. *Journal of Learning Disabilities, 26,* 342-347.

Kielhofner, G., & Fisher, A.G. (1991). Mind-brainbody relationships. In A.G. Fisher, E.A. Murray, & A.C. Bundy (Eds.), *Sensory integration: Theory and practice* (pp. 27-45). Philadelphia: F.A. Davis.

King, L.J. (1974). A sensory-integrative approach to schizophrenia. American Journal of Occupational Therapy, 28, 529-536.

Lane, S.J. (2002). Sensory modulation. In P.N. Pratt & A.S. Allen (Eds.), *Occupational therapy for children* (2nd ed., pp 101-122). St Louis: C.V. Mosby.

May-Benson, T.A. (2001) A theoretical model of ideation. In E. Blanche, R. Schaaf, & S. Smith Roley (Eds.), *Understanding the nature of sensory integration with diverse populations* (pp. 163-181). San Antonio, TX: Therapy Skill Builders.

May-Benson, T.A., & Cermak, S.A. (2007). Development of an assessment for ideational praxis. *American Journal of Occupational Therapy, 61,* 148-153.

May-Benson, T.A., & Koomar, J.A. (2007). Identifying gravitational insecurity in children: A pilot study. *American Journal of OccupationalTherapy, 61,* 142-147.

Miller-Kuhaneck, H., Henry, D.A., Glennon, T.J., & Mu, K. (2007). Development of the Sensory Processing Measure—School: Initial studies of reliability and validity. *American Journal of Occupational Therapy, 61,* 170-175.

Miller, L.J., Anzalone, M.E., Lane, S.J., Cermak, S.A., & Osten, E.T. (2007). Concept evolution in sensory integration: A proposed nosology for diagnosis. *American Jour-*

nal of Occupational Therapy, 61, 135-140.

Miller, L.J., Coll, J.R., & Schoen, S.A. (2007). A randomized controlled pilot study of the effectiveness of occupational therapy for children with sensory modulation disorder. *American Journal of Occupational Therapy, 61,* 228-238.

Ottenbacher, K. (1991). Research in sensory integration: Empirical perceptions and progress. In A.G. Fisher, E.A. Murray, & A.C. Bundy (Eds.), *Sensory integration: Theory and practice* (pp. 388-389). Philadelphia: F.A. Davis.

Parham, L.D., Cohn, E.S., Spitzer, S., Koomar, J.A., Miller, L.J., Burke, J.P., et al. (2007). Fidelity in sensory integration intervention research. *American Journal of Occupational Therapy, 61,* 216-227.

Parham, L.D., & Mailloux, Z. (2001). Sensory integration. In J. Case-Smith, A.S. Allen, & P.N. Pratt (Eds.), *Occupational therapy for children* (4th ed., pp. 329-351). St. Louis: Mosby.

Pratt, P.N., Florey, L.A., & Clark, F. (1989). Developmental principles and theories. In P.N. Pratt & A.S. Allen (Eds.), *Occupational therapy for children* (2nd ed., pp. 19-47). St Louis: C.V. Mosby.

Szklut, S., & Philibert, D. (2006). Learning disabilities. In D. Umphred, G. Burton, & R. Lazaro (Eds.), *Neurological rehabilitation* (5th ed., pp. 418-461). St. Louis: Mosby Elsevier Health Services.

Tickle-Degnen, L. (1988). Perspectives on the status of sensory integration theory. *American Journal of Occupational Therapy, 42,* 427-433.

Vargas, S., & Camilli, G. (1999). A meta-analysis of research on sensory integration treatment. *American Journal of Occupational Therapy, 53,* 189-198.

Williamson, G.G., & Anzalone, M.E. (2001). *Sensory integration and self-regulation in infants and toddlers: Helping very young children interact with their environment.* Washington, DC: Zero to Three.

第10章
機能的グループモデル
The Functional Group Model

　感覚処理障害をもつクライアントに対する治療プログラムを提供するセンターでは，子どもは必要に応じて作業療法士の指導を受け，小人数のグループで一緒に遊ぶことが多いです．このプログラムでは，子どもたちが楽しみながら作業活動に取り組めるように遊びの要素が取り入れられており，子どもたちは猛獣狩りごっこのような空想のシナリオをつくったり，障害物競走のコースを一緒に考えたり，ボードゲームやタイヤを使った競争ゲームなどの遊びをしています．子どもたちは，グループで交代，共有，協力，よい友だちになることに取り組みます．子どもたちは作業療法を受けていなくてもうまくできるような価値ある技能を身につけます．

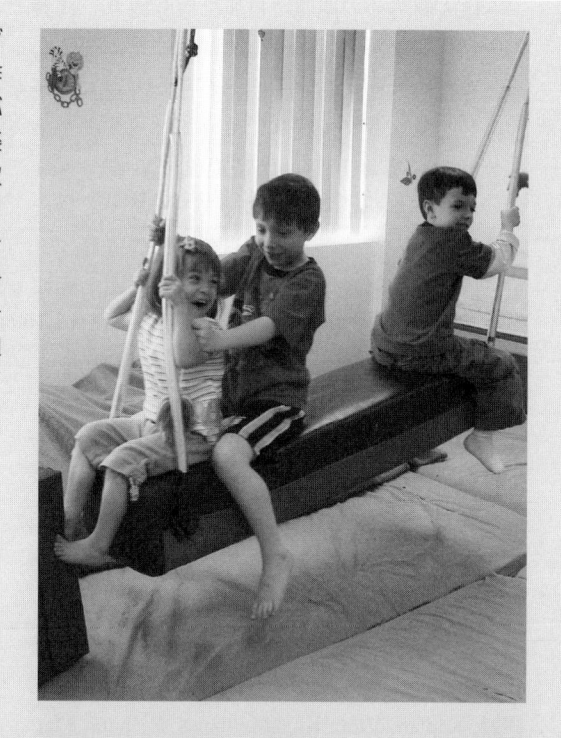

　Maya Tachnerは，片麻痺患者を対象としたグループを運営しており，そこでは脳血管障害（cerebrovascular accident；CVA）を患いデイケアや入院リハビリテーションを利用しているクライアントに対して治療プログラムが提供されています．このグループは，毎日30分間，作業療法士の指導を受けます．このグループは運動と認知の機能に焦点を当てており，時間と場所といった基本的見当識と，休日のような特別な出来事に触れることから始め，次いで，バランス体操とともに両側運動や左右対称運動などの体操を行います．グループに参加するには動きを模倣できなければなりませんが，理解力は求められないため，失語症のクライアントでも参加できます．また，基本的な社会的刺激も与えられます．

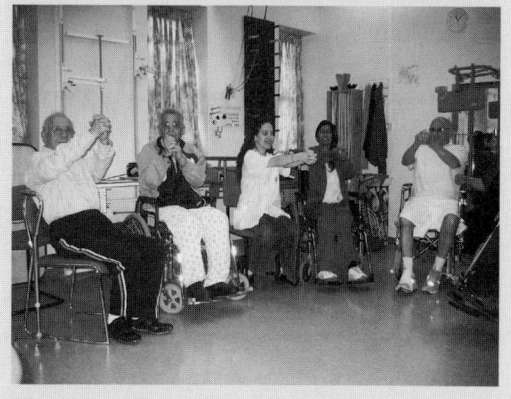

これらの例が示すように，作業療法を提供する手段として，作業療法士はグループを頻繁に活用しクライアント同士の交流をはかっている．第3章，第4章で示したように，グループの利用は，作業療法に欠かせないものとなっている．クライアントが抱えている問題に取り組んだり，ニーズに合ったサービスを提供したりするにはグループは有効な手段になる．たとえば，グループを活用することにより，クライアントは人間関係の問題に自然に取り組み，社会的支援とフィードバックが得られるようになる．また，クライアント同士が互いの知識や経験を共有できるグループにおいては，さまざまなサービスをより効果的に提供できる．さらに，グループを活用することで，1対1で行うことよりも安く済む．これらの理由により，グループは作業療法でますます用いられるようになっているが(Duncombe & Howe, 1985; Howe & Schwartzberg, 1986)，そのためには治療グループを運営するノウハウを学ぶ必要がある．

本書で論じる他の概念的実践モデルに関連する目標を達成するために，しばしばグループが用いられる．たとえば，第13章で検討するが，グループを活用した作業療法では認知的介入が行われている．また，人間作業モデルに基づいたさまざまなグループがつくられている(Baron, 1987; Braveman, 2001; Gusich & Silverman, 1991; Kaplan, 1986; Knis-Matthews, Richard, Marquez, Mevawala, 2005)．そのなかには，関節可動域や持久力を高めるという生体力学的目標を達成するために，体操や関節可動域訓練を行うグループもある．これらの例では，グループの内容はこれらのモデルによって進められる．しかし，そうしたグループでは，グループダイナミックスとその過程が個々のメンバーに影響を及ぼすために，その有効性は管理の仕方に影響を受ける．これらの点は，機能的グループモデルで扱うことができる．

機能的グループモデルは，作業療法のグループ介入を進めるためのアプローチとして，1986年にHoweとSchwartzbergによって初めて紹介された．メンバーが積極的に作業に参加することを前提とする機能的グループは，洞察をして，論点を通して働きかけることによって個人の問題や人間関係の問題を解決することを目的とした討論やグループダイナミックスに焦点を当てる心理療法のような活動グループとは区別される．機能的グループは作業を高めようとする(Schwartzberg, Howe, Barnes, 2008)．機能的グループは，以下のことを必要とするクライアントにとって適切なアプローチであると考えられている．

・人生の役割を遂行するための自分の能力を評価する
・技能を身につけて自らが担う役割を果たす
・作業遂行を高めるためにコミュニケーションスキルを身につける
・技能と遂行の喪失や低下を予防する
・健康，ウェルネス，すなわちQOLを改善する(Schwartzberg, et al, 2008)

理論

グループに関する概念

Schwartzbergら(2008)は，第1にすべてのグループに共通する特徴を論じている．これらの概念は，グループの定義，特徴，特色に取り組み，より個別的な機能的グループについて考える背景として役立つ．

■ グループの定義

Schwartzbergら(2008)は，グループという用語は共通の目的や目標を達成するために交流する人々の集合を指すとしている．しかし，彼らは真のグループには以下のことが含まれると述べている．

・メンバー間の交流
・共通の目標
・大きさと機能との相関関係(グループの大きさはそのグループが何を達成しようとしているのかと関係している)

・グループに参加するメンバーの希望と同意
・自己決定に対する民主的な能力

　これらの特徴を兼ね備えたグループこそが真のグループである．この定義からみると，食料品店で列に並んでいる5人はグループを構成しているとは言えない．一方，ダンスパーティーのために協力し合いながら体育館の飾りつけをしている5人の高校生はグループであるといえる．

■グループの特徴

　すべてのグループは，構成，結束力，発展段階という特徴を持つ．**グループの構成**とは，「その存在を形成するグループの相互の結びつきや依存の組み合わせ」(Schwartzberg, et al, 2008, p.8)を指す．グループの構成はグループの組織と方法を含む．それは背景，雰囲気，メンバーの構成，目的，目標に影響を受ける．グループの構造はまた，リーダーとメンバーの交流や，グループの大きさや規範も影響を与える要因である．

　グループの結束力とは，グループに対するメンバー間の感情や一体感の強さを指す．それは，そのグループにメンバーがどのくらいの価値を置き，大切にするかというグループの結びつきを反映する．結束力は，メンバーが互いをどのように理解し，受け入れ，支援するか，また，メンバー間の信頼の程度に影響を受ける．

　グループの発展段階とは，グループがいくつかの段階を経て発達していく過程を指す．これらの段階は，ダイナミックで予測できないものであり，また，変動するという特徴がある．グループの段階の形成は明らかにされている．グループが形成されると，まず軌跡を共有し，次に関係が打ち立てられ，目的と手続きが決定され，課題を達成し，そして最後に終了する．

■グループの特色

　すべてのグループに共通するものは内容と過程という2つの特色である．**内容**とは，グルー

Box 10.1　グループの発達のレベル

　Mosey(1970)は，グループを以下の5つのレベルに分類した．下に行くほどまとまりや団結力があり，バランスのとれたグループになる．
・平行グループ：メンバーの交流がごくわずかで，個人で課題に取り組む
・プロジェクト(課題)グループ：短期間の課題であれば，メンバー間で交流しながら取り組めるグループ
・自己中心的/協調的グループ：長期の活動で協力し，互いの感情を理解できるグループ．ただし，リーダーがグループをまとめることが必要
・協調的グループ：メンバーがグループの活動目標とともに互いの社会的・感情的なニーズに取り組むグループ．ほとんどをメンバー自身が決定する
・成熟グループ：メンバーがバランスをとることで社会的・感情的なニーズを満たすグループの目標を達成するグループ．メンバー全員がリーダーシップをもつ

プで行われる課題や話し合いを指す．たとえば，ある作業療法のグループが食事をつくる場合，料理にかかわる活動と料理をするうえで必要な会話が内容にあたる．**過程**とは，メンバーがグループ活動を通して目標に到達するまでの道筋を指す．たとえば，グループのメンバーが相談して何を料理するかを決めることや，その意思決定にすべてのメンバーの声を反映させることは，この過程の部分である．

　グループには，過程を促進させる2つのタイプの機能がある．

・グループ課題の機能：グループが内容に関する目的を達成することを可能にする(Bales, 1950)．
・グループの形成と維持の機能：メンバー間の関係と結びつきをつくって維持するのを助ける(Bales, 1950)．

　メンバーは，これらの機能に貢献するためにさまざまな役割を担うことがある．たとえば，イニシエーターとして貢献する人は，新たなアイディアや手続きを思いつき，提案すると同時にグループを行動に向かわせる．この役割はグループの課題に貢献し，機能する．グループの

形成と維持という機能は，激励者(他人を褒めて賛成する人)，調和者(メンバー間の意見の相違の解決を支援する人)，および，門番(メンバー間のコミュニケーションを促進する人)といった役割に支えられる．グループのメンバーはまた，対処しなければグループの過程に不利益を与えるかもしれない支配者，プレイボーイ(道化者)，または，侵略者(Benne & Sheats, 1978)といった役割を引き受けることもある．

機能的グループモデル特有の概念

機能的グループモデルは，交流分析，グループのメンバーシップとリーダーシップの機能，グループダイナミックス，グループの発展段階，個人的成長に対するグループ過程の影響といった概念に基づいている．これら概念に基づき，機能的グループモデルは以下の原則をグループに反映させる．

・メンバーは共通目標をもち，ダイナミックな交流を含む
・自己管理能力をもつ
・指導者から徐々に自立が促される
・個人のニーズに取り組むことができる
・多様なフィードバックと支援を受けられる
・メンバーの成長と変容を支援できる(Schwartzberg, et al, 2008)

機能的グループモデルはまた，人間には自らの能力を高めようとする本能的欲求が備わっているとする仮説(White, 1959, 1971)と欲求段階説(すなわち，生理学的，安全性，所属と愛，尊重，自己実現)(Maslow,1970)を支持している．機能的グループモデルの中心にあるのは，合目的的活動や行為が人に適応する機会を提供し(King, 1978)，目標指向的行動を示し(Fidler & Fidler, 1978; Reed, 1984)，個人的満足感を得られるという考えである(Barris, Kielhofner, Hawkins, 1983)．

これらの考えに基づいて，機能的グループモデルはグループの交流，作業療法，および作業について，以下のことを主張する．

・機能的グループは，メンバーに成長や変化を奨励し，"今，ここで"という現実的な見当識を提供する．すなわち，人がグループで意味のある作業に就いているとき，自立して機能することを学習できる．また，グループによって個人の遂行能力を支援する環境の修正と同様に，環境への適応を学ぶ機会が得られる
・機能的グループは，メンバーのニーズに取り組むように支援するフィードバックの量とタイプを得られるようにつくられている
・グループ活動と話し合いは，グループ中心のリーダーシップを奨励するために構造化され，メンバーに自分たちの能力と，環境あるいは背景が自分たちにどのように影響を及ぼすかについて，学ぶ機会を提供する
・活動と話し合いへの参加を通して，機能的グループは成長と変容を奨励し，促進する．グループによって学習・技能の練習，そして習熟と有能性の達成のための機会が得られる
・機能的グループは，さまざまなレベルの人間発達と機能状態を構成したり組織化したりすることができる．グループは，メンバーに行為の過程を導くことができ，その結果，自己管理というグループの能力をエンパワーメントする

機能的グループモデルの基本的概念は，**適応**(環境への順応)と**作業**(すなわち，グループのなかで行われるメンバーの行為や行動)である．このモデルによれば，適応はグループ内のメンバーの行動を通してもたらされる．したがって，このモデルは行動指向的であり，行為を通

機能的グループモデルの中心にあるのは，合目的的活動や行為が人に適応する機会を提供し，目標指向的行動を示し，個人的満足感を得られるという考えである．

して適応を促進する（Schwartzberg, et al, 2008）．このモデルに従えば，機能的グループのなかでは以下の4つのタイプの適応を促進する行為が生じる．
・合目的的行動
・自己発動的行動
・自発的行動（今，ここで）
・グループ中心の行動（Schwartzberg, et al, 2008）

メンバーがグループでの活動をメンバーの特性（たとえば，ニーズや目標）に適合しているとみなすと，**合目的的行動**が起こる．合目的的行動の経験に影響を及ぼす要素は以下のものがある．
・メンバーの社会文化的な関連性
・メンバーの技能レベルにマッチしていること
・用いる道具，他の参加者との交流，一般情報によって喚起された意味

メンバーの特性と活動の特性との間に適合性があれば，グループのメンバーが楽しさと満足感を経験し，学習や肯定的変化が起こる可能性がより大きくなる．機能的グループでは，リーダーはメンバーが従事できる意味のある作業を注意深く選択することによって，また，活動（すなわち，グループの活動に関する計画，処理，反省）に関するグループの話し合いによって，合目的的行動を促進しようとする（Schwartzberg, et al, 2008）．

自己発動的行動とは，メンバーがグループの一員となるための，そして参加から利益を得るための意志的な努力を指す．メンバーの自己発動的行動ができる範囲は異なる．メンバーが，グループの目標が自分自身の目標と一致しているとみるとき，自己発動的行動が起こる．自己発動的行動を促進することは，機能的グループモデルの重要な要素である（Schwartzberg, et al, 2008）．

自発的行動（今，ここで）とは，グループの過程から本能的に創発され，メンバーの経験的学習に寄与する行動を指す．たとえば，グループの過程を通して，どの行動が望ましい成果を引き起こし，どれが望まない成果を引き起こすかを発見するメンバーがいるかもしれない．自発的行動はまた，知覚，判断，意思決定の訓練をし，改善をもたらす．機能的グループは，メンバーが自発的に機能するために（すなわち，技能を探索して練習し，そして，関連する課題と役割を実行するために），安全で支援的な背景を提供するようにつくられるべきである（Schwartberg, et al, 2008）．

グループ中心の行動は，すべてのメンバーの感情的で社会的なニーズを考慮に入れながら，共通の課題と目標に向かって貢献する行動である．機能的グループでは，グループのリーダーはメンバーが単に個々の代理人として機能するのではなく，グループのメンバーとして機能するよう求める交流的行動を奨励する環境づくりを目指す．グループ中心の行動は，メンバー個人とグループの一体感に影響を及ぼし，メンバーが他のメンバーとグループ全体のニーズと目標を適応させる個人的行動を管理するのを学ぶよう支援できる．

機能的グループのリーダーは，これら4つのタイプの行動を促進し，メンバーが日常生活や社会生活環境により適応できるようにする役割を担っている．機能的グループモデルには，肯定的な適応へと導く行動を促進する方法に，リーダーがガイドとして役立つとする説が多い（**Box 10.2** 参照）．

治療介入の理論的根拠

グループは，全体としてグループの行動に影響するそれ自体のダイナミックスを生み出す

機能的グループは，自己や自分の能力の肯定的な認識を引き出す可能性があるダイナミックなグループの力を揺り動かすことによって，作業行動とその適応を強化しようとする．

(Schwartberg, et al, 2008). メンバーはまた，このダイナミックスに影響を受ける. 機能的グループは，自己や自分の能力の肯定的な認識を引き出す可能性があるダイナミックなグループの力を揺り動かすことによって，作業行動とその適応を強化しようとする. たとえば，グループはメンバーに活動の選択を提供し，メンバーが自分のニーズを満たすための責任を担うように奨励する.

グループによって，メンバーは一体感と自尊心を得る. さらに，グループはさまざまな個人のニーズを満たすことができ，同時に周囲が求めることに応える必要のある社会的位置（役割）を提供する. そのうえ，グループによって適応的な作業行動を学ぶために必要な付き合いの影響とともに，個々の参加を導く構造が得られる. 機能的グループにより，これらの方法を用いることで，行動の特性（合目的的・自己発動的・自発的・グループ中心的）を通して，メンバーから適応的反応を引き出し，それぞれが積極的に参加し，変化を遂げるように影響する交流が得られる.

Box 10.2　機能的グループモデルの前提

機能的グループモデルは，以下に示す基本的な前提のもとに成り立っている（Schwartzberg, et al, 2008）.

人間の前提
◆ 人間は
- 生物心理社会的システムである
- グループの中に存在する社会的存在である
- 行動あるいは「行うこと」の志向性をもち，有能性に向かって動機づけられている
- グループを通して満たすことができるニーズをもつ
- 言語的および非言語的にコミュニケーションがある
- 成長し，変化する
- 1人ひとりがユニークな存在であり，感情と行動の間で完全に個人を完成する

◆ グループは
- より大きな社会のなかで社会的な行動様式を形成する
- 力を発揮してメンバーの一体感，安全性，自尊心に影響を及ぼし，価値ある体験または重荷としての体験とみなされることがある

機能的グループの前提
一般に，グループには，
- 共通の目標とメンバーのダイナミックな交流がある
- 多様な源からフィードバックと支援を提供できる
- リーダーからの自立を促進できる
- メンバーの成長と変化を支援できる
- 自己指示的である
- 個人のニーズと社会的欲求を満たすことができる

特に，機能的グループは，
- 成長と変化を促進するための「今，ここで」という現実見当を提供する
- メンバーのニーズに従ってフィードバックや支援がなされる
- グループ中心のリーダーシップを促進するために構造化ができる
- メンバーは成長し，変化を遂げることができる
- 異なるレベルの発達と機能状態を調節できる
- 個人のニーズに取り組み，必要な学習を提供できる

機能的グループの作業的特性
- グループは，環境を調整したり，環境に適応して人々を自立した機能状態にするように援助するために，作業の使用を強化できる
- 行うことと社会参加は，フィードバックと支援を必要とする
- 活動，対象物，環境を構造化することによって，メンバーは自分の背景と能力を学習できる
- 活動は技能を練習し学習し，また，習得と能力を達成する機会を提供すべきである
- 行うことの可能性を提供することは，グループの自己管理能力を拡大する
- グループ活動の要求と背景の特徴は参加に影響し，個人の作業遂行を維持し，改善したり高めたりすることができる

健康
- 健康は，社会的および物理的環境との交流のなかで心と体にかかわる
- 合目的的活動は心身の健康を助ける
- 健康は自己管理に対する自立性と能力にかかわる
- 健康は交流と相関性の能力にかかわる

作業
- グループでの意味のある作業は，人々が自分のニーズに責任を負うことを奨励する
- 合目的的活動は，個人とグループの選択あるいは意志にかかわる
- グループで用いられる合目的的活動は個人の責任を果たすために，遂行，適応行動，可能性を改善できる
- グループでの活発な行為は社会参加を奨励し，セルフケア，生産的技能，レジャー技能を高める
- グループでの活発な行為は，自己評価と自尊感情を高めることができる
- 意味のある作業の欠如は，失見当識と役立つ習慣の崩壊へと導き，心身の健康を脅かす
- 意味のある作業に従事することは，人の健康な状態に肯定的に影響する
- 適応反応は以下のことを求める
  - 積極的な参加
  - 環境と課題の要請を満たすこととニーズや目標の表現
  - 自己強化へと導く反応を統合し組織化すること
- 意味のある作業は，生物学的・心理学的・社会学的なニーズを満たすことによって，人の健康状態の変化に影響を及ぼすことができる

社会システムに関する前提
機能的グループは，
- 作業療法のグループと自然発生的グループ（たとえば，家族あるいは仕事のグループ）の両方が含まれる
- 参加へと導く構造と目標を提供し，社会的で感情的なニーズに取り組む
- 行動の学習を形成する有益な社会化を提供する
- メンバーの強さに基づく
- 個人のニーズと社会的要請が並行する
- メンバーが互いに助け合い，自尊感情を経験する機会をもつために構造化される

変化に関する前提
機能的グループは，
- 合目的的で意味のある行動を動機づけるために構造化される
- 日常生活技能を練習するために構造化された支援的環境のなかで経験的学習を提供する
- メンバーが自立や交流および適応に向かって動くように目指す

機能に関する前提
機能的グループは，
- 現在の現実のなかで機能する場所を提供し，技能を学び練習し，他の成長が必要な部分に取り組む
- 仕事，遊び，社会参加，セルフケアにおける遂行の要素に関係している
- グループの目標を達成するために必要なグループの凝集性を築き上げるようにする

行動に関する前提
機能的グループは，
- 積極的参加を通して生じる学習過程を重視する
- 個人間および個人内の発達を育む
- 人間的および非人間的環境との関係を用いる
- リーダーに，動機づけと熟達のための個人のニーズに従ってグループの活動を導くように求める

Box 10.3　疼痛管理グループ

Alice Moody が運営する疼痛管理プログラムは，12回のセッションからなるグループです．このグループの目的は，慢性疼痛からくる障害と苦痛を減少させ，生活の質を高めることです．グループは教育的形式に従っており，作業的要素はメンバーが日常の生活活動のなかで学ぶ事柄を繰り返すことです．作業療法の話題は，活動のペース，座位と姿勢，ベッド，曲げることと持ち上げること，物理的な関係，ADL 一般などです．全体として，このグループの内容は，生体力学モデルと認知行動療法の概念と方法によります．

グループの過程は，機能的グループモデルの原理と手続きに従います．たとえば，このグループには，結束するよう計画されたメンバーの基本原則があります．このグループは，メンバーが合目的的で，かつ意味のあるやり方で自分のライフスタイルに変化を起こすよ

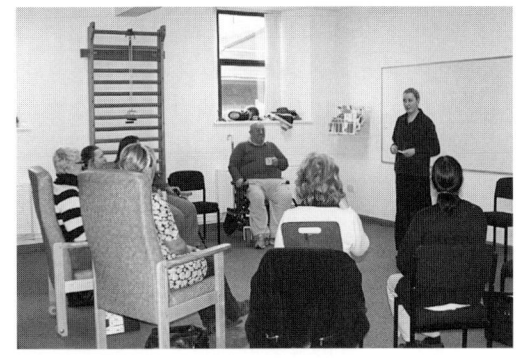

Alice は慢性疼痛という経験を共有するクライアントのグループに働きかけている．

（つづく）

Box 10.3 (つづき)

うに支援され，奮い立たされると感じるように組織されています．これは以下の要素を通して達成されます．
・主題に関するグループ討議の促進：開かれた交流的なセッションが，アイディアと経験を披露することで促進される
・休憩中，チームメンバー同士の気楽な雑談で経験が共有される
・グループ訓練としての目標設定：支援を受けたグループメンバーが積極的な経験を促され，新たな方略や道具を学習することで，意味のある個人的な目標が設定される．その後，グループの外で目標を達成するかどうかは，個人に委ねられる．目標はグループのなかで検討され，実体験による連合学習がグループのなかで率直に論じられる．フィードバック，支援，アイディアが，実験と適応的変化をさらに促進するためによく使われる．本文に記したように，グループは目標設定へのメンバーのかかわり合いがコントロール感と習熟感を強化するという原則に基づいている
・メンバーが安全だと感じるセッションの場で，仕事などの社会情勢のなかで，練習したことが十分にできると感じられるようになるまで，彼らが座ったり立ったりすることに歩調を合わせるといった新しい生活技能を練習するように奨励される

実践の資料

評価

　機能的グループで用いられる評価は，メンバーの観察，ニーズ評価，グループの活動内容や過程の分析である．このモデルの研究者は，2つの基本的なタイプの評価を提示している．1つは，グループダイナミックスとグループの内容と過程を観察するために心理学者や社会学者により開発された評価である．グループダイナミックスの評価には，ソシオグラム（メンバーの交流を図示したもの）と役割分担表（たとえば課題，または維持，あるいは個人）が活用される．一般にこれらのグループの評価は，リーダーによって作成される．

　グループの内容と過程の評価には，会合評価様式とグループメンバーのフィードバックフォームが含まれる（この両者は簡単な書類に，メンバーがグループに対して感じていること，および体験を書き込むものである）．これらに加えて，観察記録用紙として，リーダーのグループ構成やグループ機能の継続評価のために半構成的アプローチも用いられる．

　これらの一般的なグループ評価に加えて，Schwartzberg ら（2008）は，特に機能的グループのために以下のように多くの様式を開発してきた．

・メンバーと背景の評価
・機能的グループのプロトコール（実施要項）（グループを計画するための様式）
・セッションの計画（グループの各セッションを計画するための様式）
・セッション評価様式（特定のセッションについての観察を記録するため）

　さらに，Schwartzberg らはリーダーの反省と自己評価を構造化する以下のような様式を示している．

・リーダーの自己評価様式（セラピストが自分自身のリーダーシップを評価する）
・活動とリーダーシップの評価（理想的には仲間かスーパーバイザーがいるセッションでリーダーの観察によって完成する）

　機能的グループでは，メンバーがグループの過程を観察し，目標到達度を評価する．メンバーが評価過程の非常に基本的なレベルしか理解していなかったとしても，フィードバックループが展開されるため，リーダーは自分のグループやメンバーに対する評価が適正かどうか検証できる．つまり，グループそれ自体をメンバーの個人的作業行動の評価のための舞台として使うことができる．

介入

　機能的グループモデルの介入の実践資料のほとんどが，作業療法士が担うグループのリーダーの役割に焦点を当てている．**リーダーシップ**とは，グループのニーズに応えることへと導く行動を促進する能力を指す（Howe & Schwartzberg, 1986）．機能的グループは，グループを計画し，形成し，展開し，そして，締めくくるという4つの段階にかかわる（Schwartzberg, et al 2008）．それぞれの段階で，グループリーダーは，グループがうまく機能し，メンバーに確実に肯定的影響を及ぼすために，評価（情報収集）を実施し，適切なリーダーシップの役割を果たすことになる．

■機能的グループの計画

　計画段階で，作業療法士はグループの暫定的な目標を定め，グループ全体と特定場面のために基本計画を立案し，メンバーを選ぶ．そして，まずグループで実施する課題を含む計画中のグループ構成の概略を説明する．計画は，グループができるだけ自主的に行動できるように，構成と開放性のバランスをとる（すなわち，リーダーとしての作業療法士に過剰に依存しない）．

　機能的グループの計画段階には，以下のことがある．

- グループに対するクライアントのニーズと利用可能な支援（資源）を評価する
- 以下を含むグループの目標と方法を決定する
  - グループ開始前のインタビューで，グループメンバーが期待する目標を引き出すように計画する
  - 記録やスタッフから，既存のグループの歴史について情報を収集する
  - グループメンバー（たとえば，役割，遂行能力と制限，根底をなす障害）とグループの背景（たとえば，機関の場所，使命，財源）という特性を決定するための評価
  - 各セッションのための目標と枠組みを確立するために，セッションの計画を立てる
- グループへの参加条件とグループ構成（誰がそのグループに適し，グループをつくり上げるのか）を決める
- グループとそのグループで遂行する課題を計画する

■グループの立ち上げ

　初めてグループが集まるとき，グループがうまく機能するかどうかにかかわる要素は多い．グループをうまく機能させるには，グループのリーダーが以下の事柄に取り組む必要がある．

- メンバーが仲間から大切にされ，グループの一員であると感じられるようにする
- リーダーとメンバーとの関係を築く
- グループの目標と個人の目標とのバランスをとる
- 信頼を築く

　最初のグループセッションでは，メンバー同士の自己紹介や，グループがどう機能するかを共有すること，そして，グループのルールづくりを進めることに焦点を当てる．Schwartzbergら（2008）は，初めに気づいた事柄に取り組むために，合目的的・自己発動的・自発的・グループ中心的な行動をどのように用いるかのガイドラインを示している．さらに，彼らはリーダーがルールを明確にし（たとえば，どんな行動が期待され，奨励されるのか，何が重要であると考えられているのか），そして，目標を設定することによって，建設的で助け合うグループの雰囲気を整えることを通して，これらの問題にどのように取り組むかを論じている．

■グループ展開の支援

　前述のように，グループには特有で予測できない展開がある．リーダーは，合目的的・自己発動的・自発的・グループ中心的な行動すべてを支援する環境をつくり出すように努力しなければならない．また，（メンバーとともに）改善したことを評価し，起こった問題を明らかに

し，処理する（たとえば，グループの意思決定のために沈黙，葛藤，無関心，あるいは無力感の根底にある不安や怒りといった問題に取り組んだり，影響を及ぼしたりする）．これらの事柄を管理するために，リーダーは自己開示，対立，好ましい行動の模倣，支援や賞賛の提供，そして，限界の設定といったさまざまな方略を用いる．問題解決はまた，メンバーを葛藤の解決や目標の検討に含めること，グループが行う課題を適応させること，グループのメンバーの役割にバランスをとることを必要とするかもしれない．リーダー自身が振り返りを行うことは，リーダーの役割を十分に果たすためにきわめて重要である．セッション評価様式は，目標に向かってのグループとメンバーの改善を記録にとどめるための方法であり，また，変化を明らかにして将来のセッション計画へと統合するための方法である．

■ グループの締めくくり

グループを締めくくるためには，以下の2つの主要な課題がある
・グループでのメンバーの経験を検討し，まとめること
・グループが終了することに対するメンバーの気持ちに対応すること

グループ終了後にリーダーが取り組まなければならない多くの問題が生じることがある．それらは，終わっていない仕事を処理することや新しい状況へのメンバーの移行を支援することなどが含まれるであろう．リーダーの役割は，メンバーがグループから達成という具体的な感覚をもちながら学習と肯定的変化を認識し維持すること，あるいは，自分たちの学習をグループの外でどのように適用するかということを確実にすることである．

■ リサーチと証拠

Schwartzberg ら（2008）は，「ほとんどのリサーチは，グループをどのように進めるのか，どのようにすれば最もよい結果を達成できるのか，そして，グループの実践では変数をどのように操作するのかといったことを扱う」(p.38)と述べている．グループ介入の成果に関するリサーチは少ない．ただ機能的グループモデルの考え方の多くを支持する作業療法と関連文献における証拠は増加しつつある（Agazarian & Gantt, 2003; Clark, Carlson, Jackson, Mandel, 2003; Henry, Nelson, Duncombe, 1984; Schwartzberg, Howe, McDermott, 1982; Ward, 2003）．さらに，機能的グループモデルは，グループ介入の有効性に関するリサーチの枠組みとして用いられた（Clark, et al 1997; Jackson, Carlson, Mandel, Zemke, Clark, 1998; Mandel, Jackson, Zemke, Nelson, Clark, 1999）．

2つの研究が機能的グループの成果を支持し，クライアントの自立機能状態と社会的技能の知覚の改善において，活動に基づくグループが言語的グループよりも効果的であることを明らかにした（DeCarlo & Mann, 1985; Klyczek & Mann, 1986）．そのほか，股関節置換術を受けた患者のグループ治療が，個別治療よりも，対費用効果で優れていることを明らかにしたリサーチもある（Trahey, 1991）．また，グループに基づく作業療法は，個別のサービスよりも集中的な労力ではないものの，パーキンソン病の人々の機能状態に対して肯定的な影響があったことを明らかにしたリサーチもある（Gauthier, Dalziel, Gauthier, 1987）．

■ 考察

機能的グループモデルは，そのグループのなかで生じる作業療法の過程に特に焦点を当てる概念的実践モデルの1つである．したがって，このモデルは，作業療法士が作業療法の過程と成果を高めるためにグループダイナミクスを用いてどのように影響を与え，意識的・自省的になるかを理解することに貢献している．このモデルからは，作業療法の中心的な原動力がク

ライアントの作業への参加であることは認識できるものの，グループの背景のなかで行動が起こり，そのことは重要な原動力となりクライアントに影響を及ぼすとしている．

グループ利用のこうした側面は，グループの内容と目標を決定するために，他の実践モデルの利用とは区別しなければならない．本章の初めにも述べたように，グループは認知的，生体力学的，感覚運動的，動機づけの問題に取り組むために用いられることが多い．こうした場合は，本書で述べる他の概念的実践モデルや関連知識は，これらの問題に取り組むために行われる特定の作業に関する決定を導くために用いられる．さらに，グループの内容と特別の目的へのガイドとして他の概念的実践モデルや関連知識を用いることは重要であるが，機能的グループモデルはグループ過程の構成要素を計画し，実行し，モニターし，評価するために用いられる．たとえば，関節保護とエネルギー保存を教えるグループは，生体力学モデルによって導かれる特定の内容と目的をもつであろう．それにもかかわらず，この生体力学的介入はグループの背景のなかで行われるために，介入の質はグループ過程の影響を受けることになるだろう．したがって，作業療法士はグループ介入を計画し，実行するために，生体力学モデルと組み合わせて機能的グループモデルを用いることになろう．このように，機能的グループモデルは，グループ形式でのサービスを提供しているすべての作業療法士を援助するために，新たな視点を与えるものになるだろう．

Box 10.4　機能的グループモデルの事例：地域に根ざしたグループ

作業療法士のMikeと臨床実習生のAmandaは，知的障害があり，なかには統合失調症のような精神症状をもつ成人のための地域に根ざしたデイプログラムに，新しくグループを取り入れることにしました．彼らは，グループを計画し実行するための枠組みとして，機能的グループモデルを用いることに決めました．

MikeとAmandaは，グループへの参加は自発的とし，自分には職業訓練以前の事柄（仕事の準備）に取り組み，社会参加を改善する必要があると思っているクライアントが参加できるとしました．また，以下のことを決めました．
・毎週1時間，10週間行う
・22～40歳までの6人（女性2人と男性4人）の閉鎖グループとする

彼らは閉鎖グループにすることと，リーダーとメンバーの比率を限定することを決めました．6人のメンバーに対して2人のリーダーがいることは，ほとんどのクライアントが必要になると思われる1対1での支援を可能にすることになるでしょう．彼らはまた，メンバー間に共通性という感覚を促進するために均質のメンバーとなるようにしました．彼らはグループ活動をメンバーの知的障害や運動障害を考慮して適応するよう計画しました．グループのこの側面は，運動コントロールモデル，生体力学モデル，認知モデルによって導かれました（第8章，第11章，第13章参照）．

すべてのメンバーが，運動協調性と筋力に障害をもっているものの，着席して食卓で活動を遂行するための十分なバランスは維持できていました．2人は歩行が困難で，1人は車椅子を使っていました．また，メンバーの認知能力はさまざまでした．氏名が書け，小学生（3～5学年）レベルで読める人が1人．文言でも，名前を書ける人が2人．残りの3人は，中学生（1年生）レベルで読んだり理解したりすることができました．このうちの1人は，コミュニケーションをノートパソコンのキーボードプログラムに頼っていました．他の2人は，スペイン語を母国語とするバイリンガルでした．

メンバーのセルフケア能力は，自立から，言語的手がかりを必要とする人，さらに部分的な支援に依存する人までに及んでいました．在宅介護士，親類，施設のスタッフなどが，入浴，更衣などの個人的なニーズにケアを必要とするメンバーを援助していました．食事の準備や見守りは，施設のスタッフや家族が行いました．メンバー全員が，社会的孤立を経験し，その役割遂行と社会参加は限られていました．そして，全員が施設の「インターンシップ」を介して支払いを受ける仕事か，支援雇用を求めていました．グループに参加するために，メンバーは以下のことを記したグループ契約に同意する必要がありました．
・毎週出席する
・グループ活動に参加する
・最善を尽くして熱心に働く
・グループの他の人の話を聞き，親切にする

グループの期待と規範のオリエンテーションの一環として，メンバーが身体で，あるいは言葉で攻撃的な

（つづく）

Box 10.4（つづき）

行動（叩く，叫ぶ，ののしるなど）をとれば，センタースタッフの支援者と一緒に鎮静室に行かなければならないというセンターの考えが示されました．

グループ全体の目標

グループの参加条件を検討した後，Mike と Amanda はグループ目標を設定し，それに従って，メンバーが以下の事柄を行うように決めました．

- 社会的に適切な方法で他者と交流する（すなわち，互いに名前で挨拶し，アイコンタクトをとり，材料，時間，注意を共有することでチームワークを示す）
- 積極的にグループ活動に参加する（すなわち，出席のサインをし，課題を完成させ，ロールプレイやゲームに参加し，フィードバックをし，仲間を積極的に褒める）
- グループ活動の準備や片付けを手伝う
- グループで学んだことや達成したことを話す

仕事のテーマはグループの課題に固有なものになるよう計画されましたが，グループ過程は対人技能の開発を促進するために計画されました．セッションには以下の事柄が含まれました．

- 仕事のために身支度をする方法
- 就職のための面接
- 仕事の安全
- 監督者とコミュニケーションをとる方法
- 他者と一緒に働く方法
- 仕事の課題や社会的環境のストレスに対処する方法

Mike と Amanda は，学習を進展させ，強化するために，テーマを毎週検討し，繰り返し計画しました．

成果の基準

Mike と Amanda は，グループに対する観察可能な成果の基準を開発しました．その基準に従えば，メンバーは以下を行うことになります．

- 自己紹介をし，他のメンバーに自分の考えと気持ちを前向きに表現し，そして，グループ活動に関してリーダーにコメントすることによって，少なくとも各セッションで言葉を用いてグループに貢献する
- グループ課題に従事し，グループに参加したり，課題に取り組んだり，助けを求めたり，適切な仕事着と衛生を見分けたり，支援を受けてインターンシップの申し込みを済ませたり，さまざまな労働環境のなかでどうすればよいかのロールプレイしたりというような予備的職業教育技術の開発を示す
- 部屋にとどまり，他人に対して適切にアイコンタクトをし，微笑み，心配が減少したことの兆候（自己刺激行動の減少や固執性の言語化の減少など）を明らかにするなどによって，グループ内の個人的安らぎが増えたことを示す．

グループの方法と手順

Mike と Amanda はまた，以下のようなグループの方法と手続きを用いることを明らかにしました．

- 仲間同士の交流を促すメンバーの能力の範囲のなかで，構造化されたグループ課題
- グループ過程の変更と必要に応じた課題の適応
- 手工芸，ゲーム，仕事課題の経験，ロールプレイ
- 現在の行動を話し合うための指導

リーダーシップの役割と機能

Mike と Amanda は，このグループのために必要かつあるべきリーダーシップについて話し合いました．彼らは以下の事柄が重要なリーダーシップの役割と機能であるとしました．

- 話を聞き，言葉で参加し，援助を求め，支援をし，フィードバックを与えることなどを含み，好ましいグループの行動を励まし，モデルとなる
- メンバーの交流を励ます安全な雰囲気をつくり出すために，限界の設定や再指示と同様に，組織化した活動を提供すること
- 適切な参加を確実にするために，活動を適合させ，グループ過程を支援するために，グループ課題と役割維持（社会的-感情的）に注意を向け引き受けること（Benne & Sheats, 1978）
- 全体としてのグループのニーズに気を配るとともに，個人メンバーのニーズの変化に対してグループ構造あるいは活動を修正し，グループセッションの間に創発したダイナミックスに応じること
- 積極的に聞き，交流的リーズニング，グループ，組織のルール，規範の強化を通して，支援的で，偽りのない，首尾一貫した情緒的雰囲気を確立すること

グループの過程

以下にグループセッションの記録（1，4，10 回目）を示します．グループリーダーの反省は，以下のとおりでした．

【セッション 1】

Amanda はそれぞれのメンバーが到着すると，名前を尋ねて名札を渡し，歓迎しました．全員が出席すると，Amanda は名札をどのように付けるかを示しました．次に Amanda はラミネート加工をした毎週の出席表を壁に貼りつけました．彼女は各メンバーが自分の名前とそのセッションの日付の下にチェックをするように援助しました．ほとんどのメンバーは言語的指示に従うことができましたが，2 人は指導が必要でした．Amanda は Maria さんに付き添い，手を添えて出席表に印をつける支援をしました．皆がサインをし終わったときに，Amanda は残りのセッションの数（9 回）を数えて，グループが最後のミーティングをする日のための準備に必要な残りのセッションの数をグループに示しました．

次に，Amandaは「今日のご機嫌はいかがですか」と尋ねたMikeを紹介しました．Amandaは「おかげさまで元気です．私は今日，グループが始まることにわくわくしています」と答えました．彼らがこのような交流を計画したのは，メンバーに個人的な事柄を披露し，グループでの好ましい社会的交流をモデル化するためだと紹介しました．次に，Mikeはメンバーに自己紹介するように求めました．Mikeは「はじめまして．お元気ですか？」とそれぞれの名前を言って挨拶しました．次に，Amandaは準備しておいたグループの基本ルールと目的が書かれた掲示板を大声で読み上げました．

私たちはこのグループで，一生懸命にどのように仕事をするかを学びます．慎重にお互いの話を聞くことで，お互いの気持ちや考えを尊重します．話している人に顔を向け，さえぎらないようにし，他の人が言っていることをもっと知るために質問をします．私たちはチームワークと他の人への気遣いを大事にします．お互いに名前で挨拶し，物を共有し，一生懸命働き，よくやったときにお互いを褒め合うことで，チームワークを示します．

Mikeは，最初のセッションで，互いをもっと知り，皆の興味を見つけるためのやり方として，自分たちの好きなことのコラージュをつくろうとメンバーに説明しました．AmandaとMikeは見本として自分たちの興味を表現したコラージュを示しました．さらに，各メンバーのコラージュでグループのポスターをつくることを説明しました．次にMikeはこの目標を強くするために，自分とAmandaのコラージュを掲示板に貼りました．

Mikeは，グループメンバーにしてほしいことを次のように話しました．
・道具やアイディアを共有すること
・必要なときには助けを求めること
・グループのポスターに貼るコラージュを順番に見せること

Mikeは色紙を配り，自分の好みの色を選ぶようメンバーに言いました．Amandaは，のり，マーカー，雑誌から切り抜いた絵やお店のチラシの写真（動物，植物，衣服，植物，食べ物，映画，スポーツ，アート作品など）をテーブルの真ん中に広げました．彼女は，互いに必要なもの（写真，のり，マーカーなど）を手渡すようにメンバーに手がかりを示して，思い出させました．メンバーが興味のあることについて話したとき，リーダーは他の人たちが仲間の興味を知っているか，共有したかを尋ねます．応答は，グループ中心で共有と話し合いを進めるために用いられました（たとえば，驚き，類似性，または違いに関して）．各メンバーは，自分のコラージュを示し，次に必要に応じて支援を受けてグループのポスターにそれを貼りつけました．

セッション1の後のメンバーの反省

1対1での注意と援助を必要としたMariaさんは，手がかりとリーダーの再指示に反応でき，猫を飼っていたことをグループに披露して，事前に切り抜かれた動物の絵を自立して選びました．すぐにフラストレーションに陥るJorgeさんは，仲間から望ましい写真をどこに置くかに少しの援助があったこととリーダーからのたびたびの励ましによって，活動にかかわり続けることができました．Felicitaさんは，ノートパソコンのコミュニケーション装置を通してリーダーから援助を求めることができました．Elenaさんは，言語表現としてはいくぶんか反響言語ですが，進んで物事を披露しました．Antoniaさんは引きこもりで沈黙を維持していましたが，物やイメージを収集し，他人が動物やスポーツチームや食べ物について話したときは時折微笑んだり，首を縦に振ったりして，区別していました．Robertoさんは友好的で社交的でしたが，頻繁におやつをほしがり，リーダーの代わりに仲間と交流するように促されるとともに，課題への再指示を頻繁に必要とするなど，食物への没頭を示しました．

Mariaさん，Robertoさん，Elenaさんは，選択肢を与えられると，活動に関する意見（何が好きで何が嫌いか，何が簡単で何が難しいと思ったか，何がおもしろく何が退屈だったか）を表現しました．MariaさんとAntoniaさんは，リーダーをモデルにしての反応として言語的に積極的な賞賛を互いに与えること（たとえば，「あなたの絵は素敵ですね」）に参加しました．すべてのメンバーは，コラージュのポスターが完成したとき，リーダーに示唆されて，自発的によくやった仕事に「大きな拍手」をしました．

グループリーダーの反省

Amandaはまた，ダウン症の自分の兄弟にいつものように反応したとコメントしながら，Mariaさんが出席表に印をつけるのを助けるという自分の自動的な反応についてMikeと話し合いました．Mariaさんの遂行の観察から，課題はできるだろうが，彼女の依存的な態度を減らすためには慎重な手がかりと励ましが必要であろうとしました．

【セッション4】

Mikeは皆が席に着いたときに挨拶し，ラミネート加工の参加表に出席の印をつけるように合図しました．過去のセッションと同じように，MariaさんはAmandaに，出席表に記録するために「自分と一緒に来てほしい」と頼みました．Amandaは，今では自分1人でこれをやり遂げられるだろうとした先週のグループの話し合いを彼女に思い出させて，そっと向かわせました．彼女はMariaさんならできると思うと言って励ましました．MariaさんはAntoniaさんに自分と一緒に来てくれるように頼み，Antoniaさんは指

（つづく）

Box 10.4（つづき）

示を求めてリーダーを見ました．Mike は Amanda のあげた制限を再び述べて，Antonia さんに，Maria さんが出席表にサインをし終えたなら，彼女がうまく仕事をしたとうなずいて知らせてくださいと伝えました．

グループの目的と目標の提示を読むという慣例と，6 回のセッションが残っていることを数えることから始めました．Elena さんはリーダーが読むと，1 行ごとに繰り返しました．Mike は「働くためにこれを着なければなりませんか」というゲームのような活動を紹介しました．グループはメンバー 3 人ずつの 2 チームに分けられました．Maria さん，Antonia さん，Felicita さんと Elena さん，Jorge さん，Roberto さんでした．そのつどさまざまな服装の 3 つの拡大写真がグループに配られました．2 枚の写真は仕事に適していない服装を示し（たとえば，正装や汚れた衣服），1 枚は仕事に適した服装（たとえば，きちんと清潔な衣服）でした．メンバーは以下のことを尋ねられました．

・仕事のために最もよい選択だと感じる写真を選ぶこと
・それがなぜ最もよい選択だったかをグループに話すこと
・他の服装がなぜよい選択でないのかを指摘すること

セッション 4 後のメンバーの参加の反省

Felicita さんはすぐに，自分のグループのために正確な写真を選び，理由をタイプしました．Antonia さんは，自分のチームのメンバーと一緒に行うことに励ましを必要としましたが，衣服が「とても汚い」と述べることで，1 つの服装が仕事に適していないことを示せました．Maria さんは，正装が誰かの結婚式であったかどうかに焦点を当ててしまい，自分が参加した最近の家族の結婚式について，Amanda と話し始めました．Elena さんは，指示を繰り返しましたが，写真に集中できませんでした．Jorge さんと Roberto さんは写真に混乱して，働くために着るべき最適な衣服の選択を示した写真を選ぶために，Mike からの頻繁な指示を必要としました．各チームが披露する時間が来たとき，Maria さんは Felicita さんがタイプしたものを読み上げて，リーダーを驚かせました．Antonia さんが「とても汚い」服装の写真であるとひとたび報告すると，Elena さんは同じ特性の服装を選んでみせ，「とても汚い」と繰り返しました．Jorge さんと Roberto さんは Mike を見て，何を選んだらよいかと尋ねました．Amanda はグループのメンバーに，自分たちを助けてくれるように頼みました．Maria さんは，「あなたはこれを着るべきです」と言って，仕事に適した服装を示して，再びリーダーを驚かせました．Mike は，適切な仕事の服装の写真について説明し，両方のチームがゲームに勝ったと宣言することによって，グループを閉じました．彼は，Elena さん，Jorge さん，Roberto さん，そして，チームをよく「コーチした」と Maria さんに感謝しました．

グループリーダーの反省

Mike は，この活動様式が難しすぎたのではないかと反省しました．Amanda は，メンバーにもっと小さい同じ写真を示し，グループがそれらを働くために「着るべき」か「着るべきでない」の 2 つのカテゴリーに分類するよう求めて，写真を貼ることができるワークシートを使ってみてはと言い，再度，平行グループで試みることを提案しました．

【セッション 10】

Amanda は，到着後，ラミネート加工の出席表への記録を自分から行うメンバーに挨拶していきました．Maria さんは，残るセッションがなくなったと発表しました．Felicita さんは，「私はグループがなくなって寂しい」とタイプし，Maria さんに身振りで自分が書いたものを読むように示しました．Antonia さんは，Amanda に「残念」に思うと言うことで，グループを離れられるかと尋ねました．Mike は，Antonia さんがどのように感じているかを話し合うために，自分と一緒にホールで休憩しましょうと言いました．Elena さんは，「とても残念，残念」という言葉を繰り返し，頭を振り始めました．Amanda は，Roberto さんに目的と基本規則をグループの皆に思い出させてくれるように頼みました．そして，グループ最後のセッションの特別イベントとして，ソフトドリンクとサラダを一緒に食べましょうと発表しました．メンバーは，食べ物用の手袋をつけることと，サラダボールは一度に 1 つと指示されました．メンバーは野菜を切り，サラダをつくるのを手伝いました．メンバーはサラダが回されると，自分でよそうように言われました．Roberto さんは，どれだけのサラダを食べなければならないかと繰り返し尋ね，課題のステップに注意を向けるために再度の指示が必要でした．Amanda は，Mike のために 2 回目のサラダを盛りつけたことが，Roberto さんの混乱の原因であったかもしれないと気づき，Mike のためにサラダをつくったことをグループに話しました．Maria さんは，自分が Antonia さんのためにサラダをつくってもいいかと尋ねました．

この過程が始まったすぐ後，Mike と Antonia さんは再度グループに加わりました．Amanda は，グループの各自がサラダボールを持ったのを確かめたいと Mike と Antonia さんに知らせることで，彼らとグループとの距離を埋めました．Jorge さんは Felicita さんに自分のサラダボールを見せ，Felicita さんがうなずいたときによそうことによって，支援をそっと提供しました．グループが終了する前に，Maria さんはこの施設が配布する人権に関する自分の新しいチラシを声を出して読んでもよいか尋ねました．グループはそれに同意しました．残りの時間が限られているため，Mike は

第10章　機能的グループモデル　143

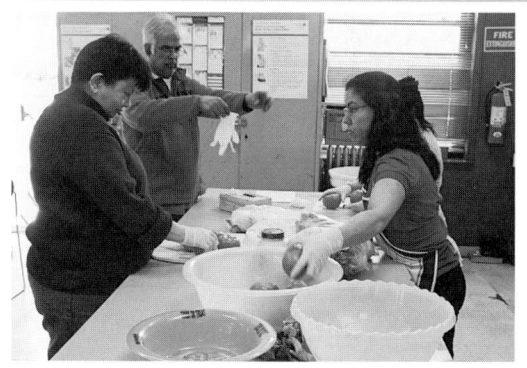

グループのメンバーは，皆でサラダを用意しています．

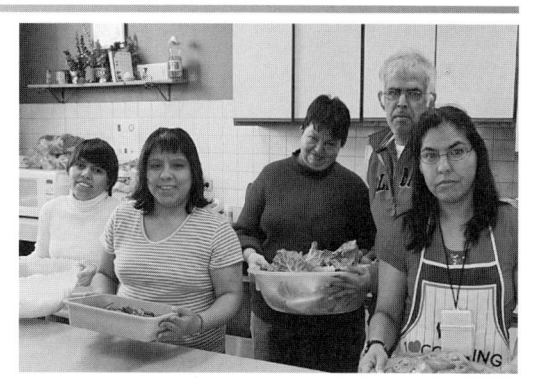

完成したサラダを見せるグループ．

Mariaさんが好きな部分やページを大声で読むことを提案しました．Mariaさんは，「これはグループで私たちがどのように互いを扱うかということです」と述べることで，公正と尊敬をもって扱われるべき権利を読み上げました．グループのメンバーは，自発的に彼女に拍手喝采を送りました．Robertoさんは喝采し，「Mariaさんを会長に」と叫びました．Mariaさんは，1週間あたり8時間，10週間にわたり，そのデイケア施設の隣りの靴売り場で靴を並べるというインターンシップを開始することをグループに話しました．

グループが終了を迎えるにあたり，Mikeはグループに，最後のセッションだということは悲しいけれども，皆が一緒に働く機会をもてたことはうれしかったと話しました．彼はそれぞれのミーティングの思い出を披露し，メンバーに思い出や意見を語るように言いました．彼はチームワークの例を強調し，グループが達成したすべてのことを誇りに思うとグループに話しました．次に，Amandaは，各メンバーに参加してくれたことに感謝し，達成したことの証明書を手渡すことで，正式にグループを閉じました．

個人とグループの遂行に関するリーダーの反省

最後のセッションで示された団結力は，通常の構造からもっとオープンな構造（サラダをつくることやMariaさんの朗読）への変化と変化に対する不安を管理するグループの能力を明らかにしました．Mikeと一緒にチェックしたAntoniaさんの1対1の時間を除いて，このグループはすべてのセッションにとどまることができました．メンバーは行動と言語表現で互いに助け合いました．感情を明らかにできた人もいました（Felicitaさん：「私はグループがなくなって寂しい」，Antoniaさん：「残念だと思う」）．全員が，感情を表現することに耐え，そして，時おり促されて課題に集中し続けることができました．すべてのメンバーが証明書を受け取り，それをスタッフに見せる人もいて，グループを忘れないために持ち続けると言いました．Mikeは，リーダーとメンバーの役割はバランスがとれたと感じており，彼らの共同リーダーシップがAntoniaさんが休憩をとることが安全だと感じたイコール・パートナーシップのように感じたと反省しました．Amandaは，最初のグループセッションを開いたのは彼女であり，閉じることを象徴的に感じ，各メンバーに証明書を授与するのが適任だと思われました．

結論

機能的グループモデルは，メンバーの準備，グループの構成とメンバーの基準，活動選択と適応，そして，介入に関して，リーダーのリーズニングを導くための理論的枠組みを提供しました．グループの4つの行動の要素，つまり，合目的的行動，自己発動的行動，自発的行動（今，ここで），グループ中心の行動が示されました．全体的にみて，グループは目的を達成し，メンバーそれぞれの結末は，一般的なグループ目標と成果基準の下で挙げられた特定の観察可能な目的によって測定されるように，合致していました．
〔このグループの事例は，タフツ大学のMary Alicia BarnesとSharan Schwartzbergの提供による〕

要約：機能的グループモデル

理論

◆真のグループは，以下のことを含む
  ・メンバー間の交流
  ・共通の目標
  ・グループの大きさと機能との相関関係
  ・グループに参加するためのメンバーの希望と同意
  ・自己決定に対する民主的な能力

表10.1　本モデルの用語

維持機能	グループの有効性と団結力を強化する過程
機能的グループ	健康と幸福を支援するために参加者の作業行動を高めることに焦点を当てた行動に就く人々の集まり
グループダイナミックス	メンバー間の交流から創発するグループの特性
グループの過程	グループがどのように機能し，コミュニケーションをとるのか
グループの構成	グループの形成と遂行を促進するために用いられる方法．グループの相互の結びつきと相互依存の組み合わせ
グループの役割	グループ課題あるいは社会的感情的要素という点でメンバーがグループの全体的な機能状態に貢献するやり方
グループの歴史	グループの過去の構造と機能の物語
心理的な場	エネルギーの場のように振る舞うグループの特性で，全体としてのグループの行動とグループの個々のメンバーの行動に影響を及ぼす
適応	環境へのある人の順応
リーダーシップ	グループのニーズの満足とグループの目標の実現へと効果的に導く行動を促進する人の能力を高める原則と実践

- ◆ グループは構成，結束力，発展段階によって特徴づけられる
  - ・グループの構成とは，グループを形づくるパーツの結びつきを指す
  - ・グループの結束力とは，そのメンバーのグループに対する感情の強さとグループとの一体感を指す
  - ・グループの発展段階とは，グループの経る過程（通る段階）を指す
- ◆ グループの特色
  - ・内容とは，グループでなされた課題と語られたり論じられたりしたことを指す
  - ・過程とは，物事がどのように論じられたり，なされたりしたのか，そして，グループがその目的をどのように果たすかを指す
- ◆ 2つのグループ行動のタイプがグループ過程を導く
  - ・グループが，内容に関連した目的を達成するのを可能にするグループ課題の機能
  - ・メンバー間の関係とつながりをつくり出し，維持するのを援助するグループの構築・維持の機能
- ◆ 機能的グループに特定の概念
  - ・メンバーは共通目標をもち，ダイナミックな交流を含む
  - ・自己管理能力をもつ
  - ・指導者から徐々に自立できる
  - ・個人のニーズに取り組むことができる
  - ・多様なフィードバックと支援を提供する
  - ・メンバーの成長と変容を支援できる
- ◆ 機能的グループモデルの基本概念は，適応（環境の調整）と作業（すなわち，グループのメンバーの行為や行動）である
- ◆ 機能的グループで起こる，適応を促進する以下の4つのタイプの行動
  - ・合目的的行動
  - ・自己発動的行動
  - ・自発的行動（今，ここで）
  - ・グループ中心の行動

【治療介入の理論的根拠】

- ◆ 機能的グループは，人々の自己や自分の能力への肯定的な認識を引き出す能力をもつダイナミックなグループの力を揺り動かすことによって，作業行動とその適応を強化しようとする
- ◆ グループはまた，そのメンバーに一体感と自尊感情を提供できる
- ◆ さらに，グループはさまざまな個人のニーズ

を満たすことができる社会的立場（役割）を提供し，同時に人々に周囲の期待に応じるように求める
◆ グループは適応的な作業行動を学習するために必要な影響力を社会化するとともに，個人の参加を導く構造を提供する．これらの方法により，機能的グループは，メンバーからの適応的反応を引き出し，個人の積極的な参加を促し，それによって変化に影響する行動特性（合目的的・自己発動的・自発的・グループ中心的）を通して，交流を提供する

実践の資料
【評価】
◆ 評価の2つの基本タイプ
・グループダイナミックスおよびグループの内容と過程を観察するために，心理学者と社会学者によって開発された評価
・グループの内容と過程の評価
◆ 機能的グループのための特別な様式
・メンバーと背景の評価
・機能的グループのプロトコール
・セッションの計画
・セッションの評価様式
・リーダーの自己評価様式
・活動とリーダーシップの評価

【介入】
◆ リーダーシップとは，グループのニーズの充足をもたらす行動を促進する能力を指す
◆ 機能的グループには，グループの計画，形成，展開，締めくくりという4つの総合的段階がある
◆ グループリーダーは，それぞれの段階で，グループがうまく機能しメンバーに確実に肯定的な影響を与えられるように，評価（情報収集）を実施し，適切なリーダーシップ行動をとる
◆ 計画段階で，作業療法士はグループの暫定的目標を定め，全体と特定のセッションとしての一般的な計画を立て，メンバーを選び，グループで引き受ける課題を含む提案されたグループの構造について，初めに概要を示す
◆ グループの形成は，皆をよく知ること，グループがどのように機能するかを共有すること，グループにおける行動の規範を受け入れることを含む
◆ グループのリーダーは，合目的的・自己発動的・自発的・グループ中心的な行動を支援する環境をつくり出すことでグループの展開を支える
◆ グループの締めくくりは，グループメンバーの経験を検討して要約することと，終了に関するメンバーの関心と感情に取り組むことを含む

文献

Agazarian, Y., & Gantt, S. (2003). Phases of group development: Systems-centered hypotheses and their implications for research and practice. *Group Dynamics: Theory, Research, and Practice, 7*(3), 238-252.

Bales, R. (1950). *Interaction process analysis*. Reading, MA: Addison-Wesley.

Baron, K. (1987). The model of human occupation: A newspaper treatment group for adolescents with a diagnosis of conduct disorder. *Occupational Therapy in Mental Health, 7*(2), 89-104.

Barris, R., Kielhofner, G., & Hawkins, J.H. (1983). *Psychosocial occupational therapy practice in a pluralistic arena*. Laurel, MD: Ramsco.

Benne, K.D., & Sheats, P. (1978). Functional roles of group members. In L.P. Bradbord (Ed.), *Group development* (2nd ed., pp. 52-61). La Jolla, CA: University Associates.

Braveman, B. (2001). Development of a community-based return to work program for people with AIDS. *Occupational Therapy in Health Care, 13*(3/4), 113-131.

Clark, F., Azen, S.P., Zemke, R., Jackson, J., Carlson, M., Mandel, D., et al. (1997). Occupational therapy for independent-living older adults: A randomized controlled trial. *Journal of the American Medical Association, 278*, 1321-1326.

Clark, F.A., Carlson, M., Jackson, J., & Mandel, D. (2003). Lifestyle redesign improves health and is cost-effective. *OT Practice, 8*(2), 9-13.

DeCarlo, J.J., & Mann, W.C. (1985). The effectiveness of verbal versus activity groups in improving self-perceptions of interpersonal communication skills. *American Journal of Occupational Therapy, 39*, 20-27.

Duncombe, L.W., & Howe, M.C. (1985). Group work in occupational therapy: A survey of practice. *American Journal of Occupational Therapy, 39*, 163-170.

Fidler, G.S., & Fidler, J.W. (1978). Doing and becoming: Purposeful action and self-actualization. *American Journal of Occupational Therapy, 32,* 305-310.

Gauthier, L., Dalziel, S., & Gauthier, S. (1987). The benefits of group occupational therapy for patients with Parkinson's disease. *American Journal of Occupational Therapy, 41,* 360-365.

Gusich, R.L., & Silverman, A.L. (1991). Basava day clinic: The model of human occupation as applied to psychiatric day hospitalization. *Occupational Therapy in Mental Health, 11*(2/3), 113-134.

Henry, A.D., Nelson, D.L., & Duncombe, L.W. (1984). Choice making in group and individual activity. *American Journal of Occupational Therapy, 38,* 245-251.

Howe, M.C., & Schwartzberg, S.L. (1986). *A functional approach to group work in occupational therapy.* Philadelphia: J.B. Lippincott.

Jackson, J., Carlson, M., Mandel, D., Zemke, R. & Clark, F. (1998). Occupation in lifestyle redesign: The well elderly study occupational therapy program. *American Journal of Occupational Therapy, 52,* 326-336.

Kaplan, K. (1986). The directive group: Short term treatment for psychiatric patients with a minimal level of functioning. *American Journal of Occupational Therapy, 40,* 474-481.

Klyczek, J.P., & Mann, W.C. (1986). Therapeutic modality comparisons in day treatment. *American Journal of Occupational Therapy, 40,* 606-611.

Knis-Matthews, L., Richard, L., Marquez, L., & Mevawala, N. (2005). Implementation of occupational therapy services for an adolescent residence program. *Occupational Therapy in Mental Health, 21*(1), 57-72.

Mandel, D.R., Jackson, J.M., Zemke, R., Nelson, L., & Clark, F.A. (1999). *Lifestyle redesign: Implementing the well elderly program.* Bethesda, MD: American Occupational Therapy Association Press.

Maslow, A.H. (1970). *Motivation and personality* (2nd ed.). New York: Harper & Row.

Mosey, A.C. (1970). The concept and use of developmental groups. *American Journal of Occupational Therapy, 24,* 272-275.

Reed, K.L. (1984). *Models of practice in occupational therapy.* Baltimore: Williams & Wilkins.

Schwartzberg, S.L., Howe, M.C., & Barnes, M.A. (2008). *Groups: Applying the functional group model.* Philadelphia: F.A. Davis

Schwartzberg, S.L., Howe, M.C., & McDermott, A. (1982). A comparison of three treatment group formats for facilitating social interaction. *Occupational Therapy in Mental Health, 2,* 1-16.

Trahey, P.J. (1991). A comparison of the cost-effectiveness of two types of occupational therapy services. *American Journal of Occupational Therapy, 45,* 397-400.

Ward, J.D. (2003). The nature of clinical reasoning with groups: A phenomenological study of an occupational therapist in community mental health. *American Journal of Occupational Therapy, 27,* 625-634.

White, R.W. (1959). Motivation reconsidered: The concept of competence. *The Psychological Review, 66,* 297-333.

White, R.W. (1971). The urge towards competence. *American Journal of Occupational Therapy, 25,* 271-274.

第11章
生体力学モデル
The Biomechanical Model

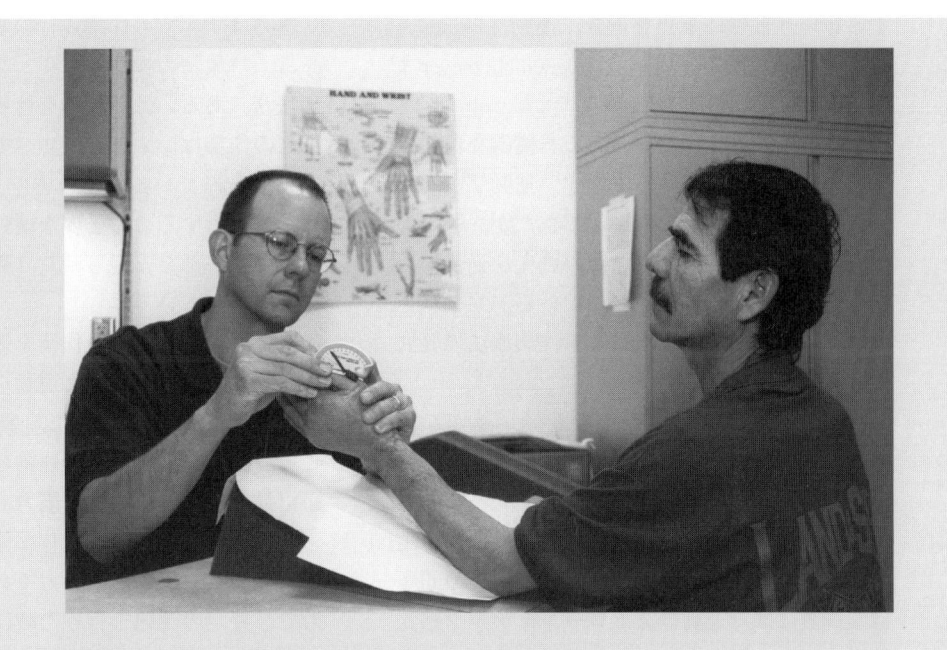

　作業療法士は，手の運動制限などの障害をもつクライアントの手や指の可動域を測定するために，角度計（関節の運動角度を測定する道具）を用います．そして，このようなクライアントの運動能力に関する情報に基づき，残存機能の活用を目指した治療プログラムを決定します．機能的な運動制限を正確に測定して取り組むことが，生体力学モデルの特徴です．

生体力学モデルは，作業療法の歴史を通して何らかの形で存在してきたが，第4章で述べた機械論パラダイム期に，最も明確になった．生体力学モデルは基本的に，日常の作業遂行における**機能的運動**の基盤となる筋骨格系の能力の問題に着目する．このモデルの理論は，運動を遂行するために身体がどのような構造になっているか，それをどのように動かすのかを説明する．一時期このアプローチは，運動能力を回復するという目標に重点を置き，運動性（kinetic）作業療法と呼ばれていた（Ogden-Niemeyer & Land Jacobs, 1989）．

生体力学モデルに関係のある基礎的な理論と研究の多くは，解剖学，生理学，運動学などの作業療法以外の領域で発展してきたが，適用のための資料の多くは作業療法の歴史を通して蓄積されてきた．今日用いられているアプローチや道具の多くは，数十年に及ぶ作業療法の発展の成果である．

生体力学モデルは，自由な運動，適切な筋力，持続性に制限のある人に適用される．これらの障害は，筋骨格系，末梢神経系，外皮系（すなわち，皮膚），心肺系の疾病や外傷から生じる．中枢神経系の障害による協調運動の問題は，一般には，運動コントロールモデルや感覚統合モデルが扱うが，そうした場合にも，通常は正常な関節運動の維持といった生体力学的な事柄に取り組むことになる．

■ 理論

生体力学的アプローチは，運動力学（力が身体各部の運動をどのようにつくり出すかの研究）と運動学（時間軸での身体各部の運動の研究）の領域から借用した原則に基づいている．筋骨格系の解剖学と生理学の知識も，このモデルの基礎となっている．この知識には，組織の治癒，筋力強化，活動のエネルギー消費などの過程と，運動の基礎となる骨・関節・筋の構造の理解が含まれる．これらの過程は，人間がどのように運動をつくり出し，維持するのかを同時に説明する．さらに，このモデルには心肺系が筋骨格系の機能をどのように支持しているかという知識も含まれる．

運動の基礎概念

運動はすべての作業遂行の基礎となるものである．対象物の操作，コミュニケーションでの身振り，あるいは，順番を待って列に並ぶことなどの作業はいずれも，すべて身体の安定性や運動を含んでいる．生体力学モデルの理論は，作業を遂行するのに必要な運動を成し遂げるために身体各部を安定させたり動かしたりする能力に関係している．

生体力学モデルは，作業を遂行するために身体に求められる安定性と運動をどのようにつくり出すのかを，3つの幅広い概念を用いて説明している．第1は関節の運動の能力あるいは**関節可動域**である．第2は**筋力**あるいは姿勢のコントロールを維持し，身体部位を動かすために緊張をつくり出す筋の能力である．第3は**持久力**で，特定の課題を行うために必要な時間の間に運動を維持する能力（たとえば強さや速度）のことである．

■関節可動域

各関節がどのような運動ができるかを知るには，その関節の構造と機能についての知識が必要である．関節は2つ以上の骨の結合で，それぞれの骨が接触する2つ以上の面に加えて，関節を覆う靱帯と筋によって固定されている．関節の動きは，その構造と取り巻く軟部組織によって決まる（Radomski & Trombly Latham, 2008）．たとえば，手指の近位・遠位指節間関節（すな

対象物の操作，コミュニケーションでの身振り，あるいは，順番を待って列に並ぶことなどの作業はいずれも，すべて身体の安定性や運動を含んでいる．

わち，指の先端の2つの関節）のような蝶番関節は，1つの面運動（すなわち，伸展と屈曲）を行う．肩関節や股関節といった球関節は，複数の面運動を行う．これらの関節は屈曲と伸展ができるだけでなく，内転（身体の中心線へ向かう運動），外転（身体の中心から離れる運動），および回旋（長軸に沿って捻る運動）もできる．このように，関節の構造がその関節に可能な運動を決める．

関節を取り巻く結合組織（たとえば靭帯），筋，皮膚は伸張し，運動の後には元に戻る能力をもっている．これが**柔軟性**である．これらの結合組織の柔軟性はまた，可能な運動の範囲に影響を及ぼす．

■可動域

自動可動域とは，人間が随意的な筋の収縮を用いてつくり出すことができる運動範囲を指す．**他動可動域**とは，外力が関節を動かすときの可能な運動範囲を指す．関節運動の潜在能力によって機能的運動に必要な姿勢をとったり，動いたりすることができる．可動域は，曲げる，伸ばす，引く，持ち上げる，握るなどの動作を可能にする．

■筋力

骨格筋が身体の関節に働くと，安定性と運動がつくり出される．筋は1つ以上の関節を覆っており，その関節の構造ごとに可能な運動をコントロールしたり，つくり出したりするために力を発揮する．このように，筋によってつくり出された緊張は，関節を安定させたり，動かしたりするために必要である．関節の一側あるいは一面に作用する力を生み出すために筋が収縮すると，関節が動く．たとえば，手指の掌側の骨に付着する筋が指を曲げ，一方，手指の背側の骨に付着する筋は指を伸ばすことになる．図11.1に示すように，指の伸筋は手の背側にある第2，3，4，5指の骨に付着しており，収縮すると指の3つの関節を伸展させることになる．筋が関節の動くすべての方向から同じ緊張を働

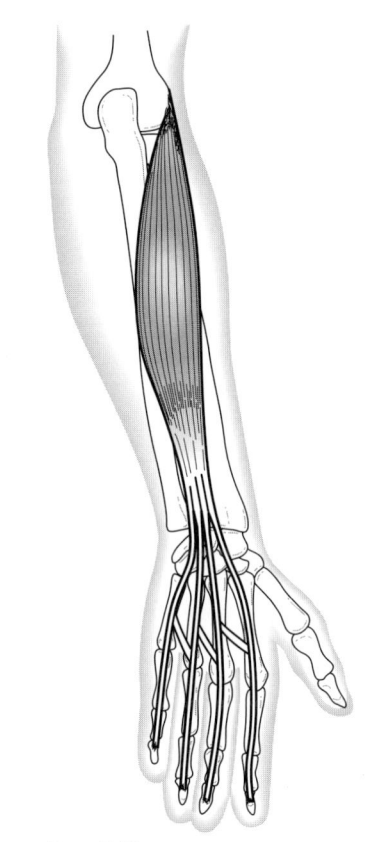

図 11.1 指の伸筋
Lippert, L. (2006): Clinical Kinesiology and Anatomy. Philadelphia, F.A. Davis より転載．

かせると，関節が固定される．

緊張をつくり出す筋の強さや能力は，筋線維の数と太さに大きく影響される．筋線維の直径は，筋が緊張をつくり出すときに増大する．したがって，日常の活動で筋を用いることが，その強さに影響する．

日常生活での正常運動は1つの関節を覆う1つの筋だけの動きだけでなされているわけではない．むしろ，動作は多くの関節を覆う筋が同時に働くことによる．これは何かをするときに必要な安定性と運動の組み合わせをつくり出す．さらに，筋群は1つの運動をつくり出すために協業する（Pendleton & Schultz-Krohn, 2006）．

筋力の強さの程度は，人の身体がどのような機能的運動を遂行できるかを決定する．たとえ

ば，重力に逆らって腕を持ち上げるにはある程度の筋力が必要である．重い物を頭の上に持ち上げるときには，より大きな筋力が必要である．可動域とともに筋力は，人が必要な課題を実行できる範囲を決める要素である．作業を最も望ましい形で実行するためには，作業を構成する課題を行うのに十分な筋力がなければならない．

■持久力

　筋活動を持続する能力（すなわち，持久力）は，筋生理学と，酸素とエネルギーを供給する基礎的な心肺機能がかかわる．このように，持久力は筋骨格系に依存するだけでなく，他の身体系の機能にも影響するために，筋力や関節可動域よりもいくぶんか複雑な現象である．持久力には2つのタイプがあることが知られている．筋の持久力は，仕事をするために繰り返し収縮する筋の能力を指す．心肺の持久力は，歩いたり走ったりするときのように，時間の経過のなかで，活動を維持する能力というより広い現象を指す．

　可動域や筋力と同じように持久力も，人が作業的生活を構成する課題ができる範囲を決定する．繰り返し動作や持続が必要なとき，持久力は最も重要となる．長時間の運動の持続を必要とする動作の例として，学校や職場へと歩いて行くこと，掃除機やモップをかけること，組み立てラインで働くことなどがある．すべての活動は，やはりある程度の時間に安定して動くことが必要で，ある程度の持久力が求められる．

運動能力のダイナミックス

　運動を理解するには，いくつかの要素が考えられる．運動の潜在能力（関節可動域）とは，関節と関節周囲の軟部組織の解剖学的な構造の機能のことである．

　骨は，付着する筋の力によって動く強固なテコのシステムを構成している（Hall, 2003）．骨は，テコとして配置され，その中心点または支点で動かすために骨の長軸にそって力がかかる．運動の産出は，骨のテコに筋がどのように作用するかという機能である．機能的運動は，課題を遂行するために，筋によって生み出される力の複雑な相互作用を必要とする．その力は，筋を安定させたり動かしたりするために多くのテコに同時に作用する．持久力は，機能的運動中に，必要な物質を筋組織へ取り入れ，老廃物を排泄する筋生理学的機能と身体能力のことである．

　初期の作業療法では，筋がどのように運動をつくり出すかの理解は，主に骨格筋の位置の解剖学的研究（すなわち，その筋は骨のどこに付着しているのか，筋が関節をどのように覆っているのか）に基づいていた．そのような解剖学的な観察は，ある課題を遂行するためには特定の運動と筋が使われるという信念に発展した（Radomski & Trombly Latham, 2008）．

　運動の過程の研究方法が洗練されるにつれ，作業を行うために運動がどのように用いられるのかの理解は変化していった．作業遂行中に生み出される実際の運動は，運動学で説明される．たとえば運動は，実際の運動の軌道（たとえば，歩くときの前方・後方への運動），身体部位の変位（たとえば，肘の屈曲での動きの角度），速さ（速度）と加速度（速度の変化率）などによって，特徴づけられる．

　運動学は，実際に機能的運動がどのようになされるかを理解するために重要である．たとえば，現在では，同じ課題を行うにしても人によって違う運動の組み合わせを用いることや，同じ人でもその時々で異なる運動の組み合わせを用いると理解されている（Trombly, 1995）．機能的運動は複雑で変わりやすいにもかかわらず，すべての運動は，骨格系と関節可動性，筋が提供する機能的運動のために必要な力と，筋生理学と心臓，肺がかかわる持久力を必要とする．

生体力学的能力の維持

　生体力学モデルで最も重要なのは，運動のための能力（すなわち，筋力，可動域，持久力）

は作業遂行に影響を与えるだけでなく，作業遂行によっても影響を受けるということである．すなわち，日常作業中，筋にどれだけの負荷（運動をつくり出すために用いられる負荷）が加えられるかによって，筋力は強化されたり低下したりする．同じように，人がどのくらいの体重を支えるかは骨の構造に確実な影響を与え，関節の可動性は進行中の関節運動の性質によっても影響を受ける．さらに持久力は，経時的な活動レベルの変化に伴って，強まったり弱まったりする．

生体力学モデルは疾病や外傷で筋骨格の能力に障害をもつクライアントに用いられている．生体力学的能力を用いることで増減するという基本的原理は，減少した能力が戻るという保証だけでなく，能力は不使用によって減少しないことを保証するためにも重要である．

問題と挑戦

生体力学モデルは，作業遂行のための安定と運動をつくり出すことに関連した問題と挑戦に取り組む．通常，作業遂行中，ある部位を動かしているときは他の部位を安定させることが必要である．たとえば，キーボードを叩いているときに指は動いていても，背中，肩，肘，手首は相対的に安定するように維持しなければならない．

安定と運動の問題は，生体力学的障害（すなわち，関節運動，筋力，持久力の制限）から引き起こされる(Radomski & Trombly Latham, 2008)．したがって，このモデルの中心的な関心は，作業遂行のために必要な安定と運動をつくり出したり維持したりすることができなくなったときに生じる問題である．さまざまな疾病や外傷がそのような問題を引き起こす可能性がある．さらに，筋骨格系の不使用や過度の使用が問題を生じさせる可能性がある．

関節可動域の制限は，関節の損傷，関節周囲組織の浮腫，痛み，強皮，筋の痙性（すなわち，拘縮の原因となる過剰な筋緊張），長期間の固定などの結果としての筋と腱の短縮などにより生じる．関節運動に影響する例には，関節炎，関節と周辺の結合組織の外傷，関節を覆う皮膚の弾性を制限する熱傷などがある．

筋力低下（すなわち，緊張を生み出す能力の低下）は，不使用や筋生理に影響を及ぼす疾病により生じる可能性がある．筋力の喪失は，筋の収縮刺激に影響する神経系の疾病（たとえば，ポリオや筋萎縮性側索硬化症）や外傷（脊髄損傷や末梢神経損傷）によることが多い．筋ジストロフィー症のような筋疾患は，直接的に筋組織とその収縮能力に影響を及ぼす．さらに，長期の不使用や固定は，日常の遂行能力が弱まるという障害をもたらす筋線維の萎縮を引き起こす可能性がある(Pendleton & Schultz-Krohn, 2006; Radomski & Trombly Latham, 2008)．

筋力と同様に持久力も，長期の拘束や活動の制限によって低下する可能性がある．心血管系や呼吸器系の疾病や筋疾患などの他の要因も，持久力を低下させる可能性がある．

■感覚の問題

感覚の問題は，厳密にいえば生体力学の問題ではないが，動作の問題と絡み合うことが少なくない．触覚や接触は，疾病や外傷が筋に影響するのと同じように，筋にも影響することが多い（たとえば，末梢神経損傷や脊髄損傷）．このように，感覚喪失と運動喪失が同時に起こることはごく一般的である．触覚は，動作中多くの動きを指示し，危害から身体を保護するのに用いられるため，運動と感覚は，自分が損傷することなく有効に働くことができるよう結びつけられている(Radomski & Trombly Latham, 2008)．

運動と密接に結びついている感覚のもう1つの重要な側面は痛みである．痛みは通常は危害を及ぼす動作に対する警告として起こるが，筋骨格系に影響する疾病や外傷と関連して，慢性的または周期的に生じる可能性がある．よくみられる例が関節痛である．痛みは，持久性に影響し，動きが痛みを悪化させる可能性もあるた

めに，この両者は慎重に考慮されなければならないことが多い．

治療介入の理論的根拠

生体力学モデルに基づく介入は，動作と作業遂行の交差点に焦点を当てる．この介入は以下の3つの異なる理論的根拠に分類できる．
・変形の予防と動作のための残存能力の維持
・動作のための能力の回復
・可動域，筋力，持久力の制限に対する代償

これら3つの理論的根拠は組み合わせて用いられることが多い．これら3つの理論的根拠は，人がもともともつ能力制限と通常の作業課題に必要な運動との間のギャップを最小限にする目的がある．第1は予防で，そのアプローチはギャップが大きくなるのを回避し，予防することである．第2は回復で，そのアプローチは動作のための能力を増やすことによってそのギャップを埋めようとする．第3は代償で，そのアプローチは筋骨格系に対する外的な手段を通してそのギャップを埋めようとする．以下，これら各々のアプローチを検討する．

■維持と予防

すでに述べたように，筋骨格系の機能を維持するためには，合理的に用いることが必要である．このことを生体力学モデルでは，収縮をなお生み出すことができる筋と動作をもたらす関節は機能的運動能力を維持するために用いるべきであるという原理へと拡大している．筋の緊張を介して関節を動かすことができないとき，関節可動域は他動的に維持される（すなわち，その可動域に沿って関節を外的に操作する）．関節を適切なアライメントに維持するスプリントの使用を含む関節のポジショニングが，関節の変形を予防するために用いられる．

リサーチから，多くの生体力学的問題は日常の作業課題の遂行の仕方によって引き起こされることが示されており，また，多くの人がそのように認識するようになってきた．例として，物を持ち上げるときに**ボディメカニクス**に反することで生じる腰痛や，仕事で反復動作を繰り返すことによる軟部組織の損傷などがある（Radomski & Trombly Latham, 2008）．こうした認識により，特に仕事や学校の場での問題の発生や再発を防ぐための努力に関心が向けられている．作業療法士は，そうした生体力学の問題を避けるために，正しいボディメカニクスを教えたり，仕事，職場，教室などでの動作の修正を勧めたりする．

■回復

回復は運動，筋力，持久力をできるだけ改善させることを目指す．回復の原理は正常な生体力学的機能状態の理解に基づいている．正常な可動域，筋力，持久力は運動によって維持できるがゆえに，活動や課題での運動を治療的に計画することで，可動域，筋力，持久力を回復したり維持したりすることができる．可動域，筋力，持久力を回復するための方策は，本章の「介入」（155ページ）で説明する．

運動，筋力，持久力の改善の目標は，残された可能性（すなわち，その人が障害の基礎にある疾病や外傷の特性に基づき，どれくらいの改善を達成できたか）とその人が望んだり必要としたりする作業が要求する運動に従って決定される．このアプローチがうまくいくためには，その人が望んだり必要としたりする作業のために必要な運動，筋力，持久力を開発する潜在能力をもたなければならない．

たとえば，最近手の手術を受けたクライアントは，タイプするのに必要な自動可動域と筋力を回復するために，作業療法で計画し活動を行う．別のクライアントは冠動脈バイパス術から回復しつつあり，セルフケアと余暇活動に必要

生体力学モデルに基づく介入は，動作と作業遂行の交差点に焦点を当てる．

なレベルの持久力を高めるために，段階的な作業に従事する．さらに，業務上の損傷の後に仕事で求められるレベルまで物を持ち上げる筋力を増強するために作成された仕事のシミュレーション活動を行うクライアントもいる．

■代償

多くの人々は，運動能力の制限が拡大したり，恒久的になったり，進行したりすることを体験する．**代償的治療**（リハビリテーションアプローチと呼ばれることもある）は，その人のもつ安定性や運動能力と日常の作業のなかで求められることとの間のギャップを埋めることによって，これらの制限を補おうとするものである（Radomski & Trombly Latham, 2008）．代償は以下の方策のうちの1つ以上にかかわる．

- **義肢**（切断された身体の一部に代わる装置）と**装具**（失われた安定性や運動を代償するために身体に取り付けられた装置）を用いること
- 日課を遂行するために物理的環境を修正したり，用具（適応用具）に置き換えたりすること
- 課題を成し遂げるために手順を変えること．これにはこれらの課題を成し遂げるうえでの支援として他者の利用を含む

実践の資料

生体力学モデルの適用を支援するために，さまざまな資料が開発されてきた．この資料に関する情報は，特定の種類の筋骨格的障害に焦点を当てた出版物を含む広範囲のなかにある．適用のための資料の多くは一般的で，多様なクライアントの問題に適用しうるが，特定の障害（たとえば，脊髄損傷や関節炎）に関するプロトコール（実施要項）やアプローチもある．障害が異なれば動作の問題の元となる原因（たとえば，脱神経支配対関節の悪化）が異なることを意味するために，用いる介入の種類やそれらをどのような順序で行うかは異なる．さらに，損傷が異なれば，予後や期待される結果も異なり，介入のための予防的，回復的，代償的アプローチのバランスも変えることが必要なこともあるだろう．

評価

可動域の測定は，生体力学モデルでは最も基本となる．クライアントが随意的に関節を動かすこと（自動可動域）ができなければ，作業療法士は他動的に動かすことで可能な範囲を評価する（他動可動域）．Flinn, Trombly Latham と Robinson Podolsky（2008）は，最初はクライアントに身体のさまざまな部位を動かすよう求め，自動可動域の機能的評価をすることを勧めている．観察して機能的遂行に明白な制限がなければ，さらに可動域の評価をする必要はない．しかし"問題あり"としたなら，より詳細な可動域の評価がなされなければならない．

関節可動域は関節の軸に対する運動の角度を測定することである．可動域の測定の最も古く，最も一般的な方法の1つが角度計を使うものである．角度計は分度器，軸，2本の可動バーをもつ道具で，可動バーは関節と関節軸に沿って動く骨の上に置かれ，その関節の可動域の角度を測定する．

筋力の検査は通常，随意的努力によりつくり出される最大の緊張を測定する（Flinn, et al, 2008）．最も頻繁に用いられる筋力評価は**徒手筋力検査**である．それは標準化された状況のもとで（1人で，または，何かの道具を使って），作業療法士がクライアントの抵抗や運動をつくり出す能力を検査するものである．道具を使わない徒手筋力検査の手順は，まず，クライアントが重力に逆らって身体部位を動かすことができるかどうかをチェックし，次にクライアントに抵抗と重力に逆らって関節を動かすように求める．検査される筋が最も機械的な利点を受けるところに抵抗を置き，作業療法士はクライアントに抵抗が増すなかでその位置を保つように求める．収縮に抵抗するために求められる努力の範囲（すなわち，クライアントがもはやその

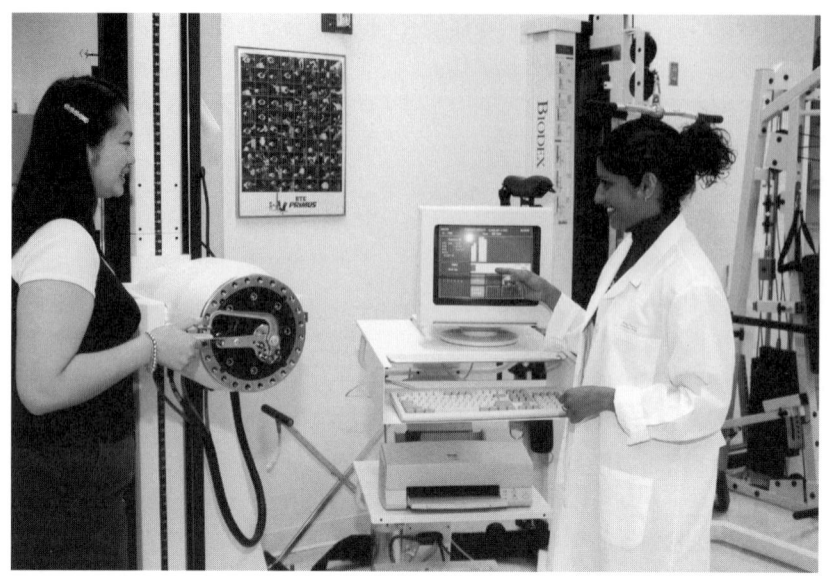

Baltimore Therapeutic Equipment Work Simulator を使って，側方ピンチ力を測定する作業療法士．

位置を保てないという抵抗の量）で，作業療法士はクライアントの筋力に等級をつける．筋力は順序尺度（すなわち，正常，優，良，可など）か，数字の尺度（0～5）に類別する．

　筋力を測定するために器具を用いる方法もある．これは手の筋力を測定するために最もよく用いられている．この目的のためには多くの器具がある（たとえば，手の筋力を測定する握力計）．これらの器具を用いるとき，作業療法士はクライアントに短時間で最大限の力を発揮するよう求め，器具によってクライアントが生み出す力の程度を測定する．

　徒手筋力検査での評価は，一般にクライアントの年齢と性別と測定値を照らし合わせて解釈する．評定者は，単一筋と筋群の筋力を評価することに加えて，筋の強さと弱さのパターンを評価することになる．筋力を検査するもう1つのアプローチは，特定の課題や役割に求められる仕事量の基準に対して，その運動を行うクライアントの能力を比較することである．これは筋力の仕事指向的な評価として一般的である．たとえば，50ポンド（約23 kg）の重さの物をテーブルの高さまで持ち上げる仕事をしているクライアントには，その行為を実施してみるように求めることで検査をしてもよい．

　持久力は動的にも静的にも測定される．静的な評価はクライアントがどのくらいの時間，収縮を持続できるかを検査する．動的な持久力評価は，疲労が生じるまでにクライアントが遂行できる反復の持続時間やその数，あるいは，活動が生み出す最大心拍数を測定する．

　持久力の測定では，通常は3つの要素が考えられる．強度，持続時間，頻度である．強度とは，抵抗と速度の両方の関数である（たとえば，どれくらいの重さを持ち上げられるか，また，どれくらい速いか）．頻度とは，動作をどれくらいの頻度で繰り返すことができるか，また，どれくらい長く維持できるかの持続時間を指す．また，筋力の評価と同様に持久力の評価は，特定の課題や仕事に何が要求されているかという基準によって行われている．

　筋力や持久力の検査には，伝統的で単純な評価のほかに，複雑なコンピュータシステムも利用できる．これは人の運動能力に対し非常に精巧な分析を行う．作業療法士がどのような方法を用いるかは，作業療法の背景と全体的な目標と利用可能な資料など多数の要因によるであろう．

介入

　生体力学モデルでは，介入法は明確である．介入の目的が機能を維持したり回復したりすることであれば，その方法は運動，筋力，持久力の制限だけでなく，根本的な原因にも対応したものでなければならない．なぜならば，その原因こそが最も適切な介入を決定するからである．

　たとえば，関節可動域の制限が関節の一部である軟部組織の拘縮によるものならば，その拘縮を軽減し，可動域の拡大のためにストレッチが用いられることもある．ストレッチは，時にクライアントが遂行する運動によって自動的に行われる．たとえば，手指に伸展制限のある人には，その関節をストレッチしながら，手を広げる必要がある．物を拾うという動作を含む活動を提示することもある．また，作業療法士が行う徒手的なストレッチや，スプリントの使用といった外部から関節の軟部組織を他動的にストレッチするような圧を加えることもできる．

　しかし，前項でも強調したように，機能を維持したり回復したりする介入法は，問題の根底をなす原因に直接作用する．たとえば，可動域の制限が浮腫（関節周囲の軟部組織の腫脹）によるものなら，圧を用いて浮腫を減少させた結果，可動域が拡大することがある．同じような論理は予防の努力についてもいえる．たとえば，自動・他動運動と適切なポジショニングは，可動域を制限する軟部組織の拘縮を予防するために使われることがある．

　筋力は，以下のように筋に対する負荷を増強することにより強化される．①その運動への抵抗量，②抵抗の持続時間，③訓練時間の比率（運動速度），④訓練の頻度．このようにさまざまな訓練が利用できる．作業療法士はクライアントの筋力を強化するために，作業において前述の負荷を1つ以上かけ，それを徐々に強めていく．目標の機能レベルに達するまで，これらの負荷の増加は能力の向上をもたらす．ワークハードニングのような現在のアプローチは，その人の作業に必要な特定課題の遂行を強調している（Ogden-Niemeyer & Land Jacobs, 1989）．

　持久力への取り組みでは，一般に反復運動や継続運動が必要な活動をクライアントにさせる．問題が筋の持久力にあれば，活動は関連する筋群の反復に力点を置いたものになるであろう．問題が心肺機能にある場合には，活動は心肺に対して軽度のストレスをかけるように計画され，その結果，心肺機能を高めることになろう．

　能力の維持・回復への介入では，物理療法的な方法も用いることがある（たとえば，電気刺激，パラフィン浴，ホットパックやコールドパック，超音波など）．それらの利用は，主として1970～80年代に始まった（Radomski & Trombly Latham, 2008）．これらは，動作の維持・回復のために，最も重要視されている作業を用いるための補助的手段と考えられる（AOTA, 2003）．作業療法士はまた，同様に，他動的なマニピュレーションのような技術をも用いる（たとえば，マッサージや関節モビライゼーション）．

■維持，予防，回復における作業の役割

　作業療法は伝統的に作業を，筋骨格的な機能状態を維持するために，自然でやる気が出る環境を提供することとみなしてきた．この信念は，意味ある作業へのかかわりに注意を向け，その結果，より大きな努力を促し，疲労を減らし，運動への痛みや恐怖から注意をそらすという議論に基づいている．さらに，作業療法士は作業によって日常生活で通常求められる動きをより正確に再現するという調整スタイルが可能になると主張してきた．こうした見解を反映して，Trombly LathamとRadomski（2002）は，作業療法の媒体として用いられる活動を選択するために，以下のようなアプローチを示している．

　　治療のための最善の活動は，改善が必要だとする正確な反応を本来的に求めるものである……．それを治療的にするために通常の活動を

させるような工夫は，患者にとってはその活動の価値を下げることになる場合もある(p.269)．

この引用が示すように，作業療法士には活動にあたり当事者に求められる機能的運動の種類に関する知識が必要である．先に示したように，従来，作業療法士は**生体力学的活動分析**を行うことによって，個々に必要な運動を決めることができるとされていた．今では，特定の活動をやり遂げるために必要な運動の一般的なパターンは決定できるものの，人が課題を成し遂げるための筋活動や関節運動の正確なパターンは予測できないとされている．Trombly (1995)は次のように述べている．

その人が次に同じことをするときには，その人の筋がもっと温まっていたり，活動をする四肢との関係で課題の対象物の位置がわずかにずれていたりするかもしれず，そのために新たな協調的な構造に発展する．つまり，違う筋が用いられるかもしれないし，以前に使われた同じ筋が，最も効果的なやり方で運動の目標を達成するために，多少なりとも活動的になるかもしれない．運動の目標は一定または不変であるために，それに応じた反応を求めるものの，この反応はさまざまな筋収縮の状態によって成し遂げることができる(p.965)．

このように，現代の生体力学的活動分析は特定の動きにあまり関心を示さず，その代わり，機能的運動に焦点を当てている．つまり，目的が運動に対する組織的な影響を及ぼすようにみえるために，作業療法士は課題の機能的目的により多くの注意を払っている(Trombly, 1995)．これはまた，作業療法士が活動分析をするとき，保持する，握る，持ち上げる，登る，押す，運ぶなどといった機能を表す用語で必要な運動について考える必要があることを意味する．これらは，機能的運動を達成する筋活動と関節運動の基本的な組み合わせがかなり多様になる一方，作業のなかでは安定したままになる傾向がある機能的運動なのである．

活動分析の過程が以前とは異なってみえるものの，作業療法士が作業療法の目標を達成するために活動を修正するときには，依然としてこのモデルの重要な要素なのである．活動は，課題が要求するレベルを下げたり課題を変更することによって筋骨格のトラブルを起こさないように修正することもある．

作業療法士はまた，恒久的に低下した筋骨格の能力に適合させるために，活動を修正することがある．さらに，活動は筋骨格の能力を高めるような作業要求を強化するために，徐々に改変されることもある．作業療法士は以下のような方法によって活動を修正する．

(1) 課題の位置決め
(2) 活動中に遂行する運動を助けたり抵抗をつくる錘や他の装置を加えること
(3) 負担を軽くしたり，重くしたりする道具の修正
(4) 用いる材料や対象物の大きさの変更
(5) 課題をやり遂げる方法の変更

Trombly LathamとRadomski (2002)は，作業療法士は活動を改変する際に，活動が意味のないものにならないように工夫すべきであると警告している．改変を伴う活動を用いるときには，すべてのクライアントは意味と妥当性のある作業遂行にかかわることが重要である．

■代償的介入

代償的介入は，一時的か恒久的かを問わず，障害をもって生活するクライアントに用いられる．このような介入の基礎には，人々が日常生活，余暇，仕事の課題を通常のやり方で遂行するための生体力学的能力がないときに，特殊器具や手続きの修正によって代償できるという原則がある．それは，その人の能力と課題が要求することとのギャップを埋めるために使われる．この治療で要求される目標は，そのクライアントがしたいと望む作業に参加でき，かつ残存能力を使える(それによって残存能力を維持することもできる)ことである．

第11章　生体力学モデル　157

Box 11.1　義肢の使用により機能状態を改善すること

　Jacquelineさんは10歳代で切断手術を受け，非常に短期間で義手をつけました．ところが，日常の作業を行うときに使いすぎによる背中と右腕の痛みという問題がこの15年間でだんだん大きくなってきました．彼女は，新しい義手が姿勢を改善させ，不快感を減らし，両手で何かができるようになることを望んでいます．このタイプの義手を操作するためには，義手が開いたり閉じたりするのを可能にするために，本人の筋力を必要とします．さらに，1日中義手が使えるように，筋の持久力を高める必要もあります．筋電訓練プログラムでは，筋の収縮力を測定するバイオフィードバック機器を用います．Karenは，Jacquelineさんの適切な収縮の持続時間を測ることで，持久力を測定することができます．Jacquelineさんは自宅では運動プログラムを行い筋力アップに取り組み，時間内では日常の作業を練習するために訓練用義手を用います．

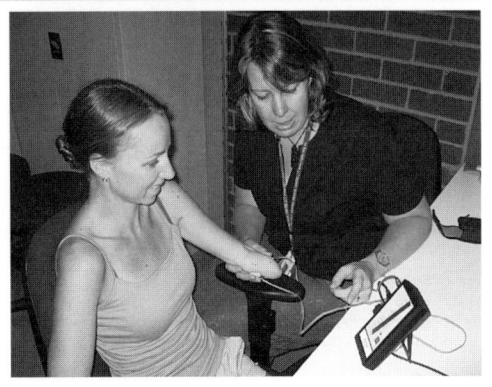

Karen Robertsは，クライアントに筋電義手の使用を準備しています．

　評価では，日常生活活動（たとえば，排泄，入浴，食事，整容，更衣，移動およびコミュニケーション），余暇，仕事，地域生活における実際の遂行を測定する．評価の結果，必要な課題を遂行するためにはその人の能力が不足していることが明らかになれば，作業療法士はその人のもつ生体力学的な制限と利点とを決定する．この情報によって，作業療法士はその人がその課題を遂行できるようにする特殊器具，手続きの修正，環境の改変を勧めたり，訓練したりすることができる．人々が日常作業のあらゆる側面を遂行する援助を受けるために，広範囲に及ぶ適応機器（市販のものや作業療法でつくられるもの）が用いられる．

　代償的介入は，以下の3つの広義の分類からなる．
・装具と義肢の使用
・適応機器の使用
・課題と環境の改善

　装具は，身体の部位を適切な位置に固定し，安定性を提供することで関節への負荷を減少させ，衰えた筋を補い，軽度のストレッチを提供することなどができる．初期の装具は作業療法士によって作製された．依然として作業療法士がスプリント製作に携わることもあるが，商品としてさまざまな組み立て式のスプリントの利用も可能になってきた．装具は，1つまたは複数の関節を支持・固定し，位置づけ，変形を矯正し，機能を高めるために用いられる．装具は一時的な場合も，永久に使う場合もある．装具用スプリントは，機能的な動きを達成するために残存する運動を用いたり，身体の外の駆動力に頼ったりする．作業療法士はクライアントが義肢を使えるようになるための訓練にかかわる．

　適応機器は，筋骨格的能力と環境や課題の要請との間の橋渡し役である．ある機器は既存の道具の修正（道具を握りやすくしたり操作しやすくしたりする）といったように，きわめて単純なものである．また，生体力学的能力に制限をもつ人が容易に動き回れるようになるために，環境の改変にかかわる（すなわち，傾斜や手すりをつけるなど）ものもある．電動車椅子，特別なコミュニケーションの装置，環境のコントロール，ワークステーションの改変といったさらに精巧な機器もある．

　作業療法士は，クライアントと協業して，作業課題に用いるために最も適した装置や手続きの修正を確認する．作業療法士はまた，代償的な装置や手続きをどのように用いるのかを教え，実践する．これには，作業課題を達成すべ

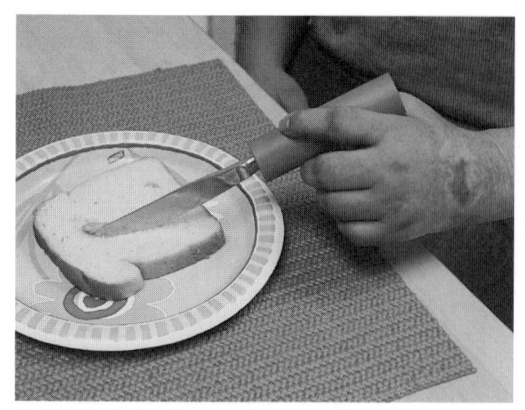

手を損傷したクライアントが，パンにピーナッツバターを塗るために，造り付けの握りのあるナイフを使っている．

く既存の能力を最善に使えるようにするために，課題と時間をどのように組み立てるのかを教えることも含まれる．

作業療法の場面は，人々が適応機器の手続きを試すために用いられることが多い．また，作業療法士は，家庭，学校，職場でサービスを提供することが多くなるにつれて，その課題が普通に行われる場面で，より特化した形で働くことができる．作業療法士は，（経済的に可能ならば）家屋の改変を計画したり，特別な交通手段や地域の施設を利用したりする際の援助も行う．

■ワークハードニング

ワークハードニングは，仕事（通常は特定の職務）に戻るという目的をもった個人にカスタマイズした生体力学的アプローチの治療である．ワークハードニングで用いられる主な方法には**身体の再調整**があり，特定の仕事課題を遂行する能力を改善するための練習とともに，模擬的な仕事または実際の仕事活動を用いる．

ワークハードニング・プログラムは，運動やエアロビクスの調整器具，仕事能力評価装置

（仕事課題に要求される運動をシミュレーションすること），実際の職務をシミュレーションする仕事のサンプルとワークステーション，および，特定の仕事の要求を再現する個別化されたシミュレーションなどを含む幅広い器具を用いる（Basmajian & Wolf, 1990; Riccio, Nelson, Bush, 1990）．

リサーチと証拠

生体力学モデルに関するリサーチはかなり多く，発展し続けている．学際的研究者は，筋の生理，運動の効果，運動における筋と筋群のダイナミックな役割，さまざまな患者集団に対する運動や運動に基づく介入などを研究している（Basmajian & Wolf, 1990; Lippert, 2006）．この一連の知識の発展は，作業療法での生体力学モデルの利用に影響を及ぼしている．

生体力学モデルに関する作業療法の研究は，主に運動と作業の橋渡し役や，このモデルの実践の資料と関連している．1つの研究領域として筋骨格系の機能と作業の成功との関係があげられる．そうした研究は，たとえば，損傷をもつ勤労者が仕事に戻るのを予測するために身体的能力を測定する能力（Kircher, 1984），筋ジストロフィー症患者が特定の作業課題に参加する可能性（Schkade, Feilbelman, Cook, 1987），身辺処理能力と手関節の筋緊張との関係（Spaulding, Strachota, McPherson, Kuphal, Ramponi, 1989），そして手の外傷後の機能と仕事の遂行に対する握力の関係（Wahi Michener, et al, 2001）などを検討したものである．

そのほか，異なる課題条件で用いられる実際の筋活動と運動学的パターンを検討する研究もある（Baker, Cham, Cidboy, Cook, Redfern, 2007; Follows, 1987; Ma & Trombly, 2004; Mathiowetz,

---

生体力学モデルを作業療法実践の特有なモデルにすることは，生体力学的原理が作業遂行を理解し強化するために応用される方法であり，関節可動域，筋力，持久力の変化に影響を及ぼすために作業を用いることである．

1991; MaGrain & Hague, 1987; Trombly & Cole, 1979; Trombly & Quintana, 1983; Wu, Trombly, Lin, 1994).そうした研究は，運動がどのようにつくられ，作業遂行のなかで用いられるかを明らかにするのを補助する．

リサーチは，このモデルで使われる評価を検証したり，開発したりするために必要である（Broniecki, May, Russel, 2002; King & Finet, 2004).また，生体力学に基づく介入の結果の影響を調べたり，成果を検討したリサーチもある（Driver, 2006; Lieber, Rudy, Boston, 2000; Schinn, Romaine, Casimano, Jacobs, 2002).

生体力学モデルの最終領域の1つに，活動の目的や意味が運動能力の対応，努力，疲労，改善などの作業療法にどのような影響を及ぼすのかを検討したリサーチが含まれる．そうしたリサーチのなかに，通常の関節可動域訓練に対するダンス・プログラムの利点を示したものがある（Van Deusen & Marlowe, 1987a, 1987b).ある高齢女性の研究は，運動の頻度や持続時間を引き出すという点で，機械的な運動よりも，運動にイメージを付け加えることが効果的であるという結論を支持している（Riccio, et al, 1990).また，同じ努力をしたときに，目的のある課題のほうが，無目的な課題よりも努力の自覚が少ないことを示した研究もある（Kircher, 1984).これらの研究に基づいて，NelsonとPeterson（1989）は，運動に目的を加えた活動は，クライアントの目標指向性を高めることによっても，またクライアントの注意と運動計画を導く環境的支援を提供することによっても，訓練の質を高めるであろうと論じている．

考察

生体力学的知識の利用は作業療法に特有のものではない．たとえば，理学療法も生体力学を応用している．生体力学モデルを作業療法実践の特有なモデルにすることは，生体力学的原理が作業遂行を理解し強化するために応用される方法であり，関節可動域，筋力，持久力の変化に影響を及ぼすために作業を用いることである．介入の機能的成果を強調すること（たとえば，その人が仕事へ復帰するのか，自宅での生活にとどまるのか）は，クライアントの現実的な要求を叶える作業の利用を促している．

生体力学モデルが作業療法で最も幅広く用いられているモデルであることを示すエビデンスがある（National Board for Certification in Occupational Therapy, 2004).作業療法のクライアントにとって運動の問題が中心であることと，作業療法実践におけるこのアプローチの長い歴史を考えるならば，このモデルが作業療法の科学と実践において不可欠なものであり続けるであろうことには疑問の余地がない．

Box 11.2　生体力学モデルの事例：Bonnieさん

Bonnieさんは56歳，右利き，女性の数学教授で，水の入ったコップを持っているときにつまずいて転び，利き手を損傷しました．ガラスは粉々になり，右の手掌が切れて母指と示指の神経と腱も何本か切断されました．Bonnieさんは損傷した箇所すべてに外科的修復処置を受けました．手術後，手の外科医は彼女に作業療法を処方しました．担当作業療法士となったMike Littletonは，疾病や損傷によって機能的運動に制限をもつ患者を対象にしています．MikeはBonnieさんの手の運動制限に取り組むために，生体力学モデルを用いました．

Bonnieさんは手術の10日後に，初回評価のために作業療法にやって来ました．彼女に対するMikeの最初のアプローチは予防的なものでした．彼は，彼女の手を保護しながら，この傷の治癒を促進するために，スプリントを装着しました．約2週間後に，彼女の手掌に厚い瘢痕組織ができて，右手を活動的に閉じること（拳をつくる）だけができるようになりましたが，まだ，物を握ることはできませんでした．Mikeは，一連の静的スプリントを連続的に使用して瘢痕組織をストレッチしました（新しいスプリントはそれぞれ，組織を少しずつ伸ばしていきました）．一連のスプリントは，硬く

（つづく）

Box 11.2（つづき）

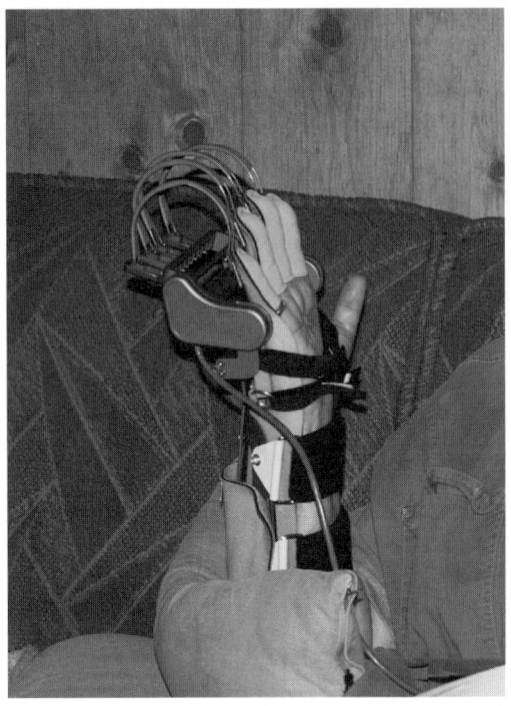

持続的他動マシン（CPM マシン）を装着した Bonnie さんの手

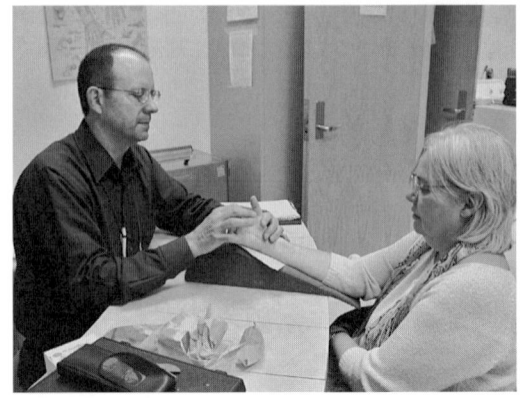

Bonnie さんの損傷した手をストレッチする Mike（左）

なった組織を改善して伸ばすために，低負荷量を長くかけてストレッチする（low load prolonged stretch；LLPS）概念の応用です．スプリントは，最大のストレッチポイントの近くに用いられ，そして，患者が動きを獲得するにつれて，スプリントは動きの新しいエンドポイントに繰り返し用いられました．彼はまた，瘢痕組織を柔らかくして伸張するために，超音波と軟部組織のマッサージを含む物理的方法を利用しました．作業療法のほかには，手に装着して可動域を拡大するのを助ける持続的他動マシン（continuous passive motion；CPM）を用いました．

手術の 6 週後，Mike は Bonnie さんに作業療法で機能的活動を試みました．Mike は，彼女が母指と示指の筋の萎縮と感覚喪失により，微細運動の問題があると記録しました．Bonnie さんは黒板にチョークで方程式を書くなどの仕事上の活動は困難でした．彼女の手の使用上の問題は，ほとんどが非常に限られた指の可動域からもたらされていました．したがって，Mike は可動域を制限している腱と周囲の瘢痕組織を伸ばすことを含む治療計画を立案して実行しました．

Mike はまた，よりしっかりした握りを実現する太いチョークかチョークホルダーの利用を勧めました．これで，うまく黒板に書くことができるようになりました．手術の 8 週後，Mike は握力計を用いて，Bonnie さんの握力と側腹ピンチ力を測定しました．握力は，患側の右手の平方インチごとの重量（PSI）は 9 ポンド，非患側の左手は 46 ポンドでした．側方ピンチ力は，右が 4 ポンド，左が 15 ポンドでした．右手の測定値は，Bonnie さんの年齢の女性の平均値以下で，右手の筋力がかなり劣るという客観的な根拠を示しました．そこで，Mike の次のステップは，Bonnie さんが握りと母指と他指でのピンチ力に焦点を合わせつつ，力のついた右手を使って活動を提供することでした．筋力と可動域を高めるという目標に加えて，Mike と Bonnie さんは，黒板への板書，コンピュータの使用，および全般的な微細運動を改善するという目標を設定しました．

術後 14 週で，Bonnie さんの指は，2 人で設定した目標を達成するのに十分な自動可動域をもつに至りました．自動可動域はすべての指で改善しました．6 か月後には，Bonnie さんの右手のすべての指関節の可動域は正常範囲内になり，握力とピンチ力は機能的になりました．右手の握力は 40 ポンドに改善し，右手の側方ピンチは 10 ポンドに改善しました．Bonnie さんは仕事・日常生活活動・手段的日常生活活動に困ることがなくなりました．

この事例が示すように，Mike は予防と回復という 2 つの介入方法を用いました．最初は，手術後の損傷のリスクのために，予防に焦点を当てました．後に，Bonnie さんの作業を妨げていた可動域と筋力の問題に取り組みました．それで，彼女の生体力学的能力のほとんどは回復できたため，代償方策は必要ではなくなりました．

表 11.1　本モデルの用語

用語	定義
運動学	身体の運動の方向，速度，加速という点で，どのように身体が動くのかの研究
関節可動域	関節運動の潜在能力
義肢	切断された身体の一部に代わる機器
機能的運動	日常作業のために必要な運動
筋力	姿勢のコントロールを維持し，身体各部を動かすために緊張をつくり出す筋の能力
腱	筋を骨に結びつけている結合組織
持久力	特定の課題を行うために必要な時間努力を維持する能力
自動可動域	自発的に可能な関節運動の程度
柔軟性	もとの形や大きさに伸びたり，戻ったりする結合組織の能力
身体の再調整	身体が適正状態に戻る過程
生体力学的活動分析	ある活動の完成のために必要な持久力，可動域，筋力の検査
装具	関節の異常配列を矯正したり，失われた機能を代償したりするための機器
代償的治療	残存する制限に対処するための適応に関する治療
他動可動域	関節がその人以外の他人によって動かされた場合の動きの程度
徒手筋力検査	徒手による抵抗に対してクライアントに運動を求めることによる個々の筋力の検査
ボディメカニクス	作業遂行中の身体の位置と運動
ワークハードニング	仕事に合わせて再調整するために，仕事場面で身体的に必要なものを生体力学的原理を適用してシミュレーションすることによるプログラム

要約：生体力学モデル

焦点
- 日常の作業遂行における機能的運動の基本にある筋骨格的能力
- 身体がどのようにつくられ，作業遂行のための運動を成し遂げるためにどのように用いられるのか
- 自由に動くことに制限をもつ人に適切な筋力と持続的なやり方を用いて適用される

理論
- 人体が動くときに作用する動作と力の運動力学や運動学の原理
- 筋骨格系の解剖学
- 骨，結合組織，筋，心肺機能の生理学
- 機能的運動のための能力は以下に基づく
  ・関節の運動能力（関節可動域）
  ・筋力（姿勢のコントロールを維持し，身体部位を動かすために緊張をつくり出す筋の能力）
  ・持久力〔特定の課題を行うために求められるたゆまぬ努力を維持する能力（すなわち，強度または速度）〕
- 関節可動域は，関節の構造と機能，周辺組織・筋・皮膚の状態に依存する
- 筋は1つ以上の関節を覆い関節の構造によって動きをコントロールしたり引き出したりする力を行使できる
- 遂行は，課題に求められる安定性と運動をつくり出す多くの関節を覆う筋の同時的作用に依存する
- 筋活動を維持する能力（すなわち，持久力）は，実行する仕事と心肺からの酸素とエネルギーの供給との関係における筋の生理的機能である
- 作業遂行の間にもたらされる運動は，筋骨格系の構造と同じように遂行の動的な状況の機

能である
- 運動能力（すなわち筋力，可動域，持久力）は，作業遂行に影響を及ぼすとともにそれにより影響を受ける

【問題と挑戦】
- 問題は，関節可動域，筋力，持久力の制限が日常の作業を妨げるときに生じる
- 関節可動域は，関節の損傷，浮腫，痛み，強皮，筋の痙性（拘縮をもたらす過剰な筋緊張），あるいは筋や腱の短縮（固定による）によって，制限されることがある
- 筋力の低下は以下の結果として生じる
  - 廃用
  - 筋生理に影響を及ぼす疾病（たとえば，筋萎縮）
  - 下位運動ニューロン（たとえば，ポリオ），脊髄，あるいは，神経支配の断絶をもたらす末梢神経などの疾病と外傷
- 持久力は以下によって低下する
  - 活動の長期的制限あるいは拘束
  - 心臓血管系や呼吸系の疾患
  - 筋疾患
- 感覚消失と運動の低下は，共に生じるのが一般的である．なぜなら触覚あるいは接触はしばしば筋に影響するのと同じ疾病や外傷の影響を受けるからである
- 痛みは，筋骨格系に影響する疾病や外傷と関連して慢性的あるいは周期的になる場合がある

【生体力学的介入】
- 介入は，運動と作業遂行の交差点に焦点を当て，以下の3つのアプローチに分類できる
  - 拘縮の予防と残存運動能力の維持
  - 低下した運動能力の改善による回復
  - 制限された運動の代償（リハビリテーションアプローチと呼ばれることもある）
- 介入の目的は，残存する運動能力と通常の作業課題の機能的要求とのギャップを最小限にすることである

実践の資料
- 可動域は，通常，軸運動の程度を測定する角度計で計測される
- 筋力は，通常，作業療法士が（1人で，または，道具を使って），標準化された状況の下で，ある人の抵抗や運動をつくり出す能力を検査する徒手筋力検査によって測定される
- 持久力は，通常，疲労が起こるまでの反復時間や反復回数を決めることで測定される
- 介入の方法は，目標とされた可動域，筋力，持久力の制限だけでなく，その根底にある原因についても取り組むが，後者は何が最も適した介入かを決定するかもしれない
- 筋力は，以下を通して，筋の負荷を増すことによって発達する
  - 運動による抵抗量
  - 必要な抵抗の持続
  - 訓練時間の比率（運動速度）
  - 訓練の頻度
- 作業
  - 筋骨格系の機能状態を維持するために，自然に動機づけられる状況を提供する
  - 注意することで，より大きな努力を促し，疲労を減らし，運動の痛みや恐れから注意をそらす．
  - 日常生活での運動に通常求められることをほぼ正確に再現する調整を行う
- 目的が運動に対する組織的な影響を与えるように思えることから，課題の機能的目的に対する注意が重要である
- 活動は以下の目的のために修正されることがある
  - 課題の要求の減少や変更と筋骨格系の問題の予防
  - 恒久的に低下した筋骨格的能力への対応
  - 筋骨格的能力を高める課題の要求の強化
- ある活動を修正する方法には以下のものが含まれる
  - 課題の位置決め
  - 活動中に遂行する運動を助けたり抵抗をつくる錘や他の装置を加えること

- ・負担を軽くしたり，重くしたりする道具の修正
- ・用いる材料や対象物の大きさの変更
- ・課題をやり遂げる方法の変更

◆ 修正された活動を用いるとき，クライアントが何らかの意味と関連をもつ作業遂行にかかわることは重要である

◆ 日常生活・余暇・仕事の課題を通常のやり方で遂行するための生体力学的能力をもたないときは，特別な機器や手続きの修正によって代償される（すなわち，ある人の能力と課題の要請とのギャップを近づける）

◆ 拘縮を予防したり矯正したりするために，また，機能を強化するために，関節を支え，固定し，位置決めをするために用いる装具の処方，設計，作製，チェックアウトと訓練

◆ 現在の（ワークハードニングのような）アプローチは，クライアントにその人の作業が求める課題を遂行させることによって強化することを強調する

文献

American Occupational Therapy Association. (2003). Physical agent modalities: A position paper. *American Journal of Occupational Therapy, 57,* 650-651.

Baker, N.A., Cham, R., Cidboy, E.H., Cook, J., & Redfern, M.S. (2007). Kinematics of the fingers and hands during computer keyboard use. *Clinical Biomechanics, 22,* 34-43.

Basmajian, J.V., & Wolf, S.L. (1990). *Therapeutic exercise* (5th ed.). Baltimore: Williams & Wilkins.

Broniecki, M., May, E., & Russel, M. (2002). Wrist strength measurement: A review of the reliability of manual muscle testing and hand-held dynamometry. *Critical Reviews in Physical and Rehabilitation Medicine, 14*(1), 41-52.

Driver, D.F. (2006). Occupational and physical therapy for work-related upper extremity disorders: How we can influence outcomes. *Clinical and Occupational and Environmental Medicine, 5*(2), 471-482

Flinn, N.A., Trombly Latham, C.A., & Robinson Podolski, C.R. (2008). Assessing abilities and capacities: Range of motion, strength, and endurance. In M.V. Radomski & C.A. Trombly Latham (Eds.), *Occupational therapy for physical dysfunction* (6th ed., pp. 92-185). Philadelphia: Lippincott Williams & Wilkins.

Follows, A. (1987). Electromyographical analysis of the extrinsic muscles of the long finger during pinch activities. *Occupational Therapy Journal of Research, 7,* 163-180.

Hall, S.J. (2003) *Basic biomechanics* (4th ed.). New York: McGraw Hill.

King, P.M., & Finet, M. (2004). Determining the accuracy of the psychophysical approach to grip force measurement. *Journal of Hand Therapy, 17,* 412-416.

Kircher, M.A. (1984). Motivation as a factor of perceived exertion in purposeful versus nonpurposeful activity. *American Journal of Occupational Therapy, 38,* 165-170.

Lieber, S., Rudy, T., & Boston, J.R. (2000). Effects of body mechanics training on performance of repetitive lifting. *American Journal of Occupational Therapy, 54,* 166-175.

Lippert, L.S. *Clinical kinesiology and anatomy* (4th ed.). Philadelphia: F.A. Davis.

Ma, H., & Trombly, C. (2004). Effects of task complexity on reaction time movement kinematics in elderly people. *American Journal of Occupational Therapy, 58*(2), 697-687.

Mathiowetz, V.G. (1991). *Informational support and functional motor performance.* Unpublished doctoral dissertation, University of Minnesota, Minneapolis.

McGrain, P., & Hague, M.A. (1987). An electromyographic study of the middle deltoid and middle trapezius muscles during warping. *Occupational Therapy Journal of Research, 7,* 225-233.

National Board for Certification in Occupational Therapy, Inc. (2004). A practice analysis study of entry-level occupational therapist registered and certified occupational therapy assistant practice. *Occupational Therapy Journal of Research: Occupation, Participation and Health, 24,* S1-S31.

Nelson, D.L., & Peterson, C.Q. (1989). Enhancing therapeutic exercise through purposeful activity: A theoretical analysis. *Topics in Geriatric Rehabilitation, 4,* 12.

Ogden-Niemeyer, L., & Land Jacobs, K. (1989). *Work hardening: State of the art.* Thorofare, NJ: Slack.

Pendleton, H.M., & Schultz-Krohn, W. (Eds.). (2006). *Pedretti's occupational therapy practice skills for physical dysfunction* (6th ed.). St. Louis: C.V. Mosby.

Radomski, M.V., & Trombly Latham, C.A. (Eds.). (2008). *Occupation therapy for physical dysfunction* (6th ed.). Philadelphia: Lippincott Williams & Wilkins.

Riccio, C.M., Nelson, D.L., & Bush, M.A. (1990). Adding purpose to the repetitive exercise of elderly women. *American Journal of Occupational Therapy, 44,* 714-719.

Schinn, J., Romaine, K., Casimano, T., & Jacobs, K. (2002). The effectiveness of ergonomic intervention in the classroom. *Work, 18,* 67-73.

Schkade, J.K., Feilbelman, A., & Cook, J.D. (1987). Occupational potential in a population with Duchenne muscular dystrophy. *Occupational Therapy Journal of Research, 7,* 289-300.

Spaulding, S.J., Strachota, E., McPherson, J.J., Kuphal, M., & Ramponi, M. (1989). Wrist muscle tone and self-care skill in persons with hemiparesis. *American Journal of Occupational Therapy, 43,* 11-24.

Trombly, C.A. (1995). Occupation: Purposefulness and meaningfulness as therapeutic mechanisms. American Journal of Occupational Therapy, 49, 960-972.

Trombly, C.A., & Cole, J.M. (1979). Electromyographic study of four hand muscles during selected activities. *American Journal of Occupational Therapy, 33,* 440-449.

Trombly, C.A., & Quintana, L.E. (1983). Activity analysis: Electromyographic and electrogoniometric verification. *Occupational Therapy Journal of Research, 3,* 104-120.

Trombly, C.A., & Radomski, M.V. (Eds.). (2002). *Occupation therapy for physical dysfunction* (5th ed.). Philadelphia: Lippincott Williams & Wilkins.

Van Deusen, J., & Marlowe, D. (1987a). A comparison of the ROM dance, home exercise/rest program with traditional routines. *Occupational Therapy Journal of Research, 7,* 349-361.

Van Deusen, J., & Marlowe, D. (1987b). The efficacy of the ROM dance program for adults with rheumatoid arthritis. *American Journal of Occupational Therapy, 41,* 90-95.

Wahi Michener, S.K., Olson, A.L., Humphrey, B.A., Reid, J.E., Stepp, D.R., Sutton, A.M., & Moyers, P.A. (2001). Relationship among grip strength, functional outcomes, and work performance following hand trauma. *Work, 16,* 209-217.

Wu, C-Y., Trombly, C.A., & Lin, K-C. (1994). The relationship between occupational form and occupational performance: A kinematic perspective. *American Journal of Occupational Therapy, 48,* 679-687.

第12章
人間作業モデル
The Model of Human Occupation

　精神に問題をもつ人の就労の訓練と経験の場を提供するために運営されているカフェがあります．そこで働くクライアントは，作業療法士の支援と指導のもと，仕事での有能感と満足感を育む機会が与えられ，職場でうまくやるために必要な習慣と技能を高めることができます．重要なのは，そのプログラムが，役割という社会的同一性と同様に，日常的な要求や期待が示される実生活という状況のなかで，クライアントが勤労者の役割に就くことも可能にするということです．人間作業モデルに基づく他のプログラムと同様に，このプログラムも作業適応に影響を及ぼす多様な人的・環境的要因に取り組むために，意味のある作業への従事を重視しています．

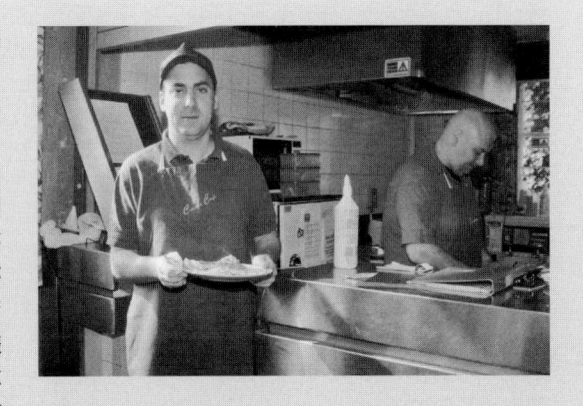

　Katie Fortierは，双極性障害に加え注意欠陥/多動性障害と診断された9歳のVictoriaちゃんが学業に影響するさまざまな要因に取り組むのを支援しています．Victoriaちゃんは，衝動的な行動化，社会化という困難さに加え，学校で規則に従ったり注意を払ったりすることに問題があるため，作業療法を処方されました．Katieは，Victoriaちゃん自身が興味のある活動に参加するように導くことで，必要な技能（たとえば，指示に従うことや問題解決をすること）を習得するのを支援しました．その介入では，Victoriaちゃんの小学生という役割を支援する肯定的な習慣をも強化しました．KatieはVictoriaちゃんに安全で支持的な環境を提供し，治療的活動への参加のための肯定的な役割モデルとしての機能を果たしています．要約すると，Katieのアプローチは小学生としてのVictoriaちゃんの成功に影響する多くの要素を考慮する全人的（ホリスティック）なものであって，Katieの独自のチャレンジはもちろん，彼女の考え，感情，欲求の徹底的な理解を反映している点で，クライアント中心といえます．

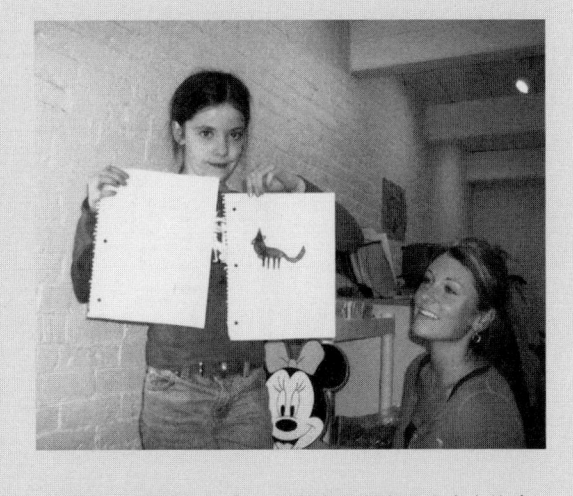

Magnoliaさんはくも膜下出血のために開頭術を受け，3つの動脈瘤のクリッピングをしました．その後遺症として，左側の脱力と不注意が残りました．彼女の作業療法の治療目標には，患側の使用を改善することの他に，自立性を高めることが含まれました．Magnoliaさんは，以前の機能レベルに戻ると強く心に決めていました．とりあえず，彼女の直近の作業目標は，リハビリテーション施設からの退院から1週間後に，以前から計画していたラスベガスへの家族旅行に参加することでした．Magnoliaさんにとってのこの目標の重要性を考慮して，作業療法士のErica Mauldinは，Magnoliaさんが旅行で必要なさまざまな課題に取り組む作業療法を計画しました．Magnoliaさんは旅行に先立って荷造り，スーツケースの持ち運び，荷ほどきなどの活動を練習しました．同時に，Magnoliaさんの優先順位を反映したこれらの活動が，彼女の持久力と左側の機能を改善させるとともに，信頼感を生むことにつながりました．

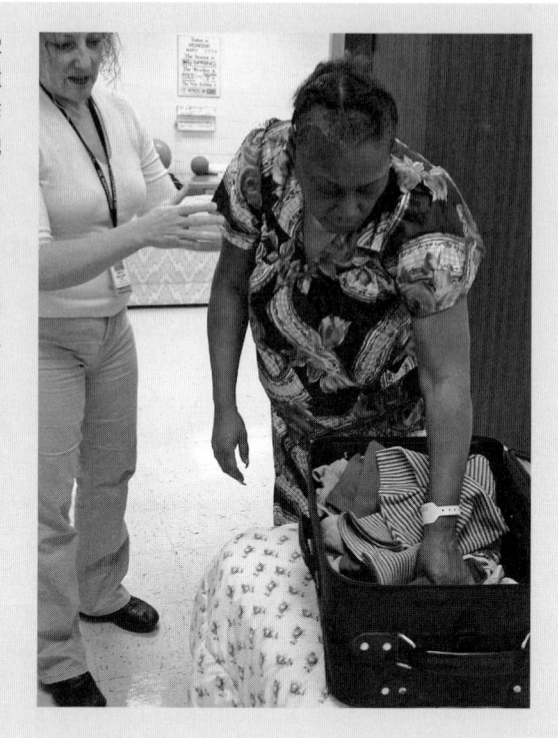

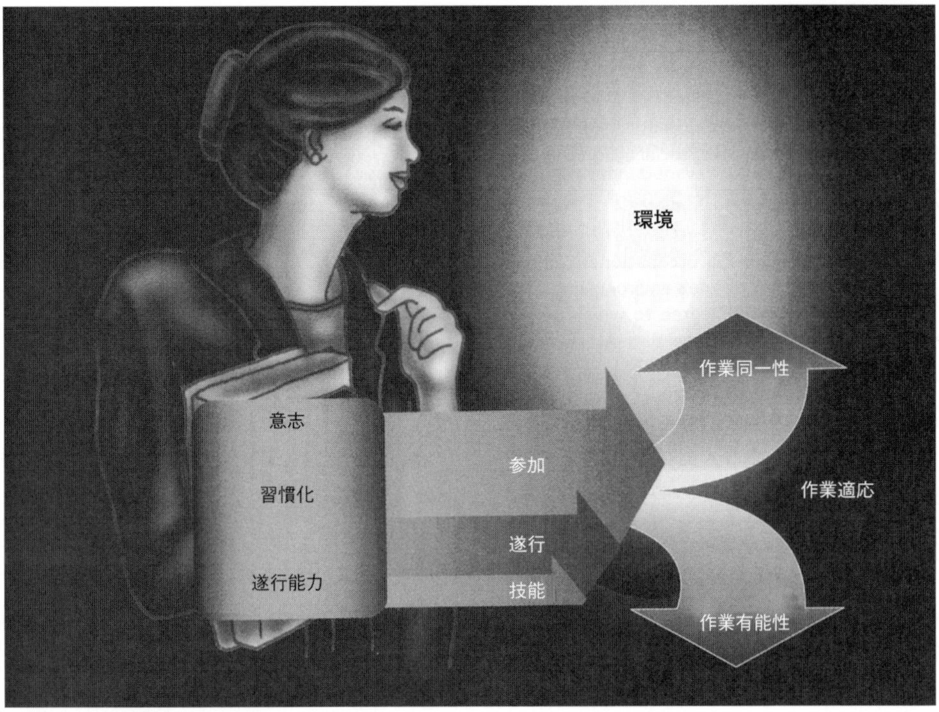

図12.1　作業適応の過程
Kielhofner, G. (2008)：人間作業モデル：理論と応用（第4版）．Baltimore: Lippincott Williams & Wilkins より転載．

　これら3つのシナリオには，人間作業モデル（model of human occupation；MOHO）に基づく介入の特徴が表れている．MOHOに関する研究が始まったのは，作業療法に現代のパラダイムと作業を重視するという傾向が表われてきた1970年代であった．作業に対する焦点に加えて，MOHOはまた，クライアントの価値と希望を反映したクライアント中心の実践の重要性をも強調した．当時，作業療法の実践は依然として主に機能障害の理解とその軽減に焦点を当てたものであった．MOHOは，日々の作業に困難さをもたらす要素の多くは，運動，認知，感覚の機能障害を超えたところにあると認識していた．これらには以下の事柄と関連した問題や課題が含まれている．
・作業に対する動機づけ
・生活役割と日課に肯定的なかかわりを維持すること
・必要な生活課題の熟達した遂行
・物理的・社会的環境の影響（Kielhofner & Burke, 1980）

　MOHOはこれらの要素に焦点を当てている．このモデルはさまざまな機能障害をもつクライアントが，生涯にわたって直面する幅広い問題に取り組むために，介入場面のタイプもたくさんあり，対象とする人も広範囲である．また，クライアントの機能レベルもきわめて多様で，それには重度の障害をもつ人と，MOHOを基にした健康サービスを受ける障害のない人の両極端が含まれる．

理論

　MOHOは，究極的には個人の生活の作業への参加と適応にかかわる（**図12.1**参照）．このモデルは以下を前提条件としている．
・ある人の特性と外部環境が一緒になって，ダイナミックな全体へと結びついている
・作業はその人の特性と環境の両者の影響を反

映している
・人間の内的特性（すなわち，能力，動機，遂行パターン）は作業への従事を通して維持され変化もする

人間の特性に関連した概念

　MOHOは人間の内的特性を，意志，習慣化，遂行能力という3つの相互に作用する要素と考えている（Kielhofner, 2008）．意志とは，作業へのその人の動機づけを指す．習慣化とは，その人が遂行を役割とルーチンへと組み込んでいく過程を指す．遂行能力とは，その人の遂行に対する能力を指す．これら各々の概念を以下に詳しく説明する．

■意志

　意志とは，人が自分の行う活動に向かって動機づけられ，選択する過程である．それは物事を行いたいと望む人間の普遍的な欲求から始まり，生活の経験によって形づくられる．意志は，以下の循環で起こる思考と感情からなる．

・行為の可能性を予想する（たとえば，週末の外出を楽しみにしたり，近づく試験を心配したり，新しい仕事の割り当てにやりがいや興奮を感じたりするなど）
・行為を選択する（たとえば，新しい趣味を始めたり，勤めの後に庭仕事をしようと決めたり，次の1時間で試験勉強をして入念に準備しようと決めるなど）
・行為を経験する（たとえば，好きな娯楽を楽しんだり，仕事をどのようにやり遂げたかに自信があるなど）
・経験の結果の解釈（たとえば，活動中どのようにうまく遂行したのかを振り返ったり，ある活動を行うのをいかに楽しめたかを思い出したりする）

　意志をつくり上げている思考と感情は，個人的原因帰属，価値，興味と呼ばれ，それぞれ以下にかかわる．

・どれだけ有能であり，効果的と感じているか
・何を重要あるいは意味があると考えているか
・楽しく満足だと感じるか

　個人的原因帰属とは，人が日々の活動を行う際に抱く個人的な能力と有効性に関する考えと感情を指す．たとえば，長所と短所を認めること，課題に直面したときに自信や不安を感じること，そして，遂行の後で，いかにうまく行ったかを振り返ること，などが含まれる．

　価値とは，行うことが善であり，正しく，重要かということに関する信念とコミットメントである．それらは，行う価値があるのは何か，どのように行うのか，そして，どの目標や願望がコミットに値するかについての人の信念を反映する．人は自分の価値を成り立たせている活動に従事するときに，自尊感情や帰属意識を経験する．

　興味とは，作業を楽しんだり，満足したりといった経験から生み出される．それは，天性の性質（たとえば，身体的あるいは知的な活動を楽しむ傾向）から始まる．さらに，それは作業従事からもたらされる楽しみと満足の経験を通して発達する．したがって，興味の発達は作業に従事するために利用できる機会によって決まる．

　意志（すなわち，ある人の個人的原因帰属，価値，興味を反映する考えと感情の循環）は，作業的生活に広く影響を及ぼす（Kielhofner, 2008）．それは以下を形づくる．

・自分の環境のなかのチャンスと挑戦をどのようにみるか
・何を行うかを選択する
・過去の行為をどのように経験し，その意味をどう理解するか

　生活をどのように経験し，自分自身と自分の世界にどのような注意を払うかは，ほとんどが意志の機能による．重要なことは，機能障害を経験したとき，意志は深刻な影響を受けるということである．自分を能力を失った人と思い込み，自分が重要だと思うようには遂行できない

と考えるであろう．彼らは，興味ある活動で上達もしないし，もはや楽しめない恐れがある．

意志が否定的な影響を受けると，機能障害が悪化したり，増大したりすることがある．たとえば，無力感や絶望という感情によって自分の信頼と能力を育むことができるはずの活動を避けてしまう場合がある．そのような意志の決定は，また技能の喪失の原因となる可能性がある．このため，MOHOに基づく作業療法は，頻繁にクライアントの意志の問題を明らかにして，取り組むことが含まれる．MOHOは，作業療法の過程がクライアントに物事を行う選択をするよう求めるために，意志はやはり，作業療法の中核をなすと主張している．最終的に，クライアントが作業療法で行うことをどのように経験する（意志の機能）のかが，作業療法の成果をかなりの程度までを決定する（Kielhofner, 2008）．

■習慣化

習慣化とは，自分の行為をパターンや日課に組み込む過程である．特定の背景のなかで繰り返される行為を通して，人は行為のパターンを習慣化する．これらの行為のパターンは，習慣と役割がつかさどっている．これらは共に，生活の日課的な側面にどのように取り組むかを決める．役割と習慣により，日常生活の大部分の日課は，自動的で予想どおりに展開していく．

習慣とは，物事を自動的に展開するよう学習したやり方のことである．習慣は，やり慣れたことを行うための資料として環境を用いたり組み入れたりして，背景と協業する．そして，人がどのように日常活動を遂行し，時間を使い，行動するかに影響を及ぼす．たとえば，習慣はある人がどのように毎朝の身支度をするのかを直感的に決める．人の毎週の日課は，ほとんどが習慣の機能といえる．ある人が慣れ親しんだ活動を仕上げるやり方も，習慣に影響される．

役割は，人に同一性と同一性に伴う義務感を与える．人は，自分を学生，勤労者，ボランティアであるとし，こうした役割を果たすためにどのように振る舞うべきかを知っている．人が行うことの多くは，自分がもつ役割に支配される．役割は，その役割が属する社会システム（たとえば，学校，職場，家庭，地域社会）と，そのシステムのなかの他人の期待によって決まる．たとえば，小学校で生徒の役割にある子どもは，教師からの期待と他の生徒が示す態度や行動から，生徒であることの意味を学ぶ．それと同じ過程が，勤労者，家族，ボランティアなどの役割にも起こる．新しい役割を学ぶことは，同一性，外観，期待される行動のやり方を取り入れることを意味する．

習慣化をつくり上げている習慣と役割は，生活における物理的・時間的・社会的環境との交流を導いている．習慣化が機能障害や環境状況により困難になると，生活に慣れや，首尾一貫性や，相対的な容易さをもたらしてきた多くのことを失う可能性がある．たとえば，脊髄損傷のような重篤な機能障害は，ある人の作業役割のすべてをなくすか，中断してしまうだろうし，一連の日常の習慣を初めから新たに学ばねばならなくなる．重度の精神疾患のような慢性状態は，通常の役割の発揮や，習慣に導かれる機能的な日課の作業の確立を妨げる可能性がある．作業療法の主要課題の1つは，その人の日常の作業への参加がより容易になるように，習慣と役割を構築または再構築することである．

■遂行能力

遂行能力とは，基礎的な精神的・身体的能力を指し，また，その能力を遂行でどのように用い，どのように経験するのかを指す．遂行能力は，ある人が物事を行うときに必要な筋骨格系，神経系，心肺系などの身体系に影響を受ける．遂行にはまた，記憶のような精神的・認知的能力も必要となる．したがって，本書で取り上げている生体力学モデル，運動コントロールモデル，認知モデル，感覚統合モデルは，この遂行能力の側面に取り組むために必要である．MOHOは，遂行に対する身体的・精神的能力に取り組むこれらのモデルの重要性を認めてお

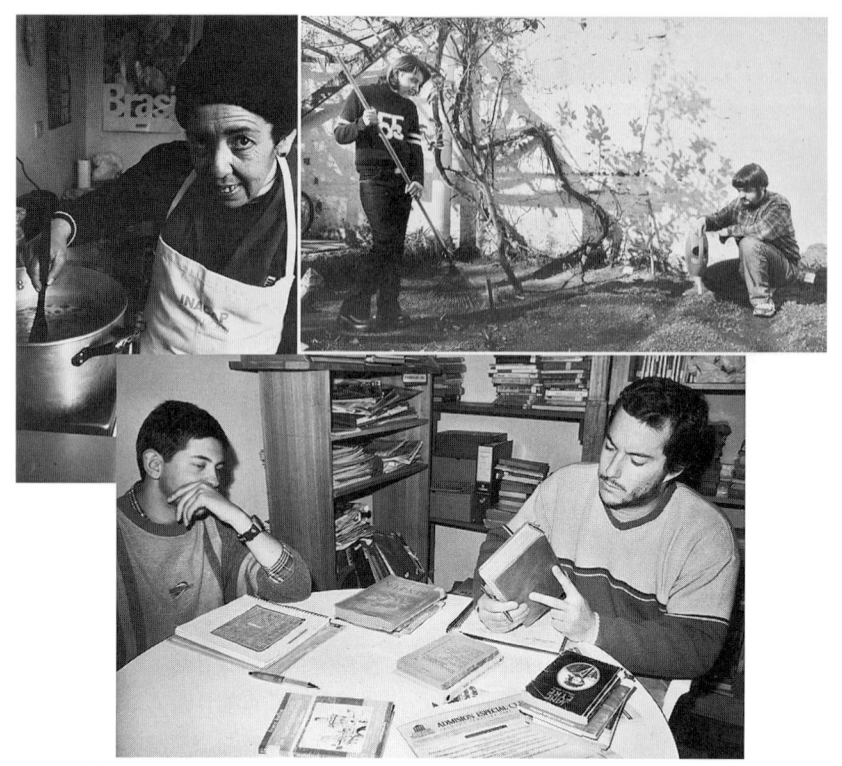

チリの地域リハビリテーションセンターでは，クライアントが昼食の準備，センターの図書館の管理，敷地の清掃に従事している．このプログラムはクライアントの技能，習慣，役割，そして，物事を行うことの意味と効力感を高める手段として，これらの作業や実生活の作業を提供している．

り，通常はこれらのモデルとともに用いられる．

　同時に，MOHOは遂行の経験に注意を払うこと，特に遂行に制限をもつ経験が重要であるとする．そして，作業療法士は人が機能障害をどのように経験するかに注意深くなければならないと主張する（たとえば，人が自分の身体をどのように感じているのか，また，障害を負ったときに世界をどのように認識するかに注意を払うこと）．たとえば，さまざまな身体的な機能障害をもつ人はしばしば，自分の身体から疎外されている感覚があると言う．MOHOによれば，作業療法は人が経験によって自分の身体を取り戻し，新しい物事を行う方法が自分の身体に調和するように支援できる．

MOHOの環境に関する概念

　MOHOは，作業はその人の内的特性（意志，習慣化，遂行能力）と環境との交流によって生じると主張する（Kielhofner, 2008）．**環境**には，作業の動機づけ，組織化，作業遂行に影響するその人の背景のなかでの特定の物理的，社会的，文化的，経済的，政治的な特性が含まれる．環境の側面には，作業に対して影響を及ぼすものもある．これらには，物事を行うための期待や機会と同様，物理的空間，対象物，人々が含まれる．さらに，文化的，経済的，政治的要因も影響を及ぼす．すなわち，環境には以下の事柄が含まれる．

・物事を行うときに用いる対象物
・物事を行う空間
・ある特定の背景のなかで利用でき，期待され，要求される作業形態または課題
・背景をつくり上げる社会的集団（たとえば，家族，友人，同僚，隣人）
・取り巻く文化的，政治的，経済的な力

表12.1 技能の分類の定義と例

技能の分類	定義	例
運動技能	自分や課題対象物を動かすこと（Fisher, 1999）．	身体を安定させたり曲げたりすること，物を操作すること，持ち上げること，運ぶこと．
処理技能	時間のなかで動作を論理的に配列すること，適切な道具や材料を選択し，使用すること，問題に出会ったときに遂行を適応させること（Fisher, 1999）．	遂行開始や終了と同じように，スペースに対象物を選んだり組織化すること．
コミュニケーションと交流技能	意図やニーズを伝達すること，人と一緒に行うために社会的な動作を協調させること（Forsyth, et al, 1998; Forsyth, Lai, Kielhofner, 1999）．	ジェスチャーをする，身体的に他者と接触する，話す，行う，協業する，自分を主張するなど．

たとえば，政治的・経済的な状況は，人が物事を行うためにどのような資料をもつのかを決め，そして，文化は人がどのように遂行すべきで，何が行うに値するかの信念を形づくる．さらに，ある課題に必要なことは，人が自信や心配を感じる程度を決定する．対象物と空間が個人の能力に合致するかどうかは，その人の遂行に影響する．これらにより，環境は人が何を行うのか，そして，行為をどのように考え，感じるのかに影響を及ぼす．逆に，人もまた，自分の環境を選んだり，修正したりすることがある．たとえば，自分の価値と興味に合致し，それらを気づかせてくれる環境を選択することである．

行為の諸次元

図12.1に示したように，MOHOは人が行うことを検討するために，以下の3つのレベルを明らかにしている（Kielhofner, 2008）．
・作業参加
・作業遂行
・作業技能

作業参加とは，ある人の社会文化的な背景の一部であり，その人の幸福のために望ましかったり必要であったりする仕事，遊び，日常生活活動に従事することを指す．作業参加の例は，常勤・非常勤の仕事に就くこと，趣味を追求すること，日課の身支度をすること，家を維持すること，学校に通うことなどである．作業参加の各領域には関連する一群の活動が含まれる．たとえば，家の維持には，家賃を払ったり，修繕したり，清掃をしたりすることなどが含まれる．そのような作業形態または課題を行う過程は**作業遂行**といわれる．さらに，この作業遂行は個々の合目的的な行為を必要とする．たとえば，サンドイッチをつくることは，多くの文化では文化的に認識できる作業形態または課題である．それを行うには，パン，肉，チーズ，レタス，調味料などの材料を"集めて"，これらの材料を"扱い"，そして，サンドイッチをつくるのに必要なステップを"順序づける"．作業遂行をつくり上げているこうした行為に加え，これら個々の行為（集めて，扱い，順序づけること）は技能と呼ばれる．

技能とは，遂行中に人が用いる目標指向的行為のことである（Fisher, 1998; Fisher & Kielhofner, 1995; Forsyth, Salamy, Simon, Kielhofner, 1998）．基礎的な能力（たとえば，関節可動域や筋力）を指す遂行能力とは対照的に，技能は作業遂行をつくり上げている合目的的行為を指す．技能には，運動技能，処理技能，コミュニケーションと交流技能という3種類の技能がある．技能の各カテゴリーの定義と例を**表12.1**に示す．

作業同一性，作業有能性，作業適応

人間は時間をかけて，自分は何者であり，作業的存在として何者になりたいのかといった累

積的な認識である自分の**作業同一性**をつくり上げる．人が作業同一性をつくり上げる行為のパターンを維持できる程度は，**作業有能性**と呼ばれる．**図12.1**に示したように，**作業適応**は肯定的な作業同一性をつくり出し，成立させる過程を指す．

人間は，ナラティブ（物語）を通して自分の作業同一性に首尾一貫性と意味を打ち立てる．**作業的ナラティブ**とは，人が時を超えて展開している意志，習慣化，遂行能力，環境を統合し，これらの要素に意味を要約し割り振る物語（語られも，行われもする）である．作業的ナラティブは，作業適応を妨害することも，それに焦点を合わせることもできる．たとえば，もし誰かのナラティブが人生を悲劇と表現していれば，目標に向かって一生懸命になるという動機づけられる理由はほとんどない．一方，もし誰かのナラティブが，人生が好転していると表現していれば，その人はその成果に向けて一生懸命に努力するように動機づけられるであろう．リサーチから，作業的ナラティブが作業療法のクライアントの将来の適応を予測することが示されている（Kielhofner, Braveman, et al, 2004; Kielhofner, Braveman, Fogg, Levin, 2008）．

人間が心に描き，望んでいる人生物語を歩むことができない状況がある．能力障害の発症に続いて，多くの人が，まず最初に自分のナラティブに反映された同一性と，自分が果たせることの間にギャップを経験するというエビデンスがある（Kielhofner, Mallinson, Forsyth, Lai, 2001; Mallinson, Mahaffey, Kielhofner, 1998）．これと同じ研究で，人は完全な同一性がなければ，有能性をもてないことも示されている．作業適応は，人が作業的ナラティブのなかで心に描くことから始まる．最後に，作業的ナラティブは，人が作業的生活に与える意味を決定し，作業的生活を果たそうとする方法を導くのである．

変化と作業療法の過程

MOHOは，作業療法におけるすべての変化がクライアントの**作業従事**（すなわち，作業療法の最中の環境状況のもとでの，または，作業療法が計画した結末としての，クライアントの行為，考え，感情）によって推進されると主張する．このように，MOHOは作業療法の概念を，クライアントが自分の能力，物事を行う決まったやり方，そして，自分についての考えや感情などを形づくる作業に従事する過程とする．さらに，クライアントが作業に従事するときには，何らかの方法で，意志，習慣化，遂行能力のすべてが含まれる．たとえば，作業療法のいかなる瞬間においても，クライアントは次のことをする可能性がある．

・作業遂行に必要な技能を練習する
・作業遂行がどのように行われるかを形づくる新たな習慣を学習する
・新たな役割を演じる
・満足と楽しさを経験する
・達成に価値を与える
・遂行に有能性を感じる

作業療法の過程にとっては，クライアントが行い，考え，感じるこれらの側面の各々が本質である．この理由から，MOHOを用いる作業療法士は，クライアントの意志，習慣化，遂行能力，環境条件に注意を払う．作業療法士は，作業療法が展開するにつれて，これらの要素がどのように交流しているかを追跡する．作業療法士が作業従事の過程について考えるのを支援するために，MOHOは**表12.2**に示すような作業従事の9つの側面を明らかにしている．それらは，クライアントがどのように変わるのかを考えるため，そして，作業療法の目標がどのよ

MOHOは**作業療法の概念**を，クライアントが自分の**能力**，物事を行う**決まったやり方**，そして，自分についての**考えや感情**などを形づくる**作業に従事する過程**とする．

表 12.2 クライアントの作業従事の定義と例

局面	定義	例
選択する／決定する	行動のための選択肢を予想して，選ぶこと	職業指向的な作業療法の間に，就職面接のロールプレイをするか，履歴書に取りかかるかを決める
約束する	目標を達成したり，役割を果たしたり，新たな習慣を確立したりするために，行動することを決める	特定の仕事のための技能を開発する訓練プログラムに就くことを決める
探索する	新しい対象物，空間，社会的集団，作業形態や課題を調査すること，変化した遂行能力で物事を行うこと，物事を行う新しいやり方を試してみること，自分の状況のなかで作業参加の可能性を調査すること	新しいおもちゃで遊ぶこと，新しい電動車椅子を試すこと
明らかにする	作業遂行と参加のための解決策を提示し，作業遂行と参加に意味をもたらす新たな情報，行動の選択肢，新たな感情を突き止めること	ある人の価値が，自分の能力を超えて作業に従事するという決定をどのようにもたらし，失敗したのかを認識すること
交渉する	展望について相互の同意をつくり出し，異なる期待，計画，または欲求の間に妥協点を見いだし，他人とギブ・アンド・テイクの関係になること	作業療法士と一緒に治療目標を決める
計画を立てる	遂行あるいは参加のための行動計画を打ち立てること	課題を完了したり，目標を達成したりするためにどんな段階が必要かを決める
練習する	遂行の技能，気楽さ，効果を高めるという意図をもって，特定の遂行を繰り返したり，一貫して作業に参加したりすること	作業療法士の監督の下，繰り返すことで，車椅子からベッドへの移乗を学習のために努力すること
再検討する	以前の信念，態度，感情，習慣，役割に代わるものを批判的に評価して，検討すること	その活動を行う能力を制限する損傷の後に，自分がスポーツを含む余暇活動を今までどおり楽しめるやり方を再考すること
持続する	不確実性や困難にもかかわらず，作業遂行や参加に固執すること	遂行と結びついた不安にもかかわらず，技能を学ぶ努力を続ける

うに達成されるかを計画するための基本構造を提示する．

実践の資料

このモデルのために詳細な資料が開発されてきている．それには，作業療法のリーズニング過程，広範囲に及ぶ評価法，標準化されたプログラムと介入のプロトコール，多数の事例などがある．

作業療法のリーズニング

作業療法のリーズニングは，クライアントのニーズを理解して取り組むための MOHO の概念と資料の過程である．作業療法のリーズニングには以下の6つの段階がある．

・クライアントに関する疑問をつくり出す
・クライアントに関する情報を，クライアントから，そしてクライアントと一緒に収集する
・クライアントの状況を説明するために，収集した情報を用いる
・作業療法の目標と戦略をつくり出す
・作業療法を実践し，モニターする
・作業療法の成果を決定する

MOHO は，作業療法のリーズニングは以下の点でクライアント中心でなければならないと主張する．

Box 12.1　作業療法のリーズニング過程の例

　小学校1年生のDrew君は，授業中や宿題をするときに，集中することができませんでした．両親は，彼がだんだん学校に行くのを嫌がるようになってきていると述べました．Drew君は，特に宿題をするのが苦手で，最近，宿題をやらないようになりました．Drew君の作業療法士は，宿題での困難さを評価し，治療計画を作成することに同意し，作業療法のリーズニング過程に従うことにしました．

　疑問をつくり出すこと：作業療法士は，Drew君にアプローチするために疑問をつくり出すことから始めました．宿題をするのを決めるのは意志の機能であるため，作業療法士はDrew君の意志に関する疑問から始めました．すなわち，彼は学校に価値を置いているのだろうか．勉強（特に宿題）をする自分の能力をどのように思っているのだろうか．

　情報収集：作業療法士は，教師とDrew君の両親に簡単な面接をして，情報を収集しました．また，教室でのDrew君をひと通り観察してから彼に会って宿題にどのように取り組んでいるのかを話し合いました．そこで，Drew君の両親が学校での遂行に非常に高い価値を置いており，Drew君も両親を喜ばせたいと思っていることがわかりました．作業療法士は，教室でDrew君が教材を整理するのに苦労をしているのを見ていました．作業療法士がDrew君に宿題について尋ねると，彼は宿題を難しいと思うことがある一方で，時々宿題を忘れてしまったり，カバンに入れっぱなしで忘れていたりしたことを認めました．それが何度も続くと，「もう，いいやって思う」と言いました．

　理論に基づく説明をつくり出すこと：作業療法士は，収集した情報より，Drew君の宿題に関する困難さを，理論に基づいて理解することができました．作業療法士は，Drew君が学校に肯定的な価値をもっており，うまくやりたいと思っている一方で，効力感が乏しいとリーズニングしました（すなわち，彼は過去に失敗したために，宿題を仕上げられないと思っている）．Drew君は非効力感ゆえに，宿題を避けるという選択をし（Drew君の言葉では，「もう，いいやって思う」），次に，さらに失敗をして，より否定的な効力感をもつに至っていると考えました．作業療法士はまた，Drew君の気持ちが，教材を整理することが本当に難しいという事実に基づいていることに注目しました．

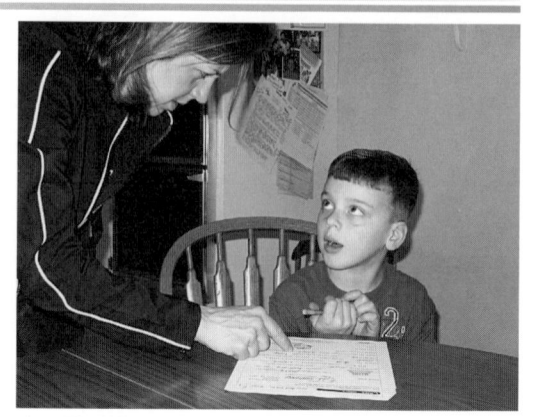

Drew君の母親は，彼の宿題をサポートしています．

　作業療法の目標と戦略：こうして作業療法士は以下の作業療法の目標をつくり上げました．
・宿題を仕上げるというDrew君の効力感を高めること
・Drew君が，宿題を必ずするという選択をすること

　これらの目標を達成するために，作業療法士はDrew君の作業従事のために計画を立てました．作業療法士は，Drew君が宿題をフォルダを使って整理するというシステムを考え出し，フォルダを使う学習をすることに決めました．作業療法士は，Drew君と一緒に，どうすればフォルダでうまく整理できるかを考えることが重要だと思いました．また，Drew君の感情を妥当なものと認め，フォルダのラベルつけを一緒にやり，それを使う計画を立てようと決めました．作業療法士はさらに，教師と両親に，Drew君がフォルダを使うのをサポートできるようにその計画を伝えることにしました．

　成果をモニターし決定すること：Drew君の作業療法士は，フォルダへの取り組みが進むにつれて，Drew君の反応をモニターすることを計画しました．また，彼がうまく宿題をやり遂げるようになったかどうかをみるため，教師，両親と一緒にチェックすることを計画しました．

・過程はクライアントの境遇の深く正しい理解を反映する
・クライアントは可能な範囲で過程にかかわる

　ここで簡単に説明するように，作業療法士は，作業療法のリーズニングの段階を行きつ戻りつするかもしれない．**Box 12.1**のDrew君という幼いクライアントの記事や本章の最後に示す事例はまた，この作業療法のリーズニング過程を説明している．

■疑問をつくり出す

作業療法士は，作業療法を計画する前に，クライアントを理解しなければならない．これは，クライアントに関する疑問を発することから始まる．MOHOの概念は疑問をつくり出すための枠組みを提示する．たとえば，MOHOを用いる作業療法士は，個人的原因帰属，価値，興味との関連で，自分のクライアントはどのような考えと感情をもっているか，さらに，自分のクライアントの役割と習慣，そして，これらの事柄がどのようにクライアントの日課に影響しているかを問う．そのような疑問は，もちろん，クライアントの状況（たとえば，年齢や機能障害）に沿って変わる．

■情報を収集する

つくり出した疑問に答えるためには，そのクライアントについての情報を，本人から，また本人と一緒に収集しなければならない．そのような情報収集は，作業療法以外の自然な機会を利用することもある．たとえば，クライアントが新しいやりがいのある課題に直面するときの行動を観察することによって，あるいは，将来の課題や役割に対するクライアント自身の懸念について本人と話し合うことによって，クライアントの個人的原因帰属を知ることがある．

MOHOの構成的評価法も役に立つ．これらの評価法は興味と役割といった特定の要素に焦点を当てているものもあれば，人間と環境の側面に関する包括的な情報をとらえようとするものもある．広範囲にわたるMOHOに基づく評価法を表12.3に要約する．これらの評価法はすべて，MOHOウェブサイト（http://www.moho.uic.edu/）から無料もしくは有料でダウンロードできる．

■理論に基づく説明でクライアントの理解をつくり出す

作業療法士が自分のクライアントに関する疑問に答えるために収集する情報は，理論に基づいてクライアントを理解するために用いられ

Box 12.2　MOHOによって明らかにされた治療的戦略

- 妥当にする：クライアントの経験に注意を払い，認める．
- 明らかにする：作業遂行を促進できる個人的，手続き的，環境的要因の範囲を見つけて，公開する．
- フィードバックする：クライアントの状況または進行中の行為に関する自分の理解を公開する．
- 助言する：介入の目標と方策を推薦する．
- 交渉する：クライアントとギブ・アンド・テイクの関係になる．
- 組み立てる：クライアントに選択肢を提示し，限度を設定し，基本的な規則を確立することによって，選択と遂行のためのパラメーターを確立する．
- 指導する：教え，手本を示し，導き，口頭で，また身体的に促す．
- 励ます：作業への従事に関して感情的支援をし自信をもたせる．
- 身体的支援：クライアントが作業形態や課題を完了するために，自分の身体を用いて支援を提供する．

る．その際，MOHO理論は，クライアントの状況の説明のための枠組みとして用いられる．その一環として，作業療法で打ち立てられるはずの利点と並んで，取り組むべき問題や挑戦も明らかにする．

■治療目標と戦略をつくり出す

クライアントの理論に基づく理解は以下の目的のために用いられる．

- 作業療法の目標をつくり出すため（すなわち，作業療法の結果，何が変化するかを明らかにすること）
- どのような種類の作業従事がそのクライアントに変化をもたらすことができるのかを決めるため
- どんなタイプの治療的戦略がそのクライアントが変化するための支援を必要とするかを決めるため

そのクライアントの特性と環境が作業上の問題や取り組むべき課題の一因となっているときには，変化が求められる．たとえば，クライアントの個人的原因帰属に非効力感という特徴があれば，作業療法はクライアントがより効力的

第2部　概念的実践モデル

表 12.3　MOHO の評価の要約

MOHO 評価	実施法	説明
コミュニケーションと交流技能評価（ACIS）	観察	人が作業に就いている間に示す身体性，情報の交換，関係性の領域にまたがるコミュニケーションと交流技能に関する情報を収集する．コミュニケーションと交流技能に関連する作業療法の目標をつくるために，またその技能の成果や変化を評価するためにも用いられる
運動および処理技能評価（AMPS）	観察	人が作業に就いている間に示す運動と処理技能に関する情報を収集する．運動と処理技能に関連する作業療法の目標をつくるために，また，それらの技能の成果や変化を評価するためにも用いられる
作業機能状態評価法-協業版（AOF-CV）	面接とクライアントの自己報告	作業参加に対するクライアントの個人的原因帰属，価値，役割，習慣，技能の質的情報と量的プロフィールをもたらす．介入の情報を知らせるためにも用いられる
小児版・作業に関する自己評価（COSA）	クライアントの自己報告	子どもと若者が家，学校，地域での毎日の 25 の活動に従事するための作業有能性とこれらの活動の重要性を評価する．目標をつくり出して，有能性と価値の成果や変化を評価するためにも用いられる
興味チェックリスト	クライアントの自己報告	68 の活動に関する興味の強さ，過去・現在・将来の従事を示すチェックリスト．介入の情報を知らせるためにも用いられる
人間作業モデルスクリーニングツール（MOHOST）	観察，面接，カルテの検討	収集した情報は，クライアントの作業参加に対する意志，習慣化，技能，環境の影響を評価する．目標をつくり出し，参加における成果や変化を評価するためにも用いられる
NIH 活動記録	クライアントの自己報告	自己報告の「記録」は，1 日を 30 分間隔に区切り，そこにさまざまな作業に就くときに経験する有能性，価値，楽しみ，困難，疼痛経験の認識についての情報を記録する．介入の情報を知らせ，参加での成果や変化を評価するためにも用いられる
作業状況評価：面接と評定尺度（OCAIRS）	面接	面接は，価値，目標，個人的原因帰属，興味，習慣，役割，技能，変化への準備，参加に対する環境の影響を評価する情報をもたらす．目標をつくり出し，参加での成果や変化を評価するためにも用いられる
作業遂行歴面接，第 2 版（OPHI-II）	面接	①有能性，同一性，環境の影響を測定する尺度，②生活歴のナラティブな表現や分析をもたらす詳細な生活歴面接．目標をつくり出し，介入の情報を知らせ，治療的関係を築くための詳細で包括的な評価としても用いられる
作業質問紙（OQ）	クライアントの自己報告	自己報告の「記録」は，1 日を 30 分間隔に区切り，そこにさまざまな作業に就くときに経験する有能性，価値，楽しみの認識に関する情報を記録する．介入の情報を知らせ，参加の成果や変化を評価するためにも用いられる
作業に関する自己評価（OSA）	クライアントの自己報告	クライアントが毎日の 21 の活動に従事するための作業有能性とこれらの活動の重要性を評価する．クライアントが変化のための優先順位をつけるのを可能にする．目標をつくり出して，有能性と価値の成果や変化を評価するためにも用いられる
小児版・興味プロフィール（PIP）	クライアントの自己報告	評価には，小児から青年期までの子どもがさまざまな遊びと余暇に関する参加，興味，有能性の認識を示す 3 つの年齢に応じた尺度（一部線画）が含まれている．目標をつくり出し，参加の成果や変化を評価するためにも用いられる
小児版意志質問紙（PVQ）	観察	多様な環境での意志と意志に対する環境の影響を評価するための，子どもの系統的な観察を行う．目標をつくり出し，意志の成果や変化を評価するための意志の詳細な評価としても用いられる

MOHO 評価	実施法	説明
役割チェックリスト	クライアントの自己報告	チェックリストは，過去・現在・将来の役割参加とそれらの役割の価値の認識に関する情報を提供する．介入の情報を知らせ，役割遂行の成果や変化を評価するためにも用いられる
短縮版・小児作業プロフィール（SCOPE）	観察，面接，カルテの検討	収集された情報は，小児から青年期の子どもの作業参加に関する意志，習慣化，技能，環境の影響を評価する．目標をつくり出し，参加の成果や変化を評価するためにも用いられる
学校場面面接法（SSI）	面接	面接は，学童・生徒と環境の適合に関する情報と改変の必要性を明らかにするために学童・生徒と一緒に行う．目標をつくり出し，介入の情報を知らせ，学童・生徒と環境の適合の成果や変化を評価するためにも用いられる
意志質問紙（VQ）	観察	多様な環境のなかで，意志と意志に対する環境の影響を評価するため，クライアントの系統的な観察を行う．目標をつくり出し，意志の成果や変化を評価するための意志の詳細な評価としても用いられる
勤労者役割面接（WRI）	面接	面接は，意志，習慣化，および環境の認識が勤労者役割や働くことへの復帰のための心理社会的レディネスに対して及ぼす影響を評定するための情報をもたらす．目標をつくり出し，仕事の心理社会的レディネスの成果や変化を評価するためにも用いられる
仕事環境影響尺度（WEIS）	面接	面接は，勤労者役割への参加に対する環境の影響を評価し，必要な改変を明らかにするためにクライアントと一緒になされる．目標をつくり出し，介入の情報を知らせるためにも用いられる

に感じられるようにすべきだし，また，クライアントに役割がほとんどなければ，作業療法はクライアントが新たな役割を選び，演じられるようにすべきである．このように，第3の段階で課題や問題を明らかにすることは，第4段階の目標を選ばせることになる．

この段階の次の要素は，目標をどのように達成するかを明らかにすることである．これには，クライアントが目標を達成するためにどのような作業に従事するのかを示すことが含まれる．それはまた，作業療法士が作業従事中にクライアントをどのように支援するかを考えることも含んでいる．

作業療法のリーズニングの諸段階をサポートするために，作業療法のリーズニング表が開発されており，それは『人間作業モデル─理論と応用（第4版）』(Kielhofner, 2008)に記載されている．この表は保証される変化の種類とともに，MOHOの考えと対応する広範囲の問題と課題を明らかにしている．また，どんな種類の作業従事がそうした変化を達成することに貢献でき，作業療法士のどのような支援が変化を促進するかも示している．表12.4に，個人的原因帰属に関連したこの作業療法のリーズニング表の一節を示す．

■作業療法の実施とモニター

作業療法の過程がどのように展開するかをモニターすることで，作業療法士が行ったクライアントの状況の説明が正しいかどうか確認できるし，それを再考する必要性が明らかになることもある．モニターすることで作業療法士は，クライアントの作業従事の計画と作業療法士の戦略の有用性を確認することにもなるし，作業療法の計画変更の必要に迫られることもある．状況が予想どおりにならないときには，疑問をつくり上げたり，情報収集の方法を選択したり，クライアントの状況を概念化したり，目標を設定したり，計画を確立するなど，作業療法士は前の段階に戻る．

表 12.4　作業療法のリーズニング表からの引用（「個人的原因帰属の問題や課題とそれに対応する介入目標と戦略」の部分）

問題や課題
- 作業において不安（失敗の恐れ）につながる作業遂行に対する統制の欠如感

目標
- 作業遂行におけるクライアントの不安や失敗の恐れを低下させる（たとえば，「クライアントが不安や心配を言葉に出すことなく，3 行レシピで 20 分間でできる簡単な食事をつくる」）
- 作業遂行の要求に向き合うために，自信をもつ（たとえば，「クライアントが，最小限の支援により，1 週間で 3 つの新たな余暇活動を決め，参加する」）

クライアントの作業従事
- 新しい遂行の経験に照らして，不安や恐れを再検討する
- 遂行能力の範囲内で，関連し，意味がある物事をするように選択する
- 不安にもかかわらず，作業形態での遂行を維持する

クライアントを支援する治療的戦略
- 不安を引き起こす物事を行うことがどれほど困難かを妥当にする
- 作業遂行でのクライアントの利点と問題点を明らかにする
- 作業形態や課題の選択と遂行能力と適合・不適合について，クライアントにフィードバックする
- 作業に就く人の経験についての肯定的な再解釈を支持するためにフィードバックする
- 遂行能力と合致する意味がある物事を行うようにクライアントに助言する

Kielhofner, 2008 より．

■成果を評価するために情報を収集する

作業療法の成果を決定することは，作業療法の過程の重要な最終段階である．一般的には，作業療法の成果は以下によって記録・報告される．
- 目標が達成された範囲を検討すること
- クライアントの得点が改善しているかどうかを判定するために，構成的評価を再び実施すること

この 2 つのアプローチは肯定的成果が達成されたかどうかを決定する有益な方法であり，それらは時には組み合わされて用いられる．

標準化されたプログラムと介入プロトコール

MOHO に基づく介入のためのさまざまなプログラムと標準プロトコールが開発され，刊行されている．この例には，再動機づけ過程と自己決定可能化プログラムの 2 つがある．

■再動機づけ過程

再動機づけ過程は，意志（すなわち，動機づけ）に重大な問題をもついかなる診断名のクライアントに対しても適用できる標準化された介入である（de las Heras, Llerena, Kielhofner, 2003）．この介入は，意志と重度の動機づけの問題をもつクライアントに対する実践での長期の実験的なリサーチに基づいて開発されたものである．再動機づけ過程は，3 つのレベルの介入を含んでいる（**表 12.5 参照**）．開始するレベルは，その人の意志の問題の重症度による．各々のレベルには，意志を強化する作業従事を支援するためにクライアントに働きかける段階と戦略がある．マニュアルには，この介入プロトコールにどのように着手するかが詳しく述べられており，それには特定の評価のガイドライン，介入の諸段階，ステップ，戦略の説明と例，再動機づけのサービスを受けているクライアントの事例が含まれている（de las Heras, et al, 2003）．このマニュアルは，http://www.moho.uic.edu/programs.html から入手できる．

表 12.5　再動機づけ過程のモジュール，目標，段階と戦略

モジュール	目標	段階と戦略
探索	・クライアントの個人的特徴の認識を促進する ・クライアントの基本的な能力の認識を促進する ・環境内での安心感を促進する	・妥当にすること（大事な挨拶，個人的空間に意味のある要素の導入，個人にとって興味ある活動への参加，交流を始めること） ・環境の探索（探索を可能にする変化を導入すること，目新しさのなかにも安心感をもたせるために馴染みがあるルーチンを保つこと） ・選択すること〔目新しさを増やすこと（新しい場面，人など）〕，参加を増やすこと ・行為の楽しさと有効性（協業的な企画への参加を促進する，フィードバックを統合する，ライフストーリーの認識を促進する）
有能性	・効力感の創発を高める ・経験と目標が合致する経験を見つめることから始める ・個人および集団でのプロジェクトで責任感を発達させる	・内面化された自己効力感（新しい挑戦的な状況で，身体的または感情的な「随伴物」を提供したり，適切ならば技能の学習を促進したり，カウンセリング過程を導入しフィードバックを利用する） ・その人の物語を生き，語ること（「反省の時」あるいは変化の過程での障害をもたらしたり，より詳細な分析と疑問を通してさらなる洞察のためのカウンセリングを続ける）
達成	・さまざまな場面での自律 ・個人的目標に向かって励むこと，作業選択をすること ・関連する作業的環境のなかで新たなチャレンジを求めること ・チャレンジを求めて立ち向かうために，重要な技能と新たな戦略やツールの学習の継続	（クライアントにアドバイスしたり，フィードバックしたり，情報と資料を提供したり，一歩離れて見る）

■自己決定可能化（ESD）プログラム

ESD（Enabling Self-Determination）プログラムは，大きな個人的・環境的な困難に直面している人の生産性と参加を強化するために開発された（Kielhofner, et al, 2008）．このプログラムは，もともとは HIV/AIDS，精神病，物質濫用歴を併せもつ人のために開発され，検討されたものである．それは意志を強化し，新たな生産的な作業役割のための日課，習慣，技能の開発をサポートするために計画された集団と個人の介入からなる．このプログラムはクライアントが自分の意志，ライフスタイル，技能を検討するのに役立ち，また，生産性を強化するための個人的目標を明らかにする過程を開始するのに役立つものである．

このプログラムは，事前の 3 年間の研究・開発プロジェクト（Kielhofner, Braveman, et al, 2004）と，プログラムを計画した消費者のフォーカスグループ（Paul-Ward, Braveman, Kielhofner, Levin, 2005）によって開発された．対照群との比較研究により，クライアントがより生産的な生活を成し遂げるのを支援するという点で，そのプログラムの有効性のエビデンスを提供した（Kielhofner, et al, 2008）．このプログラムは詳細なマニュアルに記載されており，それは MOHO クリアリングハウスのウェブサイトからダウンロードできる（http://www.moho.uic.edu/mohorelatedrsrcs.html#OtherInstrumentsBasedonMOHO）．

事例

MOHO は，クライアント独自の特性を完全に理解したうえで，個別化されたクライアント

中心の介入アプローチを重視している．こうした理由で，MOHOを使うことは作業療法士に，注意深く評価をして，クライアントを理解し，次にそのクライアント特有のニーズ，要望，挑戦に取り組む作業療法の計画を開発・実践・追跡するよう求める．この作業療法のリーズニング過程は個別化されたものであるため，作業療法士はその過程を説明する事例を参考にすることができる．多くの事例が刊行されている．その一部は『人間作業モデル—理論と応用（第4版）』（Kielhofner, 2008）に掲載されており，他にも個別の論文や著書の章でみることができる．これらの引用は，MOHOクリアリングハウスのウェブサイトで検索できる（http://www.moho.uic.edu/referencelists.html）．

■ リサーチと証拠

MOHOが約30年前に初めて刊行されて以来，MOHOに基づく400以上の論文と著書が発表されているが，その背景には優に100を超えるリサーチがある．このモデルの開発者たちは，実践に関連するリサーチを実施することを重視しており（Forsyth, Melton, Mann, 2005; Kielhofner, 2005a, 2005b），そして多くのリサーチは，研究者・作業療法士・クライアントの協力によってなされている．

実践家がMOHOのエビデンスにアクセスして用いるのに役立つような資料が入手可能である．まず，MOHOクリアリングハウス・ウェブサイト（http://www.moho.uic.edu/evidence_based_practice.php#Search）には，実践家が実践テーマに関連する引用を見つけ出すことができるエビデンスに基づく検索エンジンがある．引用として，リサーチを要約し，実践での意義を検討した「エビデンスの概要（Evidence Briefs）」へリンクしている．これらはウェブサイトから直接印刷できるようになっている．

また，このモデルに関係しているエビデンスを総合する出版物もある．たとえば，Kramer, Bowyer, Kielhofner（2008）は，以下の実践に関連する疑問に答えるために，利用できるエビデンスを整理している．

・MOHOの研究は，私たちに障害者の作業的生活とニーズについて何を伝えているのか
・MOHOに基づく評価法の信頼性と有用性にはどのようなエビデンスがあるのか
・MOHOに基づく実践はどのようにみられているのか
・MOHOに基づくサービスが肯定的な成果をもたらすのはどのようなエビデンスなのか
・MOHOに基づくサービスについて，クライアントは何と言っているのか

もう1つの例は，職業リハビリテーションの実践領域に関するエビデンスを検索し，統合しているLeeとKielhofner（2009）による論文である．それはプログラムの設計とサービスの提供を決定するときに起こる一般的な実践疑問に従って，エビデンスを整理している．

■ 考察

MOHOは，作業に基づく介入というアプローチを精巧なものにしようとした3人の実践家によって，1980年に紹介されたものである（Kielhofner, 1980a, 1980b; Kielhofner & Burke, 1980; Kielhofner, Burke, Heard, 1980）．エビデンスからもMOHOが世界中の実践で広く使われていることが示されている（Haglund, Ekbladh, Thorell, Hallberg, 2000; Law & McColl, 1989; National Board for Certification in Occupational Ther-

---

> MOHOを使うことは作業療法士に，注意深い評価をして，クライアントを理解し，次にそのクライアント特有のニーズ，要望，挑戦に取り組む作業療法の計画を開発・実践・追跡するよう求める．

apy, 2004; Wilkeby, Pierre, Archenholtz, 2006). アメリカの作業療法士による研究からはアメリカの作業療法士の75.7％が自分の実践でMOHOを利用していることが示されている．これらの作業療法士たちは，MOHOにより作業に焦点を当てた実践ができ，より明瞭な専門職としてのアイデンティティをもてると報告している．彼らはまた，MOHOがクライアントを全人的にみることを示し，クライアント中心の実践を支援し，また，介入計画に役に立つ構造を示していると報告している．

Box 12.3　人間作業モデルの事例：Marisolさん

紹介と疑問をつくり出す過程

　Marisolさんは45歳の女性で，2人姉妹の姉です．彼女は最近，統合失調症と診断されました．Marisolさんは，チリのサンティアゴにあるSenderos財団のコミュニティ・センターに入りました．彼女の作業療法士であるAndrea Girardiは，Marisolさんが入院前に長期にわたって芳しくない作業機能状態にあったことを理解していました．したがって，彼女はMarisolさんについて，以下のような疑問をもちました．

- Marisolさんの作業同一性はどのようなものであり，彼女の作業的ナラティブにどのように反映されているのか．彼女は，どの程度，その同一性を達成できているのか（作業有能性）．
- Marisolさんの意志はどのような状態なのか（彼女は興味をもっているのか．彼女は効力感をもっているのか．彼女にとっては何が重要なのか．自分自身の意志に基づいて活動を選択しているのか）．
- 彼女は役割に関与したどのような経歴があるのか．
- 彼女の典型的な日課はどのようなものか．
- 彼女の現在の遂行能力はどのようなものか．
- 彼女の環境はどのようなもので，彼女の作業的生活にどのように影響しているか．

評価過程

　これらの疑問に答えるために，Andreaは作業遂行歴面接, 第2版（OPHI-II）（Kielhofner, Mallinson, et al, 2004）を用いて評価を開始しました．この面接は，クライアントの作業同一性，作業有能性，環境に関する情報を収集するものです．それは，クライアントの作業的ナラティブを確かめる生育歴の面接です．面接のなかでMarisolさんは，幼児期は素晴らしく，家族と社会的な活動に満ちていたと表現しました．思春期前期に，彼女は学生の役割を困難に感じ始めました．この時期，Marisolさんは義父から虐待され，落ち込んでいました．彼女は学校を中退し，それ以降，虐待的なパートナーと関係をもってきました．彼女は，学生の役割に戻ろうとしましたが失敗し，また，勤労者の役割に入ろうとして失敗しました．

　2年前に，彼女はもう一度観光学を勉強するために学校に戻りましたが，中退しなければなりませんでした．その後，彼女はファーストフードの店で清掃作業

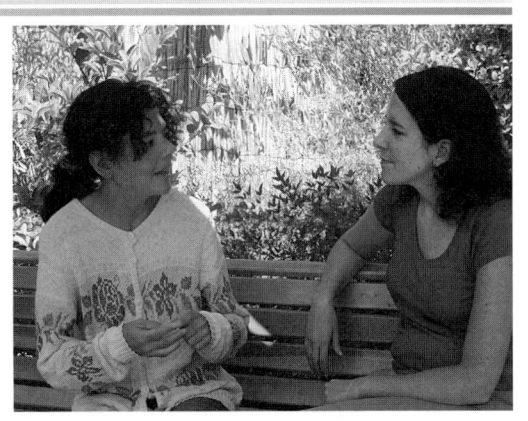

Andreaと，自分の生活史について話し合うMarisolさん．

員として働こうとしました．彼女は仕事のストレスで幻聴が強まり，何人かの仕事仲間と衝突し始めました．これら2つの理由で，仕事を辞めました．彼女が10年以上にわたって首尾一貫して維持できた活動は，彼女の母が教えているヨガ教室への参加でした．彼女の人生の最近の20年は，役割の欠如と生産的作業のなさという特徴をもっていました．Marisolさんがいくら役割への希望をもっていても，また学生であることや継続的に何かの仕事をするという試みをしていても，これが実情でした．彼女の以前の日課は，彼女の母が指導するヨガ教室に参加すること，家の仕事を手伝うこと，時折，昼食を準備したり，音楽を聴いたりすることから構成されていました．

　MarisolさんのOPHI-II評定尺度の得点（図12.2）は，作業同一性領域に困難があることを示しました．彼女が作業同一性の大部分で苦闘している一方，彼女の強みは自分の人生に責任を負っていることと，より生産的で満足できる作業的生活を成し遂げようと約束していることでした．彼女の主な問題は，役割を維持すること，自分の目標に向かって努力すること，自分がすべきであると信じるやり方で遂行することを通して同一性を果たすことでした．

　図12.3にOPHI-IIからつくられたナラティブスロープを示しました．彼女の作業的ナラティブの最低点は幼いころの虐待とパートナーとの虐待的関係であったのですが，彼女の診断と結びついた最近の仕事と学校

（つづく）

Box 12.3 (つづき)

作業同一性尺度	1	2	3	4
個人的目標と計画をもっている		×		
望ましい作業的生活様式を明らかにする		×		
成功を期待する		×		
責任を受け入れる			×	
能力と限界を評価する		×		
コミットメントと価値をもっている		×		
同一性と義務を認識する		×		
興味をもっている		×		
有効感をもつ(過去)		×		
生活様式に意味と満足を見いだした(過去)			×	
作業選択を行った(過去)		×		
作業有能性尺度				
満足すべき生活様式の維持	×			
役割期待を満たす		×		
目標に向かって働く	×			
個人的遂行基準を満たす	×			
責任に対して時間を系統化する		×		
興味への参加		×		
役割を果たした(過去)	×			
習慣を維持した(過去)		×		
満足を達成した(過去)	×			
作業行動場面(環境)尺度				
家庭—生活・作業形態		×		
主たる生産的役割・作業形態	適用なし			
レジャー・作業形態	×			
家庭—生活・社会的集団		×		
主たる生産的役割・社会的集団	適用なし			
レジャー・社会的集団		×		
家庭—生活・物理的空間, 対象物, 資料			×	
主たる生産的役割・物理的空間, 対象物, 資料	適用なし			
レジャー・物理的空間, 対象物, 資料		×		

キー
1 = 非常に作業機能障害的
2 = やや作業機能障害的
3 = 適切で満足すべき作業機能
4 = 有能な作業機能

図12.2 Marisol さんの OPHI-II 尺度の得点

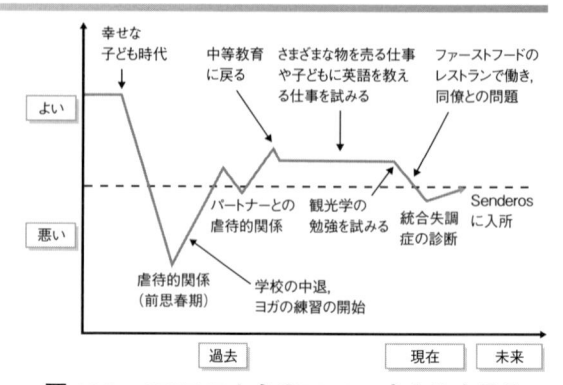

図12.3 OPHI-II からの Marisol さんのナラティブスロープ

での失敗は，新たな最低点を示しています．Marisolさんは自分の生活で直面している困難さにもかかわらず，困難さを克服する可能性があると感じていますし，将来に向かっていくつかの望みを明確に表現することができました．

Marisol さんが作業療法のグループに参加し始めてから，Andrea は彼女を観察することでさらに評価することにしました．普段の彼女を観察すると，彼女の動きが非常に遅くて堅く，がさつにみえることがわかりました．薬物治療の副作用が，処理能力を低下させ，眠気からどんな課題も適切なペースを維持するのを困難にしていました．Andrea は，精神科医に薬剤の副作用を報告したところ，薬物治療の変更が決まりました．

Andrea はまた，Marisol さんが自分の興味があることや自分で望んだことを弁別することなく，また，自分の好みや意見を考慮することなく，提案されたすべてのことに同意する傾向があることもみてとれました．Andrea は，Marisol さんが自分の興味を明らかにするのを支援するために，まず興味チェックリスト（Matsutsuyu, 1969）を用いようと計画しました．しかし，Marisol さんにとってどの作業がより興味があるのかを明らかにするのが難しかったために，Andrea は，意志質問紙（de las Heras, Geist, Kielhofner, Li, 2007）（ある活動でのクライアントの観察の後にすぐに仕上げられる簡潔な評価尺度）を使って，Marisol さんの意志をさらに評価しようとしました．その場面で提供されるさまざまな活動やグループで Marisol さんを観察することにより何回も意志質問紙に記入しました．それにより，Marisol さんの意志がきわめて低く，最も基本的なレベルの動機づけレベルを示しており，支援が必要であることが確認されました．Andrea は Marisolさんがテニスをしているとき，秘書の仕事のとき，そして英語教室に参加しているときに，最も高い動機づけを示したことも明らかにしました．

Marisol さんの状況説明

Andrea は，Marisol さんの状況を以下のように説明しました．

Marisol さんは，個人的な心的外傷と精神疾患の経歴があり，その両方が肯定的な作業同一性を発達させ，成立させることを妨げている．彼女にとって興味があり意味があることを明らかにし選択すること

を難しくしている脆弱性の主たる領域は意志である．同時に，彼女は自分が生産的でなければならないという非常に強い価値をもっているが，これに取り組む方法を知らない．彼女の実際の遂行能力は未知である（そして，薬物治療が安定するまで十分には確かめることができない）．

目標，戦略，そして作業療法の実施

Marisolさんに対するAndreaの目標は以下のとおりでした．
・彼女の意志を高める（すなわち，彼女の興味の開発，意味のある活動を明らかにすること，能力に対する現実的な信頼）
・彼女のもつ技能をより明確に理解するために彼女の遂行を探索する

Marisolさんの低い意志に取り組むために，Andreaは再動機づけ過程（de las Heras, et al, 2003）の探索レベルの介入から開始することに決めました．再動機づけ過程はクライアントの環境内にいる多くの人の協力を必要とするため，AndreaはSenderosの学際的チームにこの治療方策を提示しました．チームはこの提案に同意し，検証過程（再動機づけの第1段階）のための基本戦略の概要が学際的スタッフに説明されました．

Andreaは，再動機づけ過程の探索レベルから開始しました．彼女は，Marisolさんが能力と行うことの楽しみの基本的認識を促進する作業の機会が得られる安全な環境づくりに取り組みました．Marisolさんの活動が少しうまくいったことから，AndreaはMarisolさんが自分の作業の経験にもっと気づくように指導しました．彼女はまた，物事を行うという経験を解釈し，振り返ることを援助しました．話し合いで，Marisolさんは実行可能な3つの長期目標を示しました．それは，観光学を勉強するために大学に戻ること，子どもたちに英語を教えること，年長者と働くことでした．Andreaは，これらの目標が妥当であるとし，Marisolさんにこれらのことを試す機会を見つけることを約束しました．

再動機づけ過程の第2段階である有能性の段階で，Marisolさんは簡単な仕事を行い，Senderosの地域内での役割を担い始めました．彼女は，自分の授業で英語教師のアシスタントとして働くことに同意しました．さらに，Senderosで秘書の仕事をするボランティアを始めました．この役割を試みた後に，彼女は非常にやる気になって，コンピュータの使い方を学ぶようになりました．彼女は，自分からSenderosの人たちに挨拶するようになり，自分の達成に喜びました．

この間に，彼女は地域の指導者が教えるテニス教室に通うことにしました．最初は，テニスボールを打つことさえも大変でした．彼女の動きはとても遅く，ラケットを振ることができたときには，ボールはすでに

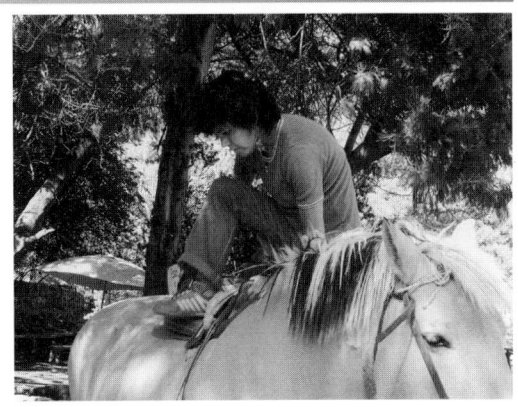

Marisolさんはグループでの外出の際に乗馬をしました．

そばを通り過ぎていました．できないという感じにもかかわらず，彼女は何度も試みました．困難でしたが，Marisolさんは本当にテニスを学びたかったのです．そのためAndreaは，テニスのコーチがMarisolさんにテニスを教えるときにどんな戦略を用いたらよいかがわかるように，再動機づけ過程の要点を伝えるためにコーチに会うことにしました．そして，Marisolさんの運動技能レベルに対する必要な指示をどのように段階づけたらよいかアドバイスしました．

Marisolさんが改善したため（すなわち，物事を行うときの楽しみの増加とより大きな効力感，新たな技能を学ぶことを約束する能力，問題解決，そして，意志の有能性レベルを示すさまざまな行動をみせ始めました），Andreaは再動機づけ過程の達成レベルの戦略を紹介することに決めました．AndreaとMarisolさんは，ツアーガイドとして働くというMarisolさんの目標に向かって一緒に努力することに決めました．最初，Marisolさんはセンターで発行する会報に，地域の娯楽に関する記事を書くことに興味を示しました．彼女はまた，Senderosのメンバーと一緒に外出するときに，ツアーガイドの役割も探索し始めました．Andreaの支援で，彼女は外出の計画に関するツアーの資料を調査し，準備しました．

Andreaはまた，Marisolさんが将来進みたいと思っているライフストーリーに焦点を当てた作業的ナラティブを再建するために彼女に働きかけました．Marisolさんの家族も彼女の作業療法に積極的に参加しました．彼らは作業療法士が行う家族カウンセリングに出席しました．このカウンセリングの場面で，作業療法士は家族に再動機づけの過程を説明し，再動機づけ過程の3つのモジュールをMarisolさんが通過するときに，家族がどのようにすれば，最もよく支援できるのかを示しました．

このセンターにかかわった6か月間のうちに，Senderosの女性参加者たちから，女性のための特別な空間（美容サロン）をつくる話が持ち上がりました．

（つづく）

Box 12.3（つづき）

Marisolさんはそれにとても興味があることがわかり，サロンをつくるのに参加しようと決めました．彼女は参加を通して，自分が貢献できる知識をたくさんもっていることを発見し，自分が魅力的だと思い始め，身だしなみをきちんとしておくことに興味をもち始めました．そして，女性グループのメンバーからも，とてもきれいになったと褒められました．

この時期に，Marisolさんは基礎英語コースで教え始めました．この経験によって，彼女は教師であることの意味，授業の準備方法，自分の生徒たちにうまく合わせる方法，教材の準備方法などを探ることができました．AndreaはMarisolさんを支援するために，Marisolさんが引き受けたさまざまな教育関連活動を段階づけしました．

Marisolさんはまた，自分の能力の認識を構築し，仕事の手順を維持することを練習し，他人と一緒にいるときにより快適になるように，高齢者のボランティア活動を始めることも決めました．AndreaとMarisolさんは一緒に施設を探して，電話をかけました．Andreaは，ボランティアとして受け入れてくれそうな施設の面接について行き，そこでMarisolさんは，老人ホームのボランティアとして働き始めました．彼女の仕事は，最初はお年寄りに付き添い，食事や入浴のときに介護職員をサポートすることでした．その施設の職員はMarisolさんの仕事を評価し，入居者たちはMarisolさんのことを知って，彼女が来ることで慰められるようになったと言いました．Marisolさんは，4か月間，老人ホームにほとんど1人で行っていました．Andreaは，彼女が入居者たちの小グループのためにゲームを計画するといった新たな挑戦をするときなど，たまに彼女と一緒に行くことがありました．

このボランティアの仕事に参加する一方で，Marisolさんは地域のコミュニティで行っている教育に関連した講座に参加する機会を利用しました．カウンセリングで，Andreaは彼女の目標に関連したいくつかの講座を紹介しました．Marisolさんは幼稚園のアシスタントの資格講座を受けたいと思いました．彼女は学生役割をとり始め，それにふさわしい服装と身なりを整えて，ノートと教材を持って教室に現れました．彼女は，教育アシスタントの資格を得るために必要な講座を首尾よく修了しました．

現在，Marisolさんは子どもたちを相手に実習する場所を探しています．再動機づけ過程を通して，Marisolさんは自分の興味を探索して明らかにし，自分にとって重要なことを取捨選択する効力感を発達させることができました．彼女は首尾よく生産的な日課を維持し，いくつかの役割にも成功しました．最も重要なことですが，Marisolさんは現在，これまでの人生のどの時よりもはるかに幸せだと思うと報告しています．

要約：人間作業モデル

- ◆ 人間作業モデル（MOHO）は，機能障害を超えて，作業遂行に影響を及ぼすクライアントの機能障害以外の要因に関心を向けた初のクライアント中心のモデルである

理論

- ◆ MOHOは，根本的には，生活の作業のなかでの個人の参加と適応にかかわるものである
- ◆ 意志とは，人が行う活動に向けて動機づけられ，選択する過程である．それは，物事を行うという普遍的な人間の願望から始まり，人生経験によって形づくられる．意志は，以下の循環で起こる思考と感情からなる
  - ・行為の可能性を予想すること
  - ・行うべきことを選択すること
  - ・行為を経験すること
  - ・引き続いて起こる経験を解釈すること
- ◆ 意志を構成する思考と感情は，個人的原因帰属，価値，興味と呼ばれる
  - ・個人的原因帰属とは，人が日々の活動を行うときにもつ個人的な能力および有効性に関する思考と感情を指す
  - ・価値とは，何がよく，正しく，行うことが重要かについての信念と約束である
  - ・興味は，作業に楽しみと満足を経験することを通して生み出される
- ◆ 意志は作業的生活に広範な影響を及ぼす．それは以下のことを形づくる
  - ・自分の環境のなかのチャンスと挑戦をどのようにみるか
  - ・何を行うかを選択すること
  - ・過去の行為をどのように経験し，その意味をどう理解するか
- ◆ MOHOに基づく作業療法では，頻繁にクライ

表 12.6　本モデルの用語

意志	自分の世界における 1 人の行為者としての自分に関する思考と感情のパターンで，それは自分が行うことを予想し，選択し，経験し，解釈するときに生じるもの
価値	人が行うことに対して重要性や意味を見いだすこと
環境	動機づけ，パターン化，作業遂行に対して影響をもつある人の背景となる特定の物理的，社会的，文化的，経済的，政治的な特徴
技能	人が遂行している間に用いる観察可能で目標指向的な動作
興味	人が行為に楽しみや満足を見いだすこと
個人的原因帰属	自分の有能感や効力感
作業参加	個人の社会文化的背景の一部であって，個人の健全な状態にとって望ましく必要な仕事，遊び，日常生活活動への従事
作業従事	作業療法の最中，あるいは，作業療法の計画された結末として，ある一定の環境条件の下でのクライアントの行為，思考，感情
作業遂行	作業形態を行うこと
作業適応	自分の環境の背景のなかで，時間の経過のなかで，肯定的な作業同一性を構築することと作業有能性を達成すること
作業的ナラティブ	人の展開している意志，習慣化，遂行能力，環境を，時間を超えて統合し，これらの要素に意味を要約して割り振る個人の物語（語られもするし，行われもする）
作業同一性	人が作業参加の個人史から生み出した，自分は何者なのか，そして，作業的存在としてどんな人になりたいのかという複合的な認識
作業有能性	自分の作業同一性を反映する作業参加のパターンを維持できる程度
作業療法のリーズニング	クライアントのニーズを理解し，取り組むのに用いられる 6 段階の過程
習慣	馴れ親しんだ環境や状況での一定の首尾一貫した方法で自動的に反応したり，遂行したりする後天的な傾向
習慣化	習慣と役割によって導かれ，日課の時間的，物理的，社会的環境の特性に合わせた首尾一貫した行動パターンを示す習得された準備状態
遂行能力	基礎的・客観的な身体および精神的な構成要素と，それに対応する主観的な経験の状態によって提供される物事を行うための能力
役割	個人的に定義された社会的地位と，それに関連する一群の態度と行為の組み合わせ

アントの意志の問題を明らかにし，取り組む
- 習慣化とは，自分の行為をパターンと日課の作業に組み込む過程である
- 習慣には，自動的に展開する学習された行為のやり方が含まれる
- 役割は，人に同一性を与え，その同一性に伴う義務感を与える
- 新しい役割を学習することは，同一性，ある ことに対する態度，期待される行動の方法を内面化することを含む
- 作業療法の主な課題の 1 つは，日々の作業に参加しやすいように，習慣と役割を構築または再構築することである
- 遂行能力とは，基礎的な精神的・身体的能力と，遂行の際にそれらがどのように用いられ，経験されるのかを指す

- 遂行のための能力は，行為に必要とされる筋骨格系，神経系，心肺系などの身体系の状態によって影響される
- 遂行は記憶といった精神的または認知的能力をも必要とする
- MOHOは遂行の経験に注意を払いまた重要であると強調し，特に遂行の制限の経験を重視する
- MOHOは，作業が人間の内的特性（意志，習慣化，遂行能力）と環境との相互作用からなると主張する
- 環境には，動機づけやパターン化，作業の遂行に影響を及ぼす個人の背景にある特定の物理的，社会的，文化的，経済的，政治的な特性が含まれる
- 環境には以下のものが含まれる
  - 物事を行うときに用いる対象物
  - 物事を行う空間
  - ある特定の背景のなかで利用でき，期待され，要求される作業形態または課題
  - 背景をつくり上げる社会的集団
  - 取り巻く文化的，政治的，経済的な力
- MOHOは個人が行うことを調べるための3つのレベルを明らかにする
  - 作業参加は，人の社会文化的背景の一部であり，人の幸福にとって望ましく，必要である仕事，遊び，日常生活活動に従事することを指す
  - 作業遂行は，作業形態または課題を行う過程である
  - 作業技能は，作業遂行を構成する合目的的な行為である．技能は人が遂行する間に使う目標指向的な行為である
    - 技能は，運動技能，処理技能，コミュニケーションと交流技能に分類される．
- 作業同一性とは，自分とは何者であり，作業的存在としてどういうふうになりたいかという累積的な認識である
- 人が自分の作業同一性を成立させる行為のパターンを維持できる程度は，作業有能性と呼ばれる
- 作業適応とは，肯定的な作業同一性を創造し，成立させる過程を指す
- 作業的ナラティブとは，時間を超えて，人の展開しつつある意志，習慣化，遂行能力，環境を統合し，これらの要素を要約し，意味を割り振る物語である
- リサーチは，作業的ナラティブが作業療法のクライアントの将来的な適応を予測することを示している
- MOHOでは，作業療法におけるすべての変化はクライアントの作業従事によって決定されると主張する（すなわち，作業療法の最中の，あるいは，計画された作業療法の結末としての，ある環境的条件下でのクライアントの行為，考え，感情）
- 作業療法の過程にとっては，クライアントが行い，考え，感じることのそれぞれの側面が，本質である

実践の資料

- 作業療法のリーズニングとは，クライアントのニーズを理解し，それに取り組むためのMOHO概念と資料の過程である．以下の6つの段階がある
  - クライアントに関する疑問をつくり出す
    - 作業療法士は作業療法を計画する前に，クライアントを理解しなければならない
    - この理解はMOHOの概念に由来する各々のクライアントに関する疑問を発することから始まる
  - クライアントに関する情報を，クライアントから，そしてクライアントと一緒に収集する
    - 作業療法士は，クライアントに関してつくり出した疑問に答えるために，クライアントに関する情報をクライアントと一緒に収集しなければならない
    - そのような情報収集は，作業療法以外で自然に生じる機会を利用することもある
    - 作業療法士は，構成的なMOHO評価も使う

- ◇クライアントの状況を説明するために，収集した情報を用いる
  - ・クライアントに関する疑問に答えるために作業療法士が収集する情報が，理論に基づいたクライアントの理解のために用いられる
  - ・クライアントの状況を考えることの一環として，作業療法士は作業療法で築き上げる利点と問題点あるいは課題を明らかにする
- ◇作業療法の目標と戦略をつくり出す
  - ・作業療法の目標をつくり出すため，理論に基づいたクライアントの理解が用いられ，どんな種類の作業従事がクライアントに変化をもたらすのかを決め，どんな種類の治療的戦略がクライアントの変容を支援するのに必要とされるのかを決める
  - ・クライアントの特性と環境が作業上の問題あるいは解決すべき課題の原因になるとき，変化が求められる
  - ・この段階における次の要素は，どのように目標が成し遂げられるかを明らかにすることである
- ◇作業療法を実践し，モニターする
  - ・作業療法の過程がどのように展開されるかをモニターすることで，作業療法士がクライアントの状況をどのように考えているかを確かめることができ，また，作業療法士にクライアントの状況の再考を求めることができる
  - ・モニターの過程は，計画されたクライアントの作業従事と作業療法士の戦略の有用性を確かめることができ，また，作業療法士に作業療法の計画の変更を求めることもできる
  - ・期待どおりに物事が進まないときには，作業療法士は疑問をつくり出すこと，情報収集の方法を選択すること，クライアントの状況を概念化すること，目標を設定すること，計画を立案することのそれぞれの前の段階に戻る
- ◇作業療法の成果を決定する
  - ・一般的には，作業療法の成果は目標がどの程度達成されたかを検討することや，クライアントの得点が改善したかどうかを決定するための構造化された評価を再び実施することによって記録・報告される
- ◆作業療法のリーズニングはクライアント中心でなければならない
  - ・その過程はクライアントの状況を深く洞察し，正しい認識を反映する
  - ・クライアントは可能な範囲内でその過程に関与する
- ◆作業療法士は作業療法のリーズニングの段階を行きつ戻りつする

介入

- ◆MOHOに基づく多くのプログラムと介入のために標準化されたプロトコールが開発され，公表されている
- ◆再動機づけ過程とは，重大な意志の問題をもつあらゆる診断名のクライアントに適用できるように開発された標準的な介入である
- ◆再動機づけ過程は，3つの介入レベル（探索，有能性，達成）を含み，意志の問題の重症度により開始のレベルが決まる
- ◆この介入プロトコールに着手する方法はマニュアルに詳述されている．それには特定の評価ガイドライン，諸段階の概念と例，介入の段階と方策，そして再動機づけサービスを受けているクライアントの事例が含まれている
- ◆自己決定可能化（ESD）プログラムは，困難な個人的・環境的課題に直面している人の生産性と参加を高めるために開発された
- ◆このプログラムはクライアントが自分の意志，ライフスタイル，技能を検討するのに役立ち，改善した生産性のための個人的目標を明らかにする過程を始めるのに役立つ
- ◆作業療法のリーズニング過程は個人に合わせ

たものであり，作業療法士はその過程を明らかにする事例を参考にすることができる
◆ 多くのMOHOの事例が公表されている

文献

de las Heras, C.G., Geist, R., Kielhofner, G., & Li, Y. (2007). *The volitional questionnaire (VQ)* (version 4.1). Chicago: Department of Occupational Therapy, University of Illinois at Chicago.

de las Heras, C.G., Llerena, V., & Kielhofner, G. (2003). *Remotivation process: Progressive intervention for individuals with severe volitional challenges* (version 1.0). Chicago: Department of Occupational Therapy, University of Illinois at Chicago.

Fisher, A. (1998). Uniting practice and theory in an occupational framework. *American Journal of Occupational Therapy, 52,* 509-520.

Fisher, A.G. (1999). *The assessment of motor and process skills (AMPS)* (3rd ed.). Ft. Collins, CO: Three Stars Press.

Fisher, A., & Kielhofner, G. (1995). Skill in occupational performance. In G. Kielhofner (1995), *A model of human occupation: Theory and application* (2nd ed., pp. 113-137). Baltimore: Lippincott Williams & Wilkins.

Forsyth, K., Lai, J., & Kielhofner, G. (1999). The Assessment of Communication and Interaction Skills (ACIS): Measurement properties. *British Journal of Occupational Therapy, 62,* 69-74.

Forsyth, K., Melton, J., & Mann, L.S. (2005). Achieving evidence-based practice: A process of continuing education through practitioner-academic partnership. In P. Crist & G. Kielhofner (Eds.), *The scholarship of practice: Academic-practice collaborations for promoting occupational therapy* (pp. 211-227). New York: The Haworth Press.

Forsyth, K., Salamy, M., Simon, S., & Kielhofner, G. (1998). *Assessment of communication and interaction skills* (version 4.0). Chicago: Department of Occupational Therapy, University of Illinois at Chicago.

Haglund, L., Ekbladh, E., Thorell, L., & Hallberg, I.R. (2000). Practice models in Swedish psychiatric occupational therapy. *Scandinavian Journal of Occupational Therapy, 7*(3), 107-113.

Kielhofner, G. (1980a). A model of human occupation, part 2. Ontogenesis from the perspective of temporal adaptation. *American Journal of Occupational Therapy, 34,* 657-663.

Kielhofner, G. (1980b). A model of human occupation, part 3. Benign and vicious cycles. *American Journal of Occupational Therapy, 34,* 731-737.

Kielhofner, G. (2005a). Scholarship and practice: Bridging the divide. *American Journal of Occupational Therapy, 59,* 231-239.

Kielhofner, G. (2005b). A scholarship of practice: Creating discourse between theory, research, and practice. *Occupational Therapy in Health Care, 19,* 7-17.

Kielhofner, G. (2008). *Model of human occupation: Theory and application* (4th ed.). Baltimore: Lippincott Williams & Wilkins.

Kielhofner, G., Braveman, B., Finlayson, M., Paul-Ward, A., Goldbaum, L., & Goldstein, K. (2004). Outcomes of a vocational program for persons with AIDS. *American Journal of Occupational Therapy, 58,* 64-72.

Kielhofner, G., Braveman, B., Fogg, L., & Levin, M. (2008). A control study of services to enhance productive participation among persons with HIV/AIDS. *American Journal of Occupational Therapy, 62,* 36-45.

Kielhofner, G., & Burke, J. (1980). A model of human occupation, part 1. Conceptual framework and content. *American Journal of Occupational Therapy, 34,* 572-581.

Kielhofner, G., Burke, J., & Heard, I.C. (1980). A model of human occupation, part 4. Assessment and intervention. *American Journal of Occupational Therapy, 34,* 777-788.

Kielhofner, G., Mallinson, T., Crawford, C., Nowak, M., Rugby, M., Henry, A., & Walens, D. (2004). *Occupational performance history interview II* (OPHI-II) (version 2.1). Chicago: Department of Occupational Therapy, University of Illinois at Chicago.

Kielhofner, G., Mallinson, T., Forsyth, K., & Lai, J. (2001). Psychometric properties of the second version of the Occupational Performance History Interview (OPHI-II). *American Journal of Occupational Therapy, 55,* 260-267.

Kramer, J., Bowyer, P., & Kielhofner, G. (2008). Evidence for practice from the model of human occupation. In G. Kielhofner, *Model of human occupation: Theory and application* (4th edition, pp. 466-505). Baltimore: Lippincott Williams & Wilkins.

Law, M., & McColl, M.A. (1989). Knowledge and use of theory among occupational therapists: A Canadian survey. *Canadian Journal of Occupational Therapy, 56,* 198-204.

Lee, J., & Kielhofner, G. (2009). Vocational intervention based on the Model of Human Occupation: A review of evidence. *Scandinavian Journal of Occupational Therapy, 17,* 177-190.

Lee, S.W., Taylor, R.R., Kielhofner, G., & Fisher, G. (2008). Theory use in practice: A national survey of therapists who use the model of human occupation. *American Journal of Occupational Therapy, 62,* 106-117.

Mallinson, T., Mahaffey, L., & Kielhofner, G. (1998). The Occupational Performance History Interview: Evidence for three underlying constructs of occupational adaptation. *Canadian Journal of Occupational Therapy, 65,* 219-228.

Matsutsuyu, J. (1969). The interest checklist. *American Journal of Occupational Therapy, 23,* 323-328.

National Board for the Certification in Occupational Therapy. (2004). A practice analysis study of entry-level occupational therapist registered and certified occupational therapy assistant practice. *Occupational Therapy Journal of Research: Occupation, Participation and Health, 24* (Suppl. 1), s1-s31.

Paul-Ward, A., Braveman, B., Kielhofner, G., & Levin, M.

(2005). Developing employment services for individuals with HIV/AIDS: Participatory action strategies at work. *Journal of Vocational Rehabilitation, 22,* 85-93.

Wilkeby, M., Pierre, B.L., & Archenholtz, B. (2006) Occupational therapists' reflection on practice within psychiatric care: A Delphi Study. *Scandinavian Journal of Occupational Therapy, 13,* 151-159.

第13章

認知モデル
The Cognitive Model

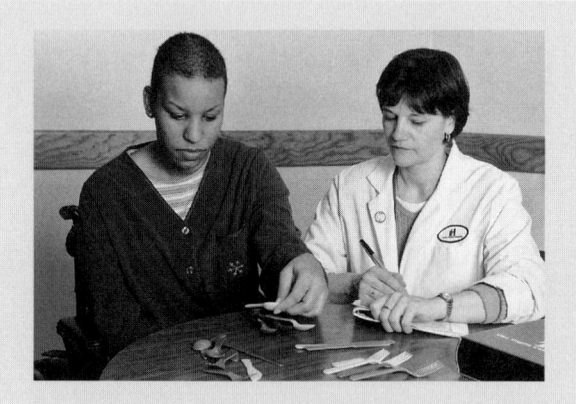

作業療法士と一緒に座っているのは，脳損傷から回復しつつあるクライアントです．彼女は，ナイフ，フォーク，スプーンを分類する課題を行っています．この後に，彼女はお店に電話をかけて，ある情報を得るという課題に移ることになるでしょう．作業療法士は，クライアントがこれらの課題にどのように取り組み，どんな間違いをするのか，その課題のどのような点が難しく，それはなぜかといった事柄を観察することによって，クライアントの認知過程とその問題に関する実像を引き出すことになるでしょう．このようにクライアントの課題遂行における認知の利点と弱点を理解することは，行う課題の変更，クライアントに限界を克服したり代償したりする方法を教えること，認知上の遂行を強化するための環境の改変などの介入を計画するために用いられます．

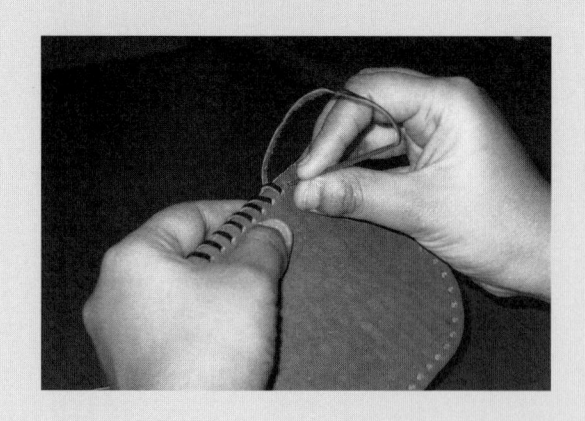

精神障害をもつクライアントが，作業療法士の指示に従って事前に穴が開けられている小さな革切れをかがる作業をしています．作業療法士は，この課題でのクライアントの遂行に基づき，そのクライアントの認知障害の程度について，予備的な結論を引き出すことになります．作業療法士はこの評価に他の評価も加えて，クライアントの認知機能レベルを明らかにし，退院後にクライアントが最もよく働ける環境を助言することになります．

冒頭にあげたのは，認知に関する問題に取り組むために作業療法士が開発したアプローチの2つの例である．それぞれ，認知と認知の問題を説明するために多くの学問分野にまたがる概念を用いている．すべてのアプローチで共通して重視されていることは，認知と認知の問題が課題の遂行と参加に及ぼす影響のことである．各々のアプローチには独自の概念，用語，資料があるものの，関心の対象，概念，評価，介入方法には，かなりの重複がある．

本章では，いくつかの独自のアプローチを認めているものの，共通しているか，一般的である概念と戦略に重点を置く．そして，これらすべてのアプローチで固有の認知モデルを述べ，認知と認知の問題を理解する方法と作業療法では認知の問題をどのように評価し取り組むのかを明らかにする．**表13.1**に，本章で総合的に扱う作業療法の主な認知的取り組みの概要を示した．

■ 理論

作業療法で用いられる認知の概念とそれに関連する介入は，神経科学，神経心理学，心理学（特に，情報処理を重点とする学習理論）の研究に基づいている（Abreu, 1981; Katz, 2005; Levy, 2005a）．ここでは，認知と認知の問題を理解するために用いられる概念の特徴を述べる．同時に，それらは認知に関する以下の6つの重要なテーマを構成している．

・認知の定義
・認知の構成内容
・認知と運動システムの結びつき
・認知に対する社会的背景の影響
・認知の情報処理機能
・認知のダイナミックな特性

これらの定義を総合すると，認知は，物理的・社会的世界の意味を理解してそれらの世界と相互に影響し合うために，また毎日の活動を行うために，さらに作業的生活の進行を計画し決めるために，情報を明らかにし，選択し，解釈し，保持し，使用する過程であるということになる．

認知の定義

文献にはいくつかの認知の定義がみられる．非常に広い定義では，認知が日常生活の複雑さを経験し従事する過程であることに重きを置く（Lazzarini, 2005）．より具体的な定義では，「感覚入力が変換され，還元され，精緻化され，保持され，記録され，用いられる過程」としている（Levy & Burns, 2005）．また，「認知とは以前の経験に新しい情報を取り入れ，系統化し，同化し，統合する能力であって，目標達成のために行動を計画し構造化することで，以前に獲得した情報を用いることで環境の要求に適応する能力である」と断定した定義もある（Toglia, 2005）．これらの定義を総合すると，**認知**とは，物理的・社会的世界の意味を理解して交流するために，毎日の活動を行うために，そして，人間の作業的生活の進行を計画し定めるために，情報を明らかにし，選択し，解釈し，保持し，使用する過程であるといえる．

認知の構成内容

認知は，単一の過程でも，直線的な過程でもない．むしろ，それは「異なる構成要素の複雑な混合物」（Levy & Burns, 2005, p.322）である．認知は相互に作用する多くの構成要素や過程の複合物であると広く認められてはいるものの，それらの構成要素または過程についての明確な体系化や分類は1つもない．

これらの定義を総合すると，認知とは，物理的・社会的世界の意味を理解して交流するために，毎日の活動を行うために，そして，人間の作業的生活の進行を計画し定めるために，情報を明らかにし，選択し，解釈し，保持し，使用する過程であるといえる．

表 13.1 作業療法の認知的取り組みの特徴

アプローチと著者 [想定される母集団]	学際的概念	認知の見方	障害や問題の見方	評価方法	介入
認知能力障害(Allen, Levy, Burns) [重度の精神疾患、認知症]	ピアジェの認知の概念に基づき、認知神経科学から再構築された新たな理論と概念	情報処理の概念化に基づいて、機能的能力の階層的説明を提供する	神経学的損傷または認知を損なう疾患で、遂行と学習の潜在能力を制約する	認知機能の6つのレベルを明らかにする順序的分類のシェーマに基づく認知機能のレベルを明らかにし、モニターする	現在の能力に中心をおき、適切な挑戦を提供し、個人に課題と環境を適合する
ダイナミックな交流アプローチ(Toglia)	ダイナミカルシステム理論	認知は人間、活動、環境間のダイナミックな交流の産物である	根底をなす戦略を遂行をモニターする能力、学習の潜在的能力の観点から、能力と問題を検査する	変化に対するある人の潜在能力を明らかにするために、手がかりや課題の変更を用いる。情報を処理し、モニター、用いる能力を強化するために、課題や環境の変数を変える	治療的：その人の戦略と自己意識を変える 代償的：活動の要求や環境、課題、環境に同時に焦点を当てるといった外部要因を修正する
高次の認知(Katz & Hartman-Maeir)	高次レベルの認知機能に関する学際的文献	意識と実行機能という高次レベルの認知に焦点を当てる	制限に気づかないこと、実行機能（遂行を計画し、問題解決し、モニター、調整すること）の障害	意識：クライアントの能力の推定や遂行の予想と、実際の能力や遂行とを比較する。適切な課題を選択し、過ちを見つけて修正するために作業中の意識を検査する。実行機能：机上での機能的観察の測定をバッテリーで使う	意識：治療的（軽度から中等度の非認識）：課題遂行のなかでクライアントに機能的障害を教育したり経験したりさせ、感情的な支援を提供する 代償的：環境の改変と行動的取り組み 実行機能：治療的：選び、計画し、自己修正する機会を人々に提供する 代償的：外部からの支持や戦略を提供する
4チャンネルのアプローチ(Abreu)	情報処理、教育と学習、神経発達と生体力学、ナラティブの概念	精神と身体の結びつき（たとえば、認知系と運動系の関係）と、そのなかでの認知が生じる生活歴の背景	クライアントのライフストーリーに影響する認知系と運動系の崩壊	ミクロな評価：認知と運動のコントロール戦略、認知過程の評価（たとえば、注意、記憶、問題解決、運動企画） マクロな評価：満足と適応という意味、クライアンの機能的遂行のレベル（7段階）を明らかにする	学習者としてのクライアント、そして、代償的としての作業療法士、そして、教師としての作業療法士。介入の強調点はクライアントの機能的レベルに基づいており、認知、運動、そして、クライアントの物語を統合する。取り組みはクライアントの機能レベルによる
認知的リハビリテーション(Averbach & Katz) [脳卒中とTBI]	神経の可塑性という考えの具体化	学習と経験を通して、人は①評価する能力を改善し、能力に気づき、自分の能力以上の状況になるのを避けることができ、②代わりの認知的戦略をつくり出すことができる	認知的な能力や意識、作業能力、そして、実行機能のパターンの障害	認知的能力や意識レベル、作業能力、そして、好まれる学習の情報・パターンを評価する	情報を処理し、転移し、機能的領域に一般化する能力を広げる

第13章 認知モデル　193

アプローチと著者[想定される母集団]	学際的概念	認知の見方	障害や問題の見方	評価方法	介入
神経機能の取り組み (Giles)[重度の認知機能障害をもつクライアント]	学習, 運動学, 作業療法, ダイナミカルシステムの視点の理論や認知の行動		重度の認知障害をもつクライアントの場合, 高次の代償技能を一般化したり用いたりすることができないことにより, 学習は潜在能力が非常に制約されている. 学習は特定のものであり, はっきりと導かれ, 機能的利得をもたらすために高度に習慣化できるまで練習しなければならない	今後の生活状況と類似の条件下で, 現在の機能レベルを確定する. 遂行が崩壊する理由を明らかにするために, 標準検査を用いてもよい	きわめて個別的な代償的戦略で訓練する. 課題の練習を通して特定の機能的行動の遂行を支援する
日常の作業遂行のための認知的方向づけ (CO-OP) (Polatajko & Mandich).[発達的協調性障害]	思考パターンが行動を駆り立て, 新たな思考パターンが行動の変化をもたらす. 新しい技能は, 子ども, 課題, 環境の交流から創発する		運動協調性の問題により遂行の取り組む困難さにとって, 認知が使われているが, 認知障害の説明はない	日々の活動記録. 活動カード分類 (行われたことと行われなかったこと). COPM. 遂行の反復測定尺度：遂行と変化の質的評定. ダイナミックな観察尺度 (研究道具). ダイナミックな遂行分析 (遂行の問題または遂行の崩壊を明らかにする観察に基づいた過程)	CO-OPは技能の獲得を可能にするクライアント中心で, 遂行に基づき, 問題解決の取り組みである. それは①目標を明らかにすること, 計画すること, 行うこと, チェックすることという戦略的手順と, ②子どもがすぐ目の前の課題をどのように行うかを発見するために支援される誘導的な発見過程を用いる
ダイナミックな認知的介入 (Hadas-Lidor & Weiss)[あらゆる母集団]	認知は社会的調停に影響されるという Luria と Feuerstein の概念	認知は学習経験により形成され, 調停される[すなわち, 環境がどのように刺激を出すか, 刺激を選択か, 枠つけ, フィルターをかけ, スケジュール化するか, 調停する人 (たとえば, 親) によって転換される]	低レベルの遂行は, 病因の要素によるより認知的も重要の欠陥 (それは認知と同様に, 動機づけや情緒的にかかわない) に対して関与する可能性がある学習した認知的構造と結びついている	認知の修正の可能性に焦点を当てて, 認知の欠陥 (それは認知であるかもしれない) に関与する認知機能を理解しようとする	遂行のレベルを落としている認知的構造を学習経験を通して変化させる. クライアントを, 行動を開始し精緻にする自律的になる人に自立的な考えるようにしていく人に変え, 行動を始め精緻になる自律的になるように求める

Box 13.1 認知の1構成要素としての知覚

以前は知覚的といわれていた過程の多くが，下位レベルの認知的操作であるといわれるようになってきている．長らく，知覚と認知は能力の1つの連続体の両端と考えるのが最も妥当であると認識されてきた（Abreu & Toglia, 1987）．一方の端には感覚データの即時の認識と識別を含む過程があり，これらは知覚的過程とも呼ばれてきた．コーヒーの匂い，アイスクリームの味，花の光景などの認識はその例である．連続体の反対の端には意図と行動計画の形成を含むより抽象的で自省的な過程がある．コーヒーをいれたり，チョコレートとイチゴのアイスクリームのどちらかかを選んだり，花束をつくったりすることは，すべてがより抽象的な過程を含んでいる．知覚的過程と認知的過程との間には明確な線を引くことはできないために，今日ではそれらを1つの複雑な認知過程の全体として認識することが，より一般的である．

最も広く受け入れられている見方では，認知は以下からなるといわれる．
・高次レベルの過程（メタ認知，メタ認知過程とも呼ばれる）
・具体的または基本的機能（Katz & Hartman-Maeir, 2005; Unsworth,1999）

■高次レベルの認知過程
高次レベル（メタ認知）の過程には，**意識と実行機能**が含まれる（Katz & Hartman-Maeir, 2005）．意識は比較的客観的な用語で，自分自身を知覚する能力のことである．意識は，実行に先立って存在するその人の能力の意識と，課題での自己モニタリングや自己調整を含む進行中の意識の両者からなる（Toglia, 2005）．実行機能は，意図性，合目的性，複雑な意思決定と結びついており，明らかにすること，開始すること，目標を追求すること，戦略を計画したり行為を段階・順序づけること，問題を解決すること，改善をモニタリングすること，自分の行動を状況に適合させることを含む（Katz & Hartman-Maeir, 2005; Levy & Burns, 2005）．

■認知の具体的または基本的機能
広く一般に受け入れられた認知の基本的能力の分類はない．伝統的には，認知能力は以下のような認知過程の個々の側面であることが明らかにされている．
・注意
・集中
・記憶
・空間に関する知覚
・視野の視覚的注意と視覚的走査
・思考（カテゴリー化，順序づけ）（Katz & Hartman-Maeir, 2005; Quintana, 1995; Zoltan, Seiv, Freishtat, 1986）

LevyとBurns（2005）は，機能的能力として以下の具体的な認知能力に重点を置く方法を提案している．
・注意と焦点を維持する
・情報を学習し，保持する
・計算を行い，問題を解決する
・正確に物を認識する
・物がどこにあるのかを測定する
・言語を理解し，用いる

具体的な認知能力の評価法は豊富にあり，基本的能力にどのような機能障害があるのかを理解するためによく用いられる．しかし，これら具体的な認知能力の領域に重点を置くことは少なくなり，その代わりに遂行に影響を及ぼす根本的な認知処理戦略と環境的条件に焦点を当てる傾向が増えている（Toglia, 1992, 2005; Toglia & Finkelstein, 1991）．

認知と運動システムの結びつき

認知は，脳と身体が環境と交流することから生じる（Lazzarini, 2005）．すなわち，認知は，運動系とは関係なしには認知機能を十分に理解することができない精神−身体システムの一部である（Abreu & Peloquin, 2005）．認知の過程に入ってくる情報は，感覚を通して身体によって集められるのと同様に，身体的な行為を通して生み出されもする．このように，認知の質は感覚や運動を制限するさまざまな身体機能障害の

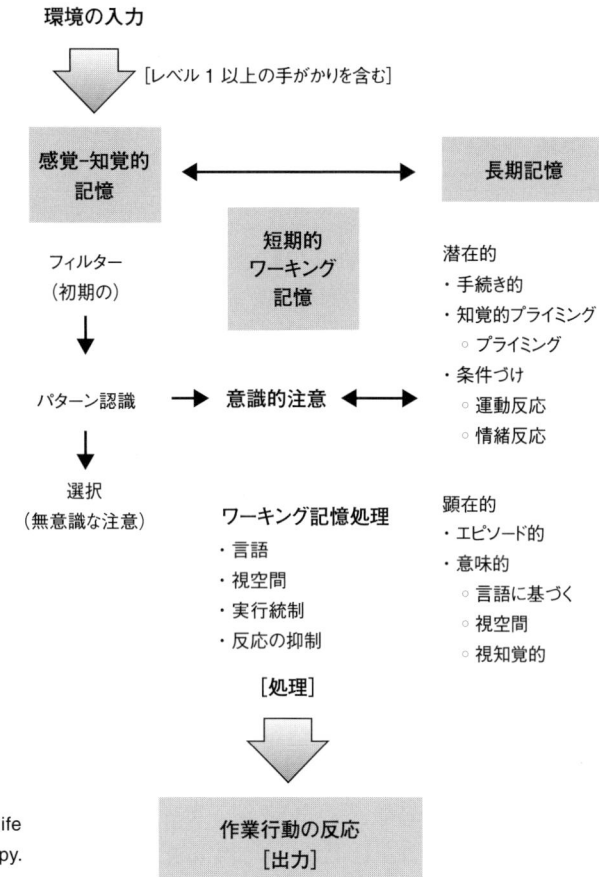

図 13.1 認知の情報処理モデル
Katz, N. (ed): Cognition and occupation across the life span: Models for intervention in occupational therapy. Bethesda, MD：AOTA Press より.

影響を受ける．さらに，認知の行動への転換では，意図，計画，目標が身体を通して行動化されることが必要である．

認知に対する社会的背景の影響

認知は，子どもたちが最初に自分の周囲の環境に出合い，環境を学ぶときに始まる長い発達過程にかかわる．重要なことは，環境から取り入れたりどのようにこの情報を意味づけたりするかは，両親，養育者，教師，他の人々によって形づくられるということである（Hadas-Lidor & Weiss, 2005）．認知の発達における他者の影響は，**社会的調停**といわれる．情報処理を学ぶ方法は，社会的調停のたまものである．たとえば，言語によって環境中の対象物に名前をつけ，分類することができる．それがどのような物かを認識し，何を理解し，どのようにするの

かを知り，どのような意義を与えるかは，すべて社会的調停の影響を受ける．教育は，学生が何をどう考えるかに影響を与えるように設計された社会的調停の正式な過程である．

認知の情報処理機能

認知の中心的な要素は情報処理である．Levy（2005a）は，認知は次の3つの段階を通して情報の処理にかかわるとしている．

・感覚-知覚的記憶
・短期的ワーキング記憶
・長期記憶

図 13.1 に示すように，情報は短期的ワーキング記憶に達する前に，最初に感覚-知覚的記憶によって処理される．次に，長期記憶に達する前に，短期的ワーキング記憶で処理される．

長期記憶に保存された情報は，感覚-知覚的記憶や短期的ワーキング記憶のどちらでも検索でき，使うことができる．

感覚-知覚的記憶は，感覚情報（たとえば視覚，聴覚，触覚）を分析しフィルターにかけるのに必要十分な時間感覚情報を想起する．感覚-知覚的記憶は，外界からの膨大な情報をいつもモニターしている．経験に基づき，最も関連する情報だけを知覚し，意味のある知覚パターンへと系統化する．その情報はワーキング記憶に保存するために選択される．残りは記憶から急速に消滅する．

短期的ワーキング記憶は，人がその瞬間に考えていることである．したがって，意識的注意とも呼ばれている．それは，心が意識的に注意を払うことができ，そしていかなるときにも処理できる情報のかたまりからなる．また心に情報を保持し，その根底にある意味を見つけて保存の準備をするためにその情報に働きかけたり，処理したりする綿密な過程を含んでいる．ワーキング記憶が処理されている間，実行調節機構は，情報の流れを選択し，調節する監視機能の役割を果たす．さらに，言語と視空間機能は聴覚と視覚の情報の処理を援助する．思考と行動の不適切なパターンもまた抑制される．最も適切な情報は，長期記憶の保持に回される．

長期記憶は，無期限な想起に使うことができる情報である．それには，潜在記憶と顕在記憶がある．潜在記憶には以下のものがある．

・手続き情報（すなわち，物事を行う方法の記憶）
・知覚的プライミング（刺激に曝されることで同様の，または関連した刺激を知覚しやすくさせる記憶の無意識の形態）
・プライミング（刺激に曝されることが，その刺激に関連する一定の記憶を利用できるものにする過程）
・条件づけは古典的条件づけ（ある刺激を別の刺激と組み合わせること），または，オペラント条件づけ（ある一定の行動をその結果と組み合わせること）を通して，自動的に形づくられた運動と情動の記憶を指す

顕在記憶には以下のものが含まれる．

・エピソード記憶（個人的に関連する事実と出来事を覚えていること）
・意味記憶〔言語，視空間イメージ（たとえば，空間内の物の知覚），あるいは，視知覚イメージ（たとえば，顔の認識）の形式で保存される事実と概念に関する知識と信念〕

このような認知の概念化は，人が多様な情報にどのように注意を払い，登録し，意味を理解し，保持し，想起するかに影響する相互作用システムの累積をつくり上げていることを説明する．

認知のダイナミックな特性

認知は，ダイナミックなものであり，人の内面と外面とが交流した多面的な要素から生じるものである（Hadas-Lidor & Weiss, 2005; Toglia, 2005）．Toglia（2005）によれば，認知は以下にあげる要素の同時かつダイナミックな交流にかかわる．

・構成能力（情報の処理と解釈のその人の制限）
・個人的な背景（パーソナリティ，対処様式，信念，価値，期待，ライフスタイル，動機づけ，感情といった個人に固有の特徴）
・自己意識（個人的な長所と短所を認識したり，課題要求を判断したり，問題を予想したり，遂行をモニターし，調節し，評価する能力）
・処理の戦略（たとえば，注意，視覚処理，記憶，組織化，問題解決の利用といった遂行の有効性や効率性に寄与する行動の小さな単位）
・複雑性，親密性，有意味性など，行われつつある活動の特徴
・環境の社会的・物理的・文化的な側面

このように，ある人の認知的遂行能力はこれらすべての要素のダイナミックな交流の反映で

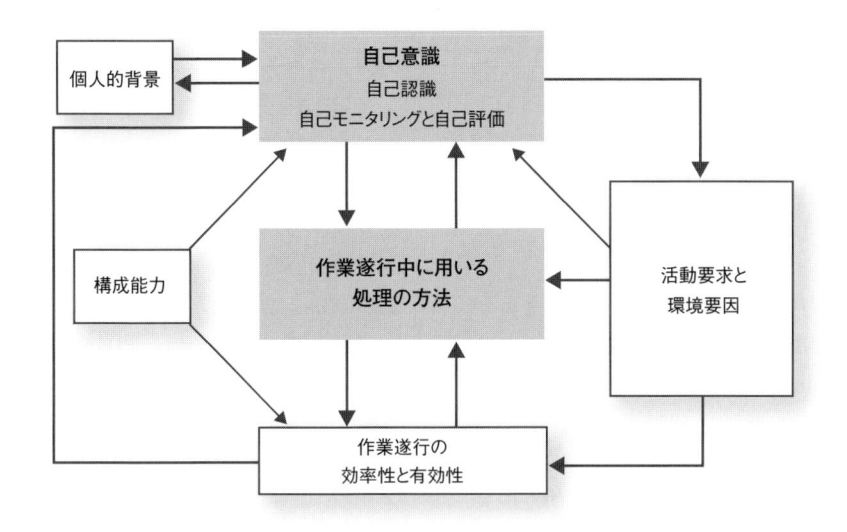

```
     ┌──────┐   ┌────────────────┐
     │個人的背景│──▶│    自己意識     │
     └──────┘◀──│    自己認識     │
                │自己モニタリングと自己評価│
                └────────────────┘
                        ▲
     ┌──────┐   ┌────────────────┐   ┌──────┐
     │構成能力│──▶│ 作業遂行中に用いる │◀──│活動要求と│
     └──────┘   │    処理の方法    │   │環境要因 │
                └────────────────┘   └──────┘
                        │                │
                        ▼                ▼
                ┌────────────────┐
                │   作業遂行の    │
                │ 効率性と有効性  │
                └────────────────┘
```

図 13.2　認知のダイナミックな交流モデル

Katz, N.(ed)：CognitÚn and occupatÚn across the life span: Models for interventÚn in occupa-tÚnal therapy. Bethesda, MD：AOTA Press より．

あり，これらの要素のどの1つが変わっても認知に変化が起こる（**図 13.2**）．

問題と挑戦

　ほとんどの認知アプローチは，課題遂行のために情報を組み立て，系統立て，用いることの困難さにかかわりがある．認知機能障害では，入ってくる情報を選択し，識別し，系統立て，組み立てるための処理方法の効率が低下している（Toglia & Finkelstein, 1991）．たとえば，認知に問題をもつ人は，「課題の適切な特徴に自動的に注意を払うこと，類似した項目をまとめてグループ化すること，計画を立てること，あるいは，課題をステップに分けることを無意識に行うことができない」（Abreu & Toglia, 1987, p.441）．

　認知的問題では，以下のことが困難な場合がある．
・入ってくる情報を系統立て構築するための効果的な処理方法を選択して用いること
・課題遂行の正確さを予想し，モニターし，確認すること
・必要なときには，以前の知識を利用すること
・さまざまな状況にも知識と技能を柔軟に応用すること（Toglia, 2005）

　これらの問題は視覚処理などの特定の領域に現れることもあるし，より一般化されることもある（Toglia, 2005）．情報処理能力，学習能力，高次レベルの認知機能（メタ認知）は，全体的な認知機能障害の一部として，同時に損傷を受けることが多い（Neistadt, 1994; Toglia, 1998）．認知の問題は課題と環境の背景に左右されると認識されてもいる（Neistadt, 1994; Toglia, 1998）．たとえば，認知の問題をもつ人は，単純な課題での情報処理は困難ではないが，より複雑な課題に問題が生じる可能性がある．同様に，なじみのある環境ではうまく働くが，新たな環境では困難なこともある．

　認知機能障害は，通常は作業遂行の問題につながっていく．したがって，仕事，遊び，身辺処理すべてが困難な人は，認知能力に機能障害がある可能性がある．たとえば，記憶喪失や問題解決が下手な場合には，あらゆる作業課題の機能を損なっている可能性がある．

治療介入の理論的根拠

認知的介入に対する説明は，以下の2つの主なカテゴリーに分類される．
・治療的（回復的とも呼ばれる）
・代償的（適応的とも呼ばれる）

これら2つの幅広い介入のどちらを選ぶかは，その人が可能である学習の種類による（Katz, 2005; Zoltan, 2007）．学習能力は，より高次レベルの認知過程の状態（意識と実行調節）に影響を受ける（Toglia, 1998）．たとえば，限界の認識，課題の難しさの評価，適切な認知戦略の選択，遂行をモニターすることに関する問題は，学習を制限する可能性がある（Toglia, 1991）．ある状況から別の状況への転移学習の程度もまた，介入の選択に影響を及ぼす（Neistadt, 1994）．学習の転移能力が制限された人は，一般に代償的介入のみが対象となる．

治療的（回復的）介入は，特定の認知技能を再訓練したり取り戻したりすることを目的とする（Katz & Hartman-Maeir, 2005; Neistadt, 1990）．より高い学習能力をもつ人にはこの介入が用いられる．こういう人は高次レベルの認知過程と，ある状況から別の状況への転移学習が損傷を受けていない．

代償的（適応的）介入によって現存する能力を活かすことができる．それらは学習能力の低いクライアントに適用される．代償的介入には次の3種類がある．
・過程指向的でダイナミックな戦略の学習
・特定の技能訓練
・課題と環境の修正

過程指向的でダイナミックな戦略の学習という介入では，個々人が自分の認知的制限に気づくようになり，自分の残された能力を用いて問題を埋め合わせることを学習させる．残された学習能力と高次レベルの認知的過程がわずかである場合に，この介入アプローチが用いられる．学習と高次レベルの認知過程の障害がさらに重い場合には，特定の技能訓練や課題と環境の修正の介入が用いられる．

特定の技能訓練には，非常に特殊な代償的戦略や機能的課題を教えることが含まれる．行動がうまく習慣化されて自動的になるには，コントロールされた条件下でこの介入を十分に繰り返すという単純な手順を実行する学習が必要である（Giles, 2005）．

課題と環境の修正は，機能的能力を変えようとするのではなく，ある人が安全かつ首尾よく実行できる条件を明らかにしようとするものである（Allen, 1992; Levy, 2005b）．それは，クライアントの現在の認知的制限の程度を明らかにすることと，クライアントが行う課題とそれに応じて環境を修正することからなる．

実践の資料

認知の領域には，評価と介入戦略が豊富である．各々のアプローチが特有でありながら，多くは評価と介入を共有している．以下に評価と介入戦略の範囲を説明する．

評価の戦略と方法

認知の評価の主な戦略は，以下のとおりである．
・損傷した認知の作業や機能の結果に対する評価
・認知的要素の評価
・ダイナミックな評価
・認知障害と認知機能のレベルの判定

これらの戦略はそれぞれ，後述のように，評価に対する特定の論理に従っている．その戦略のなかで，作業療法士はさまざまな評価法を用いる．具体的な評価法には，以下のものがある．
・課題遂行中の観察により，処理戦略，機能的損傷，全体的認知レベルを記録すること
・面接（認知機能障害の病識，ライフスタイル，ナラティブに関する情報を収集するため）

Box 13.2　認知機能状態を改善すること

23歳のLailaさんは，都会の道で襲われて鈍器で殴られ，頭部外傷を負った後に，作業療法を受けるためにCathleen Jensenのもとにやってきました．Lailaさんの処理技能と精神機能を検査した結果，注意障害を伴う中等度の記憶障害が明らかになりました．Cathleenは，Lailaさんの認知技能を改善するための作業療法に，リストをつくることと視覚的に思い出すことを含む戦略を取り入れました．3部構成の食事の準備をする活動では，行うことのリストをつくり，終わるごとにLailaさんが線を引いて消していきます．

Lailaさんは，治療の最終日に，脳神経外科クリニックへの通院のために，住所と予約カードを渡されました．Lailaさんは，地図，復唱，住所カードや小さな案内図を含む視覚的手がかりを見直すことで，あらかじめ計画を立てるという方法を用いて，自分に与えられた制限時間内にうまくクリニックへ行く道を見つけることができました．

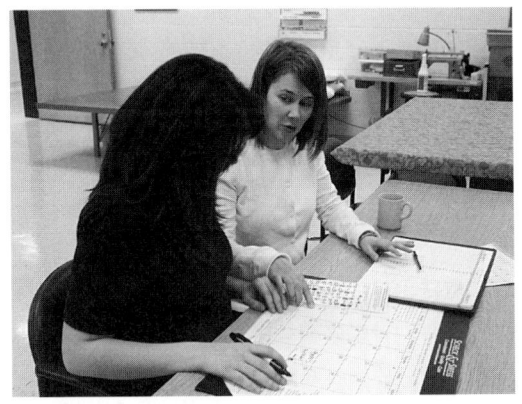

Cathleenは，リストをつくったり，システム手帳を利用したりするといった認知的戦略で，Lailaさんを支援しています．

Box 13.3　認知評価

標準化された認知評価は，認知モデルの重要な構成要素である．詳細な評価は，クライアントの認知機能障害の明確な像を提供し，作業療法士が個々の効果的な治療計画を立てるために役立つ．

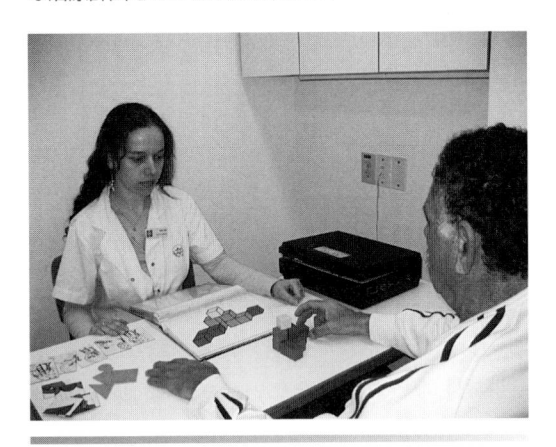

・認知的問題のスクリーニングや認知レベル（機能障害の程度）を確定することから，特定の認知能力の評価や多様な認知的要素の検査にまで及ぶ標準化された検査（口頭，筆記，机上）

■作業や機能の評価

作業や機能の評価は，認知機能障害が機能，満足度，ライフスタイル，個人の物語にどのように影響するのかをみるものである（Abreu & Peloquin, 2005; Katz, 2005; Zoltan, 2007）．これらの評価のポイントは，作業という背景のなかに機能障害を置いてみることである．それらの評価は，①認知的制限が自立を制限し，安全に影響する程度，そして，②その人のより大きな作業的生活への機能障害の影響を決定する．厳密にいえば，これらの評価は認知そのものではなく，その結果を説明したり測定したりするものである．したがって，作業的で機能的な評価のために用いられる評価のいくつかは，この認知モデル特有のものではないとも考えられる．典型的な評価といえるのは，時間記録，課題遂行の面接と観察，介護者や親類からの情報収集，日々の課題をシミュレートしたり日々の活動を実行したりする間になされる認知検査である．

たとえば"A-ONE"は，作業での機能的遂行と神経行動学的障害を結びつけた評価である（Arnadottir, 1990）．それは，機能障害が日常生活活動（ADL）課題にどのように影響するかという分析を通して，5つのADLでの自立レベルと，特定の神経行動学的障害の存在と重症度の両方を明らかにするものである．

■要素評価

　要素評価は，遂行能力が崩壊している理由を理解するために，根本的な認知機能障害の程度と性質を明らかにするために用いられる．これらの評価は，低次認知機能および特定の認知機能とともに高次認知機能（実行機能と意識）にも焦点を当てることができる．

【意識評価】

　意識の問題は，クライアントの口頭報告の比較や，より客観的な測定と機能障害の評定から推測したり，クライアントが予測した遂行の成果と実際のパフォーマンスとの比較から推測したり，能力の範囲内での課題の選択や間違いを見つけて修正するクライアントの能力の検査から推測しなければならない．さらに，これらのすべての方法をとらなければならないこともある．

【実行機能評価】

　実行機能の評価には，広範囲にわたる戦略がある．KatzとHartman-Maeir (2005) は，評価者は机上の測定，機能的測定，観察による測定を組み合わせたバッテリーを使うように勧めている．機能的課題を含む評価は，生態学的に好ましく最も有効な実行機能を評価する手段である．

■基本的あるいは特定の認知機能の評価

　下位レベルの認知機能は，一般に標準化された検査で評価する．多くの検査が利用でき，それらは視空間知覚，見当識，行為，記憶，注意，半側無視といった多様な認知機能に特化している (Averbuch & Katz, 2005)．1つの例として，Loewenstein作業療法認知評価 (Loewenstein Occupational Therapy Cognitive Assessment；LOT-CA) がある (Cermak, et al, 1995; Itzkovich, Elazar, Averbuch, Katz, 1990)．それは合計20の下位検査と4つの主要領域（見当識，知覚，視覚運動の系統化，思考操作）からなる．

■ダイナミックな評価

　ダイナミックな評価は，人間，課題，環境の変数のすべてが認知に寄与するという原理を反映している (Toglia, 2005; Zoltan, 2007)．このアプローチは，クライアントの課題遂行中の意識とクライアントが従う認知的戦略という観点から能力と問題を明らかにしようとする．ダイナミックな評価はまた，活動または課題と環境の条件，そして，その人の現実生活への関連性を注意深く考えることを重視する．ダイナミックな評価は，作業療法士が手がかり，調停，フィードバック，あるいは課題変更を行うときに起こる遂行の変化を確定するための戦略を用いる．作業療法士は，認知の修正可能性または学習の潜在能力に関する情報を提供するためにこれらを行ってクライアントの認知への影響を観察する．このように，ダイナミックな評価は介入の実行への入口を提供する．それは問題-発見（どこで，どのように遂行が崩壊するのかを明らかにすること）と問題-解決（遂行のなかで生じる問題解決のための方法を明らかにし，検証すること）という過程である (Polatajko & Mandich, 2005)．

　Toglia (2005) は，ダイナミックな評価は以下のように展開すべきであるとしている．まず，作業療法士は，課題遂行に先立ち，クライアントの遂行の自己認識と能力とを確定しなければならない．次に，課題遂行中に観察し，手がかり，戦略教育，課題の変化を用いることによって，遂行の変化を促進するように努める．その課題の後で作業療法士はクライアントに，遂行をどう認識しているかを尋ねる．作業療法士はその課題の前後で遂行について尋ねることで，クライアントの自己意識の像を得る．この像は，クライアントの遂行と遂行への環境の影響についての一連の質問を提供するデシジョンツリーによって導かれる．

■認知機能障害と認知機能のレベルの評価

　認知機能障害または認知機能のレベルの検査は，4チャンネルの認知障害アプローチと結びついた戦略である (Abreu & Peloquin, 2005; Allen, Earhart, Blue, 1992; Levy & Burns, 2005)．4チャンネルのアプローチには，クライアント

の自立または依存の程度を明らかにするための7つの機能的レベルがある（Abreu & Peloquin, 2005）．機能的レベルはさまざまな情報源から決まり，目標と介入戦略を明らかにするための基礎として用いられる．

認知障害アプローチは，6つのレベル（昏睡を含む場合は7つ）に区分された認知機能障害から，認知機能の連続体を提案している（Allen, Kehrberg, Burns, 1992）．
(1) 昏睡（刺激に対する特定の反応がなく，無意識の状態が続く）
(2) 自動的動作（他人からの刺激への同じような反応）
(3) 体位性動作（本人が行う粗大な身体運動）
(4) 手を使う行為（対象物を操作するために両手や他の身体部位を用いること）
(5) 目標指向的行動（具体的な見本に対応するための一連の工程，あるいは，完成品をいかに示すべきかというよく知られた基準の完了）
(6) 探索行動（神経筋コントロールの変化が対象物に異なる影響を引き起こす方法を発見すること）
(7) 計画された行動（正常な機能状態を示す）

クライアントの機能がどのレベルかを確定するために使われる評価には，Allen認知レベル（Allen cognitive level；ACL）検査，ルーチン課題インベントリー（Routine Task Inventory；RTI-E），認知遂行検査（Cognitive Performance Test；CPT）がある．ACL検査は，1つの活動の遂行を用いてクライアントの認知レベルを素早く推定するものである．活動として皮革細工のふちかがりが用いられ，認知レベルはクライアントが模倣できるふちかがりの複雑さによって決定される．

RTI-Eは，クライアントへの面接あるいはクライアントの遂行を観察することで評価する．RTI-E（Katz, 2006）は，たとえば指示に従う，協力する，監視するといったより一般的行動項目とともに，整容，更衣，入浴，買物，洗濯など32のルーチン活動で構成されている．それぞれの課題の記述は，遂行の6つの認知レベルを当てはめることで行われる．作業療法士は，遂行に関するクライアントの報告や観察をそれぞれの課題の記述と対応させることによって，クライアントの認知機能レベルの状態を確定することができる．

CPT（Burns, 2006）は，更衣，買物，パン焼き，電話，洗濯，旅行，服薬の7つの日常生活課題からなる．それぞれの課題は，標準化された道具と実施法を用いる．

たとえば更衣課題では，クライアントに寒い雨の日にふさわしい服装を選ぶように求める．クライアントは男性用・女性用の厚手のレインコート，男性用・女性用礼服，男性用麦わら帽子，男性用レインハット，女性用ビニール製レインスカーフ，女性用薄手のスカーフ，傘のなかから選ぶ．適切な服を着るにあたっての選択と行動から，クライアントの機能状態の認知レベルを測定する．

■評価戦略と方法を選択すること
一般的に受け入れられている評価法はない．**表13.1**にそれぞれのアプローチとそのアプローチが推奨する評価の戦略と方法を示した．どの評価が可能で，役立つかを決めるのは，クライアントの性質にもよる．最近，Hartman-Maeir, Katz, Baum（2009）は，包括的な認知機能評価のために，以下の手順を示している．
・面接と作業歴を含む背景情報
・クライアントの認知能力と認知障害の基本的知識を得るための，認知のスクリーニング検査と状態のベースラインの検査
・人の作業に対する認知の問題の影響を確定するため，課題遂行における一般的な認知機能と実行機能
・該当すれば，特定の認知領域（たとえば，空間無視，注意，記憶，実行機能）における問題の性質と程度を明らかにするための認知検査
・日常機能に対する特定の認知障害の影響の観

察や測定
・クライアントの環境内の資料と障害の測定

　要約すると，作業療法士は認知の問題への取り組みにおいて，評価のために入手可能な広範囲の戦略と道具をもつ．本章の終わりに示す事例は，作業療法士がクライアントの認知の問題を完璧に理解するために，いくつかの認知評価の結果をどのように用いるかを描き出している．

介入

　前にも述べたように，認知の治療的（回復的）介入が課題への関与と訓練を通して認知を改善しようとするのに対して，代償的アプローチは残存能力の利用，特定の技能の学習，あるいは，課題や環境の変更によって，人が自分の潜在能力を十分に利用できるように支援する．本節では，具体的な介入をいくつか取り上げる．特定の問題や目的のためのものや，特定の集団のために計画されたものなどがあり，治療的か，代償的かが明瞭なアプローチもあるが，両方が混じったものもある．

■意識と実行機能の治療

　意識の問題を扱う場合，治療的アプローチ（軽度から中等度の意識障害と学習能力障害の人に適したもの）には以下のものがある．
・クライアントにその人の機能障害に関する情報を提供すること
・クライアントが打ちのめされない程度に，問題を強調する活動によって機能障害を経験するよう援助すること
・クライアントが機能障害について感情的に困難な情報を認め，向き合うことを支持するために治療的関係を用いること（Averbuch & Katz, 2005）

　重度の意識の問題をもつ人には代償的アプローチが用いられる．それは環境的適応と意識障害から生じる不適応行動を取り除く行動療法の利用に重きを置いたものである．

　実行機能の治療的アプローチは，人々に選択，選定，計画，自己修正などを行う機会を提供することを含んでいる．それには段階的な課題の要求を伴うことがあまり知られておらず，体系化されていない問題が含まれるかもしれない．代償的アプローチには，適切な遂行を可能にする外部の支援や戦略の提供が含まれる（Averbuch & Katz, 2005）．

■ダイナミックな戦略による治療

　ダイナミックな戦略による治療は，過程指向的でダイナミックなものである（Toglia, 2005; Zoltan, 2007）．それは，以下のいずれか，またはすべてが変化することによって遂行が修正される可能性があるという原理に基づいている．
・活動の要求
・環境
・戦略と自己意識の利用

　このアプローチは人間，課題，環境の諸条件の交流に重点を置く（Toglia, 1998, 2005）．どのような条件下でどのようにクライアントに問題が現れるのか，クライアントが情報を処理するために用いる戦略，そして，そうした戦略が異なる課題や異なる環境でどのように成功したり失敗したりするかを考慮するものである．作業療法士は，さまざまな種類の課題で問題を引き起こすクライアントの情報処理の難しさとともに，難しさを引き起こす課題や環境の側面をも明らかにする．その後，治療は個別化される．課題修正の機会を明らかにするための活動分析も，このアプローチでは重要である．最後に，学習の転移を強化するためにさまざまな状況のなかでの実践を必要とする．このアプローチは，さまざまなレベルの認知機能のクライアントに用いられるが，十分な意識と学習能力のある人に最適である．

■認知再訓練

　認知再訓練は，脳卒中と外傷性脳損傷の人々

のためにつくられたアプローチである（Averbuch & Katz, 2005）．このアプローチはむしろ治療のようであり，情報を処理し，機能的領域への転移や一般化ができるクライアントの能力を広げることを目標としている．また，クライアントが自己能力を評価して意識し，能力を超えた状況に立ち入るのを避け，より効果的な代償という認知的戦略を用いるように能力を改善することを目標としている．このアプローチは，以下の方法を用いる．

・成功を最大にし，フラストレーションを最小にする支援を用いることで，クライアントの残存能力を高めること
・適切な認知的戦略を用いた個人や集団での訓練
・特定の構造化された教育-学習の戦略の利用
・手続き的戦略の訓練（すなわち，構造化された環境内で特定の日課をどのように行うか）

■神経機能訓練

神経機能訓練（Giles, 2005）は重度の認知機能障害をもつクライアントに対して，次の2つの主な代償的戦略を用いる．

・ほとんど一般化が期待できないきわめて特殊な（課題や背景の）代償的戦略でクライアントを訓練すること
・クライアントが機能的行動を遂行するよう支援するための特定の課題の訓練

この介入は行動の自動的な遂行を達成することに焦点を当てている．それはクライアントの注意を特定の行動や技能が欠落した領域へと集中させることである．望ましい行動が習慣化するまで，統制された環境のなかでの短期の練習セッションを反復することで習得される．このアプローチは活動分析，手がかり，チェイニング（連鎖化），強化といった行動療法の技法を用いる．対象となるクライアントは，間違いから学ぶことができず，誤りが永続的となっている．そのためこのアプローチでは，間違いを回避することに重点を置いている．

■ダイナミックな認知的介入

ダイナミックな認知的介入アプローチは，すべての人に適用できる可能性がある（Hadas-Lidor & Weiss, 2005）．このアプローチは，環境からの情報を選択し系統化する仲介者（作業療法士）によって，環境的刺激がどのように変えられるかを重視する．したがって，仲介者は以下のことを目的とする．

・志向性を高め，クライアントが行う方法への関心を高める
・目の前のニーズを超えたり一般化したりすることに関心をもつようクライアントを支援する
・物事を行う理由と動機をはっきりさせ，意識と理解を高める
・課題遂行における有能感と能力を支持する

このアプローチは，低レベルの遂行能力の基本的認知構造を変え，クライアントを，行為を開始し，精巧に遂行可能な自主的で自立した考える人へと転換することを目指している．このアプローチは，学習能力と自己知覚を改善し拡大しつつ，参加を直接かつ同時に強化するような治療的介入と代償的介入を結びつけたものである．

■日常の作業遂行のための認知的方向づけ（CO-OP）

CO-OP（Cognitive Orientation to daily Occupational Performance）は，発達性協調障害の子どもの運動遂行能力を改善するための認知的介入である（Polatajko & Mandich, 2005）．したがって，このアプローチは直接的に認知の改善を目指すものではなく，認知をより良好な遂行成績を達成する手段として用いるという点でユニークである．

このアプローチは目標の設定，計画，実行，確認という広範囲な手順の戦略を用い，遂行の認知的媒介を強化するために話し合いを重視している．また，足がかりとなる学びを求める指導による発見の過程を用いる．それは子どもが

目の前の課題をこなす方法を見つけるよう支援することである．作業療法士は質問をして，子どもが遂行を改善するための戦略を発見するように導く．介入は，以下の手順で展開する．

- 準備：過程に親が必ずかかわるようにし，クライアントが選んだ目標を明らかにし，ベースラインの遂行を確認することに焦点を当てる．
- 習得：遂行上の問題や遂行の分析を明らかにするために，ダイナミックな遂行分析を用いる．その子が遂行能力を強化するために認知的戦略を明らかにして用いるよう支援する．
- 確認：目標が達成されていることをチェックすることと変化を測定することが含まれる．

■■ リサーチと証拠

このモデルに関連するリサーチには，認知に関する多数の学際的研究に加え，本章で論じた特定のアプローチについての作業療法士によるリサーチが含まれる．作業療法でリサーチが活発な領域は，評価ツールの開発と検証である（Baum & Edwards, 1993; Boys, Fisher, Holzberg, Reid, 1988; Cermak, 1985; Katz, Hartman-Maeir, Ring, Soroker, 2000; Van Deusen, Fox, Harlowe, 1984; Van Deusen & Harlowe, 1987）．また，他にもさまざまな種類の神経学的損傷をもつ人々における認知−知覚障害の発生を評価する研究もある．このなかの1つに，アルツハイマー病患者の運動計画，言語，記憶の障害のパターンの研究がある（Baum, Edwards, Leavitt, Grant, Deuel, 1988）．

また，作業遂行に対する認知障害の影響を明らかにし，認知障害が身辺処理の問題と関連することを示そうと試みたリサーチもある（Abreu & Hinajosa, 1992; Kaplan & Hier, 1982; Titus, Gall, Yerxa, Roberson, Mack, 1991）．認知的介入の有効性を支持するリサーチは学際的文献から探せる（Katz, 2005）．このモデルをつくり上げている独自のアプローチの成果に関するリサーチはほとんどない．

■■ 考察

認知モデルは，開発されてからかなり時間が経っているが，よく統合された単一のモデルというよりも，今なお多面的でゆるやかに結びついた概念とアプローチの集合であるといえる．それにもかかわらず，作業療法のクライアントの広範囲な認知障害を考えると，このモデルは作業療法にとって重要である．さらにいうと，認知モデルに含まれる概念とアプローチの多様性が，認知障害の多面的な理解とアプローチをもたらしている．

それでもなお，実践で認知モデルを使うためには，自分のクライアントの母集団に最も関連するアプローチを明らかにするために，本章で論じたさまざまなアプローチに慣れ親しむことが求められるであろう．さらに，特定の概念の学習やこれらのアプローチと関連する実践の資料の使用に熟練することが必要であろう．これらの課題がさまざまなアプローチ間のつながりを欠くために困難ではあるものの，それらの多くはKatz（2005）の教科書『Cognition and Occupation Across the Life Span：Models for Intervention in Occupational Therapy（2nd edition）』のもとに集められているので有用である．

Box 13.4 認知モデルの事例：Shalom さん

　Shalom さんは 43 歳の男性で，重度の外傷性脳損傷(traumatic brain injury；TBI)でした．彼は仕事中に転落して右半球の急性くも膜下出血になり，開頭術を受けました．彼は，妻と 3 人の子どもたちとアパートで暮らしています．損傷を負う前には，彼は高級官僚の運転手として働いていました．妻は家庭を切り盛りし，彼は掃除，皿洗い，洗濯を手伝っていました．彼と妻は，以前の自分たちの家庭生活に満足していたと述べていました．

　Shalom さんは，損傷後 3 週目からリハビリテーションを開始しました．現時点で，彼は左側に軽度の脱力と歩行中の軽度のバランスの低下がありました．また，片側視野欠損(視野の半分の視力障害)もありました．Shalom さんの言語技能は正常で，他の患者，家族，セラピストたちなど周囲の人々と効果的なコミュニケーションがとれていましたが，重度の認知機能障害がありました．彼は食事や整容は自立していましたが，更衣，入浴，トイレ，歩行器を使った歩行には監視や介助を必要としました．彼は以前の主な作業役割に就くことができませんでした．

　彼の作業療法士である Maya Tuchner(第 1 章参照)は，実行機能障害をもつ個人を治療するために開発され，認知問題に取り組むために神経心理学の独自の実行戦略をもつ目標管理訓練(Goal Management Training；GMT)(Levine, et al, 2000)と，ダイナミックな交流アプローチ(Toglia, 2005)を用いました．

　認知検査と機能的観察によって確認された主な問題領域は，複雑な課題を計画し遂行することでした．Shalom さんの課題への取り組み方は衝動的で，すぐに目標から気をそらし，集中力を失い，結果的に遂行をモニターすることや，適合するのに苦労しました．

　Maya は，彼の認知の問題を深く掘り下げるために，以下の包括的認知検査バッテリーを実施することにしました．

- **COGNISTAT** はクライアントの認知状態(cognitive status)を確定するためのスクリーニング検査である神経行動学的状態検査(Kiernan, Mueller, Langston, 1995)で，見当識，注意，言語，構成能力，記憶，計算，推論を評価するものです．COGNISTAT では，Shalom さんは注意，記憶，および抽象的思考に軽度から中等度の障害がありました
- **時計描画検査**(Clock Drawing Test)(Rouleau, Salmon, Butters, Kennedy, McGuire, 1992)は，構成能力と認知過程を測定する簡単な検査で，11 時 10 分の時計の絵の量的および質的分析を行います．この検査により，Shalom さんは企画能力に困難さがあることが示されました
- **リバーミード行動記憶検査**(Rivermead Behavioral Memory Test；RBMT)(Wilson, Cockburn, & Baddeley, 1985)は，日常課題における記憶能力を評価するためにつくられた検査バッテリーです．RBMT により，Shalom さんは記憶，主に展望的記憶(すなわち，将来の物事を覚える能力．例としては，検査終了時に質問をするのを忘れないでいること)に軽度の障害があることが明らかになりました
- **障害の自己意識面接**(Self-Awareness of Deficit Interview；SADI)(Fleming, Strong, Ashton, 1996)は，将来に対する現実的な目標を設定する能力と，障害とそれが影響する認識のすべての情報が得られる構成的面接です．SADI では，Shalom さんは認知障害と現在の機能制限に関する十分な認識を部分的にもっていますが，将来に対する現実的目標を設定する能力に疑問があることが示されました．たとえば彼は，近い将来，運転を再開できるだろうと考えていました
- **遂行機能障害症候群行動評価**(Behavioral Assessment of the Dysexecutive Syndrome；BADS)(Wilson, Alderman, Burgess, Emsile, Evans, 1996)は，変換，計画，戦略使用，時間判断などの 6 つの下位検査からなる実行機能を測定するツールです(訳注：日本では，規則変換カード検査，行為計画検査，鍵探し検査，時間判断検査，動物園地図検査の修正 6 要素検査の 6 つの下位検査として紹介されている)．BADS により，Shalom さんは(検査の 2 つの規則の間の)変換で軽度の障害と，計画と戦略使用で中等度から重度の障害を示していました
- **ケトル**(Kettle)**検査**(Harel, Mizrachi, Hartman-Maeir, 2007; Hartman-Maeir, Armon, Katz, 2005, 2007)は，2 杯の温かい飲み物をつくるなどの簡単な認知的遂行に基づく評価です．ケトル検査で，Shalom さんは計画に困難さをもつ衝動的行動を示しました

　Shalom さんは，この検査バッテリーのほとんどの作業領域で注意と実行機能の参加を妨げる重大な認知障害を示していました．彼は自分の障害とその影響の大部分に気づき，リハビリテーションに取り組む動機が非常に高まりました．

　治療は Shalom さんが短期目標を立てるのを支援することから始めました．彼は身辺処理活動(更衣と入浴)，温かい飲み物の準備，食事の準備，金銭管理で自立したいとし，また，余暇として新しいゲームの遊び方を習得することと子どもたちと一緒の時間を過ごせるようにしたいとしました．

　Maya はまた，Shalom さんにとってこれらの活動の実行戦略を練習することが重要であると知っていました．彼女は，実行の問題に取り組むために，計画された広範囲の実行戦略(実行の問題を改善するために助けになる中断-明確化-記入-確認の戦略を用いるもの)という構造化された介入を導入し，それを 2 段階で行う

(つづく)

Box 13.4 (つづき)

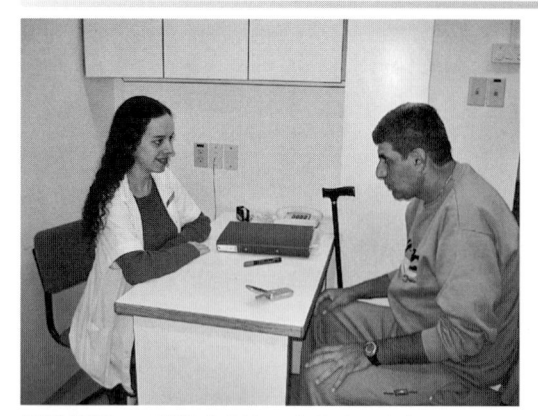

治療目標について話し合うMayaとShalomさん．

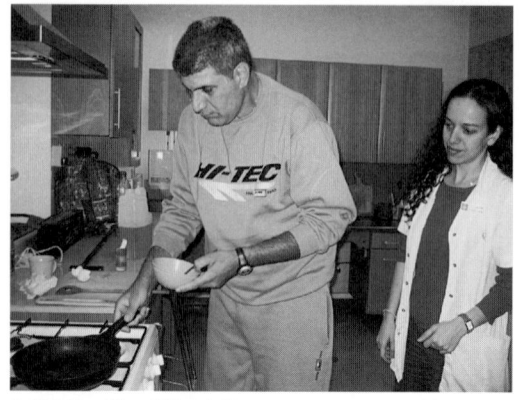

作業療法で学んだ戦略を使って，Shalomさんが料理をつくるのをMayaはモニターしています．

ことにしました．彼女は，Shalomさんの衝動性のために，すべての治療活動（基本的ADLを含む）に視覚的な中断サインという抑制的構成要素（中断し目標を明確にする）を導入することから始めました．最終的に，Mayaは中断して目標を確認するために言語的手がかりのみを使うようになり，Shalomさんは徐々にその戦略を取り入れて，きちんと使えるようになりました．訓練の第2段階は，Shalomさんが前もってその手順と各活動の材料を書きとめ，遂行中と遂行後に各手順に済みの印をつけるという「記入」と「確認」の戦略を獲得することでした．この広範囲にわたる戦略は，Mayaの支援するリハビリテーション場面でのすべての活動で実践されました．Shalomさんはその戦略が役に立つと感じ，各セッション内およびセッション全体でも明らかに自分のためになっていることを示しました．彼はこれによってエンパワーメントされるようになり，また自宅でもその戦略を使う動機づけになりました．

さらに，Shalomさんの妻は，時々仕事を休んでセッションに参加したり，電話で報告を聞いたりして，できる限りそのプロセスに参加しました．彼女は，夫が自分の助けを借りながら自宅でこれらの活動（更衣，入浴，食事などの準備，金銭管理など）を始めるのを見守るよう勧められました．最初は，彼女は自分がやってしまうほうが楽だと言いましたが，そのうち，Shalomさんが日々の活動や以前の役割に参加することが重要だと理解するようになりました．

4か月後に，Shalomさんは初回評価と同じ認知検査のバッテリーで再評価を受け，注意，記憶，計画に改善を示しました．また，衝動的なふるまいも少なくなりました．しかし，複雑な課題や新しい課題に取り組むときには，まだ計画することとモニターすることに困難がありました．

現在，Shalomさんは職場復帰に取り組み始めています．Shalomさんは一家の大黒柱という役割にありましたし，彼が将来，仕事に復帰できることは非常に重要なことでした．しかし，永続的な障害が予測されるため，運転に代わる仕事を探すことが必要でした．Shalomさんは運転手として働く前に，政府の記録保管所で働いており（主に，書類を分類しファイリングをすること）．彼はこれが自分にとって妥当な目標だと感じました．その結果，職業リハビリテーションの準備として，作業療法では，新たに学習した実行戦略の実践に，課題の分類とファイリングを加えました．

この事例が書かれた時点で，Shalomさんは約6か月間作業療法を受けており，基本的ADLは自立していました．そして，部分的には以前の役割（家事で妻を援助することや子どもたちと遊ぶこと）に戻っていますが，仕事には復帰しておらず，依然として外来リハビリテーションでの治療を受けています．彼の主たる目標は仕事に復帰することであり，将来就けそうな仕事に関連するさまざまな活動で実行戦略を練習していました．

要約：認知モデル

理論

- 認知を，物理的・社会的世界の意味の理解や交流のため，日常活動を行うため，作業的生活の過程を計画し実施するため，情報を明らかにし，選択，解釈，保存，用いる過程と定義する
- 認知には以下のものが含まれる
  - 意識（比較的客観的な用語で自分を自覚す

表 13.2　本モデルの用語

意識	比較的客観的な用語で自分を自覚する能力
感覚-知覚的記憶	分析し，フィルターにかけるのに必要十分な時間の感覚情報（たとえば，視覚，聴覚，触覚，固有受容覚）の想起
実行機能	意図性，目的性，複雑な意思決定と結びついた高次の認知過程で，目標を明らかにし，開始し，追求すること，戦略を計画し行動の段階を順序づけること，問題を解決すること，改善をモニターすること，自分の行動を状況に合わせること
社会的調停	認知の発達に対する他人の影響
短期的ワーキング記憶	根底にある意味を見つけだして保存のために準備をするという情報の意識的な想起（人がちょうどそのときに考えていること）
長期記憶	長続きする潜在的・顕在的な情報の想起
認知	物理的・社会的世界の意味の理解や交流のため，日常活動，作業的生活の過程の計画と実施のための，情報の同定，選択，解釈，保存，使用の過程

る能力）という高次レベルの過程（メタ認知）と，実行機能（たとえば，目標を明らかにし開始し追求すること，戦略を計画し行動の段階を順序づけること，問題を解決すること，改善をモニターすること，自分の行動を状況に合わせること）
- 特定の，あるいは基本的な認知機能（たとえば，注意，集中，記憶）

◆認知は，運動系と無関係には完全に理解できない精神-身体システムの一部である

◆認知には社会的調停によって影響を受ける長期の発達過程が含まれる

◆認知の中心となるのは，3つの段階を経る情報処理である
- 感覚-知覚的記憶〔分析し，フィルターにかけるのに必要十分な間だけの感覚情報（たとえば，視覚，聴覚，触覚，固有受容覚）の想起〕
- 短期的ワーキング記憶（人がそのときに考えていること）
- 長期記憶（無期限にわたって想起するために利用できる情報）

◆認知とは，ダイナミックなものであり，内面と外面の相互作用のさまざまな要素がもたらす結果からなる

【問題と挑戦】
◆ほとんどの認知アプローチは，（視覚処理やより一般化された特殊領域での）課題遂行のために情報を構成し，系統立て，用いることの困難さにかかわっている

◆認知的問題は以下のことに関する困難さを含む可能性がある
- 入ってくる情報を系統立て構築するための効果的な処理方法を選択して用いること
- 課題遂行の正確さを予想し，モニターし，確認すること
- 必要なときには，以前の知識を利用すること
- さまざまな状況にも知識と技能を柔軟に応用すること（Toglia, 2005）

◆認知的問題とは以下のことである
- 課題や環境の背景に依存している
- 日常的な作業遂行に問題をきたす

【治療介入の理論的根拠】
◆認知的介入は，2つの大きなカテゴリーに分類される
　◇治療的（回復的とも呼ばれる）
- 特定の認知技能を再訓練したり回復したりしようとする
- 学習能力や，高次レベルの認知過程と学習の転移能力の比較的高い人々に用いら

れる
　◇代償的（適応的とも呼ばれる）
　　・現存する潜在能力を十分に利用するよう人々を支援する
　　・学習能力の低下したクライアントに用いる
　　・代償的介入の3つのタイプ
　　　◦過程指向的でダイナミックな戦略の学習（残存能力を使って問題を代償するための学習）
　　　◦特定の技能訓練（きわめて個別的な代償的戦略や機能的課題を教えること）
　　　◦課題と環境の修正（認知的制限の範囲を明らかにし，それに応じて課題や環境を改変すること）

実践の資料
【評価】
◆認知評価の主要な方法には以下のものがある
　・障害を受けた認知の作業や機能的結果の評価
　・なぜ遂行が崩壊しているかを理解するために，根底をなす認知障害の範囲と特性を明らかにする，認知的要素の評価
　・人間，課題，環境の変数のすべてがそれぞれ認知に寄与するという原理を反映するダイナミックな評価
　・認知の機能障害や機能レベルの確定
◆特定の評価方法には以下のものが含まれる
　・課題遂行中の観察（処理方法，機能的損傷，全体的な認知レベルを知るため）
　・面接（クライアントの認知的機能障害，ライフスタイル，ナラティブに関する情報を収集するため）
　・認知的問題のスクリーニング，認知レベル（機能障害の程度）の確定，そして，特定の認知能力の評価から，認知の多面的要因の検査に及ぶ標準検査（口頭，筆記，机上の検査）

【介入】
◆意識の問題の治療には以下のものが含まれる
　・クライアントにその人の機能障害に関する情報を提供すること
　・クライアントが打ちのめされない程度に，問題を強調する活動によって機能障害を経験するよう援助すること
　・クライアントが機能障害について感情的に困難な情報を認め，向き合うことを支持するために治療的関係を用いること
◆実行機能の治療には，選択し，選定し，計画し，自己修正する機会を人々に提供することを含む
◆意識への代償的アプローチは，環境的適応と，非意識的状態から起こる不適応行動を解消するために行動療法の技法を重視する
◆代償的アプローチには，適切な遂行を可能にするために外部の支援または戦略を提供することが含まれる
◆ダイナミックな戦略の治療は，遂行が以下の変化により修正されるという原理に基づいている
　・活動の要求
　・環境
　・戦略と自己意識の利用
　・クライアントに困難さをつくり出す課題と環境的側面と同様に，さまざまな種類の課題にわたる問題をつくり出す情報処理の困難さ
◆認知再訓練
　◇ほとんどの治療的アプローチは脳卒中と外傷性脳損傷の人々のためにつくられている
　◇目的は以下のことを改善することである
　　・情報処理能力
　　・機能的領域へ転移し一般化する能力
　　・能力の認識
　◇以下の方法を用いる
　　・成功を最大にして，フラストレーションを最小にする支援を通して，残存能力を強化すること
　　・個人またはグループでの訓練
　　・特定の構造化された教育と学習の戦略を用いること

- ・手続き的戦略で訓練すること
◆ 神経機能訓練
  ◇ 重度の認知障害をもつクライアントのためのもの
  ◇ 以下の2つの主な代償的戦略を用いる
    ・ごく個別的な（課題や背景の）代償的戦略の訓練
    ・クライアントがある機能的行動を遂行するのを支援するための特定の課題の訓練
◆ ダイナミックな認知的介入
  ◇ 学習能力と自己知覚の改善や拡大を求めながら，参加を直接的かつ同時的に強化する治療的介入と代償的介入を組み合わせる
  ◇ 仲介者（作業療法士）は以下を目標とする
    ・志向性を高め，クライアントが行う方法への関心を高める
    ・一般化するために目前のニーズや関心以上のことを行うように支援する
    ・物事を行う理由と動機をはっきりさせ，意識と理解を高める
    ・課題遂行における有能感と能力を支持する
◆ 日常の作業遂行への認知的方向づけ（Cognitive Orientation to daily Occupational Performance；CO-OP）
    ・発達的協調障害をもつ子どもの運動遂行を改善するための認知的介入
    ・目標を明らかにし，計画し，実行し，確認するという広範囲な戦略的手順を用いる
    ・話すことを重視し，学習の足がかりを求める指導的発見のプロセスを用いる

文献

Abreu, B.C. (1981). *Physical disabilities manual*. New York: Raven Press.

Abreu, B.C., & Hinajosa, J. (1992). The process approach for cognitive-perceptual and postural control dysfunction for adults with brain injuries. In N. Katz (Ed.), *Cognitive rehabilitation: Models for intervention in occupational therapy* (pp. 167-194). Boston: Andover Medical.

Abreu, B.C., & Peloquin, S.M. (2005). The quadraphonic approach: A holistic rehabilitation model for brain injury. In N. Katz (Ed.), *Cognition and occupation across the life span: Models for intervention in occupational therapy* (2nd ed., pp. 73-112). Bethesda, MD: American Occupational Therapy Association Press.

Abreu, B.C., & Toglia, J.P. (1987). Cognitive rehabilitation: A model for occupational therapy. *American Journal of Occupational Therapy, 41*, 439-448.

Allen, C. (1992). Cognitive disabilities. In N. Katz (Ed.), *Cognitive rehabilitation: Models for intervention in occupational therapy* (pp. 1-21). Boston: Andover Medical.

Allen, C., Earhart, C., & Blue, T. (1992). *Occupational therapy treatment goals for the physically and cognitively disabled*. Rockville, MD: American Occupational Therapy Association.

Allen, C., Kehrberg, K., & Burns, T. (1992). Evaluation instruments. In C.K. Allen, C.A. Earhart, & T. Blue, *Occupational therapy treatment goals for the physically and cognitively disabled*. Rockville, MD: American Occupational Therapy Association.

Arnadottir, G. (1990). *The brain and behavior: Assessing cortical dysfunction through activities of daily living*. St. Louis: C.V. Mosby.

Averbuch, S., & Katz, N. (2005). Cognitive rehabilitation: A retraining model for clients with neurological disabilities. In N. Katz (Ed.), *Cognition and occupation across the life span: Models for intervention in occupational therapy* (2nd ed., pp. 113-138). Bethesda, MD: American Occupational Therapy Association Press.

Baum, C., & Edwards, D.F. (1993). Cognitive performance in senile dementia of the Alzheimer's type: The Kitchen Task Assessment. *American Journal of Occupational Therapy, 47*, 431-436.

Baum, C.M., Edwards D., Leavitt, K., Grant, E., & Deuel, R. (1988). Performance components in senile dementia of the Alzheimer type: Motor planning, language, and memory. *Occupational Therapy Journal of Research, 8*, 356-368.

Boys, M., Fisher, P., Holzberg, C., & Reid, D.W. (1988). The OSOT perceptual evaluation: A research perspective. *American Journal of Occupational Therapy, 42*, 92-98.

Burns, T. (2006). *Cognitive performance test (CPT)*. Pequannock NJ: Maddak.

Cermak, S.A. (1985). Developmental dyspraxia. In E.A. Roy (Ed.), *Advances in psychology: Neuropsychological studies of apraxia and related disorders* (vol. 23, pp. 225-248). North Holland, NY: Elsevier Science.

Cermak, S., Katz, N., McGuire, E., Peralta, C., Maser-Flanagan, V., & Greenbaum, S. (1995). Performance of Americans and Israelis with cerebrovascular accident on the Loewenstein Occupational Therapy Cognitive Assessment (LOTCA). *American Journal of Occupational Therapy, 49*, 500-506.

Fleming, J.M., Strong, J., & Ashton, R. (1996). Selfawareness of deficits in adults with traumatic brain injury: How best to measure? *Brain Injury, 10*, 1-15.

Giles, G.M. (2005). A neurofunctional approach to rehabilitation following severe brain injury. In N. Katz (Ed.),

Cognition and occupation across the life span: Models for intervention in occupational therapy (2nd ed., pp. 139-165). Bethesda, MD: American Occupational Therapy Association Press.

Hadas-Lidor, N., & Weiss, P. (2005). Dynamic cognitive intervention: Application in occupational therapy. In N. Katz (Ed.), Cognition and occupation across the life span: Models for intervention in occupational therapy (2nd ed., pp. 391-412). Bethesda, MD: American Occupational Therapy Association Press.

Harel, H., Mizrachi, E., & Hartman-Maeir, A. (2007). *Validity and reliability of The Kettle Test - A test for identifying cognitive problems in daily functions in post-stroke geriatric patients.* Paper presented at Israeli Society for Physical and Rehabilitation Medicine, Tel-Aviv, Israel, November.

Hartman-Maeir, A., Armon, N., & Katz, N. (2005). *The kettle test: A cognitive functional screening test.* Paper presented at Israeli Society of Occupational Therapy Conference, Haifa, Israel.

Hartman-Maeir, A., Armon, N., & Katz, N. (2007). *The kettle test: A brief cognitive-functional measure.* Test protocol is available from the first author, School of Occupational Therapy, Hebrew University Jerusalem, Israel.

Hartman-Maeir, A., Katz, N., & Baum, B. (2009). Cognitive functional evaluation (CFE) process for individuals with suspected cognitive disabilities. *Occupational Therapy in Health Care, 23*(1), 1-23.

Itzkovich, M., Elazar, B., Averbuch, S., & Katz, N. (1990). *LOTCA: Loewenstein occupational therapy cognitive assessment manual.* Pequannock, NJ: Maddak.

Kaplan, J., & Hier, D.E. (1982). Visuo-spatial deficits after right hemisphere stroke. *American Journal of Occupational Therapy, 36,* 314-321.

Katz, N. (Ed.). (2005). *Cognition and occupation across the life span: Models for intervention in occupational therapy* (2nd ed.). Bethesda, MD: American Occupational Therapy Association Press.

Katz, N. (2006). *Routine task inventory — RTI manual.* Unpublished.

Katz, N., & Hartman-Maeir, A. (2005). Higher-level cognitive functions: Awareness and executive functions enabling engagement in occupation. In N. Katz (Ed.), *Cognition and occupation across the life span: Models for intervention in occupational therapy* (2nd ed., pp. 3-25). Bethesda, MD: American Occupational Therapy Association Press.

Katz, N., Hartman-Maeir, A., Ring, H., & Soroker, N. (2000). Relationship of cognitive performance and daily function of clients following right hemisphere stroke: Predictive and ecological validity of the LOTCA battery. *Occupational Therapy Journal of Research, 20,* 3-17.

Kiernan, R.J., Mueller, J., & Langston, J. (1995). *Cognistat: The neurobehavioral cognitive status examination manual.* Fairfax, CA: The Northern California Neurobehavioral Group.

Lazzarini, I. (2005). A nonlinear approach to cognition: A web of ability and disability. In N. Katz (Ed.), *Cognition and occupation across the life span: Models for intervention in occupational therapy* (2nd ed., pp. 211-233). Bethesda, MD: American Occupational Therapy Association Press.

Levine, B., Robertson, I.H., Clare, L., Carter, G., Hong, J., Wilson, B.A., et al. (2000). Rehabilitation of executive functioning: An experimental-clinical validation of goal management training. *Journal of the International Neuropsychological Society, 6*(3), 299-312.

Levy, L.L. (2005a). Cognitive aging in perspective: Information processing, cognition, and memory. In N. Katz (Ed.), *Cognition and occupation across the life span: Models for intervention in occupational therapy* (2nd ed., pp. 305-325). Bethesda, MD: American Occupational Therapy Association Press.

Levy, L.L. (2005b). Cognitive aging in perspective: Implications for occupational therapy practitioners. In N. Katz (Ed.), *Cognition and occupation across the life span: Models for intervention in occupational therapy* (2nd ed., pp. 327-346). Bethesda, MD: American Occupational Therapy Association Press.

Levy, L.L., & Burns, T. (2005). Cognitive disabilities reconsidered: Implications for occupational therapy practitioners. In N. Katz (Ed.), *Cognition and occupation across the life span: Models for intervention in occupational therapy* (2nd ed., pp. 347-388). Bethesda, MD: American Occupational Therapy Association Press.

Neistadt, M.E. (1990). A critical analysis of occupational therapy approaches for perceptual deficits in adults with brain injury. *American Journal of Occupational Therapy, 44,* 299-304.

Neistadt, M.E. (1994). The neurobiology of learning: Implications for treatment of adults with brain injury. *American Journal of Occupational Therapy, 48,* 421-430.

Polatajko, H.J., & Mandich, A. (2005). Cognitive Orientation to daily Occupational Performance with children with developmental coordination disorder. In N. Katz (Ed.), *Cognition and occupation across the life span: Models for intervention in occupational therapy* (2nd ed., pp. 237-259). Bethesda, MD: American Occupational Therapy Association Press.

Quintana, L.A. (1995). Evaluation of perception and cognition. In C. Trombly (Ed.), *Occupational therapy for physical dysfunction* (4th ed., pp. 201-223). Baltimore: Williams & Wilkins.

Rouleau, I., Salmon, D.P., Butters, N., Kennedy, C., & McGuire, K. (1992). Quantitative and qualitative analyses of clock drawings in Alzheimer's and Huntington's disease. *Brain and Cognition, 18*(1), 70-87.

Titus, M.N., Gall, N.G., Yerxa, E.J., Roberson, T.A., & Mack, W. (1991). Correlation of perceptual performance and activities of daily living in stroke patients. *American Journal of Occupational Therapy, 45,* 410-417.

Toglia, J.P. (1991). Generalization of treatment: A multicontext approach to cognitive perceptual impairment in adults with brain injury. *American Journal of Occupational Therapy, 45,* 505-516.

Toglia, J.P. (1992). A dynamic interactional approach to cognitive rehabilitation. In N. Katz (Ed.), *Cognitive rehabilitation: Models for intervention in occupational therapy* (pp. 104-143). Boston: Andover Medical.

Toglia, J.P. (1998). A dynamic interactional model to cognitive rehabilitation. In N. Katz (Ed.), *Cognition and occupation in rehabilitation: Cognitive models for intervention in occupational therapy* (pp. 4-50). Bethesda, MD: American Occupational Therapy Association.

Toglia, J.P. (2005). A dynamic interactional approach to cognitive rehabilitation. In N. Katz (Ed.), *Cognition and occupation across the life span: Models for intervention in occupational therapy* (2nd ed., pp. 29-72). Bethesda, MD: American Occupational Therapy Association Press.

Toglia, J.P., & Finkelstein, N. (1991). *Test protocol: The dynamic visual processing assessment.* New York: New York Hospital-Cornell Medical Center.

Unsworth, C. (Ed.). (1999). *Cognitive and perceptual dysfunction: A clinical reasoning approach to evaluating and intervention.* Philadelphia: F.A. Davis.

Van Deusen, J., Fox, J., & Harlowe, D. (1984). Construct validation of occupational therapy measures used in CVA evaluation: A beginning. American Journal of Occupational Therapy, 38, 101-106.

Van Deusen, J., & Harlowe, D. (1987). Continued construct validation of the St. Mary's CVA Evaluation: Bilateral awareness scale. *American Journal of Occupational Therapy, 41,* 242-245.

Wilson, B.A., Alderman, N., Burgess, P.W., Emsile, H., & Evans, J.J. (1996). *Behavioral assessment of dysexecutive syndrome.* St. Edmunds, UK: Thames Valley Test.

Wilson, B., Cockburn, J., & Baddeley, A. (1985). *The Rivermead behavioral memory test: Manual.* London: Thames Valley Test.

Zoltan, B. (2007). *Vision, perception, and cognition* (4th ed.). Thorofare, NJ: Slack.

Zoltan, B., Seiv, E., & Freishtat, B. (1986). *Perceptual and cognitive dysfunction in the adult stroke patient.* Thorofare, NJ: Slack.

SECTION 3

第3部
関連知識
Related Knowledge

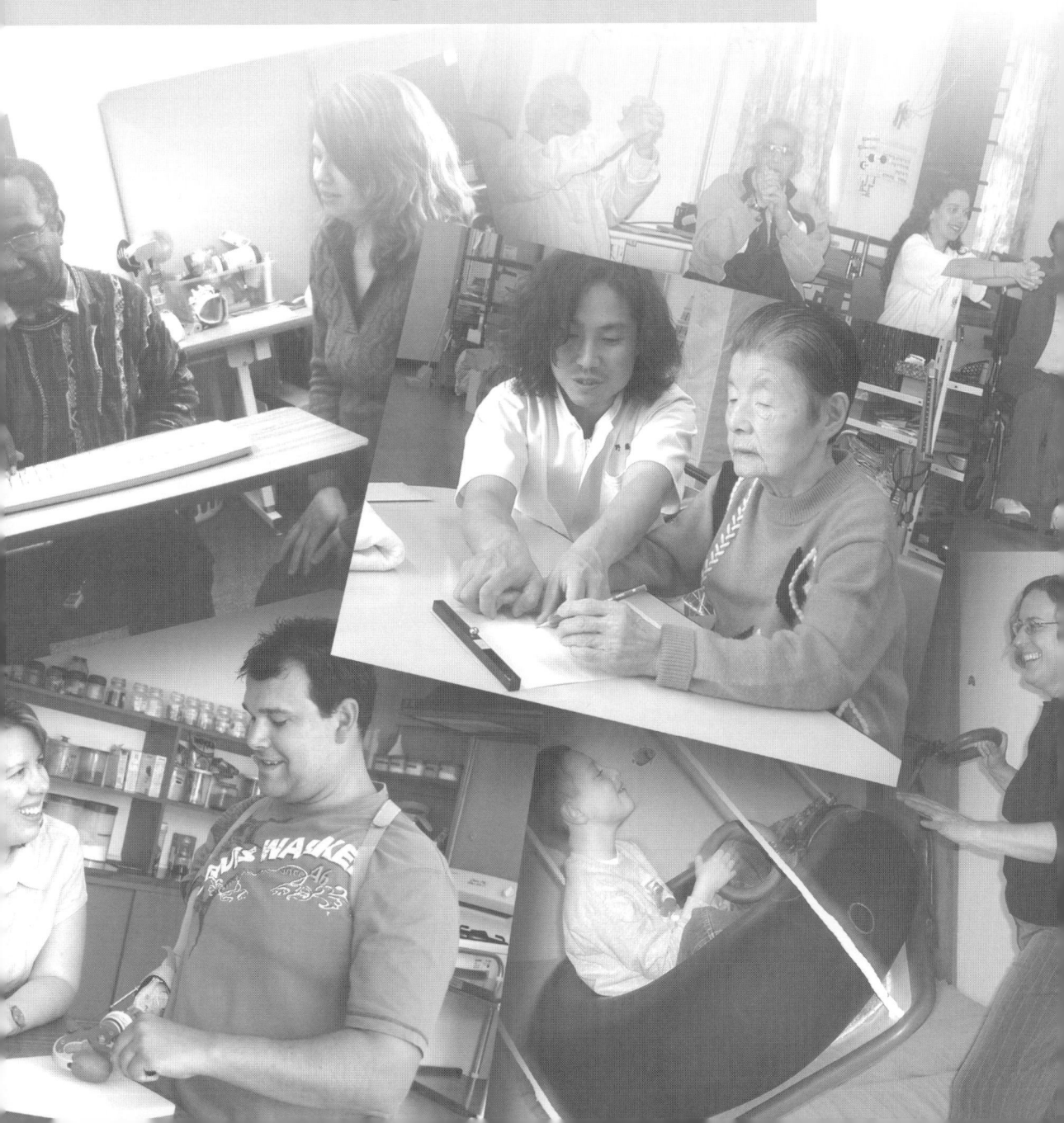

第14章

関連知識の特性と使用
The Nature and Use of Related Knowledge

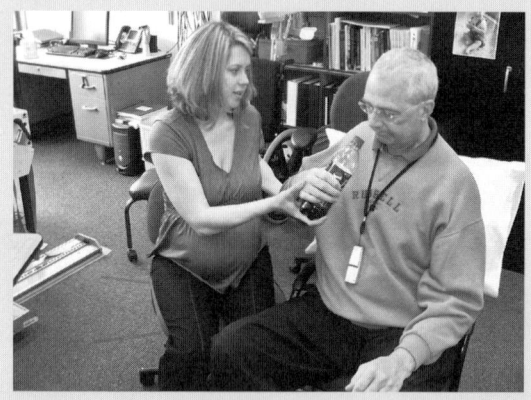

Heidi Fischer, Bacon Fung Leung Ng, Karen Roberts は 3 人とも，第 2 部で論じた適切な概念的実践モデルを用いています．作業療法のこれらのモデルは，この分野のパラダイムとともに，サービスの特性をなすものです．いうまでもなく，3 人とも他の学問領域の関連知識を用いることが必要であることも理解しています．

Heidi は，脳卒中の人に対する実践にいくつかの作業療法モデルを用いています．彼女はまた，能力障害の要因としての単純な機能障害に代わって，環境のバリアを重要視する学際分野である障害学もよりどころにしています．彼女は以下のように書いています．

患側に力をつけるように脳卒中後のクライアントを援助している Heidi.

> 私は自分のクライアントたちを機能障害や機能制限をもつ人としてより，それ以上の能力をもつ人とみています．私はクライアントたちを，自分にいつも優しく接してくれるわけでもなく，利用できるわけでもない環境に直面しながら，能力障害に適応しつつある人，自分の生活を取り戻そうとしている人，新しい生活をつくり出そうとしている人としてみています．

Bacon は，うつ病のクライアントに働きかける際に，認知行動理論や肯定的心理学という分野からの知識で，作業療法のモデルを補完しています．

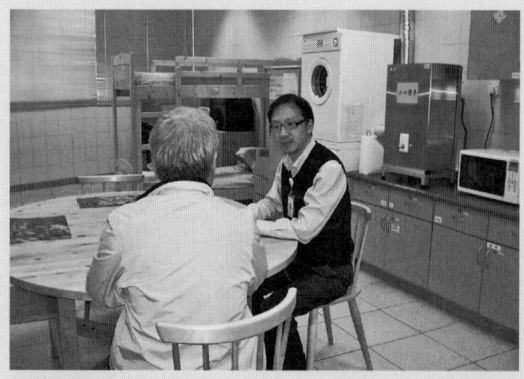

作業療法の改善について話し合っている Bacon とクライアント.

Karenは，切断者に働きかける際に，医師が用いる医学モデルから情報を得ることが自分にとって重要であると書いています．

これには瘢痕に特有の張り，瘢痕形成や創傷治癒までにかかる時間に気づくこととともに，浮腫の処置，傷の治癒，瘢痕形成などに関する知識が含まれます．これらすべてのことが，補装具をつけるときに影響を及ぼしますし，また，マッサージや瘢痕の処置といった作業療法の介入テクニックの目安を提供するのです．

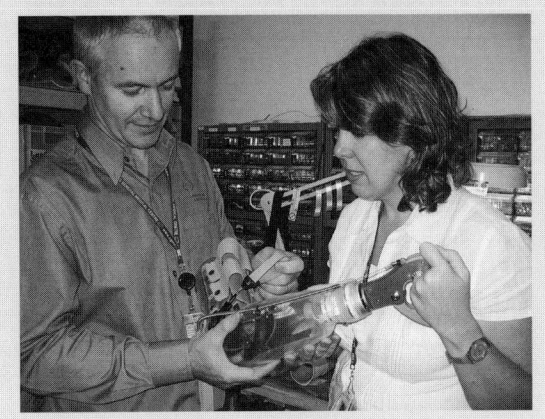

クライアントの義手について，義肢装具士に相談しているKaren.

これらの例が示すように，作業療法は常に作業療法独自のパラダイムや概念的実践モデル以外の領域の知識を利用している．この知識は他分野で開発され，作業療法に属するものではないが，専門職の関心と実践に関係している．

関連知識の種類

概念的実践モデルを補完するために頻繁に用いられるのは以下の2種類の関連知識である．
・そのモデルの学際的基礎と関連する基本的知識
・そのモデルが扱うことのない問題に取り組む応用的知識

基本的知識は，一般に，基礎科学あるいは基礎的学問領域と結びついた知識である．たとえば，生体力学モデルは解剖学（特に，筋骨格解剖学）と生理学の知識に基づいているし，感覚統合モデルと認知モデルは神経科学の知識に基づいている．また，人間作業モデルのようなモデルは，心理学や社会科学の知識に基づいている．実際に，読者の多くは，これらの知識が作業療法の概念的実践モデルの授業を受ける際の前提として必要な知識であると認識するだろう．

応用的知識は，他の専門職で開発された知識である．その1つの例に心理学で開発された行動主義がある．この理論は行動パターンの獲得あるいは放棄を説明したり管理したりするために，強化という概念（行動の肯定的な結末や否定的な結末）を用いている．**Box 14.1**に，作業療法のモデルと結びついた関連知識の利用の例を示す．

Box 14.1　作業療法の概念的実践モデルと結びついた関連知識の利用

作業療法士が作業療法のモデルと結びつけて関連知識を用いた一例をあげる．行動上の問題をもつ青年期のクライアントは，人間作業モデルに基づいて，興味の探索と追求，効力感を育むために計画された作業に従事することがある．同様に，もし彼らが言語的あるいは身体的に攻撃的になれば，トークン（つまり，特典あるいは欲しい商品のために，現金化できるポイントを稼いだり，失ったりするかもしれないという行動学的アプローチ）でのポイントを失うということを知らせてもいい．この場合，作業療法のモデルは作業療法の主要な側面を占めるが，行動主義から引き出された知識や技術は作業療法への参加を妨げる行動にうまく対処するために用いられる．

関連知識の3つの例

作業療法のための関連知識になる可能性のあるものには，他の多数の学問領域や専門職の理論やモデルまでの幅がある．この知識のすべてに触れることは本書の範囲を超えるものである．そこで，本節では，作業療法で頻繁に用いられる以下の3つの応用的知識を紹介する．
・医学モデル
・認知行動療法
・障害学

医学モデルは医学で開発され，用いられている．それは常に，作業療法にとって重要な関連知識である．認知行動療法の技法は，クライアントが疾病や能力障害のストレスに対してもつ感情や行動という特定の反応に対処するためによく用いられる．障害学という学際的分野は，能力障害をもつ人々の視点から能力障害を理解することに重点を置く（Albrecht, Fitzpatrick, Scrimshaw, 2000; Longmore, 1995; Oliver, 1996; Scotch, 2001; Shapiro, 1993）．この中心には，能力障害をもつ人々が直面する問題の多くは，物理的な

作業療法士は，作業療法実践の主要素を明確にして，導く概念的実践モデルを補完するために関連知識を用いる．

バリアから明らかな差別に至るまで，すべて環境中にあるとすることが最も適当であるという考えである．作業療法のクライアントのほとんどは能力障害をもっているため，障害学のアイディアは実践家に数多くの教訓を示してくれる．この知識は，どんなリハビリテーションサービスがどのように提供されるかに関して，ますます影響を増してきている．作業療法士は，作業療法実践の主要素を明確にして，導く概念的実践モデルを補完するために関連知識を用いる．

第3部で検討する3つの関連知識は，能力障害の状態や，それをどう変えていくかという，それぞれが異なり，時には対立し，補完する3つの視点を示している．医学モデルは，個々人の状態という問題を位置づけるが，それを取り除いたり，軽減するために権威的な医学の専門家の援助を必要とする．認知行動療法はストレスが多い出来事や状況に対するクライアントの感情や行動の反応を理解し，管理するためにクライアントを指導する．障害学は機能障害を能力障害へと変化させる社会的条件に問題があると位置づけ，社会的変化と能力障害者を集団としてエンパワーメントすることを心に描いている．これらのそれぞれの視点は，慢性の疾病や能力障害をもつクライアントが直面する複雑な状況の一部を明らかにしている．

■ 考察

ほとんどの作業療法士は関連知識の資料なしには，効果的な実践家になることはできない．したがって，よき作業療法の基本的な特徴は関連知識の利用である．しかし，関連知識は作業療法にとって特有のものではない．このように，それは専門職のアイデンティティの源とはいえず，また，作業療法士の有能性の構成要素を定めるものではない．関連知識はこの領域のパラダイムと概念的実践モデルにとって付随的な，あるいは，補完的なものなのである．

文献

Albrecht, G.L., Fitzpatrick, R., & Scrimshaw, S.C.(Eds.). (2000). *Handbook of social studies in health and medicine.* London: Sage.

Longmore, P.K.(1995). The second phase: From disability rights to disability culture. *The Disability Rag and Resource, 16,* 4-11.

Oliver, M.(1996). *Understanding disability: From theory to practice.* New York: St. Martin's Press.

Scotch, R.K.(2001). *From good will to civil rights: Transforming federal disability policy*(2nd ed.). Philadelphia: Temple University Press.

Shapiro, J.P.(1993). *No pity: People with disabilities forging a new civil rights movement.* New York: Random House.

第15章

医学モデル
The Medical Model

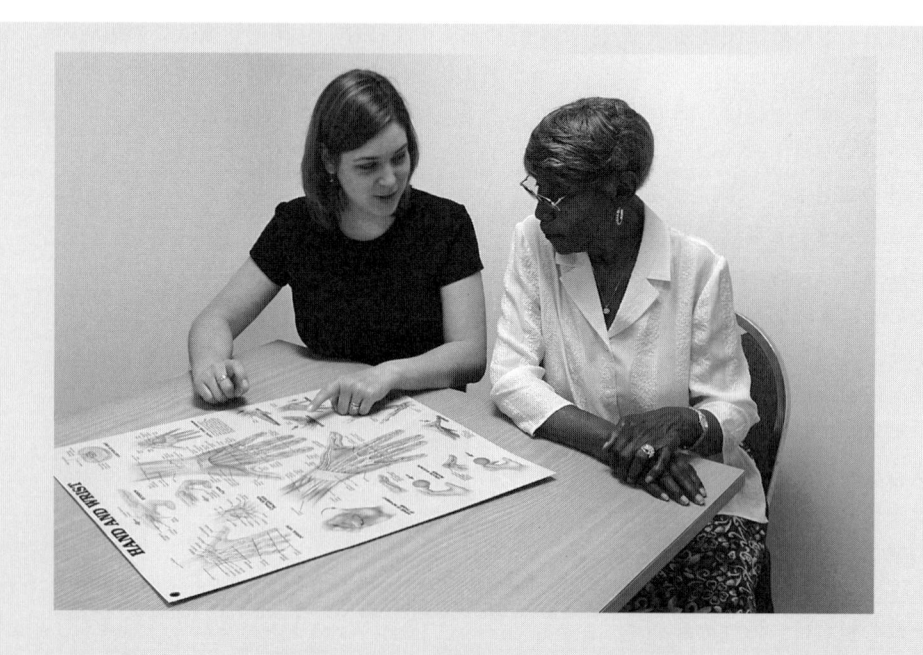

　作業療法士が，上肢損傷後に手術が必要なクライアントに働きかけています．彼女は自分のアプローチの1つとして，手術後の治癒過程と安全に作業に従事することの意味をクライアントに説明しています．状況が広範にわたるなかで，作業療法士はクライアントの疾病過程と予後，予測される薬の副作用，外傷と手術処置の回復過程に関して理解しなければなりません．この場合，作業療法士は医学モデルという関連知識に頼ることになります．

医学モデルは，作業療法を含む多くの健康関連の学問領域で用いられているものの，元来医学の実践のなかで，また，医学の実践のために開発されてきたものである．医学モデルは通常の身体機能を妨げる疾病や外傷に取り組んでいる．このモデルは以下の科学的知識の安定した発展の結果生まれた．
・人体の生化学的構成要素とその因果関係
・疾病や外傷の特性，原因，管理 (Dubos, 1959)

このモデルを用いる実践家は，身体の構造と機能の操作や変更を通して，疾病や外傷の影響を取り除いたり，抑制したりすることを目指している．

理論

医学モデルは，古代ギリシャの医学体系に起源をもつ治癒に関する一連の信念を反映したものである (Dubos, 1959)．ギリシャ神話によると，アスクレピオスは薬草と外科手術で病気を治す治療者であった．アスクレピオスは治療技術として，奥義に達した知識を用いていた．彼は絶対の権威者であって，服従的で従順な受療者に治療を施した．権威者としての医師と従順なケアの受療者としての患者という考え方は，この神話に基づく神々しい治療者から引き出されている (Siegler & Osmond, 1974)．

20世紀の到来とともに，医学はその科学的基盤を劇的に高めた．科学者は自然の基礎要素とそれらの相互関係の注意深い実験を行ったことで，身体の理解が大きく進んだ (Capra, 1982)．医学は，初期の自然科学という知的モデルを熱心に模倣し (Capra, 1982; Riley, 1977)，以下のような見方を採用した．
・身体を複雑な機械とみなすこと

・医学の課題はその機械の故障（すなわち，疾病と外傷）を修理すること (Capra, 1982)

医学モデルの基礎知識，そして医学モデルと一体化した知識は，遺伝学，生化学，解剖学，生理学などの基礎科学と，薬理学，栄養学，生体工学といった応用科学を含む多くの学問領域によってつくり出されている (Bertalanffy, 1966; Capra, 1982)．

医学は，人体の構造における組織化を定義づけるために，時には表立って，時には暗黙のうちに健康の概念を用いている．医学モデルでは，健康は一般的に以下の3つのテーマによって定義される．
・疾病がないこと
・ホメオスタシス
・標準的な状態

医学モデルは疾病に焦点を当てているがゆえに，健康を主に「(疾病の)例を列挙し，そこから帰納的に，健康はそれらの状態のすべてがないこと」(Brody, 1973, p.75) と進んでいくような定義づけを採用している．健康を単に疾病がないこと以上のものと定義するために多くの努力がなされてきた〔たとえば，幸福という概念〕(Berliner & Salmon, 1980) が，これらの努力のほとんどは伝統的な医学モデルの外側にあった．

ホメオスタシスとは，生体があらかじめ決められた一定の状態を維持しようとすることである (Bertalanffy, 1966)．ホメオスタシスの例として，血圧と体温の維持があげられる．ホメオスタシスという考え方は，身体が疾病や外傷によって障害されると，身体はどのように秩序を回復しようとするかということにつながっていった．このように，医学にとっては，感染の

健康を単に疾病がないこと以上のものと定義するために多くの努力がなされてきた〔たとえば，健全な状態 (well-being) という概念〕が，これらの努力のほとんどは伝統的な医学モデルの外側にあった．

予防から免疫学的過程を理解したり，不慮の外傷や手術から創傷の治癒過程を理解するというようなことが重要なのである．

最後に，人体の解剖学的・生理学的な研究によって，何が標準的かがわかるようになった．たとえば，筋骨格系の組織の理解によって，平均的な人体は何で構成されているのかがわかった．同様に，生理学的過程の説明によって，典型的な生理的状態がわかるようになった．これらの標準は健康の基準として受け入れられ，標準からの逸脱が問題を明らかにする基礎であるとされた．

医学モデルは，以下の問題を明らかにする．
・疾病と外傷
・ホメオスタシスの乱れ
・身体の標準状態からの逸脱

疾病やホメオスタシスの乱れ，身体の異常は，変えるか根絶する必要がある否定的な状態と考えられた．疾病は体性機能に基準の限度を超えることを強いるため，生物学的過程のホメオスタシスの秩序を崩壊させると見なされた．

疾病を理解するためにきわめて重要なものは以下のことである．
・疾病の徴候と症状
・病因
・予後

疾病の**徴候**とは，身体的な標準からの逸脱を表す身体的指標（たとえば，腫脹，発熱，異常な生理的値）を指す．**症状**とは，個人の体験と訴え（たとえば，疼痛，疲労，身体的過程と機能の障害）を指す．どのような疾病や外傷でも，付随する徴候と症状を明らかにすることが理解の重要な段階なのである．

病因とは，疾病過程の根本的な原因を指す．根本的な原因とそれぞれの疾病過程を構成する身体的出来事の展開の注意深い記述は，医学モデルでは基本である．疾病の典型的な原因は以下のことを含む．
・身体に入り込む感染症あるいは有害な力（たとえば，ウイルス感染，鉛中毒，アスベストへの曝露）
・遺伝性障害（たとえば，ダウン症候群）
・外的に負わされた物理的外傷（たとえば，脊髄損傷），あるいは，消耗による身体の故障（たとえば，手根管症候群や脳血管障害）

医学研究者は，もともとは疾病の単一の原因を明らかにしようとしていた．しかし現在では，すべてではないものの，ほとんどの疾病は，多くの寄与因子や交流因子の結果であると認められている．また，医学モデルは本来，疾病の状態に寄与する生物学的要因のみに興味をもっていた（Blaney, 1975; Ludwig & Othmer, 1977; Siegler & Osmond, 1974）．しかし，現在では，生物学的要因が疾病の唯一の原因である必要はないこと，そして，心理的ストレスのような因子がいくつかの疾病過程に寄与することが知られている．

予後とは，疾病がたどる自然の経過を指す．予後には，生理的過程の根底をなす展開とそれらの結末（たとえば，機能障害，疼痛，あるいは死）の両者の理解が含まれる．予後は，介入をするかどうか，それはいつか，またどのような介入をするかに関する意思決定のうえで重要である．たとえば，自然の経過をたどらせることがよいのか，それとも，医学的処置に伴う副作用のリスクをとるかは，時には軽重を問われることになるに違いない．また，その自然の経過とともに，どこまで疾病が進んでいるかを明らかにすることは，医学的介入の種類を選択することに影響を与えるであろう．

予後の情報は，機能障害がどのように変化する傾向にあるかの理解を提供するために，作業療法にとっては重要である．たとえば，進行性で，時間が経つにつれて機能低下をもたらす疾病がある．また，悪化（徴候と機能障害が増強する期間）と寛解（徴候と機能障害が減弱する期間）を繰り返す特徴をもつ疾患もある．さらに，脳卒中のように機能回復の期間が長引くものもある．作業療法士は，疾病の将来的な経過

とその機能的意味を予想することで，患者の目標を設定し，治療の優先順位をより適切に設定することができる．

医学は，非常に多くの疾病と外傷の状態について，その症候，病因，予後を調査するという基本的アプローチを応用する．これらの多くは，現在，よく理解されているが，まだ部分的で不十分なところもある．新しい疾病（AIDSはその1つの例）の出現のために，医学は絶えず新たな問題を調査し，理解を生み出している．

■ 行為の理論的根拠

医学の目的は，疾病過程の根絶・抑制のために，応用できる適切な治療手段を明らかにすることである（Brody, 1973）．疾病のコントロールは原因となる物質を攻撃したり，疾病によって影響を受けた身体局所を集中的に治療することによって達成される（Dubos, 1959）．治療手段には，疾病を攻撃したり，疾病の構成要素を取り除いたり修復したりする薬や処置（たとえば，手術，放射線）が含まれる（Ludwig & Othmer, 1977）．このことから，医師は，正確な診断にたどり着くために，患者に現れた徴候や症状に関するデータを慎重に集めることを求められる．患者の疾病が正しく診断されたときには，医師はその疾病に関する既存の知識によって，患者の予後を予測しコントロールすることができる．医学モデルにおいて診断は，疾病の経過を予測し，適切な治療あるいは治療の選択肢を示すために，きわめて重要である．

それでも，医学がこのやり方を続けるための十分な知見があるのは，限られた疾病のみに過ぎない（Brody, 1973）．実際に，病因・経過・治療に一定の知識がある疾病から，ほとんど，あるいは，何も知られていない疾病まである．その結果，医師の仕事は疾病とその治療についての部分的な知識のみでなされることが多い．医学的介入の効果に関するかなり良好な知見があったとしても，個々の患者がその治療にどのように反応するかには大きな多様性があろう．たとえば，薬物の最適な投与と副作用の出方は，それぞれの状況と治療に応じて患者間で大きく変動するものである．このように投薬では，正しい処方を達成するために望ましい結果と副作用の双方をモニターする間は，試行錯誤の期間を必要とすることになる．

しばしば，治療は根本にある原因（それは知られていないかもしれない）に向けられるのではなく，また，その問題に影響を及ぼす代わりに症状を管理することに焦点を当てることがある（Ludwig & Othmer, 1977）．これは，医学モデルの治療が，治癒的，代償的，症候的，症状的であることを意味する（Mechanic, 1978）．**治癒的治療**では，原因となる物質を攻撃し，状況を逆転しようとする．**代償的治療**は，問題をより小さくし，機能を維持しようとする．**症候的治療**は，治癒なしにその疾病に関連した主要な問題を管理する．**症状的治療**は，疾病の基本的原因や影響を変えることなく，問題を単に軽減する．医学的治療で治癒的である割合は，ごくわずかである（Ludwig & Othmer, 1977）．

多くの例では，医学的治療は機能障害を制限するか，減少させることを目指し，作業療法介入は医学の努力を補足する．たとえば，医師は機能障害を減らすために薬物療法を計画し処方するか，外科的処置を行う．クライアントに対して，作業療法は，残存能力を最大にするか，医学的介入によってもたらされた増強した機能に対して潜在能力を利用することを目指す．そのような例では，作業療法士は医学的介入の性質，その目的，その結果の特性に注意を払わなければならない．たとえば，医師が薬物療法を処方するとき，作業療法士は副作用の可能性と同様に，薬物療法の意図した肯定的な成果に注意を払わなければならない．さらに，外科的処置がなされるとき，作業療法士は手術に伴う注意事項，回復の過程，外科的処置後の治癒について理解しなければならない．このように，作業療法士は日常的に医学モデルの知識を利用している．

リサーチと証拠

　医学のリサーチには，身体の基本的生理学的過程の進行中の研究，疾病の特性・原因・経過の調査，さまざまな疾病に対する療法を開発し検査する調査が含まれる．医学生物学的研究によって，現代社会で手に入れることができる最大の科学的知識体系がもたらされた．20世紀の偉大な進歩は人体の理解，特に最も重要なことは，ヒトゲノムの解読であった．さまざまな疾病過程と，それらがどのように治癒したり和らげられたりするかの研究のために，巨額の資金が注がれた．その結果，医学モデルの知識はかなりの進歩を遂げ続けている．それでもなお，疾病に関する知識は，依然としてほんのわずかなことしか知られていなかったり，ほとんどなすべきことがないようなことから，完全に理解されているもの，容易に撲滅や管理できるというものまでの幅がある．こうした状況は，常に新しい問題が出現しているという事実を反映しており，また，進行しつつある基礎のうえに調査を進めなければならない医学の問題の膨大な数を示している．

考察

　医学モデルは，現代のヘルスケアの世界で最も影響力があり，成功した勢力であることは明らかである．このモデルの知識は，疾病と外傷に対する広範囲の効果的な管理の基礎をなす．このモデルによる応用の多くは，救命および痛みと苦しみの減少をもたらす真に注目すべき成果を示している．技術的達成として，医学モデルは注目に値する．

　医学モデルは，観念的構成要素と知識的構成要素の両面をもつ．医学モデルの観念的構成要素には，患者に対して権威ある治療者としての医師の役割に関する一連の信念が含まれる．知識的構成要素は，疾病を正常な生理的過程を妨害するものと説明する．また，身体の構造と生理の操作や修正を通して疾病を取り除くための処置を生み出す生化学情報の集合である．

　医学モデルとは，医師を権威ある治療者と定義し，身体的状態の徴候の認識と修正を通して疾病の治癒・改善・抑制を可能にするという信念と知識であると定義される．その重要な成果にもかかわらず，医学モデルには多くの制限と欠点が明らかにされている．

　権威ある治療者としての医師と，医学的ケアの受身で従順な患者という考え方は批判されるようになってきた．筆者らは，疾病と回復を管理する過程を共有するというより平等主義的で協業的なモデルを求めている．これは，医学が医学的な問題を治癒あるいは元に戻すことができず，患者が進行する疾病過程の管理に積極的な役割をもつという場合に，特に当てはまる．

　Engel（1962, 1977）は，生物医学以外の要素に対する関心の欠如という理由で医学モデルを批判している．彼は，医学モデルによって，外科的処置と薬物の濫用や不適切な診断手順といった好ましくない治療実践へと至ったと論じている．診断手順は，診断が確実であることと治療の意味に直接的に関係するところに価値がある．これには，疾病，その経過，変更可能性，疾病過程をコントロールする力をもつ薬剤について，多くのことを知る必要がある．知識があまり確かでないところでは，医学モデルを効果的に適用しようとする医師の能力は制限される．たとえば，多くの診断が病因，経過（予後），治療を効果的に描くために必要とされる知識と確実性には十分でない精神医学では，多くの人々が医学モデルの利用を批判している（Goffman, 1961; Leifer, 1970; Szasz, 1961）．

　医学モデルに対するもう１つの批判は，疾病は否定的な状態であるとする姿勢にある．疾病が明らかにされ，根絶できる場合は，それはほとんど問題にならない．しかし，疾病過程が慢性になり，機能障害を生み出し，医学的処置では根絶できない場合は，医学モデルのこの姿勢はぐらつく．その場合には，疾病と機能障害を否定的なものとする医学モデルの姿勢は，人の価値を引き下げる結果をもたらしうる（Gill,

表15.1　本モデルの用語

症候的治療	治癒なしに，その疾病に関連した主要な問題を管理する治療
症状	個人の体験や訴え
症状的治療	いくつかの問題が緩和されるが，疾病の基本原因や影響が変わらない治療
代償的治療	問題の進行を最小限にすることと機能を維持することを目指す治療
治癒的治療	原因となる物質を攻撃して状態を逆転する治療
徴候	身体的な標準からの逸脱を表す身体的指標
病因	疾病の経過の根本的な原因
ホメオスタシス	生体があらかじめ決められた一定の状態を維持しようとすること
予後	疾病がとるであろう自然の経過

2001; Leifer, 1970)．さらに，疾病を否定的にみることは，精神疾患患者を社会的コントロール下に置くといった行為を正当化するために使われることになる (Leifer, 1970; Szasz, 1961)．

　医学モデルに関するどのような考察でも，多くの場合，作業療法士が，医学モデルにその地位と専門知識を担う医師と一緒に働いていることを認めなければならない．Rogers (1982) は，問題を明らかにし，作業療法を行うアプローチと医学モデルのアプローチとの間には，大きな違いがあると指摘している．医学は主に疾病を根絶することに関心をもつ．Siegler と Osmond (1974) は，医師の役割には機能障害に取り組むことは含まれていないとすら述べている．作業療法は，主に人々が永続的な機能障害に直面するなかで，どのように自分の生活を送るのかに影響を及ぼそうとする (Reilly, 1962)．そのような意味で，医学モデルと作業療法のそれぞれの貢献は相互補完的である．作業療法士は医学モデルの利点と弱点とを知る必要がある．作業療法士が実践のなかで関連知識として医学モデルによる情報を利用しながら，作業療法の総合的アプローチと貢献が，医学モデルとは異なるということを認識することもまた重要である．

要約：医学モデル

◆医学モデルは，以下にかかわる
・人体の生化学的構成要素とその因果関係
・疾病と外傷の特性，原因，管理
・身体の構造と機能の操作と変更を通して，疾病や外傷の効果を除去したり抑制したりすること

理論

◆医師を権威者，患者をケアの従順な受療者と定義する治療に関する信念は，ギリシャ神話の聖職者で治療者であるアスクレピオスから導き出された
◆初期の身体科学の知的モデルは，以下のことをもたらした
・身体を複雑な機械とみなす
・医学の課題は，機械の故障を修理すること
・遺伝学，生化学，解剖学，生理学といった基礎科学
・薬理学，栄養学，生体工学といった応用科学
◆健康は，以下の3つのテーマによって定義される
・疾病がないこと

医学モデルとは，医師を権威ある治療者と定義し，身体的状態の徴候の認識と修正を通して疾病の治癒・改善・抑制を可能にするという信念と知識であると定義される．

- ホメオスタシス（生体が一定のあらかじめ決められた状態を維持しようとすること）
- 標準的な生理学的状態

【問題と挑戦】

◆医学モデルは以下の点の問題を明らかにする
  - 疾病と外傷
  - ホメオスタシスの乱れ
  - 身体の標準状態からの逸脱

◆疾病は，体性機能に基準の限度を超えることを強いるために，生物学的過程のホメオスタシスの秩序を崩壊することとみなされる

◆疾病を理解するために決定的なことは以下のとおりである
  - 疾病の徴候（身体的指標）と症状（個人の体験，訴え）
  - 病因（疾病過程の根本的な原因）
  - 予後（疾病がとる自然の経過）

行為の理論的根拠

◆医学モデルから引き出された行為は，身体的もしくは，微生物学的な疾病の理論によって導かれる（原因となる物質を攻撃すること，あるいは，疾病によって影響を受けた身体部位の治療に焦点を当てること）

◆診断は，疾病の経緯を予測し，適切な治療あるいは治療の選択肢を示すために，医学モデルではきわめて重要である

文献

Berliner, H.S., & Salmon, J.W. (1980). The holistic alternative to scientific medicine: History and analysis. *International Journal of Health Services, 10,* 133-147.

Bertalanffy, L. von (1966). General systems theory and psychiatry. In S.R. Arieti (Ed.), *American handbook of psychiatry* (vol. 3). New York: Basic Books.

Blaney, P.H. (1975). Implications of the medical model and its alternatives. *American Journal of Psychiatry, 132,* 911-914.

Brody, H. (1973). The systems view of man: Implications for medicine, science, and ethics. *Perspectives in Biology and Medicine, 17,* 71-92.

Capra, F. (1982). *The turning point: Science, society, and the rising culture.* New York: Simon & Schuster.

Dubos, R. (1959). *The mirage of health.* New York: Harper & Row.

Engel, G.L. (1962). The nature of disease and the care of the patient: The challenge of humanism and science in medicine. *Rhode Island Medical Journal, 65,* 245-252.

Engel, G.L. (1977). The need for a new medical model: A challenge for bio-medicine. *Science, 196,* 129-135.

Gill, C.J. (2001). Divided understandings: The social experience of disability. In G. Albrecht, K. Seelman, & M. Bury (Eds.), *Handbook of disability studies* (pp. 351-372). Thousand Oaks, CA: Sage.

Goffman, E. (1961). *Asylums.* New York: Doubleday.

Leifer, R. (1970). Medical model as ideology. *International Journal of Psychiatry, 9,* 13-34.

Ludwig, A.M., & Othmer, E. (1977). The medical basis of psychiatry. *American Journal of Psychiatry, 134,* 1087-1092.

Mechanic, D. (1978). The doctor's view of disease and the patient. In D. Mechanic (Ed.), *Medical sociology* (2nd ed.). New York: Free Press.

Reilly, M. (1962). Occupational therapy can be one of the great ideas of 20th century medicine. *American Journal of Occupational Therapy, 76,* 1-9.

Riley, J.N. (1977). Western medicine's attempt to become more scientific: Examples from the United States and Thailand. *Social Science and Medicine, 11,* 549-560.

Rogers, J. (1982). Order and disorder in medicine and occupational therapy. *American Journal of Occupational Therapy, 36,* 29-35.

Siegler, M., & Osmond, H. (1974). *Models of madness, models of medicine.* New York: Harper & Row.

Szasz, T. (1961). *The myth of mental illness: Foundations of a theory of personal conduct.* New York: Harper & Row.

第16章

認知行動療法
Cognitive Behavioral Therapy

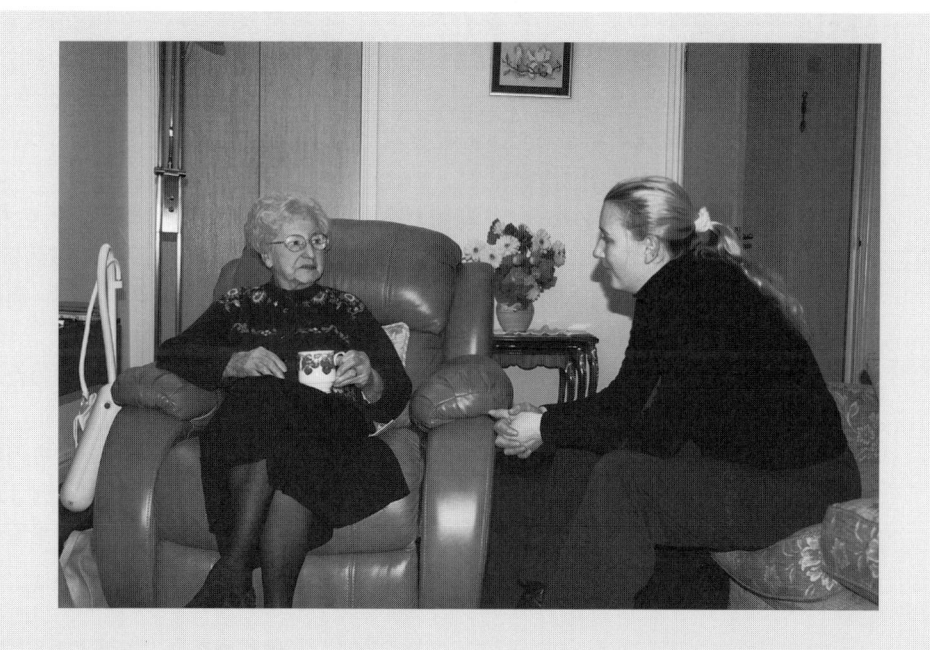

　Alice Moody(第7章参照)は，認知行動療法の知識を用いる疼痛管理プログラムの多職種チームの一員として働いています．Aliceは次のように述べています．

　記憶クリニックに来る多くの人々は，言葉を見つけ出すことの困難さや転倒に続く社会的機能障害を恐れて，孤立しているようにみえます．認知行動療法を用いることによって，人々は特定の作業についての不安をよく考えることができ，新しい戦略，支援，不安のやりくりができるようになります．

認知行動療法（Cognitive Behavior Therapy；CBT）とは，臨床心理士や他の医療職やリハビリテーション専門職により，関連する感情と行動とともにクライアントの認知に取り組むために用いられるアプローチである．CBTは，クライアントが自分と自分の機能障害について考える方法や見直すことを助け，関連する行動を変えるために用いられる．CBTは広範囲のクライアントに適用可能である．作業療法士はAlice（前ページ参照）のように，クライアントに提供するサービスの1つとして，CBTを用いることがある．

CBTは，主に心理学者によって，心理療法特有の手法として開発された．そして，CBTとその概念は，多くの背景のなかで広範囲のクライアントに適用されてきた．作業療法士が能力障害をもつ人々に対してCBTを適用するために役立つ資料は，『慢性疾患と能力障害に対する認知行動療法』（Taylor, 2006）である．この本では，CBTの包括的治療，エビデンス，そして，その方法論を提供することに加えて，この理論が作業療法や能力障害をもつ人々に対する関連する他の知識とどのように統合されるかも論じられている．

■ 理論

CBTは認知モデルに導かれたものである．このモデルは，機能障害的な考えと生活上の出来事に対する非現実的な認知理解が，感情と行動に悲観的な影響を与えるとしている（Beck, 1995, 1999）．認知モデル（Beck, 1991, 1995, 1999）は以下の3つのレベルの認知を明らかにする．
・中核的信念
・媒介信念
・自動思考とイメージ

認知理論に従えば，中核的信念が媒介信念をもたらし，それはさらに自動思考に影響する．
中核的信念は，信念の最深のレベルである．信念は，入ってくる情報をどのように解釈し，処理するかを組み立てる（Beck, 1996）．適応的な中核的信念は生活の出来事を現実的に解釈し，理解し，反応するのを可能にする．機能障害的な中核的信念は現実を歪ませ，幅広く，固く，過剰に一般化する特徴がある（Beck, 1995）．Taylor（2006）によれば，以下の4つのタイプの中核的信念が，能力障害をもつ人々に働きかける際の主な関心事である．
・自分についての中核的信念
・他者についての中核的信念
・ヘルスケアシステムについての中核的信念
・機能障害や能力障害についての中核的信念

以下は上記の4つのタイプの中核的信念に対応した機能障害的な中核的信念の例である．
・「私は自分の機能障害に向き合う力がありません」
・「家族は私の能力障害のために，私を重荷とみています」
・「リハビリテーション専門職は能力障害がないので，楽天的なんです」
・「私のような能力障害をもつ人は，決して幸福を見つけられません」

媒介信念は，人の考えに反映されている不明瞭な態度，規則，期待，仮定である．以下は媒介信念の例である．
・「痛みに不満を言ってはいけません」
・「今日，私を面接した雇用主は，能力障害のある人を雇おうとは思っていないことがわかりました」
・「子どもたちは，私がうつ病だと知ったら，よい親だとは思わないでしょう」

媒介信念は，人々がそれらの状況に対してどのように振る舞うのかとともに，状況の見方（考えと感情）に影響を及ぼす．この信念に障害があると，不必要な感情の痛みが生じ，遂行自体や遂行の楽しみと満足を妨げるかもしれない．

自動思考は，認知の最も表面的な層で生じ

る．それは，直近の状況に関して，ある人を貫く考えやイメージである．悲観的な自動思考は，言語化された自己陳述や知的イメージであり，以下のように特徴づけられる．
・現実の歪み
・感情的苦痛
・人生の目標の追求と達成の妨害（Beck, 1995）

以下は悲観的な自動思考の例である．
・「たくさんの援助なしにはこの課題をこなせないので，私はまったく無能に見えるでしょう」
・「もし続けてやらなければ，作業療法士は私が真剣に行っていないと思うでしょう」
・「痛みは私の病状が悪化したことを意味しています」

激しい感情的経験という特徴をもつ反復的な自動思考が**激情的思考**である．それは最も苦痛になる原因であり，機能状態を妨害するために，心理療法で働きかける最も重要な自動思考と考えられている（Beck, 1995; Greenberger & Padesky, 1995）．

自動思考は典型的には，**状況的引金**と結びついて起こる．それは特定のクライアントに一定の考えや感情を引き起こす出来事や状況である．状況的引金には，たとえば，困難な課題，他人のコメントや表情，疲労や痛みといった身体感覚が含まれる．

要約すると，認知モデルでは3つの認知レベルがあると主張する．最も内側の中核的信念は，発達過程を通して形作られて，人の認知システムに固定される傾向がある．これらの中核的信念は，人が生活の状態や状況について抱く中間的な考えに影響する．中間的な考えは，人がどのようにさまざまな状況的引金に反応するのかに対応し，そして，それらの誘因に反応するなかで生じる次の自動思考に影響する．これらの認知のそれぞれのレベルは適応的にも，不適応的にもなりうる．

適応異常的認知

適応異常的認知は現実的にも非現実的にもなりうる．認知が人間の感情や行動にどのように影響するかがその人の適応状態を決定する．CBTはもともと，困難さの主な原因が認知にある人々に取りくむために開発されたものであった．このように，CBTは，精神的問題の重要な部分である障害をもつという考えに取り組むための方法であった．

著しい機能障害をもつ人々は，遂行の困難さや失敗と結びついた能力の喪失を経験することが多い．さらに，他人の拒絶，疎外，排除，差別を経験することもある．その結果，認知の機能障害がない人々でさえも，機能障害の考えや信念を発展させてしまうリスクがある．不適応の認知の手前にいるか，それが予測される人々は，高いリスクにあるとさえいえる．不適応的認知をもつ人々は，悲観的な感情，行動，生理学的結果を経験する．彼らは，中立的な出来事を誤解したり，疾病や機能障害の結果を悪化させ，健康と機能状態に関する誇張的な関心事を発展させたりする傾向がある．このような悲観的結末の重要な側面は，ストレスの増加，心配，不安，生理学的結果などの，他の悲観的な感情経験の結果である．Taylor（2006）は，悲観的な感情経験（認知の歪みや先入観念から発散するもの）が，内分泌と免疫のシステムの機能状態にどのような変化をもたらすかを記述した広範囲にわたる論文レビューをしている．

不適応的な認知には以下の2種類がある．
・思考の誤り
・先入観念

■思考の誤り

思考の誤りとは，不正確な論理を反映し現実

> 不適応的認知をもつ人々は，悲観的な感情，行動，生理学的結果を経験する．

を反映しないなどの認知の歪みである．自動思考，媒介信念，そして中核的信念は，典型的には思考の誤りを反映するパターンと同じ分類である．このように，たとえば，もしあるクライアントの作業療法士が次のセッションでは遂行を高めましょうと求めたとすると，その圧力に耐えられないという中核的信念をもつ人は，打ちひしがれて泣いてしまうという中間的な信念をもつであろう．そのようなクライアントは，「私は，次の作業療法のセッションをうまく過ごすことができない」という自動思考をするかもしれない．どんな出来事，物事，状況も作業療法に関する考えの引金になるときはいつでも，自動思考は不安と恐れの感情を引き出すであろう．この例では，作業療法に関する自動思考は，自分に関する根底をなす歪んだ信念（たとえば，圧力を受け止められないという信念）から派生する．その人は遂行への高まる期待を処理できないという歪んだ予想をするが，それはさらに次の作業療法のセッションの歪みを引き起こす．

　クライアントの認知の歪みは，典型的には，同時に見られる特有な分類と考えのパターンとして示される．たとえば，もしそのクライアントが，他人が自分を虚弱者と見るという早い時期に抱いていた別の中核的信念について話し合い，そして次の作業療法の間に失敗するかもしれないという媒介信念をもつならば，作業療法士は彼をより弱い人だと考えるだろう．これは，次いで，もし彼が次回の作業療法に行けば，結果として自動思考をもたらし，その結果，作業療法士がもはや自分に働きかけたくはないだろうとなる．これは，次回の作業療法を避けることになるかもしれない．この例が示すように，認知の歪みは，結果的には，クライアントにとって感情的な苦痛をつくり出し，悲観的な行動をもたらすような考えをもたらしうる．クライアントは感情的な苦痛と悲観的な行動の結果を積み重ねる傾向があるために，何度も同じ種類の歪みを示す傾向にある．

■先入観念

　クライアントが非論理的な思考をしない場合でも，自分の機能障害や機能状態について悲観的な認知という先入観念をもつようになる．そのような認知は現実に基づいたものだとしても，思考への先入観念は問題である．先入観念は，通常は困難な感情，問題のある行動，有害な生理学的反応を伴う．それゆえ，先入観念は，機能状態や生活の質を低下させる．以下は，機能障害的な先入観念をもつ3例のクライアントである．

・クライアントはその活動が痛みを引き起こすかもしれないと心配のあまり，活動を楽しむことができない
・クライアントは，自分の機能障害に対する他人の判断や反応を気にしているため，他人とのかかわりを回避する
・転倒の危険がある高齢のクライアントは，転倒の可能性を予見することで，転倒を避けるために不必要な活動を切りつめようとする．このようなクライアントは活動制限による体調の変化により，転倒の危険が実際に高まるであろう

　これらの例が示すように，作業的満足や適応的行動を妨げられるために，先入観念はクライアントにとって問題となる．

介入の理論的根拠

　CBTによると，クライアントが状況に抱く信念は，状況そのものよりも，悲観的な感情的経験，行動的反応，生理学的反応を決定づけるものである（Beck, 1995; Beck, Rush, Shaw, Emery, 1979）．CBTの介入には一般に，3つの仮説が

> CBTによると，クライアントが状況に抱く信念は，状況そのものよりも，悲観的な感情的経験，行動的反応，生理学的反応を決定づけるものである．

ある (Dobson & Dozois, 2001).
・認知は行動に影響する
・認知は監視でき，変えられる
・行動の変化は認知の変化によって生み出される

このように，CBT の焦点は認知に当てられてはいるが，行動の変化もまた，このアプローチの重要な要素であると認識されている．

CBT はクライアントの歪んだ考えをもっと現実的で適応的な認知に置き換えるようにクライアントに働きかける．作業療法では，これらの歪みはクライアントの自動思考に耳を傾けることで明らかにされ，クライアントがつくり出そうとしている特定の誤りを見分けようとするのである (Taylor, 2006)．クライアントはしばしば，自立して考えるなかで自分の誤りを明らかにし，直すよう導かれる．先入観念をもつクライアントは，これらの関心事をストレス対処法，機能障害の管理法，問題解決などのアプローチを通して支援される．

■ 実践の資料

評価

CBT の評価の主な要点は，クライアントの不適応的な認知を明らかにすることである (Taylor, 2006)．認知の歪みと先入観念は，典型的には，作業療法でクライアントに面接し，彼らが話すことに耳を傾けることによって明らかにされる．クライアントが話すことに注意を集中することは，自動思考を明らかにすることに役立つ．クライアントに面接し，クライアントの条件と状況に関する客観的知識を用いることで，認知の歪みと先入観念は区別できる．クライアントが認知の歪みをもっていれば，作業療法士はクライアントがつくり出す特定のタイプの誤りを明らかにできる (Beck, 1995)．

歪んだ思考 (不正確な思考) と先入観念を構成する正確な思考を区別することは，評価では重要である．これらの異なる思考パターンのそれぞれは，それらに取り組むための認知行動技法のタイプに対して異なった意味をもつ (Taylor, 2006)．歪んだ思考は思考パターンを矯正しようとする認知技法を通して最もよく取り組まれるのに反して，現実的な先入観念は対処技能，症候と機能障害の管理訓練，問題解決を通して最もよく取り組まれる．

経験に基づいた妥当で，現実に十分根ざしている悲観的経験を語るクライアントの信念を変えたり，矯正しようとすることは適切ではない (White, 2001)．慢性の機能障害をもつクライアントに働きかける場合，クライアントの思考が現実的に悲観的になるときと，考えるうえでの誤りを反映しているときのどちらかに気づくことは特に重要である．

クライアントが主に 1 つの思考パターンをもつ傾向にあるのか，2 つの思考パターンをもつ傾向にあるのかを明らかにすることもまた重要である (例，歪みと先入観念)．クライアントが異常適応的な 2 つの認知のタイプをもつときは，クライアントの思考を現実と非現実というカテゴリーに区別することは特に役立つことである．

介入

先にも述べたように，CBT の介入は一般に，歪んだ思考をもつクライアントが自分の思考パターンを矯正すること，あるいは，現実的でも適応異常的でもある認知をもつクライアントがより効果的に対処することを支援することに焦点を当てる．思考パターンを矯正することや認知を再構築することは，クライアントがどのように考えるかを再試行したり再構築するのを支援するための注意深く，体系的なアプローチを必要とする．クライアントの認知がこうした悲観的状況の結果を悪化させるため，コーピング技法はこれらの問題や状況をクライアントがどのように考えるかを変えることに焦点を当てる．これらの両方の介入アプローチをここで述べる．

Box 16.1 能力障害をもつ人のための思考記録

Taylor（2006）は，歪んだ認知をもつ能力障害の人に用いられる思考記録の種類の1つである「応答記録」を開発した．以下に示すこの応答記録は，クライアントが悲観的な自動思考を記録し，反応するのを援助するためにつくられた．

応答記録				
日時：	引金になる健康上の出来事（あるいは他の引金になる出来事）：			
今，私はどのように感じているのでしょうか（該当するものすべてに○をつける）	パニック	無感覚	悲しみ	怒り
	絶望	心配	その他：	
私の心のなかを通り過ぎるのはどのような考えや光景ですか				
私の気分を最悪にさせるのはこれらの考えや光景のどれですか（上の1つに○をつける）				
感情的，行動的，身体的にみて，このように考えた結果はどうなるのでしょうか				
感情的：	行動的：		身体的：	

- この信念を支持することで，私がすでに知っていることは何ですか
- この信念を支持しないことで，私がすでに知っていることは何ですか
- この状況について，誰か他の人はどのように考えるでしょうか
- もし友人がこの状況にいるとしたら，どのようなアドバイスをしますか
- この状況の結果で，最善の可能性があるのはどのようなことですか
- この状況の結果で，最悪の可能性があるのはどのようなことですか
- もし，最悪の結果が起こったら，その影響を最小限にするためにどうしますか
- 私の知る限り，最悪の結果はどのように起こりますか
- この信念を持ち続けることで，どのような利益を受けますか
- この信念を持ち続けることで，どのような悲観的な結果が伴いますか
- この状況を説明できるような何かほかのことはありますか

応答記録は，Taylor, R. R.（2006）：Cognitive behavioral therapy for chronic illness and disability. New York：Springer Science & Business Media より，許可を得て転載．

■認知の再構築

歪んだ思考を矯正する認知再構築技法は，認知の変化に対する包括的で多元的なアプローチを必要とする．適応異常的な自動思考を明らかにし，それらにどのように反応するのかをクライアントに働きかけることで取り組む（典型的には，思考記録を用いる）．媒介信念と中核的信念を明らかにし，修正するためにクライアントに働きかけることで取り組む．以下に両方の技法について述べる．

■思考記録の使用

CBTは，クライアントが自発的に自分の自動思考を探索して反応できるように，自分の自動思考を明らかにする方法へと導く．これを達成する主な手段は，クライアントが自動思考を明らかにして反応できる様式である**思考記録**を完成することである．思考記録はクライアントが適応異常的な考えを反省し，それに代わる方法を開発できる多面的に標的を当てた質問が含まれる．思考記録には多くの種類がある．**Box 16.1**には，能力障害のクライアントに役立つ思考記録が描かれている．作業療法士はクライアントが自立してこの道具を用いるのを快適に感じるようになるまで，通常，1回以上，思考記録を完成させるように働きかける．次に，思考記録を作業療法の時間外になされる宿題として出す．続く作業療法の間に，作業療法士はクライアントと一緒に，クライアントが自動思考にうまく対処するために，思考記録を効果的に用いる方法を確認する．

■媒介信念と中核的信念を明らかにし，修正する

媒介信念と中核的信念を変える過程は複雑であり，CBTの理論と技法の知識が必要である．媒介信念と中核的信念は，クライアントが深いレベルの意識で徐々に厳密に探ることができるような，非常に特定化された一連の質問を通して，意識上に引き上げることができる（Burns, 1980）．

ひとたび激情思考が明らかにされると，作業療法士は一時的にそれが真実であると仮定して，媒介信念を明らかにする質問を用いて，その意味をクライアントに尋ねる（たとえば，ある思考，状況，行動が彼らの世界の見方，価値体系，世界が働きかける方法が意味すること）．この質問の流れは，クライアントが，自分の媒介信念を明らかにし，そして中核的信念を突き止めるために用いる作業療法士がクライアントの思考を再び述べることと結びつく．

ひとたび媒介信念や中核的信念が明らかにさ

れれば，クライアントを支援するためにその信念を修正あるいは再構築する多数の方法を用いることができる．ソクラテス的質問（クライアントが自分の思考における非論理性を見いだすことを可能にする質問の戦略）は，あるクライアントには，より適応的な信念を語るのを可能にするであろう．他のケースでは，以下のような別の技法が求められる．

・過去の意味づけ．それは悲観的な中核的信念を認めない個人的な事例を考えるために時間をさかのぼるようにクライアントを導くことにかかわる
・より無理のない方法で状況を検討できるようにクライアントを支援する
・自分の状況がもともとの考えのように極端ではないことを認識するために，極端なことを想像する
・悲観的思考と矛盾する肯定的な例を見つける

これらのそれぞれの手続きでは，作業療法士が特定の戦略にかかわることになる(Taylor, 2006)．それらはしばしば作業療法のなかで行われ，作業療法の時間外に宿題として出される．

■CBTの行動的アプローチ

適応異常的認知に取り組むための認知指向的アプローチに加えて，さらに行動的な特性をもついくつかの技法がある．これには系統的脱感作，瞑想とリラクゼーション技法，活動の修正に焦点を当てたアプローチが含まれる．さらに複雑な行動的アプローチの1つが，行動実験である．

行動実験とは，クライアントが自分の信念の妥当性を直接的に検証できる活動である(Taylor, 2006)．それが最も適しているのは非現実的な認知（たとえば，思考の体系的な誤りや過度の恐れ）をもつ人である．行動実験はクライアントの思考の妥当性の「究極の検証」であるため，注意が必要である（たとえば，実験の成果が肯定的であり，クライアントの信念の誤りを証明することに，作業療法士は100％の確信をもつべきである）．それにもかかわらず，作業療法士は常に，行動実験がクライアントの恐れや懸念の確認へと導くかもしれない可能性について，クライアントに情報を提供すべきである．行動実験は，他の認知アプローチがうまく行かない場合と，クライアントがその手続きに慣れているときに，最も適している．それは回避的なクライアントや状況に対処することが困難なクライアントに用いられる(White, 2001)．

以下は，行動実験の例である．あるクライアントは，1日2回行っている5分間のウォーキングを10分間に増やすようにという勧めを避けていた．彼女の拒否の理由は，ウォーキング時間の増加が，自分が楽しめる他のことをするエネルギーを制限してしまうということであった．作業療法士は，勧めたとおりに10分間のウォーキングを1日2回行うことと，自分のエネルギーレベルの記録を書き続けること，そして，その日の残りの時間を他の活動に参加するように，実験的に行ってみるように勧めた．この例のように，作業療法士は，ウォーキングの増加がクライアントのエネルギーレベルを低下させないことを強く確信すべきである．

CBTの順序

CBTは，非常に特殊な順序に従う(Taylor, 2006)．最初に，クライアントは自分の認知に対する状況的引金，自動思考，そして，感情的・行動的・生理的反応の関係を教えられる．次の段階は，以下の活動に参加するクライアントのニーズと能力に従って，宿題の作成，行動実験，学習経験が含まれる．これらの活動は，典型的には，クライアントに自分の自動思考の妥当性を明らかにし，監視し，評価するよう働きかけることで，クライアントを困難な感情から救済する．

その後の段階は，一般に自動思考の基になっており，クライアントがさまざまな状況にまたがって機能障害的思考に従事するようにしむけている媒介信念や中核の信念を明らかにし，修

正する．最終段階は，一般に，再発の予防と，クライアントの認知と行動を監視し管理するために，エンパワーメントに焦点を当てている．

多数の認知行動的技法は，認知の歪み（たとえば，先入観念）を伴わない適応異常的認知にとって役立つものである．Taylor（2006）は，痛みを伴う認知や妨害する認知にどのように対処するかを強調する思考の記録である「逆転記録」を開発した．逆転記録は，認知に挑戦することに焦点を当てる代わりに，その結末と**逆転活動**を選択するという認知を強調する（たとえば，適応異常的な思考の雰囲気，行動，生理学的結果を逆転することを目指す活動）．逆転活動は以下の活動のカテゴリーのいずれかからなる（Taylor, 2006）．

・コーピングメカニズム
・身辺処理活動
・楽しみや満足を得られる活動
・気晴らし体操
・動機づけられた活動
・目標指向的活動

記録は通常は宿題として完成されるため，作業療法では宿題をチェックし，クライアントが逆転活動を続けることの困難さを明らかにするように構成する．

他のアプローチには，以下のことを含む（Taylor, 2006）．

・利益の再発見（たとえば，機能障害にある生活の出来事が，自分の人生の肯定的変化や肯定的成果とどのように結びつくかの例を見つけること）
・早送り（たとえば，クライアントが現在とは根本的に異なる将来の自分を考えたり想像したりすることへと導くこと）
・肯定的想像（たとえば，困難な出来事を想像し，次にその出来事と自分がうまく対処しているかを想像することといった瞑想訓練の短期または長期の関与）
・責任のジグソー（自分の機能障害から発するすべての結果に責任はないとみるために，怒り，自責，恥を感じるクライアントを援助すること）
・将来計画（クライアントが自分のなかで期待される変化を予想し，これらの変化にどのように対処するかを計画すること）
・治療的意思決定（困難な治療的決断に直面するクライアントを，意思決定過程を通して働くように支援すること）
・能力障害の結果である実際的問題に対処することに焦点を当てた問題解決
・ヘルスケア専門職，雇用主，友人，家族，パートナーなどと交流するとき，自分の最も強い興味を行うようにクライアントに働きかけ，エンパワーメントすることにかかわる自己擁護訓練
・悲観的だったり，苦痛であったりする言語メッセージや視覚的イメージを心のなかで積極的に明確にするためにクライアントに働きかけることにかかわる思考停止
・苦痛の感情が生じる思考に対処するための気晴らしと瞑想の技法
・ストレス低下とストレスが促進する状況，人々，環境を観察し，リストをつくること，そして，将来の状況，人々，環境との交流を増加したり減少したりすることをクライアントに働きかけること
・作業療法にパートナーや家族を含めること

リサーチと証拠

CBT は幅広いリサーチが行われているアプローチである．研究数は増えており，徴候の重篤さの低下と，自己効力，身体機能，生活の質の改善を含む認知行動アプローチは肯定的成果を示している（Antoni, et al, 2001; Haddock, et al, 2003; Lorig, Manzonson & Holman, 1993）．

考察

機能障害に直面しているクライアントは共通して思考の誤りと先入観念を経験しているため

表 16.1　本章の用語

激情的思考	自動思考のうち，激しい感情的経験によって特徴づけられ，反復されるもの
逆転活動	適応異常的思考の雰囲気，行動，生理的結末を逆転しようとする活動
行動実験	クライアントが自分の信念の妥当性を直接的に検証できる活動
思考記録	クライアントが自動思考を明らかにして反応できる様式
自動思考	直近の状況に関して自分の精神を貫いている考えやイメージ
状況的引金	あるクライアントに一定の考えや感情を引き起こす出来事や状況
中核的信念	最深のレベルの信念．入ってくる情報をどのように解釈し対処するかを組み立てること
媒介信念	ある人の思考に反映された不明瞭な態度，規則，期待，仮定

に，CBTは作業療法で用いられることが増えている．これらの適応異常的認知は，時には，作業療法の過程とクライアントの作業適応を妨げる．認知の歪みはしばしばクライアントの意志の部分（「第12章 人間作業モデル」の鍵となる概念）であることもまた留意すべきである．たとえば，クライアントの個人的な原因帰属は，自分の能力に関する不正確な信念を反映していたり，能力の制限への現実的な先入観念を反映したりするかもしれない．さらに，クライアントの価値体系は，それをどのように遂行する必要があるかに関する歪んだ考えを反映するかもしれない．このように，CBTは適応異常的認知を反映するクライアントの意志の問題に取り組むときに，重要な付属的な道具となりうる．

しかし，一般的なすべてのアプローチと同様に，認知行動アプローチも，限界をもっている（Beck, 1996）．これらの限界は，複雑な状態を持つことが多い慢性の機能障害を考えるときに，より明確になる．たとえば，能力障害の結果としての多くの条件は，本来的には不安定である．すなわち，それらは，悪化と軽快，進行的な減退と回復などの特徴を持つであろう．これらの例では，クライアントは真の認知の歪みを反映していないが，自分の変化する状況と結びついている能力と制限を正確に描くことが困難であるかもしれない．別の例では，クライアントは新たな機能障害に直面しており，正確な像を形づくるためにはまだ適切な経験をしていない．このように，クライアントの認知を適応

異常的というレッテルを貼らないことは重要あるが，時間をかけて彼らの思考と対処の進化を注意深く追跡すること，そして，クライアントが自分の状況を発見できる経験を提供することを通して支持することは重要なことである．

CBTを用いるうえでのもう1つの注意点は，方法が本質的に複雑であり，幅広い訓練が必要なことである．このように，作業療法士はCBTを採用する前に，その概念と方法について適切な教育を受けることが重要である．さらに，すべてのクライアントがCBTから恩恵を受けるわけではない．クライアントがCBTのよい候補者であるためには，その過程に参加するための十分な認知的，感情的能力をもっていることが必要である（たとえば，機能障害についての自分の思考を反映し，評価すること）．

このように，作業療法士は，クライアントにCBTを用いる前に，そのクライアントがCBTのよい候補者であるかどうかを評価しなければならない．

要約：認知行動療法

◆CBTは，クライアントが自分と自分の機能障害について考える方法を再び枠づけるように支援し，関連する行動を変えるために用いられる

理論

◆CBTは認知モデルに導かれている．それは

機能障害的な考えと生活上の出来事の非現実的な認知理解が，感情と行動に悲観的に影響するとしている
- ◆認知モデルは3つのレベルの認知を明らかにする
  - ・中核的信念：信念の最深のレベルである．それは人が入って来る情報をどのように解釈し対処するかを組み立てる
  - ・媒介信念：ある人の考えに反映された不明瞭な態度，規則，期待，仮定である
  - ・自動思考とイメージ：直近の状況に関してある人の心を貫く考えやイメージである
    - ○激情的思考は，激しい感情的経験によって特徴づけられる反復される自動思考で，心理療法で働きかける最も重要な自動思考であると考えられている
    - ○自動思考は典型的には状況的引金と結びついて起こる．それは特定のクライアントに一定の考えや感情を引き起こす出来事や状況である
- ◆適応異常的認知は現実的にも非現実的にもなりうる
- ◆認知が人の感情や行動にどのように影響するかが，人の適応状態を決定する
- ◆適応異常的認知には2つの種類がある
  - ・思考の誤り：不正確な論理を反映し，現実を反映していない認知の歪みである
  - ・先入観念：困難な感情，問題のある行動，有害な生理的反応を通常は伴う

【介入の理論的根拠】
- ◆CBTの介入には，一般に以下の3つの仮説がある
  - ・認知は行動に影響する
  - ・認知は監視でき，変えられる
  - ・行動の変化は認知の変化によって生み出される
- ◆CBTは，クライアントの歪んだ考えをより現実的で適応的な認知に置き換えるように働きかける
- ◆作業療法では，これらの歪みを典型的に明らかにするために，クライアントの自動思考を聞くことやクライアントがつくろうとしているある特定の誤りのタイプを明らかにすることである

実践の資料
【評価】
- ◆認知の歪みと先入観念は，典型的には，作業療法の間にクライアントと面接し，傾聴することによって明らかにされる
- ◆クライアントが話すことに注意することは，自動思考を明らかにするのに役立つ
- ◆クライアントに面接し，クライアントの条件と状況に関する客観的知識を用いて，認知の歪みと先入観念は区別できる
- ◆評価では，歪んだ思考（不正確な思考）と先入観念を構成する正確な思考を区別することが重要である
- ◆歪んだ思考は思考パターンを矯正しようとする認知技法を通して最も取り組まれるが，一方，現実的な先入観念は，対処技能，症候と機能障害の管理訓練，問題解決を通して最も取り組まれる
- ◆クライアントが思考パターンの両方（たとえば，歪みと先入観念）に支配されているかどうかを明らかにすることも重要である

【介入】
- ◆歪んだ思考を修正する認知再構成技法は，認知の変化に対する包括的で多元的なアプローチを必要とする
- ◆適応異常的な自動思考を明らかにし，それにどのように反応するかをクライアントに働きかけることで取り組まれる（典型的には思考記録を用いる）
- ◆媒介信念と中核的信念を明らかにし，それらを修正するためにクライアントに教えることによって取り組まれる
- ◆思考記録は，クライアントの自動思考を明らかにし，反応できる様式である
- ◆思考記録は，クライアントが適応異常的思考を反省し，それに代わる方法を開発できる多元的目標を含んでいる

- 媒介信念と中核的信念を変える過程は複雑で，CBTの理論と方法の完全な知識が求められる
- 媒介信念と中核的信念は，クライアントがより深いレベルの意識を徐々に探ることを可能にする非常に特殊な一連の質問を通して，意識的にもたらされうる
- 適応異常的認知に取り組むための認知指向的アプローチに加えて，行動的特性であるいくつかの技法がある
- 行動技法には，系統的脱感作，瞑想とリラクゼーション技法，活動の修正に焦点を当てたアプローチ，および，行動実験が含まれる
- 行動実験とは，クライアントが自分の信念の妥当性を検討できる活動である
- CBTは，以下のような非常に特殊な順序がある
  - 最初にクライアントは自分の認知に対して，状況的引金，自動思考，そして，感情的・行動的・生理的反応の間の関係を教わる
  - 次の段階では，これらの活動に参加するクライアントのニーズと能力に従って，宿題の作成，行動実験，そして，学習経験が含まれる
  - 次の段階では，自動思考の基になっており，クライアントがさまざまな状況にまたがって機能障害的思考に従事するようにしむける媒介信念および中核的信念を明らかにして修正する
  - 最後の段階では，再発予防とクライアント自身の認知と行動を監視し，管理するためにエンパワーメントに焦点を当てる
- 多数の認知行動技法は，認知の歪みのない適応異常的認知にとって役立つ（たとえば，先入観念）
- 一例として「逆転記録」があり，これは，苦しみを伴う認知や妨害する認知をどのように管理するかを強調する思考記録である

文献

Antoni, M.H., Lehman, J.M., Kilbourn, K.M., Boyers, A.E., Culver, J.L., Alferi, S.M., et al. (2001). Cognitive-behavioral stress management intervention decreases the prevalence of depression and enhances benefit finding among women under treatment for early-stage breast cancer. *Health Psychology, 20*(1), 20-32.

Beck, A.T. (1991). Cognitive therapy as the integrative therapy. *Journal of Psychotherapy Integration, 1*(3), 191-198.

Beck, A.T. (1996). Beyond belief: A theory of modes, personality, and psychopathology. In P. Salkovskis (Ed.), *Frontiers of cognitive therapy* (pp. 1-25). New York: Guilford Press.

Beck, A.T. (1999). *Prisoners of hate: The cognitive basis of anger, hostility, and violence.* New York: Harper Collins.

Beck, A.T., Rush, A.J., Shaw, B.F., & Emery, G. (1979). *Cognitive therapy of depression.* New York: Guilford Press.

Beck, J. (1995). *Cognitive therapy: Basics and beyond.* New York: Guilford Press.

Burns, D.D. (1980). *Feeling good: The new mood therapy.* New York: Signet.

Dobson, K.S., & Dozois, D.J.A. (2001). Historical and philosophical bases of the cognitive-behavioral therapies. In K.S. Dobson (Ed.), *Handbook of cognitive-behavioral therapies* (2nd ed., pp. 3-39). New York: Guilford Press.

Greenberger, D., & Padesky, C. (1995). *Mind over mood: A cognitive therapy treatment manual for clients.* New York: Guilford Press.

Haddock, G., Barrowclough, C., Tarrier, N., Moring, J., O'Brien, R., Schofield, N., et al. (2003). Cognitive-behavioural therapy and motivational intervention for schizophrenia and substance misuse: 18-month outcomes of a randomised controlled trial. *British Journal of Psychiatry, 183,* 418-426.

Lorig, K., Mazonson, P.D., & Holman, H.R. (1993). Evidence suggesting that health education for self-management in patients with chronic arthritis has sustained health benefits while reducing health care costs. *Arthritis and Rheumatism, 36,* 439-446.

Taylor, R.R. (2006). *Cognitive behavioral therapy for chronic illness and disability.* New York: Springer Science & Business Media.

White, C.A. (2001). *Cognitive behavior therapy for chronic medical problems: A guide to assessment and treatment in practice.* Chichester, England: John Wiley & Sons.

第17章

障害学
Disability Studies

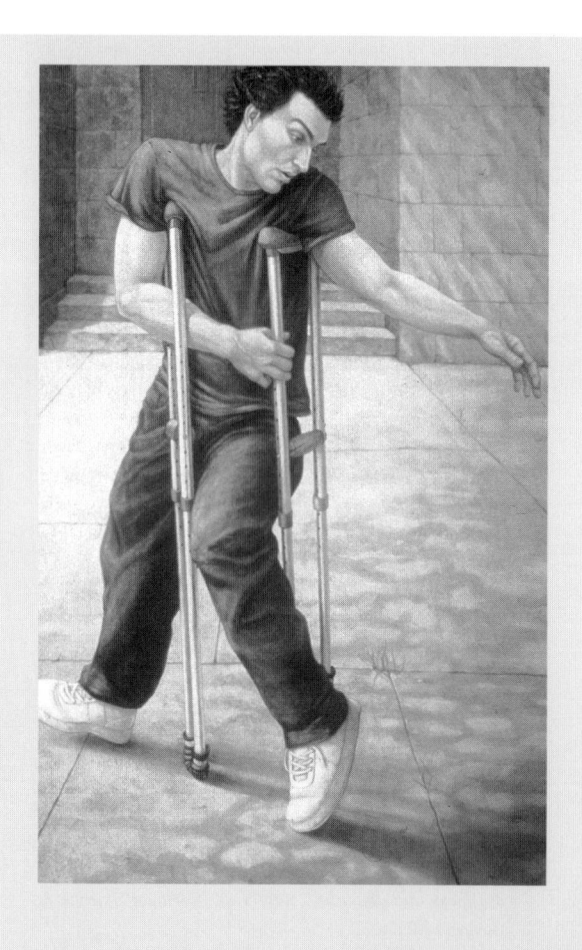

　上の絵は，Riva Lehrer が描いた優れたダンサー，振付師，そして，ビデオアーティストでもある William Shannon，別名「Crutchmaster（松葉杖の達人）」の肖像画である．Shannon の振り付けは，重度の変形性関節症とペルテス病の影響を受けた彼の身体と動きに基づいている．Lehrer や Shannon のようなビジュアルアーティストやパフォーマンスアーティストは，非障害者の美の見方に挑戦し，ステレオタイプな障害の見方に異議を唱えようとしている．彼らの作品は障害学の一環であり，私たちの障害の理解とその反応の仕方を見直そうとする多様で学問的な思慮深い作品である．

障害学は，障害という問題に独自の観点から取り組んでいる．この分野は，1970〜80年代に，当時の支配的な障害の見方に対して出現したものである（Scotch, 2001）．障害学は障害の一般的な見方に反対しており，3つの広範で相関するテーマに要約できる．

第1に，能力障害は医学モデルから生まれた概念であって，専門職の管理を必要とする異常性や欠陥として保健専門職と関連づけられた（Linton, 1998; Nagi, 1991; Scotch, 2001; Zola, 1972）．この枠組みは，能力障害を個人的な機能障害と同義語と見ており，その解決法は障害者*を治療することであった（Nagi, 1991; Rioux, 1997）．能力障害を定義する第2の観点は経済モデルであった．能力障害は，障害者が経済的に自立して生産的になる能力がないという点から考えられ，したがって経済的で社会的な援助が必要であるとされた（Hahn, 1985; Oliver, 1990; Rioux, 1997）．第3は社会の観点であり，障害者を悪意を持つ異常者というものから，個人的な悲劇の犠牲者というものへと至るまでのさまざまなイメージで描かれ，本質的には否定的な役割を機能障害にあてがっている（Asch & Fine, 1988; Gill, 2001; Snyder, Brueggeman, Garland-Thompson, 2002; Zola, 1972）．

医学と経済学の視点は，障害に否定的用語を割り当てるという支配的な文化的視点を反映しており，ますます強化されてきた．さらに，これらの専門職や社会の障害概念は，障害者の生活を定義づけ，形づくる公共政策に取り入れられてきた（Hahn, 1997; Scotch, 2001）．

障害学は，障害のこうした視点に挑戦し，修正しようとしてきた．おそらく，最も決定的な意味をもつ目標は，障害の原因を機能障害よりも，環境的バリアとして明らかにすること，そして，障害を個人に属するのではなく社会の態度と行為の中へと配置し直すことであった．障害学が発展するにつれて，それはまた，障害の物語を語り直し，障害の原因に関してだけでなく，障害の性質そのものに関しても，仮説を立てることに挑戦している．最後に，障害学は，障害を「個人的，医学的な問題を市民権の問題へ」と転換させようとしてきた（Paterson & Hughes, 2000, p.30）．

理論

障害学は，さまざまな学問領域の研究者を引きつけてきた．領域を代表するテーマの多くは，最初に社会科学において明瞭に表現された．障害学は，障害者がどのように虐げられるのかを明瞭に表現するなかで，ジェンダー（性）や人種と同様に政治や経済の概念のうえに描き出されている．障害が大衆文化，文学，芸術に代表されるさまざまな方法を検討するなかで，人文科学の概念のうえに打ち立てられた．障害学にとって特に重要なのは**社会構成主義**である．それは日常的な認識方法と専門化した（たとえば，科学的）認識方法は絶対的なものではなく，それらに代わって，歴史，観念論，文化の力と偏見を反映した議論のことを指す（Jeffreys, 2002）．このポストモダンの見方が，障害の支配的な文化や専門の概念を批判し，解体する足場として使われてきた．

障害の概念を解体し，再建すること

障害学は，作業療法士が出合う他の代表的な知識体系とは根本的に異なっている．その目的は既存の障害概念を批判し解体することにあり，下記のものがある．

・障害に取り組むために，社会的および専門的に長く続いてきた概念とアプローチが，偏見と誤った考えをもつことを描き出す
・障害に代わる概念と行為の意味を提供する

---

*言語の問題は障害学では重要なテーマである．結果的に能力障害をもたらす機能障害をもつ人々を指すためにどのような用語が最適であるかと考えたときに，本章では最近の多くの研究者たちが「障害者」という用語を好んで用いることに導かれて「障害者」という用語を用いることにする．

> 障害学が発展するにつれて，それはまた，障害の物語を語り直し，障害の原因に関してだけでなく，障害の性質そのものに関しても，仮説を立てることに挑戦している．

このように，それは障害を考え，そして，行動を起こす多くの根本的な転換を達成しようとしてきた．

以下の節では，障害の伝統的で支配的な3つの概念を詳細に説明する．さらに，本章では，障害学研究者がこれらの視点をどのように批判し，障害の代わりになる概念を提示してきたかを検討する．

機能障害に根ざした医学的問題としての障害

リハビリテーション専門職が展開した医学モデルの視点は，障害が障害者の身体的，情緒的，あるいは認知的な機能障害に根ざしているという見解を生み出し，それはさらに何らかの疾患の過程や外傷の結果であるとした（Longmore, 1995a; Longmore, 1995b; Wendell, 1996; Zola, 1993a）．このアプローチは，障害をその人の中にしっかり位置づけた（Linton, 1998; Nagi, 1991; Rioux, 1997; Scotch, 2001）．この視点は，障害者の機能障害を説明し，測定する努力によって強化され，日常生活活動や仕事の制限との関係を記録として残した（Rioux, 1997; Zola, 1993a）．

障害に対するリハビリテーションの機能障害アプローチは，医学モデルに根ざしているがゆえに，機能障害とその根本原因を問題とみる（すなわち，取り除かれるか，減らされるべき否定的状態）．リハビリテーションは，機能障害の帰結を予防し，最小化し，可能な範囲まで減少する努力として出現した（Zola, 1993a）．疑う余地のないリハビリテーションの前提は，障害が標準的な身体的・心理的構造と過程からの逸脱として定義され，障害者にとっても一般社会にとっても望ましくないものとされた．この見方は機能障害（そして，もし機能障害そのものでなければ，公の場への出現）を予防したり，減らしたりする努力を合理化した（Linton, 1998; Nagi, 1991; Scotch, 2001; Zola, 1972）．リハビリテーションが強調するのは，障害者の機能と容姿を「正常な」状態へと最も近づくように変えることであった．

社会統制のツールとしての機能障害モデル

リハビリテーションサービスは多くの肯定的影響があるにもかかわらず，障害学研究者は，障害者にとってはリハビリテーションも重大な否定的側面であると指摘している．これらは相互に関係する3つの要素を含んでいる．

第1に，リハビリテーションの実践は，（環境要因，特に社会的環境がどのように能力障害*の一因になっているかという考察を相対的に切り捨てることに対して）障害が障害者の問題であるという考えを強化している（Linton, 1998; Nagi, 1991; Scotch, 2001; Zola, 1972）．その結果，彼らは「歪みと差別との，……孤独な戦いをしていることを説明できない」（Longmore, 1995b, p.6）．

第2に，リハビリテーション専門職は，障害の本質や意味が障害の専門的な分類と説明に位置づけられるという意味で，障害者の状態についての専門家とみられている．さらに，障害者はケアの従順な受け手であるように期待されている（Zola, 1972）．これらの要素があいまって，障害者の「声」を奪い去ってしまう傾向がある．

---

*近年のリハビリテーションでは，障害の概念は，機能障害とともに，環境が障害をつくり出すためにどのように影響を及ぼしているのかという考察を含んでいる．リハビリテーションの現在のパラダイムは，障害学研究者の影響により障害の環境的側面を認めるということに至っている．障害を理解するうえで，現在組み込まれている環境的要因を区別するもう1つの特徴は，障害学が環境要因（特に，環境の社会的，政治的，経済的な側面）に強い力点を置く（独占的ではないにしても）ということである．

第3に，リハビリテーションは，障害者を可能なかぎり障害のない人のように見えるように，機能させようとする努力によって，正常という視点を押しつけている (Jeffreys, 2002; Scott, 1969; Zola, 1972)．これらの3つの要素の帰結は，リハビリテーションが**社会的統制**という形になるということである．すなわち，リハビリテーションは大勢の人々の規範の正当性を脅かすクライアントの特徴を取り除くことを目指すということである．

古典的な研究ではあるが，Scott (1969) は，視覚障害者のリハビリテーションが視覚障害者をより機能的かつ計画的に社会生活に適合させるという目標に反して，彼らがいかに従順で依存的になるようにされてきたかを示した．この過程の最初の段階は，障害者が自分の障害理解に価値を置かないことが含まれている．たとえば，Scott (1969) は次のように書いている．

> 視覚障害者は洞察を示すことで報いられ，自分の問題に関する以前の考えに固執し続けると叱責される．彼がセラピストに受け入れられる言葉で表現するとき，過去と現在の経験を『本当に』理解できたと考えられている (p.79)．

このように，障害者自身の障害の理解は価値がないとされ，公式的で専門的な定義に置き換えられる．視覚障害者は，盲目という問題の専門的概念に従う行動の方法を学習するよう促されるが，しかし，多くの概念は個人的経験と矛盾するであろう．

リハビリテーションの努力が障害者の自己充足の損失という問題の定義と解決にどのように押しつけるのかというもう1つの例は，Jeffreys (2002) による彼の弟である先天性下肢欠損のJimに関する記述に描かれている．彼はJimが「たとえその工夫が彼を拘束したとしても，できる限り標準的に見えるようにという考えで，すべてのストラップとプラスチックをスラックスの中に隠し，最新のデュポン製の義足上にぴったり合うように特別につくられたバケットのなかで不安定に揺り動かしていたのを」(p.36) 思い出す．

Jim の運命と，McBryde Johnson (2003) の筋萎縮性疾患のために脊柱を支えられなくなったときに起こったことについての記述とを対比してみよう．「15歳のときに，私は背中の装具を投げ捨てたため，脊柱は深くねじれたS状カーブになった，……背骨は，それが自然の形のように見えたので，私は地肌のなかでとても快適だった」(p.51)．皮肉なことに，彼女の戦略がより快適な身体的存在をもたらした一方で，手術と装具が彼女により「正常な」外観と機能をもたらすという医学的良識とは明らかに背いた．

そうした医学的アドバイスに対する McBryde Johnson の拒絶と Jim がその後に義足を放棄したことは，適切な医学的助言と考えられることに反するだけでなく，否定的な社会的反応を喚起した．彼らが直面したジレンマは，多くの障害者が直面するものでもある．彼らは，実際の身体に適していない不快な具現化方法を選ばなければならないか，あるいは，(医学的および社会的に定義されたものとしての) 身体的規準の崩壊に耐えられない他者の不快さに直面しなければならない．リハビリテーションの努力が，障害者を社会的規準への適合という方向へと導く限り，ジレンマは強化される (Jeffreys, 2002; Linton, 1998; Zola, 1972)．

経済的問題としての障害

認識された障害の経済成果 (すなわち，自立ができない人や働くことができない人のために求められる資料) (Albrecht & Verbrugge, 2000) は，常に公的かつ政治的な関心事である．社会哲学 (Albrecht & Bury, 2001) により国によって障害の取り組みは異なっているものの，福祉政策の発展により，障害者は本質的には経済市場の否定的要因であるという認識が全世界的に強調されてきている．

サービスへの依存を減らし，労働人口への参入を強化するために計画されたリハビリテーションサービスの開発は，現代社会において認

識された障害者の負担を減らすという関心によって形づくられてきた（Albrecht, 1992; Albrecht & Bury, 2001; Albrecht & Verbrugge, 2000）．自立というリハビリテーションの考えは，依存が個人の威厳を損ない，そして，重要なことに，他人への負担をつくり出すという望ましくない人間の状態であるという言外の意味を伝えている．行政上のカテゴリーとして障害をつくり出すことによって，障害の経済的コストへの関心は強調されている（Stone, 1984）．実際，誰が障害者かを適切に分類し，その結果，障害に対する公共のサービスと支援がふさわしいかどうかを決定する複雑な官僚制度は，多くの国に存在する．

機能的制限と身辺処理と仕事との関係を文書化するリハビリテーションの努力は，生産的には無能という障害者のイメージを強めている．最終的に，問題が環境よりもむしろクライアントの位置づけにあることが明らかにされると，リハビリテーションは障害者を圧迫することになる．たとえば，Abberley（1995）は，作業療法士は作業療法での失敗を，資料や機会のなさといった経済的問題よりも，一貫して動機の欠如といったクライアントの問題にあると記録したとしている．逆に言えば，作業療法士は成功をクライアントの努力よりも，自分たちの専門的知識にあるとしている．

障害学研究者は，一般的な経済的な見方を元に戻そうとした．彼らは，公的資源の消耗者としての障害者に代わって，障害者は**社会的抑圧**の犠牲者であるとする．個人的な機能障害や特徴よりも，この抑圧によって，彼らを必要以上に依存的にし，市場やその他の市民参加にアクセスするのを妨げてきたと見るのである．

抑圧としての障害を見直すこと

障害学の最も力強い主張の1つは，「障害者は抑圧されている」ということである（Charlton, 1998, p.5）．このことは，障害者は社会によって社会的，個人的，身体的，経済的に良好な状態が減少し，社会的に恵まれない少数派のメンバーという役をあてがわれるように扱われたことを意味した（Charlton, 1998）．障害者が抑圧された少数派であることを示す議論を支持するのは，住宅，教育，輸送，雇用において，非障害者よりもはるかに悪い状態で暮らしていることを示す資料である（Louis Harris & Associates, 1998; McNeil, 1997）．障害者は，差別と障壁の態度が自分たちの経済的自立と社会参加に否定的な影響を及ぼしていることを絶えず報告している（Charlton, 1998; Hahn, 1985; Oliver, 1996）．

マルクス主義による分析を用いて，Finkelstein（1980）とOliver（1990）は，障害を持たない労働者に対する資本主義経済の要請のゆえに，障害が医学管理の問題として明らかにされたと論じている．Finkelsteinの歴史分析は，封建社会から資本主義社会への転換とともに障害が出現したとしている．この転換以前には，機能障害の人々は社会経済の下層で働いていた．現代産業経済の出現とともに，彼らは市場に適さないと見なされ，雇用を妨げられ，医学的管理へと追いやられた．そのことはしばしば施設に隔離されることを示した．Oliverの分析は，社会を比較すると個々の医学的問題としての障害の見方は普遍的でないと論じている．むしろ，それは個人主義と資本主義の生産を強調する社会の特徴なのである．

LongmoreとGoldberger（2000）は，「障害を個別化し，個人的なものにした」（p.2）医学的視点である病理学の問題と位置づけている．これに

> 障害者は社会によって社会的，個人的，身体的，経済的に良好な状態が減少し，社会的に恵まれない少数派のメンバーという役をあてがわれるように扱われたことを意味した．

よって，AlbrechtとBury（2001）による障害の商品とサービスの汎用化への道を開いた．このことは，それなりの結果を生み出している．たとえば，経済的誘因によって，リハビリテーション提供者たちがサービスに継続的に依存するよりも，クライアントを社会生活に順応させることができる（Scott, 1969）．

障害者のための慈善組織も障害学者の批判の的であった．2つの点があげられた．第1に，多数の健常者が大規模なビジネスとして運営するそうした慈善団体で働いており，個人的利益という動機を生み出すことは不可避である．このように，これらの組織は障害者を食い物にしているとみなすことができる．より重要な第2の点は，慈善団体は障害者に対する支援が「政府によって充足されるべき社会的責任ではなく，親切な行為」（Wendell, 1996, p.53）であるという考えを強化している．実際には人々が自立を成し遂げることを制限する公的な障害者対策（たとえば，地域生活よりも老人ホームへの入所を促進したり，労働市場への参入を促進しないこと）も批判の的であった（Longmore, 1995b; Oliver, 1990; Shapiro, 1993）．

要約すると，障害学研究者たちは，障害者は自立には制限があるために社会の経済的浪費にすぎないという長年にわたる見方に反対しているのである．むしろ，社会が障害者を経済的に不利な立場に置いていると主張している．こうしたことは障害者が市場から閉め出され，ほとんどが押し付けられる製品とサービスから利益を得る障害産業の標的へと形を変え，政策によってより自立した生活を送ることが妨げられるときに起こるのである．

障害の社会的構造

LongmoreとGoldberger（2000）によれば，歴史的には障害者は次のような存在とされている．

> 大衆文化における犠牲者や農奴，慈善団体の資金に依存的で感傷的に見られる子どもたち，施しを求める乞食，公共の場所から締め出されるべき「見苦しいうんざりする対象」，社会の潜在的な依存者あるいは危険な居住者，貧民救済の対象に値し，国にとっては価値のない市民（p.5）．

社会による障害の理解の違いや誤解によって，大衆文化における障害概念がどのように生み出され，芸術，文学，映画のなかで続いてきたかを研究者は検討した．たとえば，Mitchell（2002）は，たとえ筋書きが個人の異常さや社会的な病を具体化し，強調する文学的装置としての障害の異常さを自由に用いようとも，それらは障害を個人的知識の源として，あるいは，社会や政治の不公平として，めったに取り組まれることがないと指摘している．最近の胸を刺すような例は，書籍とその後の映画での悪意の隠喩としての身体的な醜さと移動の制限を用いた「ハンニバル」（Lustig & Scott, 2001）と「レッドドラゴン」（Davis & Ratner, 2002）である．否定的で望ましくない障害のイメージが，障害の特徴と個人の病や社会の病と組み合わされて強化されている．

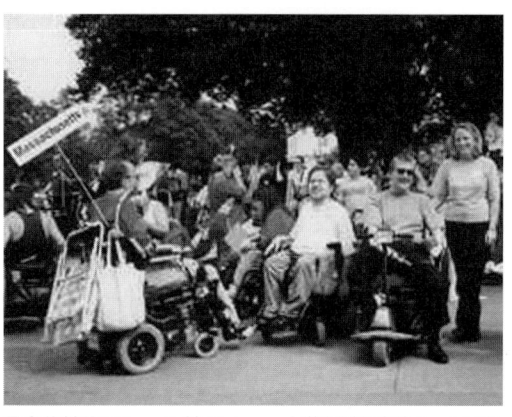

最高裁判所のGarrett対Alabama大学の訴訟事件で，アメリカ障害者法（ADA）を守る支援を示すために，全米の活動家は2000年10月に開かれたGarrett集会に参加している．障害者の権利擁護に嫌気がさして，雇用差別に対して個人が州を訴えることを可能にするこの法律が可決されたとき，法廷はアメリカ合衆国連邦議会にはその権限はないという判決を下した．障害者のコミュニティを台無しにするほど，その決定はADAの下にある州に対して，従業員が起こした訴訟の結果としての損害賠償の免責を州に与えている．写真はSharon SnyderとSuburban Access Squadによって提供された．

障害に対する人文科学的アプローチは，障害は常に人間の条件の一部であり，多面的な経験であると指摘する．それは，障害を取り除いたり減らしたりすることが必要であるとか，望ましくさえあるという前提に反論しようとする．むしろ，それは障害の認識を，人間は身体をもっているという事実に不可欠な現象であると論じる．身体は本質的に損傷を受けやすい．身体は年を取り，ほとんどいつも，何らかの機能障害を経験している．このように，障害はむしろその後の異常であって，人間の条件の一部である．

Goffman（1963）の**汚名**（stigma）という概念は，障害に対する社会の反応に関連した現在の議論の要素の多くで基礎になっている．彼の基本的論点は主に精神疾患患者の研究から由来するものであって，障害者は，身体的あるいは行動的な異常という点で，文化的な規準を侵害するとする．その結果，彼らは（悪い，望ましくない，危険である，あるいは弱いといったような）損なわれた同一性をあてがわれ，規準からの逸脱を最小にするために，（しばしば医学的またはリハビリテーションサービスの装いのなかで）他者の圧力や他者の努力の対象になる．これらの社会的反応は，障害者を強制的に適合させるだけでなく，侵害された社会的な規準をまさに強調し，再確認することにも役立つ．Davis（2000）がいうように，障害者は，障害をもたない人が規準のなかで適合するように再保証される過程の一部として選び出されるのである．

Gill（2001）は，汚名を着せるという過程の結果として，障害者は誤った同一性，すなわち，障害をもつことはどんな意味があるのかという他人の誤解を克服するために，対決したり奮闘したりを繰り返すことになると主張する．彼女は「障害体験の根幹は，あなたが何者かが見えないままだという認識と結びついて，あなたではないものとして見られている」（Gill, 2001, p.365）ことと結論づけている．

この議論の例として，French（1993）は以下のように述べている．

> 私たちの障害の現実を伝えようとするとき，健常者の共通の反応は不信であり，……人々を認識しないことや私の周りに起こっていることを知らないことと結びついた孤独感を私が伝えようとすると，通常の反応は「ちょうどいい時だ」とか「時間がかかりすぎる」というものでした．この種の反応は，障害者を「まさに皆と同じだ」と表現しており，……私たちが本当にどのように違うのかを知ることは解決の難しいことであり，他人が私たちは同じだと主張するとき，容易に混乱し，次第に信頼に傷がつくようになる（**p.74**）．

障害者が障害に関する否定的でステレオタイプな見方を取り入れていることが多いことは，驚くべきことではない（Fine & Asch, 1988; Gill, 1997）．障害学研究者のHarlan Hahn（1985）によれば，障害者の政治的な闘いに直面する最も緊急の問題の1つは，肯定的な同一性を発達させることであるという．障害学研究者がつくる重要な特徴は，この同一性の発展が個人にではなく，社会，文化，政治の過程に生じることである（Longmore, 1995a; Longmore, 1995b）．すなわち，起こるべき必要がある根本的な変化は，そもそも障害者を低くみなし，汚名を着せる社会的価値の転換なのである．Zola（1993a）がいうように，障害者は自分自身を「障害という概念に対する否定的な負担から」（p.27）解放しなければならない．

要約

障害学研究者がさまざまなやり方で障害の伝統的で社会的で専門職的な見方を批判してきたことは，障害が社会的につくられたものであるという考え方に要約できる．Wendell（1996）は，障害の社会的構造には「病気，外傷そして正常の基準を決定する微妙な文化的要因に対して貧弱な身体機能を直接的に引き起こし，社会への完全な参加に適合しない人を排除する」（p.36）ことからなるある範囲の社会的条件が含まれる

第 17 章　障害学　243

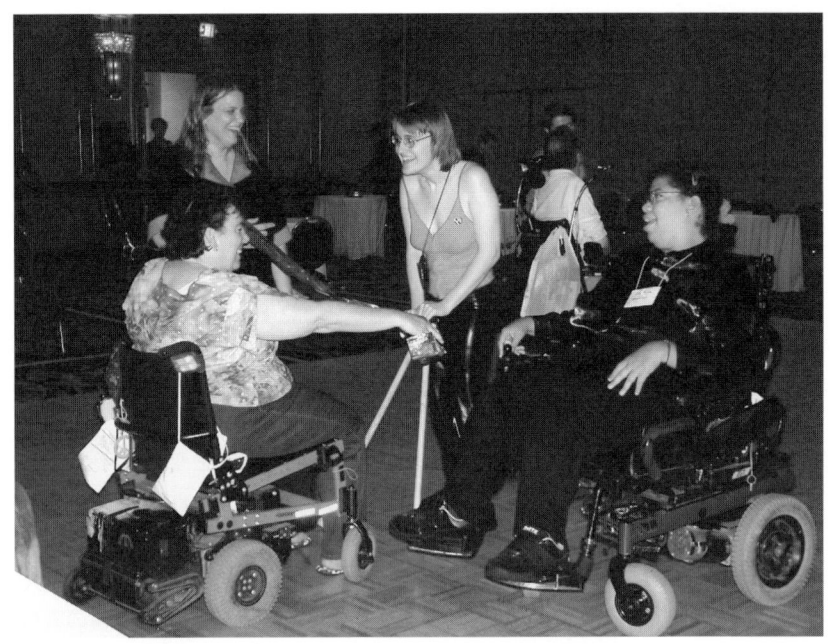

2003 年の第 16 回障害学会 (SDS) 総会では，毎年の SDS ダンスで親睦を図った．テーマである「障害と不同意：大衆文化と公共空間」は，21 世紀の障害，不同意，そして新しい公共空間の創造（たとえば，建築，態度，表現，経験など）という役割を探った．写真は 2003 年 SDS プログラムの共同責任者である Sharon Snyder によって提供された．

と説明している．総合的に言えば，障害学のさまざまな議論は，機能障害の避けられない悲劇的な結果であることから，生まれながらの人間の違いであることまで，障害の理解は転換してきた．障害は，障害者の価値を損なわせ，排除し，公民権を剥奪する社会的定義，態度，実践，政策によって否定的な条件に姿を変えられているのである．

活動の意味

前に述べたように，障害学は，医学とリハビリテーションで登場したものとは違った独自の知識からなる．これらの研究を区別する特徴の1 つは，障害者を固定することではなく，むしろ以下に向けた活動を強調することである．
・障害者を自己擁護し，差別と闘うようにエンパワーメントすること
・バリアと抑圧をつくり出す社会的条件（文化的信念と態度，社会政策を含む）を転換する

こと (Charlton, 1998; Scotch, 2001)

Longmore (1995b) は，これらを以下の 2 つの局面に特徴づける．

　第 1 の局面は，差別が非合法化され，アクセスと調整を命じられるよう求めることによって，障害者を社会の縁から主流へと移動させようとしたこと……．第 2 の局面は，自己を定義することの必要性を主張し，……（そして）障害をもたない多数派の規準を拒否したことである (p. 8)．

エンパワーメントと公民権の擁護

Charlton (1998) は，「障害者が自分のニーズをコントロールし，自分の生活に責任をもち，障害者を政治経済的文化的システムの意思決定過程に組み込むように訴える」(p.17) ための手段として，「自分なくして，自分には何もない」という言い回しを採用した．社会的公平と公民権

を勝ち取ることを目的とした政治活動は，障害者が社会的に抑圧されているという議論と自然に結びついている（Baylies, 2002; Charlton, 1998）．その行動は多くの形をもつ．たとえば，障害者に対する公民権を確立した1990年のアメリカ障害者法（ADA）をもたらしたアメリカ合衆国における政治的擁護のようなものである．このスペクトルのもう一方の極には，障害者は避けられるべきだという否定的な意味や，障害者の生活には残しておいたり維持したりする価値がないということを意味する優生学や安楽死のような運動と戦う努力がある．例の1つとして「障害に基づく殺害や自殺幇助の合法化に反対する」全国組織である「まだ死んでいない（Not Dead Yet）」というものがある（McBryde Johnson, 2003, p.53）．

障害者の同一性，文化，誇り

障害学は，障害の社会的構造を覆す重要なステップとして，障害者間の肯定的な同一性を発展させることを明らかにしている（Gill, 1997; Hahn, 1985; Zola, 1993a; Zola, 1993b）．障害理解の概念の転換は，障害者が自分自身の見方（たとえば，違いはあるものの，障害をもたない人に劣らず価値がある人として，そして，抑圧に直面している少数派集団のメンバーとして）における変化へと自然につながっている．それは価値の変化をももたらしている．たとえば，Longmore（1995b）は，以下のような価値の転換を明らかにしている．つまり，「自己充足ではなく自己決定，自立ではなく相互依存，機能的分離ではなく個人的つながり，身体的な自律ではなく人間社会」（p.9）．障害者は自分を少数集団の一員であることをますます明確にし，障害者のコミュニティを明らかにしつつある（Longmore, 1995a; Longmore, 1995b; Phillips, 1990）．障害がどのように再定義されつつあるのかの1つの例は，難聴の同一化とハンディキャップの結果としてではなく，言語や文化として手話を用いることである（Shapiro, 1993）．

社会的認識の転換

障害学はまた，障害の知的概念や母集団の概念の転換をも成し遂げようとしている．障害の原因と特性の認識を転換するための努力は，実際には多岐にわたる．障害を構成する隠された仮定，偏見および実践に光を当てることによって，学者は，学者，原理，専門職，システム，一般社会の態度を変えようと目指している．

障害学の最大の貢献は，障害経験の現象学的説明である．Jeffreys（2002）が述べているように，そのような説明は障害を「一人称のナラティブという特権を通した本物の経験」（p.33）として表明するものである．さらに，Davis（2002）が論じるように，そうした説明は理想の正常を強化することよりも，むしろ人間の経験の多様性を強調する．

これらの研究の多くは，障害者が自分の経験を記録した自叙伝的な書物である．たとえば，Zola（1982）によるオランダの障害者コミュニティに滞在中に自分の障害を受け入れるようになった自分史，Williams（1992）による自閉症の子どもとしての彼女の体験がどのように異常な世界に置かれたのかという記述，Jamison（1995）による双極性障害患者の浮き沈みの激しい生活の描写，そして，Price（1994）による病気と麻痺が新たによりよい生活をもたらした結論などである．

障害者である著者らは，障害をもって暮らすことは，充足した楽しい生活を送ることと矛盾しないと主張している．Vash（1981）が述べるように，障害は「生活の全体性のなかで，生活に対する肯定的な貢献者，つまり，心理的成長への触媒」（p.124）になりうる．しかし，Deegan

---

> 障害者は自分を少数集団の一員であることをますます明確にし，障害者のコミュニティを明らかにしつつある．

(1991) が述べるように，それは，規範的な生活，あるいは，ある特定の価値によって指図される生活を送ることではまったくない．

■ リサーチと証拠

　障害学が人文科学の概念と方法を取り入れたために，異なる形の学問（たとえば，文学や芸術批評）が調査やデータの批判的分析の過程の一部となっている．このように，学問は Finkelstein (1980) や Longmore (1995b) のような歴史分析，Toombs (1992) のような哲学的研究や，現象学的調査，Mitchell (2002) の批判的分析，Snyder ら (2002) の文学，芸術，映画の考察などを含んでいる．

　障害学はまた，社会科学の伝統的な経験を含む．その領域の質的研究は障害の「生きた体験」に焦点を当て，また，量的研究は障害の状態に向けられる．前者は，障害者の経験のさまざまな民族誌的研究から自叙伝的な研究までの幅をもつ研究を含む．量的研究はそれほど多様性は少ないが，障害者の条件と認識を記録し，その文献の語彙の部分になる．

　障害者を共同研究者として参加させる参加型アクションリサーチは重要であり，発展を遂げつつある研究領域である（Balcazar, Keys, Kaplan, Suarez-Balcazar, 1998）．このアプローチに対しては，多くのリサーチが障害者の声がないという議論に煽られてきた．これらのリサーチは障害者の経験，認識そして知識を代表しておらず，実際に，積極的に無視している（Kitchin, 2000; Oliver, 1992）．参加型アクションリサーチは，解放的（すなわち，社会構造を変えようとすること）とエンパワーメント的（すなわち，個人を研究過程に参加することを通して変化させようとすること）の両者を求める Oliver の要求に応えようとしている．

■ 考察

　障害学は新しい学問領域であるため，現在もなお，その定義づけがなされている段階である．障害学は，今日，障害がどのように存在するようになったのか，どのような力がそれを生み出すのか，それはどのように人々に影響するのか，そして，それは人間の条件について何を明らかにするのかの検証に参加している学究的アプローチの集積からなる．障害学は，障害に関する私たちの理解を形成し直す急速に発展しつつある学問からなっている．

　その領域には，独自の論争がないわけではない．たとえば，Crow (1996) は障害学を，障害の環境的原因にあまりに排他的に焦点を当てすぎていると批判している．彼女は，障害の状況と，ジェンダー，性的指向性あるいは人種に基づく他の抑圧されたグループの状況とを区別している．後者のグループは中立的な違いに基づくのに対して，機能障害は苦しみと困難さをつくり出す．Crow は，障害をもたらすバリアが根絶される時ですら，多くの障害者は機能障害と闘っていると述べている．彼女は，機能障害を障害学に復権させ，それを以下の3つのレベルで考えるように勧めている．

・機能の客観的な制約や制限
・制限の個人的経験と解釈
・不正確に伝え，排除し，そして差別する可能性がある社会的文脈

　他方で Wendell (1996) や Jeffreys (2002) のように，障害の性質や存在に障害学の論説を含めることの重要性を論じている．それゆえに，機能障害が，機能障害に対する医学とリハビリテーションの焦点と，機能障害を悲劇へと翻訳する社会の傾向の対比としてはっきりと強調されないのに対して，現在，障害学のトピックや概念としての機能障害の立場を再考することは，高まりつつある運動である．

　障害学のもう1つの批判は，多くの障害者の経験と視点を代表していないということである．Devlieger と Albrecht (2000) は，障害学研究者のほとんどが中流階級で，白人で，十分な教育を受け，エンパワーされていると述

べている．彼らは，これらの人々の障害を解釈する方法が，こうした人口統計学を共有していない人々の障害経験や見方とは異なっていることももっともであると論じている．確かに，重要な現実の1つは，(特に，後天的障害の初期の)多くの障害者が，医学モデルやリハビリテーションの概念に非常によく同調した態度をもつかもしれないということである(たとえば，彼らは可能な限り自分の機能障害を最小限にしようとする)．

これらや他の論争，批判にもかかわらず，障害学は，思考と行為を転換し続けるであろう活気に満ちた学問という創発しつつある領域を代表する存在である．作業療法士は，この文献に見られる一般的なリハビリテーションと，特に作業療法に対する批判を真剣に考える必要があろう．

たとえば，障害経験の個人史は，時には作業療法との否定的な出会いを含んでいることがある．たとえば，Callahan (1990) は，自分の脊髄損傷後のリハビリテーション経験を論じるなかで，作業療法を以下のように思い出すと書いている．「私は，木に紙ヤスリをかけるのし棒のような装置に，長い間，手を巻かれていたことを覚えている」(p.74)．彼は，適切な皮肉とともに次のように書いている．「もし私がうまくやったなら，仕上げの紙ヤスリをかける人としての明るい未来が私の前に広がっている」(p.74)．

人類学者のMurphy (1990) は，自分の作業療法の経験で以下のことを思い出す．

　私は，その訓練のいくつかをばかげていると思いました．それでもなお，私たちの家への訪問客はいまだに，私が作業療法で作ったドアマットで足をこすっています．(私の妻は)その起源，つまり，私に与えられた屈辱の証拠を知っており，秘密にしておくように気を配っている唯一の人です……(pp.54-55)．

また，Robert McCrum (1998) は，脳血管障害からのリハビリテーションと回復の説明に，以下のことを思い出している．

　最も屈辱的で気が滅入ることだと思った回復期の事柄の1つは，作業療法でした．私は，3歳児のように，明るい色をしたプラスチックのアルファベットの字で遊び，そして，ばかげた簡単な認知テストに合格する羽目になりました．蛍光色の文字ブロックの置かれた車椅子に座っているために，その状況の皮肉さを考えることから逃げることはできませんでした(p.139)．

文献でのこれらの説明は，障害者の声がリハビリテーションで通常は無視されているという本章の初めの議論を強化する．

作業療法は，本章の初めに述べたリハビリテーションの誤りの多くを修正しようと努力してきたことは確かである．たとえば，作業療法士は障害者に影響を及ぼす環境のバリアを認識し，取り組んできた．しかし，その焦点は直接の環境(たとえば，家庭，学校，職場)における物理的バリアや社会的要因に当てたものである．作業療法士は一般に，より広範な社会的バリア(すなわち，政治的や経済的なバリア)を取り除くよう支援することにはかかわってこなかった．これらの問題は実践のなかで，作業療法士がクライアントの擁護とエンパワーメントに就くことを通して取り組まれる．

障害学は障害の支配的なパラダイムを組織的に批判し，それを置き換えようとしている．このように，この知識は作業療法実践に対する重要な挑戦に真剣に取り組んでいる．それは作業療法士に，実践で高まりつつある変化を超え，それに代わって，障害者の認識と実践を根本的に変えるように求めている．

要約：障害学

◆障害学は，障害の支配的な見方に挑戦し，修正しようとしてきている
◆それは障害の原因と性質そのものに関する長く続いてきた仮説への挑戦である

表 17.1　本章の用語

用語	定義
汚名（stigma）	正常と考えられることから，身体的，精神的なへだたりに基づいて，損なわれた同一性（たとえば，悪い，望ましくない，危険な，あるいは弱い）をあてがわれること
社会構成主義	日常的な認識方法も，専門的（たとえば，科学的）な認識方法も，どちらも絶対的なものではなく，むしろ歴史，観念論，文化の力と偏見を反映した議論のこと
社会的統制	主流の規準の正当性を脅す個人の特徴を取り除こうとする努力
社会的抑圧	社会によって障害者が，社会的，個人的，身体的，および経済的に良好な状態を損ない，社会的に恵まれない少数派の一員として位置づけるように，扱われること

学際的基盤

- ◆障害学は，以下の範囲の学問領域から概念を描き出している
  - ・社会科学
  - ・政治学と経済学
  - ・ジェンダー（性）と人種の研究
  - ・人文科学

障害の概念を解体し，再建すること

- ◆障害学には以下のものがある
  - ・障害に取り組む社会や専門職の概念やアプローチのなかにある偏見と誤った考えを明らかにする
  - ・障害に代わる概念と行動の意味を提供する

【機能障害に根ざした医学的問題としての障害】

- ◆リハビリテーション専門職によって展開された医学モデルの見方は，障害者は身体的，情緒的，感覚的，認知的な機能障害に根ざしているという障害概念を生み出した
- ◆障害学の研究者は，リハビリテーションの見方は以下のようであると指摘している
  - ・障害はその障害者の問題であるという考えを強化する
  - ・専門職を障害者の問題に対するエキスパートとして位置づける
  - ・できるだけ障害を持たない人のように見え，機能することによって，障害者に無理やり合わせるように正常さを押しつける

【社会統制のツールとしての機能障害モデル】

- ◆リハビリテーションサービスの多くの肯定的な影響にもかかわらず，リハビリテーションは障害者に否定的側面もある
- ◆第1に，リハビリテーション実践は，障害が障害者の問題であるという考えを強化する
- ◆第2に，リハビリテーションの専門家は，障害の本質や意味が障害の専門的な分類や説明に位置づけられるような意味で，障害者の状態に対するエキスパートと見られている
- ◆第3に，リハビリテーションの努力は，できる限り障害をもたない人のように見え，機能することによって，正常さを押しつけて障害者に合わせるように無理強いする
- ◆これらの3つの要素の結末は，リハビリテーションが社会的統制の1つの形になるということである

【経済問題としての障害】

- ◆福祉政策の発展は，世界的に，障害者が市場では本質的に否定的要因であるという認識を強調してきた
- ◆サービスへの依存を減少させ，労働人口に入ることを強化するために計画されたリハビリテーションサービスは，現代社会では障害者の認識された負担を減らすという関心によって形づくられ，発展してきた

【抑圧としての障害を見直すこと】

- ◆障害学の研究者は，障害者は自立の制限のために，社会にとっては単に経済的浪費であるという長年の見方に反対している
- ◆障害者は市場から閉め出され，ほとんどが彼らに押しつけられた製品やサービスから利益を得ている障害産業の標的とされ，政策により自立した生活を送るのを妨げられている

【障害の社会的構造】

- ◆障害者は歴史的に，理解不足や誤解にさらさ

れてきた
◆障害に対する人文科学的アプローチは以下のものがある
　・障害は常に人間の条件の一部であり，多面的な人間の経験であると指摘する
　・障害の改善が必要であり，望ましいという仮説に対抗している
　・人間は傷つきやすく，必ず年を取り，そして，何らかの形の機能障害を必ず経験する身体をもつという事実を，不可欠な現象として障害を認識する
◆汚名を着せることの結果として，以下のことがある
　・障害者は誤った同一性に取り組む．すなわち，障害があることにどんな意味があるのかという他人の間違った考えを克服するために繰り返して戦い，奮闘する
　・障害者は，障害に関する否定的な固定観念を内面化していることが多い

活動の意味

◆障害学は以下を強調する
　・障害者が自己擁護をし，差別と闘うためにエンパワーメントすること
　・バリアと抑圧を生み出す社会的条件（文化的信念と態度，公的政策を含む）を転換すること

文献

Abberley, P. (1995). Disabling ideology in health and welfare: The case of occupational therapy. *Disability and Society, 10,* 221-232.

Albrecht, G.L. (1992). *The disability business: Rehabilitation in America.* Newbury Park, CA: Sage.

Albrecht, G.L., & Bury, M. (2001). The political economy of the disability marketplace. In G.L. Albrecht, K. Seelman, & M. Bury (Eds.), *Handbook of disability studies* (pp. 585-609). Thousand Oaks, CA: Sage.

Albrecht, G.L., & Verbrugge, L.M. (2000). The global emergence of disability. In G.L. Albrecht, R. Fitzpatrick, & S.C. Scrimshaw (Eds.), *Handbook of social studies in health and medicine* (pp. 293-307). London: Sage.

Americans with Disabilities Act of 1990. Pub. L. No. 101-336, 1991.

Asch, A., & Fine, M. (1988). Disability beyond stigma: Social interaction, discrimination and activism. *Journal of Social Issues, 44*(1), 3-22.

Balcazar, F.E., Keys, C.B., Kaplan, D.L., & Suarez-Balcazar, Y. (1998). Participatory action research and people with disabilities: Principles and challenges. *Canadian Journal of Rehabilitation, 12*(2), 105-112.

Baylies, C. (2002). Disability and the notion of human development: Questions of rights and capabilities. *Disability and Society, 17*(7) 725-739.

Callahan, J. (1990). *Don't worry, he won't get far on foot.* New York: Vintage Books.

Charlton, J. (1998). *Nothing about us without us.* Berkeley, CA: University of California Press.

Crow, L. (1996). Renewing the social model of disability. In C. Barnes & G. Mercer (Eds.), *Exploring the divide: Illness and disability* (pp. 55-72). Leeds, UK: The Disability Press.

Davis, A. (Executive Producer), & Ratner, B. (Director). (2002). *The red dragon* [Motion picture]. United States: Universal.

Davis, L. (2002). Bodies of difference. In S.L. Snyder, B.J. Brueggemann, & R. Garland-Thompson (Eds.), *Disability studies: Enabling the humanities* (pp. 100-106). New York: The Modern Language Association of America.

Deegan, P.E. (1991). Recovery: The lived experience of rehabilitation. In R.P. Marinelli & A.E. Dell Orto (Eds.), *The psychological and social impact of disability* (3rd ed.). New York: Springer-Verlag.

Devlieger, P.J., & Albrecht, G.L. (2000). Your experience is not my experience: The concept and experience of disability on Chicago's near west side. *Journal of Disability Policy Studies, 11*(1), 51-60.

Fine, M., & Asch, M. (1988). Disability beyond stigma: Social interaction, discrimination and activism. *Journal of Social Issues, 44*(1), 3-19.

Finkelstein, V. (1980). *Attitudes and disabled people: Issues for discussion.* New York: World Rehabilitation Fund.

French, S. (1993). Can you see the rainbow? The roots of denial. In J. Swain, V. Finkelstein, S. French, & M. Oliver (Eds.), *Disabling barriers, enabling environments* (pp. 69-77). Thousand Oaks, CA: Sage.

Gill, C. (1997). Four types of integration in disability identity development. *Journal of Vocational Rehabilitation, 9,* 36-46.

Gill, C.J. (2001). Divided understandings: The social experience of disability. In G.L. Albrecht, K. Seelman, & M. Bury (Eds.), *Handbook of disability studies* (pp. 351-372). Thousand Oaks, CA: Sage.

Goffman, E. (1963). *Stigma: Notes on the management of spoiled identity.* New York: Simon & Schuster.

Hahn, H. (1985). Disability policy and the problem of discrimination. *American Behavioral Scientist, 28*(3), 293-318.

Hahn, H. (1997). An agenda for citizens with disabilities: Pursuing identity and empowerment. *Journal of Vocational Rehabilitation, 9,* 31-37.

Jamison, K.R. (1995). *An unquiet mind: A memoir of moods and madness*. New York: Vintage Books.

Jeffreys, M. (2002). The visible cripple: Scars and other disfiguring displays included. In S.L. Snyder, B.J. Brueggemann, & R. Garland-Thompson (Eds.), *Disability studies: Enabling the humanities* (pp. 31-39). New York: The Modern Language Association of America.

Kitchin, R. (2000). The researched opinions on research: Disabled people and disability research. *Disability and Society, 15*(1), 25-47.

Linton, S. (1998). Disability studies/not disability studies. In S. Linton, *Claiming disability: Knowledge and identity* (pp. 132-156). New York: New York University Press.

Longmore, P.K. (1995a). Medical decision making and people with disabilities: A clash of cultures. *Journal of Law, Medicine & Ethics, 23*, 82-87.

Longmore, P.K. (1995b). The second phase: From disability rights to disability culture. *The Disability Rag and ReSource, 16*, 4-11.

Longmore, P.K., & Goldberger, D. (2000). The league of the physically handicapped and the Great Depression: A case study in the new disability history [Electronic version]. *The Journal of American History, 87*, 888-922.

Louis Harris & Associates. (1998). *Highlights of the N.O.D./Harris 1998 survey of Americans with disabilities*. Washington DC: National Organization on Disability.

Lustig, B. (Executive Producer), & Scott, R. (Director). (2001). *Hannibal* [Motion picture]. United States: MGM/Universal.

McBryde Johnson, H. (2003, February 16). Unspeakable conversations or how I spent one day as a token cripple at Princeton University. *The New York Times Magazine, 152*, 50-79.

McCrum, R. (1998). *My year off: Recovering life after a stroke*. New York: W.W. Norton.

McNeil, J.M. (1997). Americans with disabilities: 1994-1995. In *U.S. Bureau of the Census current population reports* (pp. 70-61). Washington, DC: U.S. Government Printing Office.

Mitchell, D. (2002). Narrative prosthesis and the materiality of metaphor. In S.L. Snyder, B.J. Brueggemann, & R. Garland-Thompson (Eds.), *Disability studies: Enabling the humanities* (pp. 15-30). New York: The Modern Language Association of America.

Murphy, R.F. (1990). *The body silent: An anthropologist embarks on the most challenging journey of his life: Into the world of the disabled*. New York: W.W. Norton.

Nagi, S.Z. (1991). Disability concepts revisited: Implications for prevention. In A. Pope & A. Tarlou (Eds.), *Disability in America: Toward a national agenda for prevention* (pp. 309-327). Washington, DC: National Academy Press.

Oliver, M. (1990). *The politics of disablement*. London: Macmillan.

Oliver, M. (1992). Changing the social relations of research production. *Disability, Handicap and Society, 7*(2), 101-114.

Oliver, M. (1996). *Understanding disability: From theory to practice*. New York: St. Martin's Press.

Paterson, K., & Hughes, B. (2000). Disabled bodies. In P. Hancock, B. Hughes, E. Jagger, K. Paterson, R. Russell, E. Tulle-Winton, & M. Tyler, *The body, culture and society: An introduction* (pp. 29-44). Buckingham: Open University Press.

Phillips, M.J. (1990). Damaged goods: Oral narratives of the experience of disability in American culture. *Social Science and Medicine, 30*, 849-857.

Price, R. (1994). *A whole new life*. New York: Atheneum Macmillan Press.

Rioux, M.H. (1997). Disability: The place of judgment in a world of fact. *Journal of Intellectual Disability Research, 41*, 102-111.

Scotch, R.K. (2001). *From good will to civil rights: Transforming federal disability policy* (2nd ed.). Philadelphia: Temple University Press.

Scott, R. (1969). *The making of blind men*. New York: Russell Sage.

Shapiro, J.P. (1993). *No pity: People with disabilities forging a new civil rights movement*. New York: Random House.

Snyder, S.L., Brueggemann, B.J., & Garland-Thomson, R. (Eds). (2002). *Disability studies: Enabling the humanities*. New York: The Modern Language Association of America.

Stone, D. (1984). *The disabled state*. Philadelphia: Temple University Press.

Toombs, K. (1992). *The meaning of illness: A phenomenological account of the different perspectives of physician and patient*. Dordrecht, Netherlands: Kluwer Academic.

Vash, C.L. (1981). *The psychology of disability*. New York: Springer.

Wendell, S. (1996). *The rejected body: Feminist philosophical reflections on disability*. New York: Routledge.

Williams, D. (1992). *Nobody nowhere*. New York: Times Books.

Zola, I.K. (1972). Medicine as an institution of social control. *Sociological Review, 20*, 487-503.

Zola, I.K. (1982). *Missing pieces: A chronicle of living with a disability*. Philadelphia: Temple University Press.

Zola, I.K. (1993a). Disability statistics: What we count and what it tells us: A personal and political analysis. *Journal of Disability Policy Studies, 4*(2), 9-39.

Zola, I.K. (1993b). Self, identity, and the naming question: Reflections on the language of disability. *Social Science and Medicine, 36*(2), 167-173.

SECTION 4

第4部
実践での理論の利用
Using the Conceptual Foundations in Practice

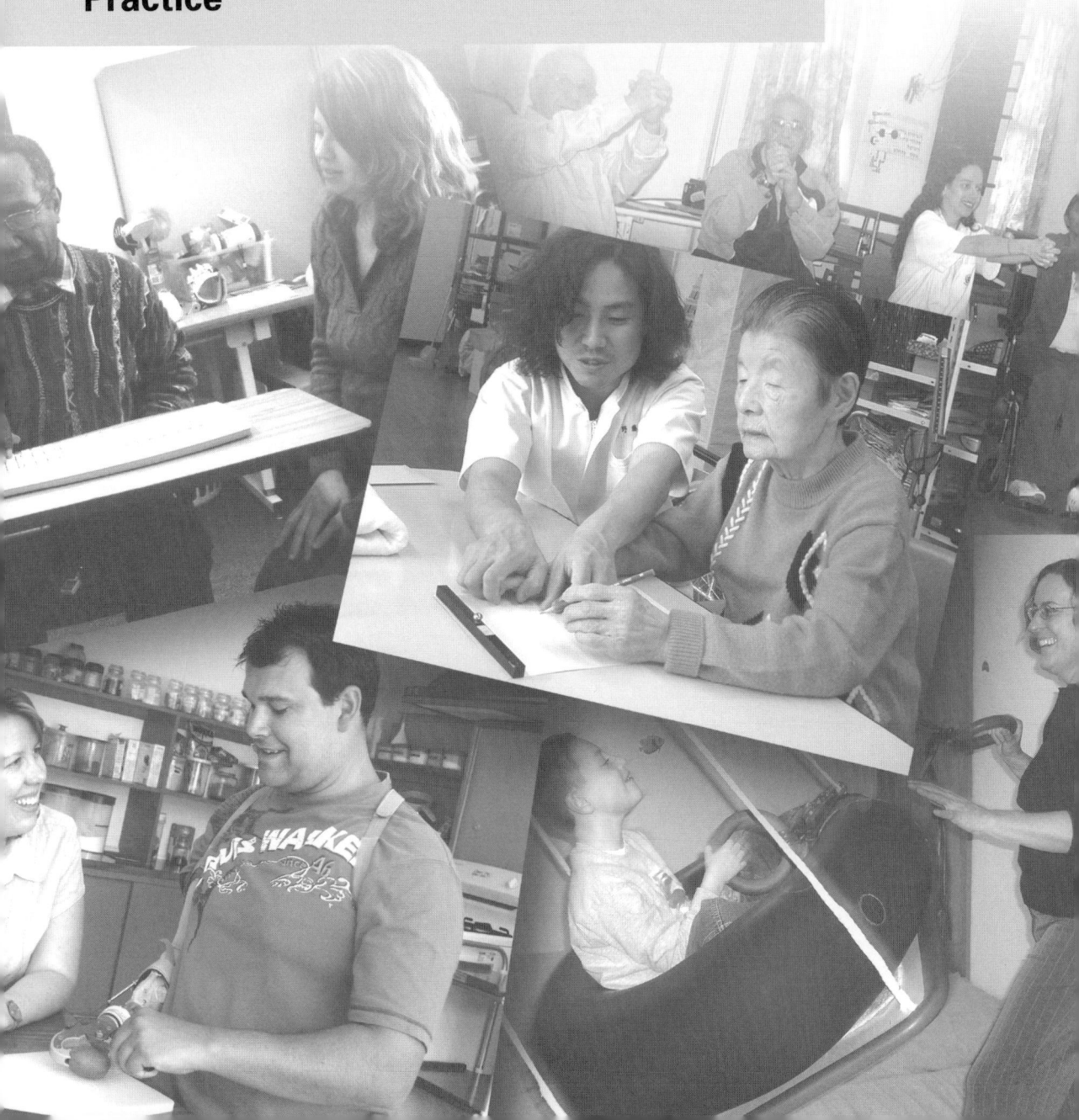

第18章

実践での理論：
自分の概念のポートフォリオをつくる
Conceptual Foundations in Practice :
Creating a Personal Conceptual Portfolio

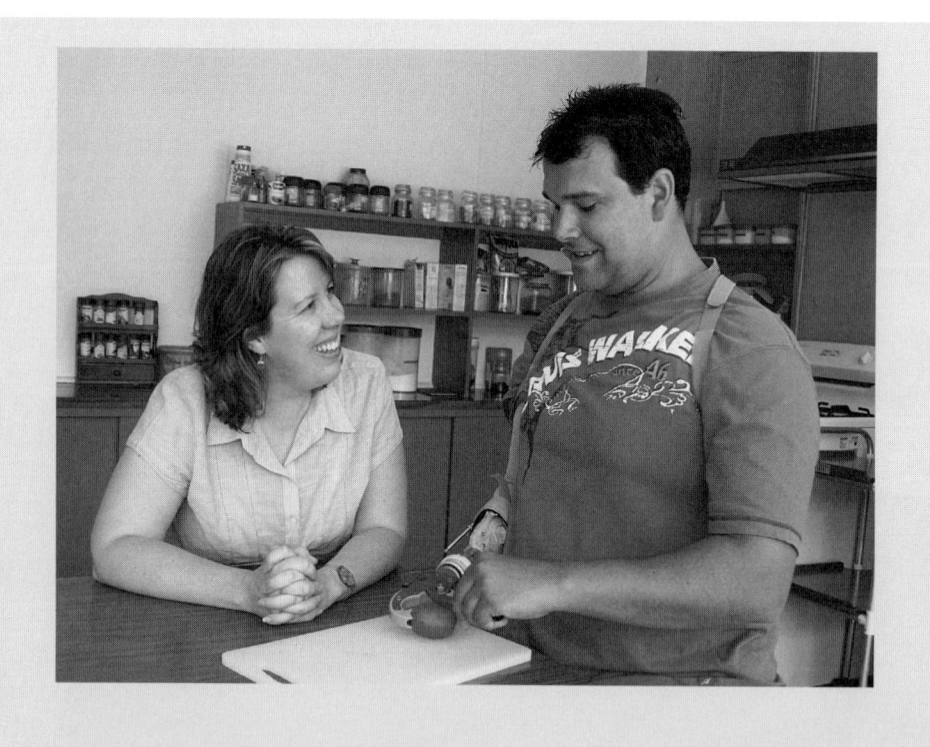

　前章までに取り上げたように，作業療法士は，作業療法の理論を自らの実践で積極的に用いるようになったがゆえに，ある特色をもった．作業療法士は実践で概念とその知識をどのように用いるのかの多くの質問に答えるよう求められている．以下は，Karen Robertsによるこのテーマの洞察に満ちた多くの反省のうちの1つである．

　新卒の作業療法士にとって（そして，おそらくもっと経験豊かな作業療法士にとっても），困難に感じることの1つは，学生時代に理論に関する多くのことを学んだものの，多くの概念を「自分の頭のなかで忙しく動き回らせ」，そして，どこに，どのように適用するのかを区分けすることが難しいということではないかと思っています．それは，概念の複雑さと自分たちが実際に作業療法士として働き始めたときに直面するクライアントの複雑さを考えると驚くには当たらないでしょう．私が臨床現場で学生や新卒の作業療法士とともに働くときに，彼らは「私たちは大学でこれらのすべてを学んだけれど，実践でどのように使うかわかりません」と言います．もちろん，それは実践に適用されるものです．彼らは，それがどこに当てはまるのかを理解するために，何らかの指導を必要としているのです．

本章の目的は，作業療法士がこの分野の理論を自分の実践に組み込むことができるように指導することである．

本書は，作業療法の理論が，関連知識に加えて，この分野のパラダイムと概念的実践モデルであることを示してきた．本章では，作業療法士が自分の作業同一性と作業有能性を明らかにするために，どうやってこの3つの知識を選び用いるのかを考える．それは，価値，信念，概念と専門知識の集合である自分の概念のポートフォリオを考えることである．

■ 作業療法士としての自分の同一性を強化する

作業同一性は，この分野のパラダイムに根ざしている．私は本書の第1章から第5章で，作業療法の同一性はそのパラダイムの転換とともに変化してきたと述べてきた．この専門職は，作業を人間の生活の領域として，また，治療的ツールとして認識したパラダイムに基づいたものだった．この時期に，専門職の同一性は，障害によって引き起こされた困難さへの適応を可能にする作業への従事を通して，クライアントの作業的健康を支援するという使命の下に組み立てられていた．

それに続く機械論パラダイムの間に，作業療法は根底をなす機能障害を回復するための活動の利用をこの分野の見方として取り入れた．この転換は作業療法の定義と性質に混乱をもたらした．個々の作業療法士は，作業療法が何なのかを説明できないことに不快感と欲求不満を覚え，同一性の混乱を経験した．

この時期に，作業療法士は時折，他の専門職から同一性を借用したり（O'Shea, 1977），自分たちの働く場や専門性によって自分たちを定義したりした（Barris, 1984）．ある作業療法士は，作業療法特有の見方や技能をもたない一般的な労働者のようになった．

そうした専門職同一性の問題が，作業療法を作業への焦点へと戻すように導いた．この分野の現代のパラダイムのおかげで，作業療法士になることはどんな意味があるのかの豊富な決まり文句があるという点で，今日の作業療法士は幸運である．要するに，現在のパラダイムは作業療法の実践を以下のように定義する．

- クライアントが作業的に幸福でいるように支援することに集中する
- 作業の問題（すなわち，仕事，余暇と遊び，日常生活活動に参加することの困難さ）に関心を抱く
- 人間，作業や課題，環境に対する関心を統合する全体論の視点に基づく
- 作業を遂行し，参加するというクライアントの問題に取り組む
- 作業療法の中心的な仕組みとして作業従事を用いる
- クライアント中心で，建設的な治療的関係に基づく

作業療法士はこの分野の総体的なパラダイムに気づかなければならない．さらに，そのパラダイムがどのように以下を反映するかを決める専門職としての責任がある．

- 自分なりの作業療法の定義
- 自分のサービスをどのように見ており，そのサービスによって自分のクライアントが何を達成するのか
- 自分の実践を導く価値

本章の後半に，これらの要素を自分自身とその実践のために明瞭に表現した作業療法士の例をあげて検討する．

この分野の現代のパラダイムのおかげで，作業療法士になることはどんな意味があるのかの豊富な決まり文句があるという点で，今日の作業療法士は幸運である．

実践の複雑さと知識の必要性

作業療法実践の複雑さに対するKarenの本章の冒頭の言葉は，考慮に値するものである．作業療法実践の複雑さは，以下の特徴に反映されている．

- 作業療法士は，機能障害の特徴が身体的，感情的，認知的である多種多様なクライアントに実践を行う．作業療法士はそれらに対処するために，さまざまな機能障害を理解し，どのように取り組むかを理解する必要がある
- 作業療法実践は全体論的でなければならないという信念に基づいている．それゆえ，実践家はクライアントの身体的・社会的背景と同様に，能力，役割，習慣，生活様式，動機づけ，感情，野心といった複数の側面に注意を向ける必要がある
- 作業療法実践は主に作業に従事することでクライアントを支援する．それゆえクライアントの動機づけ，見方，協力のすべてが作業療法の肯定的な成果を達成するかを左右する
- 作業療法実践はクライアントとセラピストの関係を含んでいる．その関係は作業療法の成果を左右する
- 作業療法士はクライアントを個別にみるだけでなく，グループでも扱う

作業療法はこれらの特徴ゆえに，実践を複雑にしている．さらに，こうした実践の特徴のためには，各々に専門知識が求められる．この専門知識の良好な部分は，理論モデルと関連知識に示される知識を必要とする．したがって，よい実践家であるということは，自分の実践を最善に支援するこれらの理論から知識を選択することを意味する．

概念的実践モデルの選択

前に示した実践の複雑さを考えると，作業療法士は多くの概念的実践モデルに頼る必要があることがわかる．作業療法士は，自分のクライアントが直面する困難さを調べることと説明することに最も適しており，そして，作業療法で何をするかがわかるモデルを注意深く選択しなければならない．表18.1は，第2部で論じた7つのモデルのリストで，それぞれのモデルがクライアントのどの側面に取り組むのか，また，作業療法のどの側面にガイドを提供するかを要約している．この表は，自分の専門知識としてどのモデルを取り入れればよいかを考えるための一種のメモとして用いることができる．

最近脊髄損傷を負い，現在はリハビリテーションを受けているが，やる気がなく，情緒的に不安定なクライアントの事例を考えることで，以下にモデルを選択する過程を示す（図18.1参照）．生体力学モデルでは，筋の無力化とその結果としての自動・他動可動域，筋力，筋の持久力の喪失という脊髄損傷特有の事柄を理解する方法が得られる．また，このモデルによって，これらの機能障害が作業課題における個人の運動能力にどのような影響を及ぼすかについて考える方法を得られる．生体力学モデルはクライアントの感情や動機づけの側面には何も言及しないことに注目することは重要である．それゆえ，作業療法士がクライアントの他の問題に取り組みたい場合には，複数のモデルが必要である．

たとえば，人間作業モデルは，クライアントの動機づけに取り組むために用いることができる．このモデルは，脊髄損傷がクライアントの個人的原因帰属（能力の認識），興味，価値にどのような影響を及ぼしたかにかかわる．この

作業療法士は，自分のクライアントが直面する困難さを調べることと説明することに最も適しており，そして，作業療法で何をするかがわかるモデルを注意深く選択しなければならない．

表18.1 概念的実践モデルが提供するクライアントの側面と実践の説明

モデル名	意図的関係モデル	運動コントロールモデル	感覚統合モデル	機能的グループモデル
モデルが取り組むクライアントの側面	クライアントの対人的特徴	中枢神経系の構造に基づく技術的な運動の組織化	適応的運動のための脳内での感覚情報の組織化	個人の遂行に影響するグループ過程
モデルが実践について説明すること	作業療法において作業従事を支援するためにどのように効果的にクライアントと交流するのか	作業遂行において運動コントロールをどのように強化するのか	感覚処理をどのように強化し、特有な感覚処理の困難さに対処するのか	クライアントの作業への従事を強化するために機能的グループをどのように用いるのか

モデル名	生体力学モデル	人間作業モデル	認知モデル
モデルが取り組むクライアントの側面	関節の完全性、筋力、持久力に基づく運動	ある環境での作業の選択、組織化、遂行	遂行の基礎をなす認知能力
モデルが実践について説明すること	関節可動域、筋力、持久力における制限をどのように高めたり代償するのか	動機づけ、役割、習慣、技能をどのように強化するのか	認知障害をどのように治療したり代償したりするのか

モデルによって、作業療法士は能力とコントロールとを失ったことによる極度の感情、将来に対する不安、過去に興味をもっていたことに参加したり楽しんだりする能力の欠如、長期の人生目標を失うといったクライアント像をつくることができる。これらの要因を一緒に検討することで、クライアントの動機がない状態を意志の崩壊と名づける。

さらに、意図的関係モデルは、生活を変える障害と多様な能力の喪失に直面しているクライアントの状況的特性を理解するために、重要な情報を提供する。このモデルによって、作業療法士は感情的に取り乱しているクライアントとどのように効果的に交流し合えるか、また失った能力を強調するために感情的に非難されがちな治療課題をどう扱うかの指針が得られる。

これら3つのモデルによって、ともに、クライアントに対する脊髄損傷の影響をより全体論的に概念化することができる。そして、これらによって作業療法士はクライアントの状況を非常に異なる側面からより深く知ることができるようになる。生体力学モデル、人間作業モデル、そして、意図的関係モデルによって、クライアントの筋骨格、動機づけ、および、感情的問題を理解し、それらの意味を機能に組み立てることができる（たとえば、機能的課題に影響を及ぼす制限された運動や動機づけに影響を及ぼす意志の崩壊）。図18.1で示すように、それらはまた、作業療法で行うことの理論的根拠をクライアントに提供している。

状況が変われば、別のモデルが必要になるかもしれない。感覚統合モデルは、学童の不器用さの意味を理解するために用いられるであろう。認知モデルは、頭部障害をもつ人の記憶と問題解決の困難さに光を当てることができよう。感覚統合や認知は、あるグループのクライアントが計画し実施することに役立つ枠組みとして集団として提供されることがあり、その場合は機能的グループモデルが提供されることもある。

```
┌─────────────────────┐
│ 脊髄損傷のクライアント │
│                     │          ┌─────────────────────────────────────────┐
│ ・中枢神経系の損傷に │          │ 生体力学モデル                          │
│   対する二次的な運動 │ ────▶    │ ・筋力，関節可動域，持久力の問題を評価するための方略 │
│   の問題             │          │   （たとえば，神経支配下にある筋を強化するために漸増抵抗訓 │
│                     │          │   練，運動喪失を代償する適応器具の利用）              │
│                     │          └─────────────────────────────────────────┘
│                     │
│ ・生活の計画と作業の │          ┌─────────────────────────────────────────┐
│   混乱による動機づけ │          │ 人間作業モデル                          │
│   の問題             │ ────▶    │ ・価値，興味，個人的原因帰属に対する損傷の影響を評価して， │
│                     │          │   取り組むための戦略                              │
│                     │          │   （たとえば，残された能力を発見し，現実的な作業目標を明らか │
│                     │          │   にし，興味へかかわり続けるために，クライアントを支援する）  │
│                     │          └─────────────────────────────────────────┘
│                     │
│ ・作業と作業療法との │          ┌─────────────────────────────────────────┐
│   関係に従事すること │          │ 意図的関係モデル                        │
│   に影響を及ぼすうつ │ ────▶    │ ・クライアントの感情と他の対人的特徴を評価して取り組み， │
│                     │          │   そして，作業療法過程に必然的な出来事に対処するための戦略 │
│                     │          │   （たとえば，クライアントの感情的経験を支援し，作業への肯 │
│                     │          │   定的な従事を最大にする治療的雰囲気を用いること）       │
└─────────────────────┘          └─────────────────────────────────────────┘
```

図18.1　複雑なクライアントの問題に取り組むため，複数の概念的実践モデルの利用の例

■概念的実践モデルの実践での利用

　生体力学，認知，運動コントロール，そして，感覚統合の各モデルは，動き，認知，運動，そして，感覚の機能障害に取り組むためにつくられている．この理由で，これらのモデルはクライアントがこの種の機能障害を示す場合や，作業療法の目的が動き，認知，運動，感覚の能力を改善する場合に選ばれる．これらのモデルを用いるかどうかは，クライアント集団のタイプや介入目的によって決まる．作業療法士はこれらのモデルの1つ以上と関連する問題をもつ傾向にあるクライアントに働きかけるがゆえに，作業療法で頻繁に用いることになる（National Board for Certification in Occupational Therapy, 2004）．

　人間作業モデルは，機能障害の作業的な結末に取り組む（すなわち，機能障害が興味，価値，能力の認識，役割，習慣，技能にどのように影響するのか）．これらの要因はいかなる種類の機能障害によっても影響を受ける傾向にあるため，作業療法士がみているほとんどのクライアントはこのモデルが取り組むことのできる1つ以上の問題をもつ．もっともなことだが，最近の全国調査では，80％の作業療法士がこのモデルを用いていることが明らかになった（Lee, Taylor, Kielhofner, 2009; Lee, Taylor, Kielhofner, Fisher, 2008）．

　意図的関係モデルは，常に作業療法過程の一部である作業療法士とクライアントの交流に取り組む．さらに，作業療法士の意見によれば（Taylor, Lee, Kielhofner, Ketkar, 2009），作業療法士による自己の治療的利用は，作業療法の成果で最も重要な単一の決定要素である．おそらく，このモデルは治療的交流と自己の治療的利用に取り組むため，常に作業療法実践の一部分であるべきであろう．

グループに作業療法を提供するときには，機能的グループモデルがサービスを導く．作業療法ではグループの利用が普及しているために，このモデルはしばしば適切なものになるだろう．

■ 複数のモデルを使える作業療法士になる

先の考察が示すように，作業療法士は用いる概念的実践モデルの決定によって必然的に実践を導くためのモデルを組み合わせることになる．優れた作業療法士とは，1つのモデルに固執したり強調したりするのではなく，自分の状況にとって適切ないくつかのモデルの豊かな概念と実践的戦略に誘い込まれる複数のモデルを用いる人であろう．

1つのモデルが示す戦略の有効性は，他のモデルによる洞察を通して強化されることもある．生体力学モデル，人間作業モデル，意図的関係モデルを結びつけた先ほどの事例を考えてみれば，3つのすべてのモデルから引き出さる介入目標が同時に処理される可能性があることがわかる．たとえば，脊髄損傷を負った人が生活役割とのつながりがあるために意味のある治療的作業に参加する場合，生体力学の目標は強化されるであろう（クライアントが意味がある活動にあまり疲労を感じなかったり，より多くの努力を発揮する可能性があるため）．意志の目標も同時に認識される可能性がある（能力の可能性の認識と興味と意味の再生は，活動から創発するかもしれないため）．クライアントの対人的特徴と治療的雰囲気の意図的利用に対する注意深い注目は，クライアントとの生産的関係を支援し，クライアントの作業療法への参加を強化する．概念的実践モデルを結びつけることによって，作業療法士は自分の仕事に対してもっと全体論的で有効なアプローチを達成することができる．

関連知識の選択と利用

作業療法のパラダイムとモデルは実践で用いる最も基本的な知識をもたらすが，実践家は常にこの分野の外部の知識を参照しなければならない状況にある．このような場合には，作業療法士は関連知識を利用する．たとえば，前に述べたクライアントの例を考えてみよう．

脊髄損傷をもつクライアントにサービスを提供する際に，作業療法士はこの分野の外部の情報を用いる場合がある．第17章で検討した障害学の分野を考えてみよう．脊髄損傷を負った人は，障害者としての新しい経験と社会的地位をもつようになる．このクライアントに働きかける作業療法士は，障害学の概念に気づくべきであり，適当な時点にこれらの概念を用いるべきである．同様に，もし作業療法士がそのクライアントが感情をどうにかしようとしてもがいているとみるならば，認知行動療法は役立つ概念と戦略をもたらすかもしれない．

関連知識を利用するとき，作業療法士が以下を行うことは重要である．

・自分の概念的実践モデルを補足するために適切に関連知識を選択する
・関連知識からではなく，パラダイムと概念的実践モデルから，その人の同一性とその人の実践の主な要素を引き出す

このように，作業療法士は専門職の役割の範囲内で機能してはいるものの，関連知識は実践のために必要な全範囲の知識を確実にもつことになる．

■ 概念のポートフォリオの開発

優れた作業療法士になるためには，理論は非常に重要であるため，自分の概念のポートフォ

> 概念的実践モデルを結びつけることによって，作業療法士は自分の仕事に対してもっと全体論的で有効なアプローチを達成することができる．

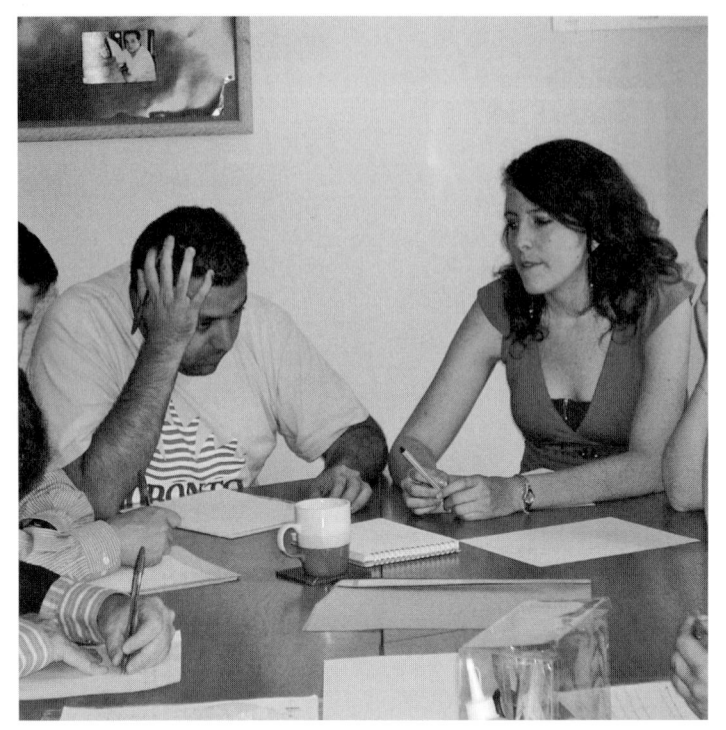

Andreaは，書字グループでくじけてしまったクライアントを励ましている．

リオを振り返り，開発するために時間をかけることは価値がある．概念のポートフォリオには，以下の要素が入っていなければならない．
・作業療法の個人的定義
・クライアントと，提供するサービスの明確な特性
・実践を導く個人的な価値の設定
・クライアントのニーズに取り組むために用いる概念的実践モデルを明らかにし，はっきりと理解すること
・実践に情報をもたらす関連知識を明らかにすること

以下の節では，本書の初めの部分で紹介した作業療法士のうちの2人の概念的ポートフォリオを示す．

Andrea Girardi

Andreaは，青年と成人の精神疾患，認知症，老化に関連する機能喪失，頭部外傷に関連する広範囲にわたる困難さをもつ人々のために地域のセンターで働いている．彼女は自分の仕事を以下のように書いている．

　私は作業療法士であることを非常に誇りに思っており，作業が変化を引き起こす力をもっていると信じています．いくつかのプログラムを始めましたが，自分の仕事の基礎がいつも私たちの専門職のパラダイムと概念的実践モデルの原則に基づいていると考えています．作業療法が特有なものであり，効果的なものであることを示すことができました．

Andreaの**作業療法の定義**は以下のとおりである．

　作業療法は人々が必要とする的確な支援をすることによって，人々の作業的生活の再建を援助するアートです．同時にそれは，クライアントを知るという目的をもち，そして，クライアントの作業参加に影響を及ぼし，エンパワーメントを発揮し，制限する過程を理解するための

サイエンスでもあります．

Andrea は自分のサービスの見方と，そのサービスが自分のクライアントのニーズをどのように満たすのかは，以下のとおりであると考えている．

> 私は，クライアントが作業的生活を回復するよう援助します．クライアントは生活で大きな混乱に直面しています．彼らの困難さは，日常作業への参加を妨げる社会的，文化的なバリア（すなわち，偏見，受け入れ不足，汚名）とともに，感情的，身体的，認知的な機能障害から生じます．
>
> 私は自分のクライアントと手を取り合って，彼らの生活を立て直す作業への従事のために働いています．私は，各々のクライアントが誰であり，どのようになりたいのかと考えながら，各人にとって意味のある作業を見つけ出すために努力しています．自分のクライアントの生活状況を考慮しながら，彼らの望むことや彼らがする必要があることを理解するために評価を計画します．作業療法士として，私はクライアントの通常の作業環境（たとえば，学校，職場，自宅，コミュニティ場面）で，彼らに働きかけています．私はまた，クライアントをエンパワーメントするために，また，外的なバリアを取り除くために，環境戦略を用いています．クライアントの現実の生活の状況のなかで，彼らに働きかけることは重要だと思います．

Andrea は，以下の**価値**に沿っている．
・クライアントへの尊敬
・クライアントの独自性の認識
・クライアントの生活における作業の重要性に対する注意深い配慮と認識
・特定のクライアント，その人の状況，その人の環境を作業療法の中心に置くこと
・クライアントの長所の認識と信頼
・変化を生み出す作業の力への信頼

Andrea は，自分の実践では人間作業モデル（MOHO）という**概念的実践モデル**を主に用いている．

Andrea は，以下のように語っている．

> **MOHO** は，人間作業に含まれる多様で複雑な側面の理解をもたらしてくれます．それによって私はダイナミックな作業参加を理解でき，分析できます．その理論的基礎，実用的なツール，研究の証拠に基づく一貫性は，私に作業療法士として働く必要性があるという確信を与えてくれています．

・Andrea は，一連の 3 つの卒後コースへの参加により，また，MOHO に特化したセンターで専門家の指導を受けて 1 年半働くことにより，MOHO に慣れ親しんだ．彼女は自分の実践のなかで MOHO に基づく評価を定期的に実施することを学んできた
・Andrea は意図的関係モデルを使用するが，それは彼女を，最も作業療法的な方法で自分のクライアントと関係できるように導いている．Andrea はクライアントに働きかける際に共感することと協力する方法を重視し，クライアントが別の方法を必要とする場合には，それに近づくことができる．たとえば，認知症があって明確な指導を必要とするクライアントには指示的方法を用いるし，特定の困難さをどのように処理するのかを理解する必要があるクライアントには問題解決的な方法を用いる
・Andrea は，認知症，重度の精神疾患，脳損傷による認知の問題をもつクライアントに働きかける場合には，認知の問題を理解し，取り組むために，認知モデルを用いる

Andrea は，自らの実践では，広範囲にわたる**関連知識**を取り入れている．関連知識の多くは，地域心理学の卒後コースを通して得てきた．彼女が用いる関連知識には以下のものが含まれる．
・エンパワーメント，社会的ネットワーク，社会支援に関する概念（Fawcett, White, Balcazar, Suarez-Balcazar, 1994）

- 支援つき雇用と自立した雇用のクラブハウスの原理と概念（Fountain House, 資料なし）
- ニーズに関する Maslow (1970) の理論の概念
- 認知行動療法（第 16 章参照）
- Victor Frankl (1959) の言語治療の仕事による人生の意味に関する概念

Maya Tuchner

Maya は，エルサレムの Hadassah-Mount Scopus 病院のリハビリテーション部で働いている．彼女のクライアントの約 1/3 は脳血管障害を経験しており，他のクライアントも外傷性脳損傷や腫瘍摘出による副次的な脳損傷などの神経学的症状をもっている．また，彼女は多発性硬化症や脊髄損傷のクライアントもみている．それに加えて，整形外科的問題や慢性疼痛をもつ別のクライアントもみている．

Maya は自分の仕事を次のように書いている．

> 作業療法の独自性は，治療の本質である意味のある作業に就くことから生まれます．可能な場合はいつも，クライアント中心のアプローチを信じ，クライアントを治療過程の積極的なパートナーと考えています．私の実践での挑戦は，どの患者にも背景，文化，習慣，生活の仕方にしたがって最善の治療をすることです．1 人ひとり異なるクライアントとの良好な治療的関係を確立することです．

Maya の**作業療法の定義**は，以下のとおりである．「作業療法は，クライアントが以前の作業に戻るか，生活の質を改善し，健全な状態を支援するために，新しい意味のある作業を見つけ出すことを支援するリハビリテーションサービスである．」

また，Maya の**サービスの見方とサービスがクライアントのニーズに合う方法の見方**は，以下のとおりである．

> 作業療法士として，機能障害だけでなく，機能障害がクライアントの遂行と参加にどのように影響するかについても取り組んでいます．私はまた，クライアントの習慣，日課，役割，満足のレベル，といった作業の異なる領域にも取り組みます．そして，私のクライアントが直面する環境のバリアのことを考えます．これらの構成要素のすべてに取り組み，理解することは，私たちの専門職にとって特有のものです．

Maya は，自分の実践を導く以下の 3 つの**価値**を明らかにした．

- 自分のクライアントたち全員と良好な治療的関係を確立すること．Maya によれば，「これは私の作業療法を導く最も重要な価値で，感情移入を感じ，クライアントが誰なのか，クライアントのニーズが何かを『発見する』能力を含んでいます」
- クライアントの背景や宗教とかかわりなく，あらゆるクライアントを尊重すること．これは Maya が，クライアントの特殊なニーズを考慮するというクライアント中心のアプローチを用いることを意味する
- 常に最善の実践を意識することによって，自分のクライアントに対する専門職の責任を示すこと．このことは，Maya が卒後コースや生涯教育を受けることによって，専門職に関する新しい知識を維持し，知識を広げるために勉強しなければならないことを意味する

Maya はクライアントにある範囲の問題をみるために，以下の**概念的実践モデル**を用いている．

- Maya は脳卒中や外傷性脳損傷による脳障害後の運動の問題に取り組むために，運動コントロールモデルを用いる．これには，第 8 章で論じた神経発達学的治療 (NDT)，Brunnstrom の運動療法，そして，現代の課題指向的運動コントロールアプローチを反映する原理を含む．運動コントロールモデルのなかで，Maya はまた，クライアントのためにこのテクニックから派生した麻痺側上肢集中訓練法 (CI 療法) を用いる．このモデルは，大部分のクライアントにおいて彼女の仕事の

第18章　実践での理論：自分の概念のポートフォリオをつくる　261

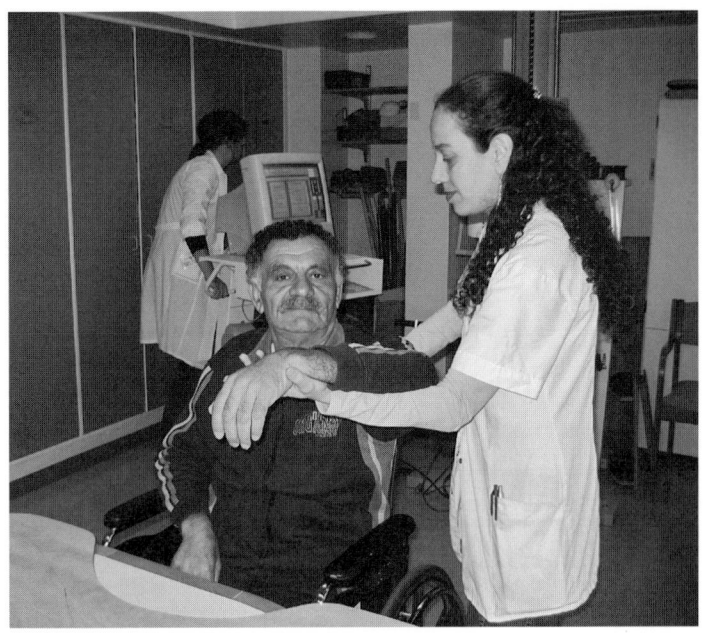

Mayaは，クライアントの他動的関節可動域に働きかけている．

中心である．Mayaは特別訓練を受けて，NDT認定を取得した作業療法士である
- Mayaは，自分のクライアントが筋力低下，可動域の制限，耐久性の欠如といった整形外科的問題を示した場合には，生体力学モデルを用いる
- Mayaは，クライアントの動機づけ，習慣，役割に取り組むために，人間作業モデルを用いる
- Mayaは脳損傷に続く認知の問題の治療をするために，認知モデルを用いる．彼女は，機能的および治療的認知訓練技術に加えて，このモデルのダイナミックな交流アプローチを重視している．Mayaは，認知-知覚的な評価を実施することを学んだ．クライアントが認知の問題を示す場合には，多くの認知評価に精通していることにより，広範囲で徹底的な評価ができる
- Mayaは最近，意図的関係モデルを知ったが，それは治療的な関係が自分の作業療法の最も重要な側面であるという自分の見方と共鳴している．彼女は「私のクライアントを違った ものにするという私の作業療法の最も重要な側面は，感情移入と理解を示し，あらゆるクライアントに特有で1人ひとり異なる治療法をつくり出し，作業療法で私が何を行い，なぜ行うのかを説明する私の能力である」と書いている．彼女は，現在，このモデルを自分の実践のなかに取り入れつつある

Mayaは，自分の実践で以下のような**関連知識**を用いている．
- クライアントの認知のプロフィールをよりよく理解する支援となる神経心理学的概念．彼女はいつもこの分野の論文を読んでいる
- クライアントにみられる異なる種類の脳損傷の結果をよりよく理解する医学モデル

■ 結論

AndreaとMayaの概念のポートフォリオは，作業療法士が自分の実践に対して思慮深く，理論に基づくアプローチを達成することができることを示している．この分野の理論を思慮深く

用いることによって，作業療法士は自分の専門職の同一性についてのよりよい認識，自分の仕事を導く価値の明確な展望，そして，クライアントのニーズを理解し，満たす自分のアプローチの根底をなす概念を完全に理解することができる．読者もぜひ自分の概念のポートフォリオを完成させて，定期的にそれらを省みるようにしてほしい．

文献

Barris, R. (1984). Toward an image of one's own: Sources of variation in the role of occupational therapists in psychosocial practice. *Occupational Therapy Journal of Research, 4*(1), 3-23.

Fawcett, S.R., White, G.W., Balcazar, F.E., & Suarez-Balcazar, Y. (1994). A contextual-behavioral model of empowerment: Case studies involving people with physical disabilities. *American Journal of Community Psychology, 22,* 471-496.

Fountain House. (n.d.). *Fountain house.* Retrieved April 25, 2008, from http://www.fountainhouse.org/

Frankl, V. (1959). *Man's search for meaning.* London: Hodder & Stoughton.

Harrison, D. (2003). The case for generic working in mental health occupational therapy. *British Journal of Occupational Therapy, 66,* 110-112.

Lee, S.W., Taylor, R.R., Kielhofner, G. (2009). Choice, knowledge, and utilization of a practice theory: A national study of occupational therapists who use the model of human occupation. *Occupational Therapy in Health Care, 23*(1), 60-71.

Lee, S.W., Taylor, R.R., Kielhofner, G., & Fisher, G. (2008). Theory use in practice: A national survey of therapists who use the model of human occupation. *American Journal of Occupational Therapy, 62,* 106-117.

Maslow, A.H. (1970). *Motivation and personality* (2nd ed.). New York: Harper & Row.

National Board for Certification in Occupational Therapy. (2004). A practice analysis study of entry-level occupational therapist registered and certified occupational therapy assistant practice. *Occupational Therapy Journal of Research: Occupation, Participation and Health, 24,* S1-S31.

O'Shea, B.J. (1977). Pawn or protagonist: Interactional perspective of professional identity. *Canadian Journal of Occupational Therapy, 44,* 101-108.

Taylor, R., Lee, S.W., Kielhofner, G., & Ketkar, M. (2009). Therapeutic use of self: A nationwide survey of practitioners' attitudes and experiences. *American Journal of Occupational Therapy, 63,* 198-207.

第19章

作業療法のリーズニング：
日々の実践に作業療法の理論を用いること

Therapeutic Reasoning：
Using Occupational Therapy's Conceptual Foundations in Everyday Practice

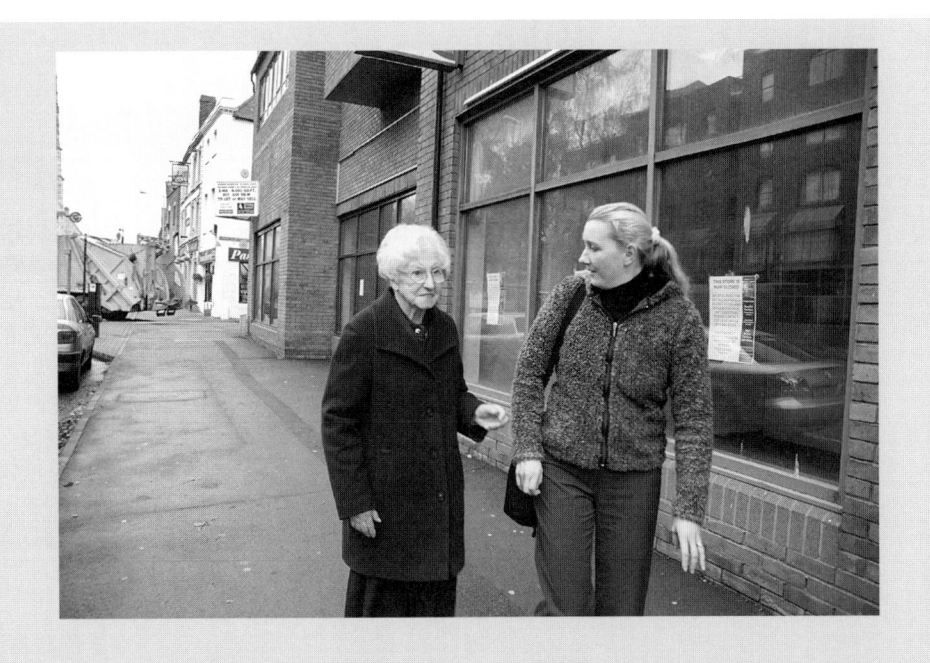

　クライアントの生活をよりよく理解するためには，最初に目につく「欠陥」に飛びつくのではなく，十分な作業のスクリーニングを実施することが本当に重要だと思います．作業療法がうまくいくとき，それはクライアントの日課，価値，遂行機能だけでなく，クライアントと私のパートナーシップもまた築かれているからなのです．私たちはその人にとって重要な，あるいは，欠かすことのできないことには何でも働きかけます．私は何年もの間，自分のではなくクライアントの価値に基づいて，1人ひとりにとって本当に重要な「行うこと」の役割を担いたいと思ってきました．作業療法の過程を通して，すべての作業療法は融通の利くものであって問題解決することが重要であると思います．優先順位と健康状態とともに，ニーズも変わります．私は型にはまらないようになることが重要だと思います．

Alice Moody

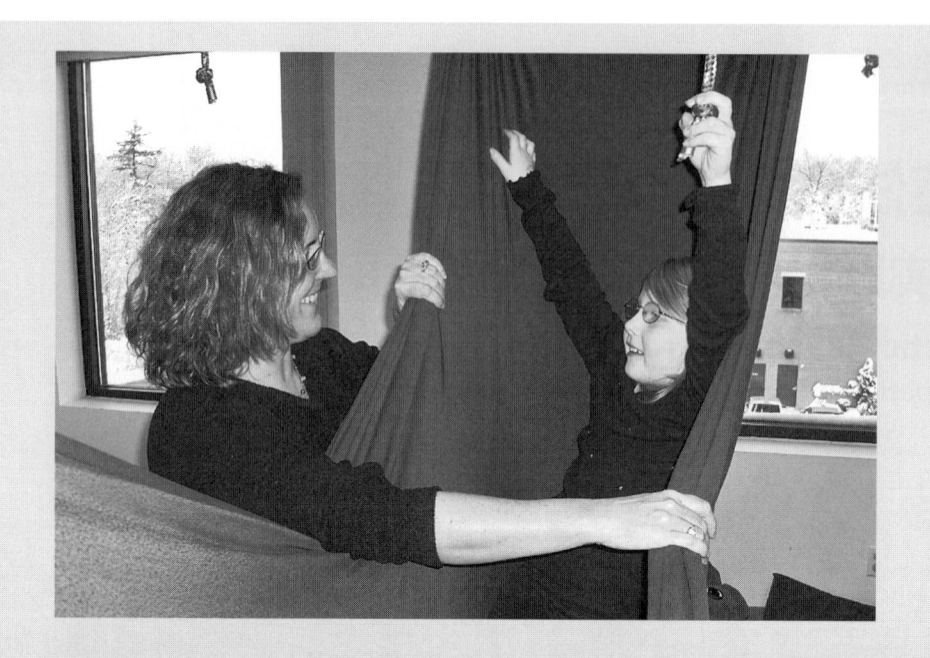

私の目標は，子どもたちがもっとうまくできるように援助することで，「力を発揮する結果」をつくり出すことです．そのために子どもを1人の人間と見なして働きかけることと，その子の特有のニーズと長所に向けた作業療法プログラムを進めています．私は介入の3つのレベルに取り組むときに，最も大きな変化をつくり出すことができます．脳には可塑性があり，注意深く介入を進めることで意味のある変化をつくり出せると理解しています．子どもたちに安全な養育環境のなかで働きかけることで，子どもたちが自己調整できるよう支援し，「自分の身体を見つける」ために感覚入力の強度を与えることができます．それぞれの子どもの発達にとって適切な挑戦のレベルを徐々に高めることで，その子の統合と発達技術に変化をつくり出すことができます．家族に働きかけることによって，クリニック場面以外のうまくやる必要がある多様な環境で，自分たちの子どもをどのように援助するか学ぶのを支援できます．最後に，子どもたちが理解できるレベルで働きかけることにより，よりよい参加と成功を続けるためには何が必要かを理解して，彼らが自分自身を主張できるように援助します．

Stacey Szklut

これらの作業療法士たちが自分の仕事を描き出しているように，作業療法は複雑な過程である．毎日の仕事のなかで，実践家は以下をこなさなければならない．

- クライアントを作業的存在として，また，独自の対人的性格をもつ人として理解する
- クライアントの作業の問題と根底にある機能障害を，環境的支援とバリアとともに明らかにする
- クライアントの希望，作業的生活，遂行の潜在能力などを反映する理にかなった目標と目的を明らかにする
- 治療目標の達成を促進するために計画され，注意深く選択された作業にクライアントを就かせる
- 作業従事と変化のために，最適な対人支援と協業を提供する
- 状況が変わったり，意図したとおりに進んでいなかった場合は，作業療法過程を注意深くみて，必要な修正をする
- クライアントの改善と成果を判定する

これらのすべての課題は，この領域の理論によって支持され導かれる注意深く熟考されたリーズニングを必要とする．作業療法のリーズニングはクライアントを理解するため，また，クライアントが肯定的成果を達成すべく進行中の行動を選択するために，概念的実践モデル，関連知識の概念と実践の資料を用いる過程である．

本章では，この作業療法のリーズニング過程を検討し描き出す．このように，理論がどのように実践に注ぎ込まれるかを説明する．本書で取り上げられた作業療法士たちが，自分の作業療法のリーズニングの過程にどのように取り組むかを説明する．作業療法のリーズニングに関する彼らの考えを披露するとともに，2事例を通してその過程を描くことになる．

■ 作業療法のリーズニング：理論で考えること

概念的実践モデルや関連知識を用いるには，その根底をなす理論を理解することが求められる．理論を用いて考えることを学ぶには，理論がクライアント，その機能障害，作業状況，そして，対人特性を検討する方法になることを意味する．

理論を学ぶ（たとえば，概念を学ぶ）だけでは，作業療法のリーズニングで理論を積極的に用いることにはならない．むしろ，理論的概念と実践で接するクライアントの間を意識的に行き来しなければならない．たとえばある作業療法士は，クライアントが腕を動かすのを見て関節可動域という概念を用いるし，クライアントが課題をどのように計画し実行するかを検討するなら，行為という概念を考えるであろう．

その概念の意味を自省することとそれをどのように見るかを比較することは，実践と概念との統合を支援する．時間を超えて，そして実践に伴って，この2つは混ぜ合わされるだろうし，クライアントの「個人的原因帰属」「実行機能」「感情の表出」などを観察していることに気づく．この過程が第2の特性になるとき，人は真に理論について考えている．その概念は，人がクライアントと作業療法の過程を見て理解する方法になるのである．

作業療法のリーズニングにおけるクライアント中心性

作業療法のリーズニングは，クライアントの状況とその状況をどう対処するかをよりよく理解するために理論を用いることで，作業療法士が能力またはノウハウを訓練することを強調する．時には，専門知識という考えは，クライアント中心の実践という観念と，クライアント中

> 理論を用いて考えることを学ぶには，理論がクライアント，その機能障害，作業状況，そして，対人特性を検討する方法になることを意味する．

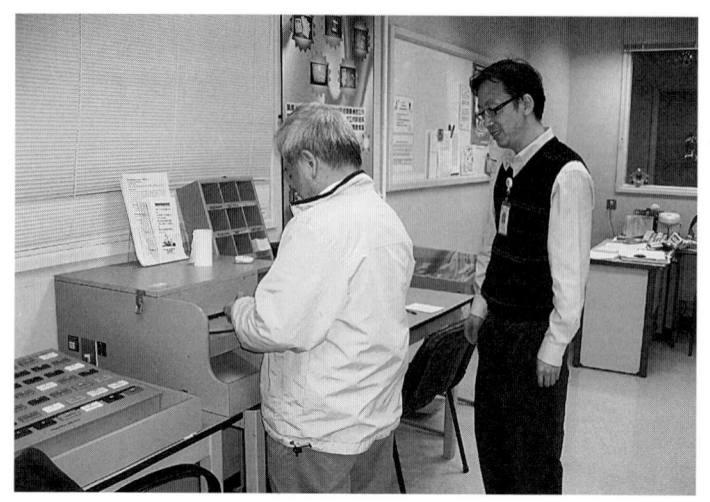

Baconとクライアントは，日々の機能状態におけるクライアントの将来の役割と現在の困難さを話し合うことで，お互いに同意して治療目標を立てる．

心の実践に含まれる敬意，共感，パートナーシップなどを妨げたり，相容れないとみなされたりしてきた．しかし，これは事実ではない．むしろ，理論を積極的に用いる作業療法士は，そうでない者よりも，もっとクライアント中心になるだろう．

たとえば，Bacon Fung Leung Ng は，専門的知識と経験を得るにつれて，クライアント中心性が高まったと次のように述べている．

> 私は，クライアントたちが意味ある選択をした生活を見つけて生きるために自己発見を指導することの重要さを重視するように考えを変えました．私のクライアントたちが機能的能力を最もうまく用いることで，価値のある生活役割を得られるようにしようとエンパワーメントしようとしています．

同じく，切断者の医学的で生体力学的側面を扱う専門家である Karen Roberts は，実践を以下のように述べている．

> もし私たちがクライアントを知ろうとし，彼らの希望，ニーズ，価値，望み，夢に耳を傾けるために偽りなく時間を費やし，そして，もし自分のクライアントたちに反映できるなら，彼らは価値を感じ，話を聞いてもらえていると感じ，敬意を払われていると感じるでしょう．作業療法士とクライアントの双方がこの過程に専心し，一緒にこの過程に就かなければ，作業療法が本当にうまくいくことはないと思います．そのように作業療法をともに計画し，作業療法の目標をともに明らかにし，成果をともに評価することが，作業療法過程がうまくいくように支援することだと思います．

これらの作業療法士は，協業することとクライアントをエンパワーメントすることの重要性を強調しているが，すべてのクライアントがこのレベルにいるわけではない．ニーズを示し，望みを示す能力に制限をもっているクライアントには，別のクライアント中心の戦略が望まれる．障害を負ったばかりのクライアント，特に脆弱なクライアントは，より直接的で支持的な戦略が必要であるが，それにもかかわらず，クライアント中心が作業療法の大前提になる．

言語化できないクライアントや，協業に積極的ではないクライアントに対しては，作業療法士はクライアントの世界の見方，クライアントにとっての心配事，クライアントが楽しんでいること，自分の能力をどのように感じているかなどを理解するために働きかけなければならない．そうする時にのみ，作業療法士は真にクライアント中心になるのである．クライアントが

作業療法でその人の見方と参加を言語化する能力に制限されている場合は，作業療法士はそのクライアントのケアを行う家族やその他の人々と協業でき，クライアントの代弁者となることができる．

結局のところ，作業療法のリーズニングにおけるクライアント中心とは，以下のようなものである．
- クライアントは何を経験しているのか，クライアントは何を望んでいるのか（これらを表現するクライアントの能力の自立）を理解するために，注意深く働きかける
- クライアントの幸福とニーズのための代弁者となる
- クライアントが作業療法の過程に持ち込むことができるものを認め，それをクライアントのためになるようにする

クライアント中心であることは，クライアントをエンパワーメントし，クライアントと協業することを含む．それは単純に時間がかかることであり，作業療法の過程では，クライアントの経験を評価し，敬意を払うことができる専門知識をもつことを意味する．また，それは自己主張する能力が制限されているクライアントの代弁者となることを意味するであろう．

作業療法のリーズニングにおける全体論

第18章では，多角的な見方でクライアントの包括的な理解に達するために，2つ以上の概念的実践モデルや関連知識を選択することが重要であると強調した．本書で紹介している作業療法士たちは，全員がこの側面の実践を強調しており，それは彼らが典型的に全体論的な見方を採用していることを示している．

全体論的見方に達することは，単に別の概念を用いることやクライアントの生活の別の側面に焦点を当てること以上のものである．それはまた，これらの要因を全体としてとらえて判断するように考えることでもある．たとえば，Aliceは次のように述べている．

> 私は，身体的に脆弱で，記憶障害のために洞察がほとんどできないにもかかわらず，自転車に乗ることを選択した中等度認知症の女性に働きかけました．この活動には非常に明らかなリスクがありました．しかし，環境や彼女が固執する日課，変化に適応することの難しさを考慮すると，その時点では，そのリスクに十分に耐えられると感じました．さらに，私はクライアントのごくわずかな洞察力と変化への貧弱な耐性を考えました．これらの要因をすべて考えて，私は，もし彼女が自転車に乗るのを止めさせたならば，彼女の攻撃性はおそらくずっと高まったままで，彼女の生活の質は重度な影響を受けるだろうと考えました．最終的に，彼女の家族はこの矢面に立たされました．

この例では，Aliceは作業療法のリーズニングに家族の背景を考えるとともに，クライアントの認知（記憶と注意），意志，習慣化，対人特性（たとえば，コントロールと感情表現に対するニーズ）の理解を含んだいくつかの要因を統合し，自転車に乗りたいというクライアントの希望を支持するというクライアント中心の決定をした．作業療法士は全体論により，クライアントとその背景の多くの側面を同時に考慮することによる複雑な判断を下すことができる．よい作業療法のリーズニングは常にこのような全体論的なアプローチを含んでいる．野藤弘幸は自分の作業療法のリーズニングがどのように全体論を目指すかについて，以下のように述べている．

> クライアントの身体部位を動かす能力を評価することは，私にとってはある部分の写真を撮るだけのようなものだと思っています．私が動かすことの困難さや動かせないのを知りたいということは，クライアントにとっての意味なのです．私が担当するクライアントたちは高齢で，私の経験とはかなり隔たった多くの経験をしてきています（たとえば，戦争や親の決めた結婚など）．私は常に，クライアントの生活に基づいた介入を行わなければならないと心がけています．

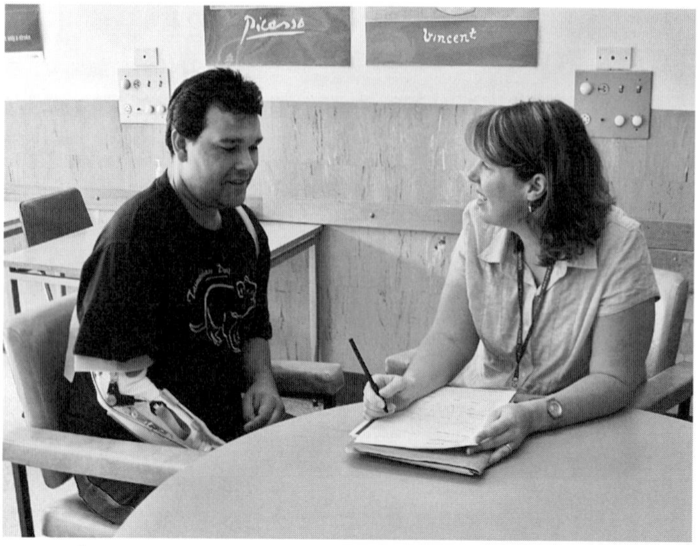

Karen は腕を切断したクライアントと一緒に作業療法の方針を立てている.

クライアントの生活上の出来事と彼らにとって大切なことを,興味をもって注意深く聞こうとしています.私は傾聴した後にだけ,介入計画を提案します.

作業療法のリーズニングの6つの段階

図 19.1 に示すように,作業療法のリーズニングは以下の6つの段階を含んでいる.
・クライアントに関する疑問をつくり出す
・自分がつくった疑問に答えるために,クライアントに関する情報,クライアントからの情報,クライアントと一緒に情報を収集する
・クライアントの状況に関する説明をできるように情報を用いる
・作業療法の目標と戦略をつくり出す
・作業療法を実施し,監視する
・作業療法の成果を判定する

重要なことは,これらの段階は厳密に連続するものではないということである.作業療法士は一般に,作業療法の最初の5つの段階を行きつ戻りつする.作業療法士は常に新しい疑問をつくり出し,自分のクライアントの理解を再度考え,新しい目標と介入戦略に到達するように意識し,準備すべきである.

■第1段階:情報収集を導く疑問をつくり出す
クライアント中心の作業療法のリーズニングは,作業療法士がクライアントを全面的に知るように求める.クライアントに関する疑問によって体系的に導かれたときに,クライアントを知ることが促進される.クライアントの全体論的理解を生み出すためには,作業療法士は根底をなす概念的実践モデルと関連知識を反映した疑問を尋ねなければならない.

図 19.1 は本書で検討した概念的実践モデルからあげられた最も一般的な疑問を示している.もちろん,それぞれのモデルはさらに詳細な疑問を発するように作業療法士を導くことになる.たとえば,運動コントロールモデルは,クライアントの運動の困難さ(たとえば,筋緊張,物品操作,遂行される課題)に影響する多様な個人的,環境的要因を探るように作業療法士に求める.認知モデルは認知の問題をもつクライアントの実行機能,注意,特定の認知過程の状態について尋ねるように作業療法士の注意を向けさせる.人間作業モデルは,作業療法士をクライアントの個人的原因帰属,興味,価値,役割,習慣に関して尋ねるように導く.意

第1段階：情報収集を導く疑問をつくり出す
このクライアントについてどんなことを知る必要があるのだろうか
- このクライアントの問題やリスクは作業参加のどの領域にあるのだろうか
- このクライアントの遂行能力の状態はどのようなものか，そして，それが作業参加にどのように影響しているのか
  - 動き（筋力，関節可動域，持久力）はどうか
  - 運動コントロールはどうか
  - 認知はどうか
  - 感覚処理はどうか
- この人の作業に対する動機や，作業役割を果たし，機能的習慣を維持し，作業参加に必要な技能を遂行する能力や機会はどのようなものか
- どのような物理的，社会的環境要因がこのクライアントの状況に貢献しているのか（肯定的と否定的の両者）
- この人の作業療法過程にはどのような対人特性が持ち込まれているのか，また，どのような対人ニーズに取り組まなければならないのか
- この人はグループに参加することによって，どのような利益を得ているのか

第2段階：クライアントに関する，クライアントからの，クライアントと一緒に情報を収集する
- 疑問に答えるために適切な非公式的手段（観察，会話，入手できる情報の検討）と公式的評価を選択し，実行する

第3段階：クライアントの理解をつくり出す
- どのような特性と状況がクライアントの作業遂行の困難さに寄与しているのか
- クライアントの希望と生活様式を含めて，この人は作業的存在としてはどのような人なのか
- クライアントの特性から考えて，この人は作業療法過程にどのようにアプローチしたり，参加したりするのか．また，どのような対人的ニーズに取り組むべきなのか

第4段階：作業療法の目標と計画を明らかにする
- 作業療法の目標は何か
- このクライアントはどのように作業従事を行っており，これらの活動は個別か集団で行われるのか（作業に基づく活動分析がこの段階を導いてくれる）
- この作業療法士は作業従事を支援するために，また，治療的関係をうまく続けるために，どのような戦略を用いるのか

第5段階：作業療法を実施し，監視する
- 個別や集団での作業従事を準備し，支援する（作業に基づく進行中の活動分析が必要である）
- うまくいっている治療的関係を維持する

第6段階：作業療法の成果を判定する
- 治療的関係を終了する

図19.1　作業療法のリーズニングの過程

図的関係モデルは，クライアントのコントロールのニーズ，感情，コミュニケーション様式，関係をとることの方向性，フィードバックを受ける能力といった対人特性に関する疑問を提供する．

それぞれのモデルの概念は，作業療法士がクライアントの状態に関する疑問をつくり出すことへと導く．これらの疑問は，作業療法士がクライアントを知るようになるなかで，注意深くクライアントに関する考え方をつくり出す．これらの疑問はまた，クライアントを注意深く知るために必要な情報収集へと作業療法士を導く．

■第2段階：クライアントに関する，クライアントからの，クライアントと一緒に情報を収集する

第1段階でつくり出された疑問に答えるために，作業療法士は情報を収集する必要がある．これには，クライアントに関する既存の記録を検討すること，クライアントを観察すること，クライアントと話し合うこと，クライアントのことを知っている他の人（家族，介護者，他職種）と話すことを意味する．作業療法士は，一般的に構成的および非構成的アプローチの両者を用いてこの情報を集めることに取り組む．

非構成的アプローチが情報を収集するために自然に生じた機会を利用するのに対して，構成的評価法は一連のプロトコールに従う．それぞれの概念的実践モデルは，クライアントに関する情報や，ひとたび作業療法過程が展開しはじめたらその過程に関する情報を生み出すために利用できる評価法を提供する．これらのモデルの概念を知ることはまた，クライアントとの交流，あるいは，機会があればクライアントを観察するなかでより自然に生じる非構成的アプローチの利用へと作業療法士を導いてくれる．

■第3段階：クライアントの理解をつくり出す

クライアントに関する疑問に答えるために収集された情報は，概念的実践モデルと関連知識によって形づくられたそのクライアントの理解をつくり出すために用いられなければならない．クライアントの状況に関するこの考えは，クライアントに関する特定の情報とともに，理論の一般的概念の統合を示している．この段階の目的は以下の理解をつくり出すことである．

・どのような特性や状況が作業遂行におけるクライアントの困難さに寄与しているのか
・クライアントの希望と生活様式を含めて，このクライアントは作業的存在としてどのような人なのか
・このクライアントの特性から考えて，この人は作業療法過程にどのようにアプローチしたり，参加するのか．また，どのような対人的ニーズに取り組むべきなのか

自分のクライアントの理解を得る場合，それを正しく進めることは重要なことである（たとえば，クライアントの状況を正確に理解すること）．こうした理由により，作業療法士はクライアント（もし必要なら代理人）を可能な限り含めるべきである．作業療法士とクライアントは協業することで，発症時にはなかったクライアントの状況に洞察を生み出すことができる．クライアントは自分の経験を知っている．しかし，クライアントは，その経験に寄与しているすべての要因の明確な構図をいつももっているとは限らない．したがって，この段階の目的は，望ましい変化を達成するために活動の経過を形づくるための基礎を形成するような新しい洞察を得ることである．

■第4段階：作業療法の目標と計画を明らかにする

次の段階は，作業療法過程を計画することである．これには以下のことが含まれる．

・クライアントのための，または，クライアントが好む作業療法の目標をつくり出す
・クライアントを変えることができるような作業従事を決める
・どのような治療的で対人的な戦略が，目標を

達成するためにクライアントを支援する必要があるのかを決める

この段階では，多くの自省的思考が求められる．Karen は，「私は自分に問い続けなければなりません．この介入の成果を達成するために，私は何を必要とするのでしょうか．私はまた，うまく計画を立てなければなりませんし，準備をしなければなりませんし，注意深く治療手段の選択を考えなければなりません」と述べている．

同じように，Bacon も「クライアントはそれぞれ彼らの状況を打開するための鍵として，違った治療技術を求めています．ある人は技能の獲得を求めているし，ある人は習慣の形成を求めているし，ある人は動機づけを必要としています」と述べている．

うまくいった治療はまた，治療の目標と戦略を受け入れるクライアントの意志にかかっている．それゆえ，作業療法士は治療計画を明らかにするために，クライアントとコミュニケーションをとり，協業する必要がある．これをどのように行うかはクライアントによるであろうし，クライアントの認識や希望に沿って打ち立てられるに違いない．

■第5段階：作業療法を実施し，監視する

ひとたび介入の目標と一般的戦略が明確にされたら，作業療法士は作業療法過程を準備し実施する．そのためには，作業療法士がクライアントの作業従事を個別や集団で準備し，支援することが必要である．

この段階での重要な要素は活動分析で，それは作業療法過程の一部としてクライアントが就くであろう作業を選択すること，そして，必要な場合には修正することが含まれる．活動分析については第20章で詳しく検討する．

この段階は，最適な作業従事を促進するために作業や背景で必要な調整がなされるために，絶えず用心深さと熟慮が求められる．作業療法を実施することはまた，作業療法過程が展開するにつれて，肯定的な治療的関係を打ち立てることでもある．それは，作業療法でのクライアントの経験に気づくこと，避けられない対人的な出来事を予測し注意すること，クライアントの作業従事を支援する自己の利用を決定してクライアントと強力な治療的同盟関係を維持することを作業療法士に求める．さらに，作業療法がグループで提供される場合，作業療法士はグループのために計画を立てて監視しなければならないし，クライアントが肯定的な影響を受けるためにグループのダイナミックスをうまく利用する必要がある．

■第6段階：作業療法の成果を判定する

最後の段階は，クライアントの改善を記録すること，作業療法をいつ，どのように終了するかを決定すること，作業療法の成果を記録報告することを含む．理想的には，作業療法士とクライアントが一緒に作業療法をいつ終了するかを決めることが望ましいが，保険，退院に対するチームの判断，就学期間の終了などの他の要因によって決まることもある．作業療法士がこうした外的に構成された作業療法の終了時期に気づいた場合は，それらに対する計画を立てて，成果を記述し，記録報告するために十分な情報を集めることが重要である．

作業療法のリーズニングのダイナミックな特性

ここで考察した作業療法のリーズニングの諸段階は，循環的な特性がある．つまり，作業療法士はクライアントに関する疑問から始め，評価へと進み，クライアントがどんな人なのかを形づくり，次に目標と作業療法過程を計画する．しかし，ひとたび作業療法が実施されると，作業療法士は新しい疑問を抱くかもしれないし，クライアントをもっと深く理解するために情報を収集するかもしれない．あるいは，クライアントがひとたび改善すれば，新しい目標と新しい作業療法計画が必要になるかもしれない．このように，作業療法のリーズニングの諸

段階は，全体としては連続してはいないかもしれない．以下の2つの事例では，これらの説明は単純化した場合にのみ連続したものとみなすように示し，描いている．

2つの事例

作業療法のリーズニング過程を示すために，2つの事例を示す．最初は，イギリスの作業療法士 Alice Moody で，慢性疼痛分野の実践である．2つ目は，日本の作業療法士，野藤弘幸で，リハビリテーションでの実践である．どちらの事例も，作業療法士がクライアントに質の高い作業療法を実施するためには，理論をどのように注意深く用いるのかを描き出している．

事例1：Susan さん

Susan さんは，夫と一緒にイギリスの閑静な郊外で暮らしている41歳の女性です．約20年前，脳炎の後に慢性疲労症候群になりました．彼女は，2006年に倒れて腰部に損傷を負いました．脊髄穿刺と鍼が，短期間でしたが慢性疼痛を軽減しました．Susan さんは外来で理学療法を受けており，若干の改善がみられています．しかし，慢性的な疲労と疼痛が続いており，いずれも彼女の日常生活と作業に大きな影響をもたらしていました．Susan さんは Alice の疼痛管理プログラムに紹介されました．

■概念的実践モデルから引き出された疑問

Alice は，Susan さんの状況に取り組むために，3つの概念的実践モデルと関連知識を用いました．彼女は，Susan さんの疼痛と疲労が作業的生活にどのように影響しているかのガイドラインとして人間作業モデルを用い，また，遂行に対する疼痛と疲労の特定の影響を理解するために生体力学モデルを用いました．疼痛の管理は，Alice にしばしば感情の困難さと対人的な問題に対処することを求めたために，彼女は意図的関係モデルも用い，また，認知行動療法を関連知識として用いました．以下は Alice が Susan さんの評価のために導き出した最初の疑問です．

【人間作業モデル】
・Susan さんの疼痛と疲労は，個人的原因帰属の認識にどのように影響しているのか
・徴候に対処し，徴候があるにもかかわらず作業的生活を続けられる Susan さんの自己効力感はどのようなものなのか
・彼女の症状は，興味と価値にどのように影響しているのか
・彼女の価値は，彼女が疼痛と疲労にどう反応するかにどのように影響しているのか
・疼痛と疲労は，彼女の役割と習慣にどのように影響しているのか
・彼女の運動技能，処理技能，コミュニケーションと交流技能はどのような状態か
・彼女の環境は遂行にどのような影響を及ぼし，病気にどのように適応しているのか

【生体力学モデル】
・疼痛と疲労に影響を受ける毎日の作業に必要な Susan さんの運動遂行能力はどのようなもののか
・疼痛と疲労の程度はどうか，また，彼女に最も影響するのはいつなのか

【意図的関係モデル】
・Susan さんの対人特性はどのようなもので，疼痛と疲労というストレスによってどのように影響を受けているのか
・作業療法過程が彼女の疼痛と疲労に影響することはないであろうが，その代わりに，彼女がうまく対処しなければならない認知的，感情的，行動的な変化に焦点を当てることに，彼女はどのように反応するであろうか

【認知行動療法】
・Susan さんはどんな心配や不安を表現するのか，それにより彼女のコーピングは妨げられているのか

■Susan さんに関する，Susan さんからの，Susan さんと一緒に情報を収集すること

Susan さんの担当医から処方の手紙を受け

作業への動機づけ				作業のパターン				コミュニケーションと交流技能				処理技能				運動技能				環境：家庭			
能力の評価	成功への期待	興味	選択	日課	適応性	役割	責任	非言語的技能	会話	音声による表現	関係性	知識	タイミング	組織化	問題解決	姿勢と可動性	協調性	力と努力	エネルギー	物理的空間	物的資源	社会集団	作業要求
F A **I** R	F **A** I R	F **A** I R	F **A** I R	F **A** I R	F **A** I R	F **A** I R	F **A** I R	**F** A I R	F **A** I R	F **A** I R	**F** A I R	F **A** I R	F **A** I R	**F** A I R	**F** A I R	F **A** I R	F **A** I R	F **A** I R	F **A** I R	**F** A I R	**F** A I R	F **A** I R	F **A** I R

図 19.2 Susan さんの MOHOST 評定

取った後，Alice は Susan さんの疼痛の経歴と彼女が受けてきたこれまでの治療の概要を知るために，彼女の診療録を検討しました．疼痛管理プログラムへの受け入れの一部として，Susan さんは自分の症状が，自己効力，雰囲気，能力障害という点で，自分の日常生活にどのように影響しているかを尋ねる一般的な質問紙に答えました．Alice はまた，Susan さんの作業的生活に対する疼痛と疲労の影響に関する補足的情報を収集するために，また，対人的な側面を知る機会を得るために，非公式な面接を実施しました．

Alice は，Susan さんの制限が疲労と疼痛のみであったために，古典的な生体力学的評価（関節可動域や筋力の観察）は行いませんでした．このように，Alice は，Susan さんから疼痛と疲労の程度と日常機能に対するそれらの影響に関する情報を得ました．

Alice はこれらの収集した情報を用いて，人間作業モデルスクリーニングツール（model of human occupation screening tool；MOHOST）（Parkinson, Forsyth, Kielhofner, 2006）で評価しました．図 19.2 に示すように，MOHOST は Susan さんの個人的で環境的な特性の包括的な概観と，それらが彼女の作業参加にどのように影響を及ぼしているかをもたらしました．MOHOST はまた，ここで検討する Susan さんの作業的状況の説明をつくり上げるために用いられました．

■Susan さんの作業状況に関する Alice の説明

Alice の評価は Susan さんについて多くのことを知らせてくれました．彼女は Susan さんに関する説明を次のようにつくり出し，作業療法アプローチを導きました．

【意志（個人的原因帰属，興味，価値）】

Susan さんの作業機能状態は彼女の疼痛と疲労によるものでした．彼女の疼痛と疲労は，時間によっていろいろであったために，Susan さんは日常の自分の利点と限界を明らかにすることが困難でした．したがって彼女は，時に物事をやりすぎて，疲労と疼痛が大きく高まることを経験し，回復までには数日間の安静が必要でした．Susan さんは近くに迫った社交的活動や家族との活動に就くことを尋ねられたとき，そのような時には参加できるかどうかを確実には感じられていませんでした．この不確実性は，障壁に打ち勝つ効力感を制限し，自分の作業的生活をコントロールできないという認識を残すことになりました．

Susan さんは球根と植物の鉢植えや手工芸活動に就くことなどの数多くの興味を明らかにしました．これらの余暇作業は Susan さんにとっては重要なものであったのですが，彼女はこれらのことに続けて就くことは困難でした．彼女は自立することと，社交的になることや家庭の出来事に参加することに価値を置いていましたが，自分が価値を置いていることを続けられないのではないかと感じていました．Susan さん

は作業を選択することはできましたが，もしその活動を行って症状が悪化しそうな悪い1日であると不安を感じたら，身辺処理以外の活動を避けることがしばしばありました．

Susanさんは外見を維持することに強い価値を置いていました．友人や家族に会うときは，「体裁を保つ」ようにしなければならないと考えていました．疲労や疼痛があっても，正常にうまくやれるように，いつも微笑んで過ごしていました．彼女は困難さを見せるのは弱いためだと感じていました．

【習慣化】

Susanさんの疼痛と疲労の状態はさまざまであるため，日課を一定に保つのは困難でした．彼女はしばしば夜にぐっすりと眠ることができず，その結果，エネルギーのレベルは低下していました．このことは，逆に，日中に頻回に休む必要があり，日中の日課を崩していました．要約すると，Susanさんはいつも疼痛と疲労に応じて日課を修正していました．

彼女はまた，活動が循環パターンにあることも示しました（たとえば，疼痛がそれほどない時は多くのことをするが，次には，疼痛が治まるまでに数日から数週間もかかるような疼痛の高まりを経験します）．Susanさんは長い休息の間に，体調が低下し，時には関節が硬くなり，気分が落ち込みました．よい1日には，後の疼痛の高まりという"おつり"がくるにもかかわらず，多くの活動をしがちでした．長期的には，この活動の循環パターンはフラストレーションと体調低下，そして，もっと悪くなるのではないかという心配をもたらしました．

妻，友人，家族，趣味人という彼女の役割は，疼痛と疲労，また，その多様性と予測不可能性によって，大きく制限されていました．Susanさんの家庭での責任は疼痛と疲労に対応して変化しました．家事のような重労働の課題は夫が引き受けていました．彼女は自分の個人的なケアを行うこと，自分が毎日食べるフルーツサラダを用意すること，自宅で書類作成の課題を行うこと，また，できるときには手工芸や

ガーデニングをすることが重要であるとしました．友人の役割も疼痛と疲労のレベルに依存していました．

【コミュニケーションと交流技能】

Susanさんは効果的にコミュニケーションがとれ，自分のニーズを主張できました．彼女の音声による表現は，トーン，音量，ペースは適切でしたが，交流の間に疲れることが多く，情報を知的に処理することに困難さが増していき，話す声がどんどん小さくなりました．Susanさんは社交を楽しみ，彼女の態度は温かく，礼儀正しく，友好的でした．

【処理技能】

もっと警戒すべきだと感じたときには，情報，計画，連続性，問題解決を求め，保持する彼女の能力は影響を受けませんでした．しかし，疲れ果てたときには，これらの処理技能のすべてが否定的な影響を受けました．彼女は疲れたときに，読書や会話は困難になりました．Susanさんは趣味に取り組んでいるときには，早めに，ニーズに対して注意深く環境を調整し，必要な道具の配置と事前の問題解決を行っていました．これらの努力にもかかわらず，彼女は高まる疼痛によって作業を途中で終えてしまうことがたびたびありました．

【運動技能】

Susanさんは自立して動き回っていましたが，疲労と疼痛により注意深くゆっくりと歩いていました．彼女が数分以上も歩いたり，立ったり，座ったりしていると疼痛が悪化したので，いつも姿勢を変えていました．家では，疼痛によって続けるのを妨げられるまで，（疲労のレベルに従って）かなりの量の日常作業を続けていました．日課以外のどんな活動にも（たとえば，友だちと会ってコーヒーを飲むこと），前後に休息が必要でした．

【環境】

Susanさんの自宅はきれいに維持されており，快適で，ガーデニングと手工芸の機会を提供していました．彼女は依然として社交の場へ招待を受けることが頻繁にありましたが，ほと

第 19 章　作業療法のリーズニング：日々の実践に作業療法の理論を用いること　　275

んど出席できませんでした．
【対人特性】
　自分の作業をもっとうまくやるために，Susan さんは明らかに支援と指導を求めていました．疼痛管理プログラムに大きな期待を寄せていました．Susan さんにとっては有害かもしれない非現実的希望を抱かせることを避けるため，Alice は励ましのモードを制限する必要がありました．むしろ，Alice は現実的期待を打ち立て，適度なペースで作業療法を進めるために，指示のモードを用いることが重要でした．
　Alice はまた，Susan さんが疼痛管理サービスによる指導に過度に協力的になることで弱くなるかもしれないと考えました．この可能性は，作業療法で協業のモードを用いる必要性を強調し，Susan さんに選択を提供し，Alice がもっと力のある役割を引き受けないことを保証しました．
　Alice はまた，もし作業療法が素早く結果を出さなければ，Susan さんは失望するだろうと予測しました．そのような共感が壊れる可能性が予測されたので，Alice は，作業療法が「おまじない」ではないこと，うまくいかないかもしれないけれど，作業療法が依然として学習経験として役立つ可能性があり，2 人が試みることができることと明らかにすることが重要であると感じました．
【認知と感情】
　Alice は，Susan さんが活動をうまくできるもっと良好な戦略を開発するために，彼女の日常活動を実施する現在のやり方は作業療法では難しくなるだろうと予想しました．
　外部には有能なイメージを示し，困難になっていることを他人が弱さのしるしと見ることを避けたいという Susan さんのニーズは，彼女に異常適応的な考えをもたせ，彼女を脆弱にしていました．「もし私が続けられないとすれば，怠け者だと思われるでしょう」といった考えは，Susan さんに過度な活動をさせてしまい，その結果，疲労と疼痛が高まりました．Alice は，もし Susan さんが，特に公共の場で，自分の活動のペースを保てれば，彼女はそうした適応異常的な考えの基礎に穏やかに挑戦することになるだろうと考えました．

■作業療法の目標と計画
　Susan さんは疲労のために，通常は 12 回の疼痛管理プログラムに参加する体力がないことは明らかでした．したがって，疼痛管理チームは，Susan さんが Alice と個人的に会って，自分の活動レベルと増加する疼痛との関係を探るように提案しました．Susan さんはこの提案を喜び，自分の日常機能にある程度のコントロールを取り戻せるのではないかと熱心になりました．彼女は適当な時間に予約をするように調整を受けました．
　最初の会合で，Alice は Susan さんと作業療法の目標の可能性を話し合いました．2 人は以下の目標に合意しました．
・疼痛が高まらない場合は，毎日，フルーツサラダをつくることができる
・ガーデニングと手工芸を計画することとペース配分をすること通して，いっそうコントロールできていると感じる
・社交の計画を立て，(その前後に過剰な休息をとらずに) それを守ることができる
・自分の身体的ニーズについて，他人と率直なコミュニケーションをとることで，社交的活動をうまくやる
・非現実的思考パターンがどのように現在の作業機能状態を「動機づけている」のかを理解し，もっと支援するような方法へと近づく

　2 人はまた，次の数か月間は約 6 週間隔で会うことで，作業療法にかかわることに同意しました．疲労が進行しつつあるという制限があったため，Susan さんは素早く変化することや物事を考えることができるとは考えておらず，ゆっくりしたペースでの作業療法を望んでいました．再び会うまでに長時間の空白があったため，Alice が Susan さんに予定していた完全速読の資料を提供すること，Alice との話し合い

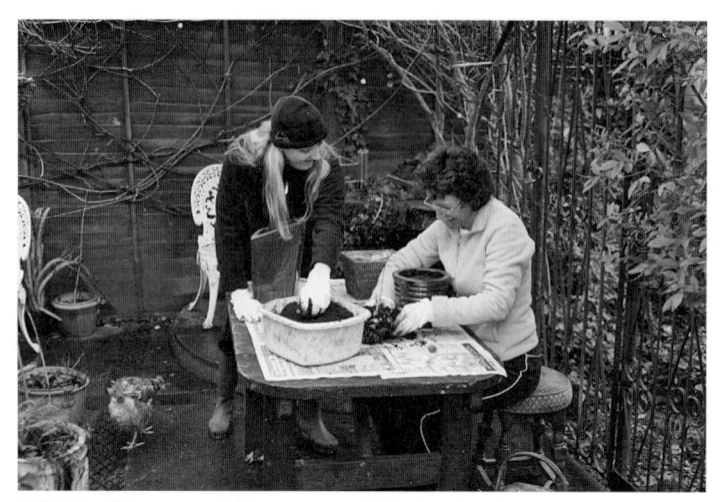

作業療法の間，スツールを使ってAliceと球根の植え方を練習するSusanさん．

について考えること，そして，自分の日常の日課に小さな変化をもたらすことを計画しました．このように，SusanさんはAliceが自分に教えてくれる戦略を検討して，次回に，自分の疑問をもって作業療法に戻ってくることになるだろうと思いました．

■作業療法の実施と監視

初回に，SusanさんとAliceはペース配分と活動の循環関係について話し合いました．Susanさんは疼痛の重篤さに従って活動を分類したために，疼痛が高まる前に，どのくらいの間，座り，立ち，歩くことができるのかは定かではありませんでした．AliceとSusanさんは疼痛に何とか耐えられるときには，楽しい活動の間に休憩をとることは自然なことではないと同意しました．

AliceはSusanさんに，楽しむ作業に就くより首尾一貫したパターンを達成することを目指すように勧めました．これを達成するために，AliceはSusanさんに疼痛にうまく対処できるレベルを維持できるよう，さらなる姿勢の変化を勧めました．これは，理論では，彼女が経験した何日もの「悪い日」を減らすことになります．Aliceはまた，Susanさんがよいと感じた日には，活動のしすぎに注意しました．Susanさんは努力のレベルが超えている日の夕方までに，活動レベルがさらに一貫して，疼痛をもっとコントロールできるだろうと，Aliceは説明しました．

この一貫した努力を達成するために，AliceとSusanさんは問題解決を行いました．たとえば，Susanさんはフルーツサラダをつくっているとき，悪い日ならわずか5分間しか立つことができないと感じたので，Aliceはスツールを使うアイディアを紹介しました．彼女は，Susanさんがサラダをつくっている間に，最初の5分間は立ち，次の5分間はスツールに座るように勧めました．このように，彼女は休息をとるために活動を中断せずに，姿勢を変換できるようになりました．悪い日を基準にして決められた時間制限にしたがって活動のペース配分をすることで，理論的には，Susanさんはどんな日（よい日や悪い日）にも，活動レベルを首尾一貫して維持できるようになりました．

Susanさんは最初の6週間を振り返って，悪い日には実際にたった3分間しか立てなかったことに気がつき驚いていました．彼女は，姿勢のペース配分をしなければならないことにフラストレーションを感じ，エネルギーレベルを保つには，依然として休息をとる必要があることがわかりました．その一方，活動を行う間の座

位耐久性はほぼ10分間に変化しました．そのように，彼女は立位耐久性に対するフラストレーションにもかかわらず，成功するだろうと決心して，スツールを使い続けることに同意しました．

この回に，Susanさんは有益である社会的かかわりを満たすという希望と，社会的かかわりを充足する社会参加の後に続く「疼痛と疲労の衝突」への恐れとの間で葛藤が続いていると語りました．Aliceは，Susanさんの強い価値が，「もし私がこれを今日中にやり遂げられなかったならば，誰もが私を怠け者だと思うでしょう」「もし私がこのようなやり方でできないとしても，くよくよしなくてもよいのではないでしょうか」といった考えに反映されていることに気づきました．Aliceは，この深く染みついた思考パターンに取り組むために，認知行動療法（cognitive behavioral therapy；CBT）を用いることにしました．

たとえば，Susanさんはレストランで2時間座っていたら，へとへとに疲れ果てて，疼痛が増悪し，回復までには数日の休養が必要ですと友人たちに説明することで，自分に線を引くという考えに慄然としました．「弱さのしるし」を見せることで，友人たちは彼女を可哀想だと判断し，また，言い訳をしていると考えるだろうと心配したからでした．こうした恐れは，彼女の「好調と不調」と，フラストレーションと心配を引き起こす社交的活動への回避を強化しました．彼女はまた，とても才能があり，作品を完成させるのを好むために，ペース配分のときに，不完全な手工芸作品づくりから離れるという挑戦をすることにしました．

したがって，AliceはCBTの要素を用いて，Susanさんに，作業的生活を変化させることに関連する考え，フラストレーション，恐れについて尋ねました．Susanさんは自分で判断する多くの考えを明らかにすることができました．たとえば，Susanさんは「もし私が短時間の昼食に参加し，昼食の後に買い物に行かずに家に帰ったら，友人たちは私が行かないことを謝っていると思うでしょう．彼女たちは私が気にしていないと思うでしょうね」と考えました．Susanさんの別の考えは，「もし私がある一定の時間座らなければ，決して球根を植えられないでしょう」というものでした．

AliceはSusanさんのある考えの確実性に対して穏やかに挑戦しました．たとえば，AliceはSusanさんに，もし健康の問題と身体的制限を経験している友人がいたら，どう考えますかと尋ねました．Susanさんは，もちろん，友人を厳しく判断はしないだろうが，疼痛は見えない状態だという点を指摘して，おそらく，他人が理解するのはもっと困難であることに同意しました．しかし，彼女は優しい導きによって，自分の考えは正しくはないかもしれないと考え始め，疼痛や疲労のために外出から家に早く帰らなければならない時に，友人は決して自分を怠け者とか不分別だとは思っていないと考え始めました．この回の終了時までに，もし彼女が自分のニーズを説明したならば，それは可能なことであり，友人たちは正しく理解してくれるだろうという考えにも耐えることができました．

AliceはSusanさんとコミュニケーションと自己主張の技法について話し合い，彼女が自分のニーズをどのように伝えられるかを考えるように支援しました．2人はまた，Susanさんが友人や親戚との社交を計画したときに，交渉する方法についてブレインストーミングしました．結局のところ，2人はSusanさんが他人の反応に関する自分の恐れをどのように認めて挑戦するかを話し合いました．AliceはSusanさんに，彼女の社会的生活に関係して，代わりになるもっと支援的な考えをどのように楽しむのかを指導しましたが，それは「もし私のニーズを皆さんに説明できなければ，どうして皆さんが私を理解し，支援してくれると期待できますか」といったものでした．

Aliceはまた，Susanさんの価値の問題と，それが彼女の作業的生活にどのような影響を及ぼしているかに取り組みました．Susanさんは活

動の間に，自分でペース配分するとき，完全さを求める必要性がフラストレーションを高めることを認めることができました．彼女は，疼痛が起こる前の価値（「機会があれば，私はできるだけのことをしなければならない」）が，物事を過剰に行うという精神的な「押しつけ」としてどのように作用し，結果的に疼痛を増加させたのかを認めて，考え方のパターンに大きな利点と洞察を示しました．その回の終わりに，Susanさんは活動と社会参加に関する自分の考えを監視するだけでなく，目標にペース配分をすることと社交的活動に対するアプローチの両者を追求するためにも，活動と社会参加に積極的に挑戦することを計画しました．

　Aliceが期待したように，Susanさんは最良の成果を出すために何をするかを話すことをAliceに求めるような真面目なクライアントでした．このように，AliceはSusanさんを指導するよりも，注意深く協業しました．たとえば，Aliceは最初に，Susanさんに自分の利点とニーズを一緒に明らかにできるように，自分の生活の典型的な1日と1週間について話してほしいと尋ねました．このことはSusanさんにとって重要な特定の目標をお互いにつくることを可能にしました．Aliceはまた，Susanさんが変化するために，そのことがいかに困難なことかを強調しました．彼女は，考えや活動パターンを変えることは誰にとっても困難なことであると強調し，共感的中断（たとえば，Susanさんが誰かに判断されていると感じさせること）を避けようと考えました．Aliceはまた，Susanさんが作業療法を開始する前から行っていた毎日の生活のやり方について判断されると感じるのを避けるために，Susanさんの現在の活動パターンの不利益とともに，利益をも検討しました．

■作業療法の成果

　AliceとSusanさんが活動のペース配分と思考パターンを検討した次の数回の後に，Susanさんの改善を評価することにしました．以下は，彼女の改善に関する2人の評価です．

【ペース配分】

　Susanさんはペース配分の技術で大きな進歩を経験しました．数か月にわたる辛抱の後，彼女の日常課題は座位，腰掛け位，立位，歩行などの時間的に区切られた活動に分けることはそれほど大きな特性ではないことがわかりました．彼女は疼痛が増加する前に姿勢を変える熟達者になりました．これは，依然として疲労により定期的な休憩を必要としましたが，手工芸やガーデニングにもっと長く就くことを意味しました．彼女は疼痛が増加する時間をほとんど経験しなくなり，もっと多くのことを成し遂げられるようになりました．彼女はフルーツサラダの準備にペース配分を続けました．彼女はまた，夫と一緒に，スーパーマーケットで果物を選ぶのを5〜10分間でできるようになりました．その後で，夫が買い物を終えるまで，車の中に座ってストレッチをしました．結果として，彼女は自分にとって重要な活動をもっとコントロールしたいと感じるようになりました．

　彼女はまた，自分が楽しんでいる活動の方向を再考することもできました．ペース配分を，手工芸やガーデニングをやり遂げられずに中断しなければならないときのフラストレーションを経験するよりも，その時間を「楽しさを広げる」ためとみるようになりました．彼女はすべての必要な道具によって盛り上げたこの表面に植木鉢を恒久的に並べること，また数分間の鉢植えを一度に実施して立位の休息にスツールを用いることによって，冬の球根の全部をうまく植えました．彼女は，一貫した基準で作業をうまく選択し，成功したことに満足しました．

【計画立案とコミュニケーション】

　Susanさんの計画立案の技能はまた，より社交的活動に参加できるという目標に広がりました．彼女は自分の制限を，また，それにどう順応する必要があるかを友人に話し始めました．たとえば，彼女は以前には友人とのランチや買い物で疲労困憊していた代わりに，1か所の店に行って食事をして，タクシーで家に帰ること

を計画しました．友人がSusanさんに風格のある家や場所に行くのを提案したとき，Susanさんは歩くのではなく，定期的に座って休息を取る必要性を説明できました．

Susanさんは最初のころは不安でしたが，自分の友情が改善し，強くなっていくことに気づきました．彼女たちは，今ではもっと正直な交流をしています．友人の1人が「あなたが私たちと同じような人間だったとわかってうれしいわ」と言ったことに驚きました．結果的に，Susanさんは結婚式や週末の遠出のような大きな社交的な出来事に参加する計画を立てるときは，自分のニーズをはっきりと，しかし，静かに説明することにもっと自信を感じ始めました．自分の疼痛とエネルギーレベルにもっとうまく対処するためには，彼女が計画したグループ活動のある部分のみに参加することを選んでも，たいていの人は困らないことがわかりました．

【制限と現在の目標】

この時点で，Susanさんは自分が選択した作業と社会的交流によりコントロールを感じていることを明らかにしました．彼女は自分の疼痛をそれ相当であると考えるようになりました．彼女は物事がいつも計画したようには進まないことと物事をやりすぎる傾向に気づきました．彼女はまた，自分の生活でみんなを喜ばそうとすることは不可能な目標であるとも明らかにしました．彼女は身体的制限があるため，間違いではないことを認めることができました．他人の反応が自分を新たに肯定的に信頼するように強化しました．

彼女は，自分のために将来のペース配分した目標を設定し，地域の大学か学校での手工芸教室に参加することを希望しました．彼女は，その回の間に，座ったり立ち続けたりすることができないことを，拒否されるのを恐れずに，説明する勇気をもったと感じました．Susanさんの最後のコメントは，「私は他の人を変えることはできませんが，自分自身を変えることはできます」というものでした．Susanさんは，今はAliceに定期的に会う必要性を感じておらず，彼女とAliceは，次回の検討は4か月後に行うことにしました．

事例2：キヌさん

キヌさんは80歳代後半の女性で，活動的な生活を送っていました．彼女は小売業を経営しながら，息子と娘を育ててきました．この10年間，高血圧と糖尿病にもかかわらず，脳卒中の後遺症を抱えた夫の介護を行ってきました．夫が亡くなってからは，キヌさんは長男の家族と同居を始めました．彼女は自分の子も孫も，全員が高学歴を得て社会的に成功していることに誇りをもっていました．この数年間，キヌさんは地域の高齢者の俳句教室に参加してきました．彼女は若いころに高等教育を受けたかったのですが，女には教育は必要ないと考えていた父親に反対されました．高齢者の俳句教室に参加して俳句を詠むことは，彼女が長い間願っていた学びたいという気持ちを満たすものでした．

俳句教室の何人かの友人と買い物をしているときに，キヌさんは突然歩くことも話すこともできなくなりました．彼女は救急病院に搬送されて，脳梗塞による左片麻痺と診断されました．5日後に，彼女のリハビリテーション（以下，リハ）プログラムが始まりました．リハの最初から，キヌさんは熱心に練習に取り組みましたが，すぐに疲れてしまいました．彼女は左肩関節の脱臼と肩手症候群によるひどい痛みを体験し，また，肩と手に痛みと可動域制限がありました．キヌさんは食事以外のすべての身辺処理の作業に介助が必要で，いつも車椅子を用いていました．

リハを始めて3週間が経ったとき，スタッフの誤りによって，左尺骨遠位端骨折を発症しました．この骨折は彼女の手関節にひどい痛みを生み出しました．その直後，キヌさんは長期療養病棟に転棟し，野藤が彼女の担当作業療法士になりました．

■概念的実践モデルから引き出された疑問

　野藤はキヌさんの作業療法のリーズニングをするために4つのモデルを選択しました．彼女の診療録には，痛み，感覚障害，運動障害が記載されていたので，野藤は生体力学モデルと運動コントロールモデルを選択したことがわかります．キヌさんの機能障害は動機づけ，作業役割，習慣にも影響を与えていたので，人間作業モデルも選択しました．最後に，野藤は，キヌさんが感情的変化に直面しており，リハを行うことは困難だったので，意図的関係モデルも選択しました．これらのモデルから引き出された疑問は以下のとおりです．

【生体力学モデル】
・キヌさんの痛み，感覚障害，筋力低下，関節可動域の制限の原因は何なのか
・これらの機能障害は彼女の身辺処理と価値を置く作業にどのような影響を与えるのか
・これらの機能障害は彼女の作業日課と役割行動の再獲得にどのような影響を与えるのか

【運動コントロールモデル】
・身辺処理や他の作業課題を遂行する間に，キヌさんの運動をコントロールする現在の能力はどのようなものか（特に上肢に関するもの）
・運動をコントロールするという問題にどのような要因が最も影響するのか

【人間作業モデル】
・キヌさんの今の能力の認識はどのようなものか
・彼女が重要だとすることを行える自己効力感はどのようなものか
・キヌさんの見方では，最も達成したいことと，リハで重点を置くべき最も重要なことは何か
・キヌさんは人生を通してどのような作業選択を行い，彼女が直面している変化を考えると，今，どのように選択しようとしているのか
・彼女の役割は何で，彼女がリハを受けていても維持することが重要な役割は何か
・彼女の日課は脳梗塞になってからどのように変化したのか．また，最も再獲得が重要な日課は何なのか
・社会的環境の特性はどのようなもので，彼女の回復と将来の作業機能状態にどのように影響するのか

【意図的関係モデル】
・キヌさんの対人特性はどのようなものか（特に，コントロールへのニーズ，信頼の能力，コミュニケーション様式，関係をとることへの方向性，感情表現），また，彼女を最も支援する治療的モードはどのようなものなのか
・キヌさんは自分の状態に合わせて支援をしてくれる社会的支援を受け入れることができるのか

■キヌさんに関する，キヌさんからの，キヌさんと一緒に情報を収集すること

　野藤は，キヌさんのような高齢のクライアントとの接触のほとんどを短い面接で開始します．次に，何回かの間，その面接を続けます．このことは，クライアントの生活に関して，徐々に詳細さを増し，より個人的な疑問を尋ねるにつれて，信頼をもたらします．彼はまた，現在の状況とニーズの手がかりを得るために，クライアントが話すことは何でも注意深く聞くようにしています．

　初回に，キヌさんは野藤に礼儀正しく，笑顔で挨拶しました．野藤は，彼女が協業しやすい愛想のいいクライアントだと感じました．彼はキヌさんにどのようなことが起こって，現在のニーズをどう考えているのかと尋ねることから始めました．

　この面接に続いて，野藤は彼女の運動能力と制限を知るために関節可動域を測定し，いくつかの身辺処理課題を観察しました．彼は彼女の疼痛の経験について詳細に尋ねました．彼は作業療法で，彼女の患側手の使用を求めるさまざまな課題を行うことで，運動コントロールの評価を継続しようと計画しました．

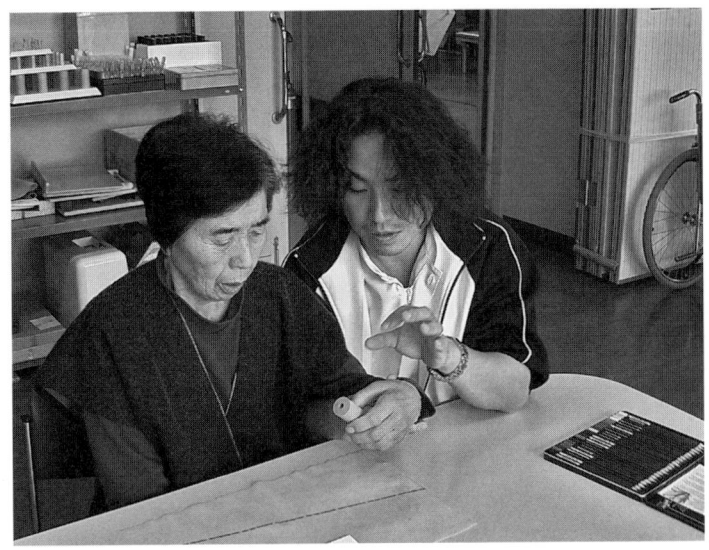

ソフトスポンジを使って，キヌさんの握りとリリースの練習を援助している野藤．

■ **キヌさんの作業状況に関する野藤の説明**
【意志（個人的原因帰属，興味，価値）】

　キヌさんの意志には問題がありませんでした．彼女は自分の強い意識に優先順位をもっており，作業療法に熱心に取り組んでいました．彼女は自分の機能障害とそれが遂行にどのような影響を与えているかに気づいていましたが，少しは回復するだろうと期待していました．全般的に判断して，キヌさんは自分の状況をコントロールしていると感じているように見えました．キヌさんは自分の左手の運動を再獲得することと左肩と手の重度の疼痛を取り去ることが最優先順位であるとはっきりと表明しました．彼女は自分の状況をよく知っており，上肢のリハを行うことを切望していました．

【習慣化】

　キヌさんは自分の作業的生活には直接の関心を示さなかったのですが，役割と習慣は現在の機能障害によって妨げられていました．彼女はこれらの点で自分の生活に戻ることができるために，疼痛と運動の問題を最小限にすることを切望していました．

【運動技能】

　キヌさんの肩の疼痛は重度で，依然として麻痺側の手はほとんど動きませんでした．肩の他動的関節可動域は制限されていました（屈曲：120°，外転：85°，外転：20°）．これらの制限は左肩関節の脱臼と大胸筋と上腕二頭筋の筋緊張の亢進によるものでした．彼女の手関節の他動関節可動域は，尺骨骨折と肩手症候群により制限されていました（手関節掌屈：30°，背屈：45°，橈屈：5°，尺屈：5°）．最後に，彼女の手指の関節可動域は（ほとんどが浮腫による）肩手症候群により制限されていました．（示指から小指の）手指屈曲は中手間関節で40°，近位指節間関節で40〜60°，遠位指節間関節で40°でした．

　キヌさんの自動関節可動域は顕著に制限されていました．彼女は努力性に肩と肘を屈曲することができましたが，それ以外の運動はみられませんでした．キヌさんは上肢を壁や手すりにもたれることで，立位を維持することができました．彼女は下衣の着脱をするときにこの姿勢を用いました．彼女は浴槽をまたぐことができなかったので，入浴を除いた身辺処理活動を何とか右手を使って行うことができました．

【対人特性】

　野藤は，キヌさんが陽気で率直な対人様式を持ち，ニーズを明確にできることに気づきました．彼女は野藤を，強い感情をみせることはな

作業への動機づけ				作業のパターン				コミュニケーションと交流技能			処理技能				運動技能			環境：入院場面		
能力の評価	成功への期待	興味	選択	日課	適応性	役割	責任	非言語的技能	会話	音声による表現	関係性	知識	タイミング	組織化	問題解決	姿勢と可動性	協調性	力と努力	エネルギー	物理的空間	物的資源	社会集団	作業要求
F A I R	F A I R	F A I R	F A I R	F **A** I R	F **A** I R	F **A** I R	F **A** I R	F **A** I R	F **A** I R	F **A** I R	F **A** I R	**F** A I R	F **A** I R	**F** A I R	**F** A I R	F **A** I R	F **A** I R	F **A** I R	F **A** I R	F **A** I R	**F** A I R	F **A** I R	F **A** I R

図 19.3　入院時のキヌさんの MOHOST 評定

いものの，自分のリハ目標を達成するために協業できる専門職であると認め，信頼していました．野藤は，初回のMOHOST評定を仕上げて，これらすべての情報を要約しました（図19.3）．

■作業療法の目標と計画

キヌさんの対人特性と明確に述べられた目標に基づき，野藤は指示のモードと問題解決のモードで補う協業のモードを計画しました．キヌさんは意志の問題がなく，疼痛と運動の困難さが役割と習慣の再獲得を妨げているという大きな問題があったことから，野藤は以下のような目標を強調しようと決めました．

・キヌさんの肩甲帯周囲筋をコントロールすることで，脱臼した肩の機能を改善し，疼痛を減らすこと，特に肩関節の安定性を得ること
・大胸筋と上腕二頭筋の過緊張を軽減すること
・肩関節の可動域を増加すること
・手指の関節可動域を増加するために手指の浮腫を減らすこと
・全指握りができるよう，手指の十分な運動を再獲得すること

野藤はまた，もしこれらの目標が達成されたなら，キヌさんと一緒に身辺処理に必要な左上肢の機能に働きかけることを計画しました．治療目標に取り組むために，野藤は以下の戦略を計画しました．

・キヌさんの左の上部体幹の安定性を高めるために，神経発達学的治療（neuro developmental treatment；NDT）を用いる．これは座位バランス反応を引き出し，左肩関節の筋の安定性に結びつく
・左肩関節の屈曲と外転の感覚を再学習するためにNDTを用いる
・左手指の全指握りとリリースを促すためにNDTを用いる
・大胸筋と上腕二頭筋をストレッチする
・左上肢の関節可動域練習を行う
・左上肢へのホットパックと手と手指へのアイシングを行う

■作業療法の実施と監視

キヌさんは作業療法の間に，最初のリハでの事故がなければ，左手の機能はもっとよくなっていたのにと，頻繁に不満を語りました．彼女は時に泣きながら，主治医からもう歩くことはできないと説明されたと話しました．野藤はこれらのナラティブを傾聴して共感のモードをつくりました．彼の傾聴は治療的関係を強固なものにしました．

約2週間後の作業療法で，キヌさんは野藤に，80の手習いで俳句を始めたことを話しました．彼女は，誇らしげに，何か新しいことを始めるのに遅いということは決してないと語りました．彼女は，孫たちが自分の俳句をまとめて，本にしてくれたことを話しました．野藤がこの話に興味を示したので，キヌさんはリハ病

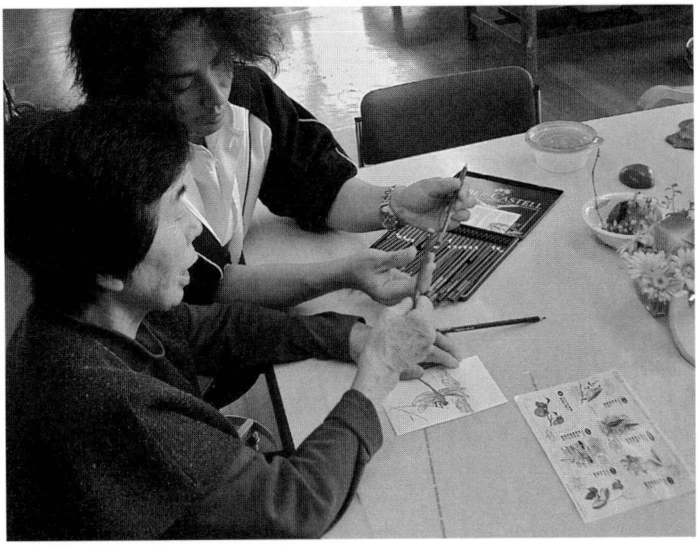

俳句を書いた絵手紙をつくるため，色鉛筆を選んでいる野藤とキヌさん．

院に持ってきていたこの本を野藤に見せてくれました．キヌさんが俳句をつくり，絵手紙を描くことに情熱を傾けていたことは明らかでした．しかし，彼女は脳梗塞のためにこの作業を続けることができなくなりました．

　野藤は，この詳細な自己開示は大変に重要なことだと考えました．キヌさんには俳句をつくることが非常に意味のある作業であることは明らかでした．それは彼女が知を深めたいという人生の長い間の望みと結びついたものであり，彼女と家族を結びつけるものでした．それはまた，キヌさんに感情表現のための重要な形式をもたらしていました．野藤は，この意味のある個人的出来事に治療的に応じることが重要であると思いました．さらに，彼女が与えてくれた情報は，彼女の意志に新しい洞察をもたらしました．キヌさんは俳句をつくり絵手紙を書くことに強い興味をもっていました．彼女はこの創作の過程に高い価値を置いていました．しかし，運動障害がこの意味のある作業を妨げるにつれて，彼女の能力と効力の認識は大きく低下していました．

　したがって野藤は，次回には指示のモードをとって，作業療法ではキヌさんが絵を描き，俳句をつくるように勧めました．キヌさんは喜んでこの勧めに応じました．彼女は病室で俳句をひねりました．このときには，キヌさんは絵手紙の下図を描くことはできませんでした．野藤は，この下図を作製してくれるように臨床実習の学生にボランティアになってくれるように頼みました．キヌさんの孫娘は祖母が俳句を再開したことを知って，絵手紙の下図描きを手伝ってくれました．野藤とキヌさんの協業により，2人はすべての作業療法を修正して，手の機能を促すために俳句をつくることに決めました．

　この新しいプログラムの5週間後に，キヌさんはいくつかの絵手紙をつくるまでに改善を示しました．この時点で，彼女はほとんどの身辺処理をより容易に自分でできるようになりました．彼女の左手指は全指握りとリリースが可能となりました．彼女は杖をついて歩くことができるようになりました．これらの変化にもかかわらず，左肩の重度の疼痛はますます高まりました．

　キヌさんは，疼痛に対して温熱療法にもっと時間をかけるよう求めたので，野藤とキヌさんは作業療法では俳句を中止することに決めました．彼女が詠んだ最後の2句のうちの1つは，「泣きぬれて夜毎眠れぬはかなさよ」でした．もう1つは，「振り向けば我が人生に悔いはなし

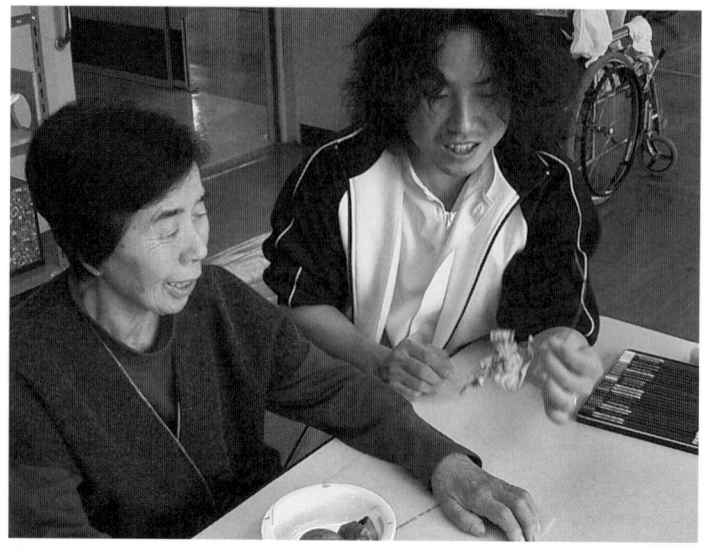

野藤はキヌさんが俳句の絵を思いつけるように，数本の花を持ってきて見せています．

天命を待つばかり」と詠みました（訳注：原書では野藤がこれらの俳句の英訳を示しています）．

　ある日の作業療法の間に，キヌさんはもうこれまでによい人生を送ってきたので，回復はあきらめると涙ながらに語りました．野藤は，この強い感情表現は注意深い治療的反応を必要とすることを理解しました．彼は共感のモードをとり始めて，彼女の経験を十分に理解しようとしました．キヌさんは自分の最も意味のある作業を失うことは，自分の人生が終わったことのようだと説明しました．野藤は共感のモードを用いて，作業療法の一部として俳句を再開することをキヌさんに示しました．彼女の効力感と意味は彼女が経験している疼痛のレベルと少なくとも同じくらいであるために，作業療法の一部として俳句を再開することは重要であると2人は決定しました．

■作業療法の成果

　4週間後，キヌさんは別の自己開示をしました．彼女は野藤に100歳まで生きたいと打ち明けたのです．彼女は俳句をつくることが意味ある人生を生き続ける自信を与えてくれると打ち明けました．キヌさんは，絵手紙を描くことと

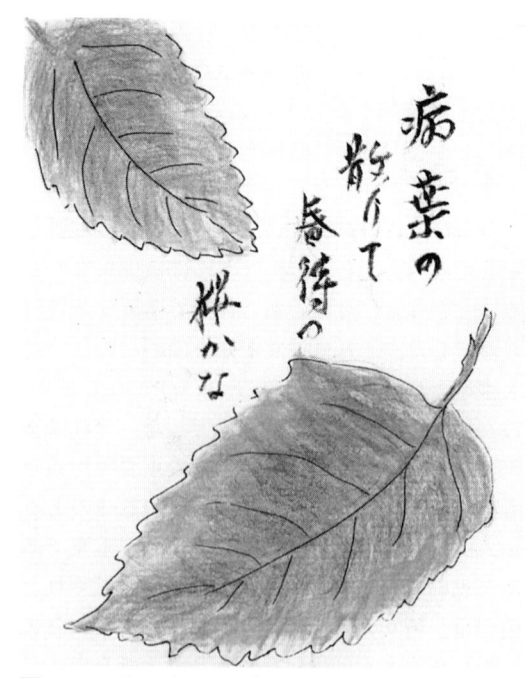

図19.4　キヌさんは孫が下書きをした絵手紙を完成させて俳句を書きました

俳句を詠むことが自分の最も癒しとなることだと，他のクライアントに語りました．

　退院を前に，キヌさんは次の俳句を詠みました．「病葉の散りて春待つ桜かな」．このキヌさんの俳句は図19.4に示してあります．

作業への動機づけ				作業のパターン				コミュニケーションと交流技能			処理技能				運動技能			環境：入院		
能力の評価	成功への期待	興味	選択	日課	適応性	役割	責任	非言語的技能	会話	音声による表現	関係性	知識	タイミング	組織化	問題解決	姿勢と可動性	協調性	力と努力	エネルギー	物理的空間	物的資源	社会集団	作業要求
F A I R	F **A** I R	F A I R	F A I R	F **A** I R	F **A** I R	F **A** I R	F **A** I R	F **A** I R	F **A** I R	F **A** I R	F **A** I R	F **A** I R	F A **I** R	F **A** I R	F **A** I R	F **A** I R	F **A** I R	F **A** I R	F **A** I R	F **A** I R	F **A** I R	F **A** I R	F **A** I R

図19.5　退院時のキヌさんのMOHOST評定

キヌさんは野藤に，肩と手はまだ痛むけれども，「もう大丈夫です」と話しました．キヌさんは自信をもって自宅に退院しました．彼女のMOHOSTの最終評価は彼女が成し遂げた肯定的な変化を反映したものでした（図19.5）．

結論

本章では，作業療法のリーズニングの過程を検討し描き出した．クライアントへの介入を理解し，計画するうえで，この領域の理論の利用は作業療法実践の中心的な仕事である．作業療法の質は，常に作業療法士が熟慮した作業療法のリーズニングの過程に就くことにかかっている．

本章の2つの事例は作業療法士が作業療法のリーズニングに就く可能性を描いているにすぎない．作業療法のリーズニングは，用いられる概念的実践モデル，クライアントの作業状況と機能障害の種類，作業療法の期間，作業療法が行われる背景の種類によって異なるものである．

文献

Parkinson, S., Forsyth, K., & Kielhofner, G. (2006). *Model of human occupation screening tool* (version 2.0). Chicago: Department of Occupational Therapy, University of Illinois at Chicago.

第20章

活動分析：人と作業の間の適合性の理解のために理論を用いること

Activity Analysis : Using the Conceptual Foundations to Understand the Fit Between Persons and Occupations

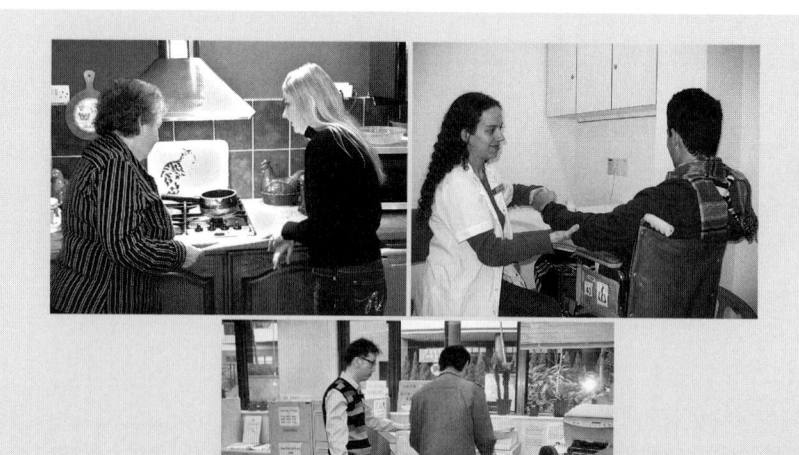

　最近，アルツハイマー病の早期診断でRobertaさんという女性を評価しました．そのとき私は彼女が障害を負った夫に毎日奮闘して，ベッドで朝食の準備をすることをどのように続けてきたのかを知りました．Robertaさんは，妻としての役割の重要な部分として，自信をもって朝食を用意し続けることを優先していました．

Alice Moody

　Ah-faiさんは職業リハビリテーションでのクライアントで，郵便局の仕事に戻りたいと思っていました．介入を計画するために，私はAh-faiさんが勤務中に行った課題を明らかにし，それから，彼が仕事の技能を再建するために作業療法で練習できる課題を選びました．

Bacon Fung Leung Ng

　BenjaminさんはC5-C6の脊髄損傷を負いました．私は，彼が食べ，飲み，歯を磨き，ひげを剃り，本や新聞を読み，コンピュータの操作をできるようにさまざまな支援機器を用いました．これらの援助なしには，基本的日常生活活動で完全に依存するだろうし，彼の好きな余暇活動に参加することはできないでしょう．

Maya Tuchner

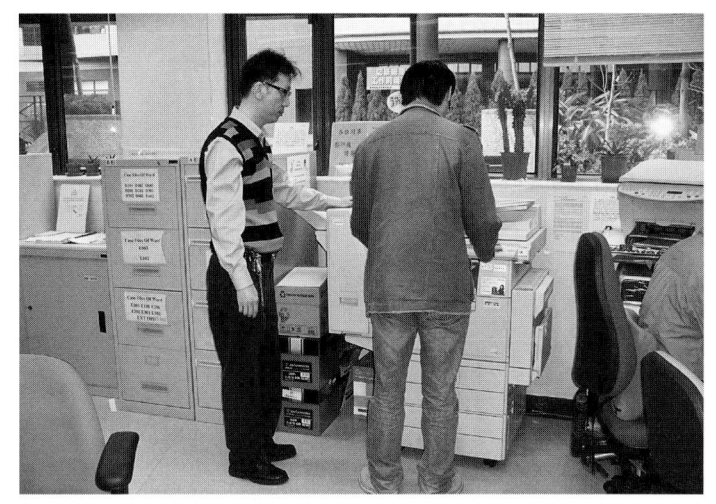

Baconは，郵便局の仕事に戻ることを望んでいるクライアントのために，オフィスの課題を治療に取り入れている．

　これらの作業療法士の1人ひとりはまったく別の課題に直面してはいるものの，全員が活動分析といわれる過程にかかわらなければならなかった．Aliceは，自分のクライアントがつくり続けたかった朝食を準備することにどのようにかかわるのかを考えなければならなかった．彼女は自分のクライアントの認知の制限について考え，そして，クライアントがそれを安全に続けられるように，この作業をどのように修正できるかを検討する必要があった．Baconは自分のクライアントの現在の能力を考え，どのような作業従事が職場に復帰するという目標へとクライアントを動かすかについて決めなければならなかった．Mayaは，どのような運動が通常必要とされるかを決めるために多くの活動を慎重に調べて，それらの運動に要求されることとクライアントができることとの間のギャップをどのように埋められるかを決めなければならなかった．これらのギャップを注意深く明らかにすることによって，彼女はどんな機器がそれらの架け橋となるかを決めることができた．

　これらの例では，それぞれの作業療法士が活動分析にかかわったが，活動分析とはどのような治療上の利益を達成するのか，人が以前の，あるいは新しい作業役割に就くために，作業を検討したり，調整したりする過程のことである*．活動分析では，作業療法士はクライアント（またはクライアントグループ）の特徴と与えられた活動の間の適合性を評価する必要がある．第19章で示したように，活動分析は治療的リーズニング過程に必要な要素である．

　活動分析は，常に活動に関する疑問を尋ねることである(Crepeau, 2003)．これらの疑問は作業療法士が以下のことを理解しやすいように設計したものである．
・作業を行うためには何が必要か
・クライアントはこの活動に参加できるのか，また，クライアントはそうすることを好むのか
・その活動はクライアントにどのような治療的可能性をもつのか
・クライアントが自分の作業的生活の一部としてその活動を行ったかどうか，また，どのように行ったか

　作業について，誰もが尋ねる疑問のいくつかの例を以下に示す．
・活動は単純か複雑か

---

*活動分析は，時に，活動や課題について考える経験を提供するために，学生には特定のクライアントやクライアントグループを考慮することなく教えられており，学生は遂行者が何を必要とし，要求するかを教えられる．しかし，実際の臨床では，活動分析は，活動と実際のクライアントとが適合しているかどうかの問題解決過程の一部として行われる．

- 通常はその活動はどこでするのか
- その活動をするにはどのようなステップが必要か
- その活動を完了するにはどんな技術が必要か
- その活動は2人以上の遂行者を必要とするのか
- その活動と関係するのはどんな感覚，感情，意味なのか

作業療法士が特定の活動を分析するときに，おそらく尋ねる実際的な疑問は，以下のことに基づかなければならない．
- 活動分析をする場合に作業療法士が心に描くクライアントまたはクライアントグループ
- 作業療法士が活動分析を導くために用いる概念的実践モデル

もちろん，第18章で述べたように，作業療法士のモデルの選択はクライアントやクライアントグループのニーズに関連しているために，これらの2つの要因は相関している．

■ 活動分析における概念的実践モデルの役割

活動分析の初期の形は常識的な枠組みに基づいてはいたが，現在は作業療法士が活動分析のための枠組みとして作業療法理論を用いなければならないと認められている（Crepeau, 2003）．理論を用いることは，活動について調べるべきことに関してある人を正しく導く概念を提供することによって，分析を構築することに役立つ．たとえば，生体力学モデルは，ある人を活動するために必要な筋力，可動域，持久力を尋ねるように導く．一方，感覚統合モデルは，ある活動にかかわる感覚に関する疑問を提起する．

概念的実践モデルはまた，クライアントが活動するための能力をもっているか，また，クライアントが活動をどのように経験したり反応したりするのかを作業療法士に理解させ，導く．また概念的実践モデルによって，ある活動がどのように修正されるのか，そして，治療効果を得たりクライアントが将来，活動できるためにはどのように修正または組織化すればよいかを考えるために，必要な情報が得られる．

■ 活動分析の過程

活動分析は，以下の4つのステップからなる．
(1) 分析するために，適切なモデルを明らかにする
(2) 分析する作業を選択する
(3) 分析するために実践モデルから疑問をつくり出す
(4) クライアントやクライアントグループの特徴とニーズに対応させるために作業を修正し段階づける方法を明らかにする

これらのステップの各々は以下に論じる．

ステップ1：分析するために，適切な概念的実践モデルを明らかにする

モデルを選択する前に，分析される人やグループを考える必要がある．これらの特徴から，活動分析のために用いる概念的実践モデルを選択しなければならない．活動分析をするためにモデルを選択する背後にある過程と原理は，第18章で概説を示したとおりである．その目的は，活動分析を行う特定のクライアントやクライアントグループのニーズに対して，分析の中心に置くモデルを選択することである．さらに，クライアントとの関係で活動の全体論

> 理論を用いることは，活動について調べるべきことに関してある人を正しく導く概念を提供することによって，分析を構築することに役立つ．

的見方を得るために，作業療法士は分析のために2つ以上のモデルを選択するであろう．

たとえば，アルツハイマー病の女性に働きかけているAliceは，クライアントが朝食の準備することと，どのようにそれを行うかに影響を及ぼすおそれがある認知障害をもつがゆえに，認知モデルを利用するであろう．Aliceはまた，クライアントの活動に対する強い動機づけ，それが妻として認識される役割の一部になっているのかどうか，それが彼女の将来の習慣構造にどのように組み込めるかの考察を導くために，人間作業モデルも用いている．このモデルの見方から，Aliceは，クライアントの価値と興味が，クライアント自身が準備したい朝食にどのように影響するのだろうかとも考えるだろう．意図的関係モデルは，自分のクライアントが作業療法の後に自宅で活動にかかわる場合に，どんな感情的な出来事が起こるのかをAliceが考えるのを援助する．

ステップ2：分析する活動を選択する

選択や分析する活動は，クライアントに関連する活動の多くの特徴を考えた全体論的アプローチから選択する必要がある．たとえば，活動がクライアントを動機づけるのかどうか，クライアントの役割と習慣に適切かどうか，活動の運動，感覚，認知，および動作の要求がクライアントの能力や特徴とどのように一致しているかなどを尋ねるかもしれない．作業療法士はそのような考察によって，問題とするクライアントやクライアントグループのためにどの活動が分析に値するかを考えることができる．

アルツハイマー病のクライアントの場合，Aliceは活動の領域が朝食の準備であることを知っていた．彼女は自分がどのような活動を分析するかを選択する準備のために，この女性がどのような朝食に慣れているかを知らなければならないと考えた．たとえば，活動は単に1杯のシリアルをつくるための材料を集めるだけなのか，あるいは，たとえばトースト，卵焼きとお茶を準備するなどのより複雑なものなのかといったことである．複雑な食事の準備がクライアントに適当でないことがわかった場合，彼女は朝食の準備のために適切な他の活動を創造的に明らかにして，分析する必要があるかもしれない．

Mayaは，作業療法の過程を通して，脊髄損傷のクライアントの数多くの身辺処理活動を分析する必要があった．彼女は活動にかかわることが成功をもたらすために，自分のクライアントの優先順位は何かということと，自分のクライアントの残された能力で最も容易に行うことができる活動は何かを考えた．

MayaはBenjaminさんが，日常生活活動で自立することが非常に重要であることを知っていた．しかし，どの特定の身辺処理活動がBenjaminさんにとっては適切なのかを決定するためには注意深い活動分析が必要だった．成功につながり，あまり複雑でなく，疲れない活動を定期的に彼に提供し，彼が練習するよう話し合うのは重要なことであった．いくつかの重要な疑問は，Benjaminさんが選択した活動に参加する運動能力（筋力やバランス）があるかどうか，また，彼がやりたいと思っていたり，努力をしたいと望んでいるかどうかということであった．Mayaは，どんな適応器具がBenjaminさんの運動能力と望ましい活動のために必要であったことの間のギャップを埋めるかを知りたかった．

たとえば，自分で更衣をしたり入浴をしたりすることは，Benjaminさんが選択したものではなかったものの，注意深い分析の結果，彼は食べ，飲み，歯を磨き，支援機器を用いてひげを剃る能力があることがわかった．実際，彼が

> 選択や分析する活動は，クライアントに関連する活動の多くの特徴を考えた全体論的アプローチから選択する必要がある．

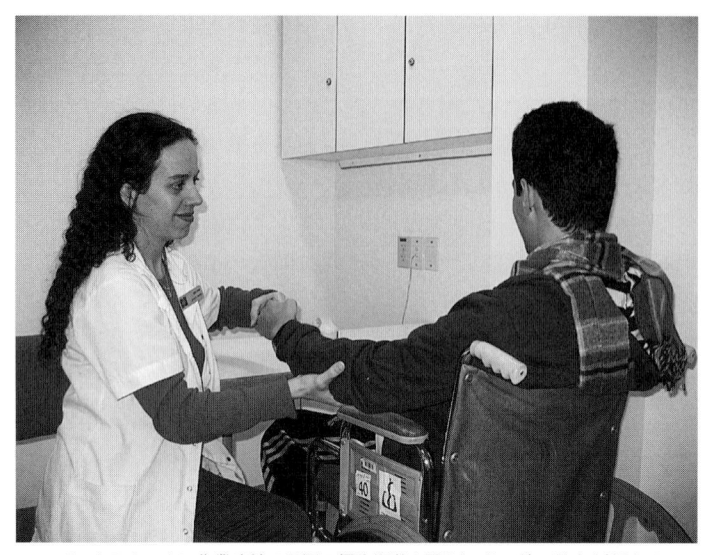

Mayaは，クライアントに作業療法の目標の優先順位を聞きながら，彼の能力を検討した．

これらの活動を練習した何回かの治療の後に，自立することができた．Benjaminさんにとって，非常に重要であった第2の領域の作業は余暇であった．本，特に小説を読むことは彼の主な趣味の1つであったが，そのときに，彼は本をもつこととページをめくることはできなかった．

この活動に必要なステップを検討した結果，特別な支援機器が彼の手に合わせて調整され，特別なブックホルダーが取り付けられた．また，彼のすべての座位がこの活動のために調整された．この活動では，Benjaminさんが小さい本とともに大きな新聞も読めるようにMayaが環境を創造的に調整する必要があった．

同じプロセスがコンピュータを操作するという別の活動にもなされた．Benjaminさんは損傷前に，インターネットを使って何人かの友人とコミュニケーションをとっており，またオンラインで情報を得たり，見つけたりすることが好きだった．この例では，重要な問題は，彼が自宅でこの活動をできるかどうかということだった．そのためには彼の部屋に特別な技術やその修正などの物理的環境の改変を含む何らかの変更が必要だった．はじめのうちは，Benjaminさんはやや欲求不満であったものの，彼には身体能力があり，非常にやる気があったために，何回かの治療の後で成功する可能性があった．彼はこの個人的な活動で自立を得たが，それは彼に統制感をもたらした．また，彼は読書という大好きな活動で余暇を楽しむことができた．彼はコンピュータとキーボードを使って，自分の感情を書き始め，「自分語り」を始めさえした．

ステップ3：分析するために疑問をつくり出す

ひとたび分析のためにある作業を選択したなら，作業療法士はそれを注意深く検討する必要がある．この過程は，作業療法士が分析に用いる概念的実践モデルに導かれる．目的は，作業の詳細な点検，そのクライアントの特徴との関係，そして，作業療法で用いられ，または，クライアントの生活に組み込まれる活動の可能性をもたらすことである．

クライアントと関係するこの活動の点検と，作業療法やクライアントの生活のための活動の可能性は，用いる概念的実践モデルから発する疑問に導かれる．表20.1は，活動分析のために概念的実践モデルから典型的に生み出される疑問のリストをあげている．このように，この

表 20.1　活動分析のために概念的実践モデルから引き出された典型的な疑問

モデル	この活動の典型的な疑問	この活動に対するこのクライアントの能力の典型的な疑問	作業療法でこの活動の修正を導く典型的な疑問	作業療法の終了後に，このクライアントの生活に取り組むために活動の修正のために用いられる典型的な疑問
意図的関係モデル	・この活動の対人要求は何なのか	・この活動をしているクライアントはどんな対人的な出来事を引き起こすのか ・この活動はこのクライアントに感情的な重荷を負わせるのか ・クライアントの対人的な特徴は，この活動をすることにどのような影響を及ぼすのか	・このクライアントがこの活動にかかわることができるのはどんな対人戦略（たとえば，励ましの利用，感情移入，指導）なのか ・この活動からどんな対人的利益が生じるのか	・この活動に参加し続けるために，このクライアントはどんな対人支援を必要とするのか
運動コントロールモデル	・この活動にはどんな動作が必要か ・この活動にはどれくらいの姿勢の安定性，粗大運動と微細運動が必要か	・このクライアントはこの活動をするための運動コントロールをもっているのか ・このクライアントの運動の制限が，この活動をするこのクライアントの能力にどのような影響を及ぼすのか	・このクライアントがこの活動を遂行するかどうかや，どのように遂行するのかに影響を及ぼすコントロールパラメーターは何なのか ・このクライアントの運動遂行を強化するためにこの活動を修正できるのか	・このクライアントに運動コントロールを改善する機会を提供するために，その活動，用いられる物，背景を用いることができるのか ・このクライアントは，利用できる運動コントロール能力でこの活動をするために，どんな身体的支持や活動の改変が必要なのか
感覚統合モデル	・どんな感覚経験が，この活動と関係しているのか ・この活動を完了するために処理されなければならない感覚は何か	・このクライアントはこの活動と関係する感覚にどのように反応するのか ・このクライアントはこの活動に必要な感覚を処理できるのか	・このクライアントの利益になる感覚を提供するために，この活動をどのように組み立てればよいのか ・この活動は，かかわる感覚を組織化したり耐えるためのこのクライアントの能力を高める感覚処理のために，どのように系統だてができるのか	・このクライアントはこの活動に含まれる感覚にうまく対処するのをどのように学ぶことができるのか ・このクライアントは，この活動を通して自分の感覚ニーズをどのように調整できるのか
機能的グループモデル	・この活動はグループで行うことが最適か ・この活動がグループ行われる場合，要求はどのように変化するか	・このクライアントはこの活動をグループで行う能力があるのか	・この活動をグループの一部として行うことが，このクライアントに遂行と自信を改善する機会を提供するのか	・このクライアントはこの活動をするグループにどのように組み込まれるのか

（つづく）

表 20.1　活動分析のために概念的実践モデルから引き出された典型的な疑問 (つづき)

モデル	この活動の典型的な疑問	この活動に対するこのクライアントの能力の典型的な疑問	作業療法でこの活動の修正を導く典型的な疑問	作業療法の終了後に，このクライアントの生活に取り組むために活動の修正のために用いられる典型的な疑問
生体力学モデル	・この活動には体のどの部分が使われるのか（たとえば，上肢，下肢，体幹，頭部） ・この活動を行うためには，体の部分がどんな動作を行う必要があるのか ・この活動を行うためには，どれくらいの筋力が必要か ・この活動はどれくらいの持久力が必要か	・このクライアントはこの活動を行うために十分な可動域，筋力，持久力をもっているか ・このクライアントの感覚の欠如は安全で効果的な遂行に影響を及ぼすか ・この活動はこのクライアントの疼痛を悪化させるか ・この活動はこのクライアントに損傷のリスクをもっているか	・この活動（この活動を行うために用いる物を含む）は，可動域，筋力，持久力を段階的に要求するために修正できるか ・このクライアントは，この活動での感覚脱失の補償を教えられるのか ・クライアントは，疼痛を最小化するために活動を修正する方法を教えられるのか	・この活動は能力を改善するために認知の要求を高めることをどのように段階づけられるのか ・この活動はこのクライアントが活動を完了するための効果的な認知戦略を探索し見つけ出すために，どのように組み立てることができるのか
人間作業モデル	・この活動は一般に誰に訴えるのか ・どんな人がこの活動に動機づけられているのか ・典型的にはこの活動にはどんな意味や価値がつけられているのか ・典型的にはこの活動は特定の役割と関係しているのか ・この活動は，ある人の習慣の一部になっているのか ・どんな運動，処理，コミュニケーションと交流の技能がこの活動に求められるのか	・このクライアントの価値と興味は何か ・このクライアントはこの活動をすることができると思うか ・この活動はこのクライアントの役割や習慣と関連があるのか ・このクライアントは，この活動のために運動，処理，コミュニケーションと交流の技能を必要とするのか	・このクライアントがこの活動を楽しんだり，価値を見いだせるように，組み立てたり修正をすることができるのか ・このクライアントがそれを試すために適切な自信をもち，それをやり遂げることから有効感を打ち立てるためには，この活動はどのように組み立てることができるのか ・このクライアントがこの活動を完了するために，残された運動，処理，コミュニケーションと交流技能を用いられるように修正できるのか ・この活動はこのクライアントが運動，処理，コミュニケーションと交流技能を学習したり，再学習するためのよい機会を提供するのか	・このクライアントは楽しみや価値を提供するこの活動をし続けるために，どんな支援を必要とするのか ・この活動は，この人の役割や習慣を統合できるのか

モデル	この活動の典型的な疑問	この活動に対するこのクライアントの能力の典型的な疑問	作業療法でこの活動の修正を導く典型的な疑問	作業療法の終了後に，このクライアントの生活に取り組むために活動の修正のために用いられる典型的な疑問
認知モデル	・この活動にはどんな認知が求められるのか ・この活動はどれくらい複雑か ・この活動はどれくらいのステップがあるのか ・どれくらいの判断が必要か ・危険という点では，誤りの結果はどんなものなのか	・このクライアントはこの活動をするために十分な実行機能をもっているのか ・このクライアントはこの活動をするために十分な記憶，問題解決，判断などをもっているのか ・このクライアントは遂行に影響を及ぼすかもしれない制限に気づいているのか ・このクライアントはこの活動をするためにはどれくらい安全か	・クライアントの運動能力と活動のために求められることとのギャップをどんな適応器具が埋めるのか ・活動の手続きのどんな修正（たとえば，休憩，人間工学的戦略）が，その活動の生体力学的要求や，その活動が痛みを生じさせる可能性を減少するのか	・その活動は認知の要求を低下するために，どのように単純化したり，減少することができるのか ・記憶補助具，手がかり，その他の要因は，この活動でのこのクライアントの認知の制限を代償するのを援助できるのか

表は活動それ自体に関する疑問，作業を行うクライアントの能力，その作業が作業療法でどのように用いられるのか，その活動がクライアントの生活にどのように組み込まれるのかといったことを含んでいる．これらの疑問は網羅的なものではなく，むしろ各々のモデルがどのように活動分析のための疑問を生み出すために用いられるかを示している．

活動分析は特定の人に対してなされるために，各々のモデルのすべての概念が必要な疑問を生み出すために求められるわけでない．分析のための特殊な疑問が，クライアントの機能障害と作業状況といった特殊な性質を反映している．そのため，たとえば，Maya はクライアントの脊髄損傷のレベルと，彼女の活動分析を導く疑問を生み出すなかで，クライアントの身辺処理の日課に関する自分の知識を反映した新たな疑問をつくり出す．

経験豊かな作業療法士にとっては，活動分析を導く疑問を生み出す過程は自動的なものである．学生や新卒の作業療法士は，表20.1を参照しながら，分析のために考えられる疑問のリストをつくることが有効である．

ステップ4：活動と人間との間の明らかにされたギャップに基づいて作業を修正できる方法を明らかにして検証し，段階づける

活動分析の最後のステップは，クライアントに対する活動の潜在的な可能性を考慮することである．作業療法士は，その活動が治療ツールとしてどのように用いることができるのか，また，活動が作業療法終了後のクライアントの生活のなかで，どのようにかかわるのかを検討するだろう．両者の例では，活動を修正するのか，活動を評価するかを必要とするであろう．

活動がどのように修正されたり，段階づけられるかの例は，以下のとおりである．
・運動に制限があるクライアントがその活動の範囲内で必要な課題を行うことができる適応

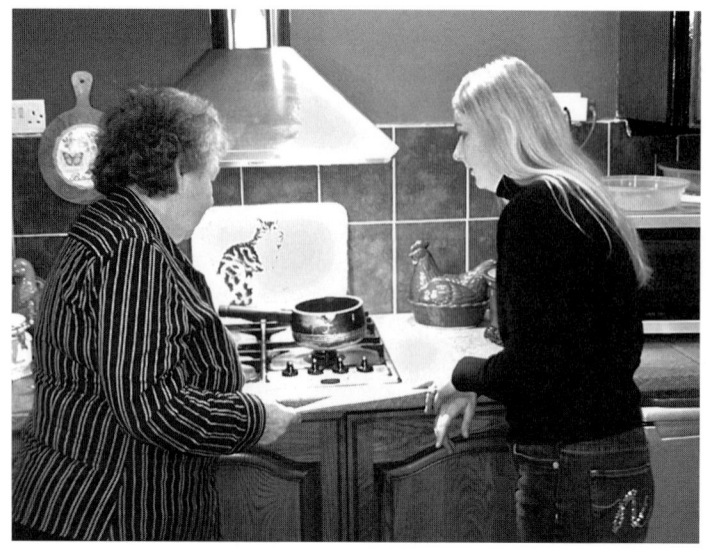

AliceとRobertaさんは，朝食を準備するというRobertaさんの日課を援助するための戦略を検討している．

器具を提供する
・作業を行う方法を修正する（たとえば，痛みや疲労にうまく対処するためにステップの間に安静を入れる）
・支援や監視をすることで安全を保証する
・運動や認知の制限を調整するために環境を改変する
・クライアントの能力に適した別の活動を提供する
・活動を簡単なステップに分解して，クライアントに一度に1つのステップだけを完了させる

ステップ4が，その活動と人間またはグループとの間の明らかにされたギャップに取り組むための戦略を生み出すことにかかわるために，これらの戦略が作動するかどうかを決定して検証することが重要である．図20.1は，障害をもつ夫のために朝食を用意し続けたいと思ったRobertaさん（アルツハイマー病のクライアント）の活動分析の結果を示している．

実践では，作業療法士は普通，作業療法のリーズニング過程の一部として活動分析を完了するため，図20.1に示すような書面の様式を文書化することはまれである．しかし，新人が活動分析を作成したり，活動分析を書くことは，役立つ練習になる．

結論

本章では，活動分析の過程を示してきたが，それは治療的リーズニングの重要な構成要素である．本章では，理論に基づく分析がクライアント中心で全体論的な活動分析をどのように行うのかを説明してきた．活動分析を通して，作業療法士はどんな活動を作業療法で用いることができるのか，また，活動がどのように最大の治療的利益を達成するために修正される必要があるのかという思慮深い決定をするために，この分野の理論を用いることができる．さらに，活動分析はクライアントが自分の作業的生活の一部と希望する活動を決定するために用いることができ，そのため，作業療法士はクライアントがそれらの活動へかかわり続けるように支援できる．

第 20 章　活動分析：人と作業の間の適合性の理解のために理論を用いること

Robertaさんの活動分析	
分析される活動	朝食の準備
使用されるモデル	認知モデル，意図的関係モデル，人間作業モデル
Robertaさんに関係する活動の特徴	**動機づけ：** 夫が脳卒中になった時から20年間，Robertaさんは夫に朝食を用意してきました．それは障害をもつパートナーの配偶者としての自分の現在の養育者としての責任の一部であるために，そして，特別な場合に夫のためにベッドで朝食をとらせるという優しい思い出と結びついているために，彼女には大きな意味をもっています．それは，彼女の作業的生活を特徴づける鍵となる活動の1つです． **日課：** Robertaさんは通常，夫が起きる前に目覚めて，朝刊を読みながら1杯の紅茶を飲みます．夫が起きると，彼女はいつもは，自分のために準備をしたポットから紅茶を注ぎ，卵焼き，トマト，トーストからなるイギリス式の朝食を用意します． **活動の認知上の困難さと関連するリスク：** Robertaさんの習慣に従って朝食の用意をするためには，ガスをつけて，熱いフライパンを操作し，湯を沸かして，朝食を夫の部屋へ運ばなければなりません．彼女は，現在，これらの課題で身体的に求められることには問題ありません．しかし，彼女が準備する朝食は多くのステップがあり，誤れば危険になる可能性もあります（たとえば，ガスの火，お湯やフライパンによる熱傷）．Robertaさんの認知症は現段階では軽度で，自分がよく知っている多段階の活動はこなすことができます．朝食の習慣はこの時点で彼女には非常になじみがあるものであり，彼女は変わりなくそれに従っています． **Robertaさんのための活動の感情的特性：** これはクライアントの役割と結びついた非常に価値ある活動です．Robertaさんがそれを続けられない場合は，強い感情的結末を伴う大きな喪失を経験するでしょう．Robertaさんはフィードバックをきちんと受け入れ，安全を確保するために活動を修正する提案にうまく対処しています．
作業療法のために計画した修正	現時点ではRobertaさんに計画された活動への取り組み方に大きな修正は必要ありません．しかし，作業療法士は家庭訪問のときにRobertaさんが朝食を準備するのを観察することになるでしょう．安全性を確保するために，作業療法士とRobertaさんは，たとえば，台所で「ガスを止める」といった重要なステップをできるようにするために，ラミネート加工されたチェックリストを使用するでしょう．Robertaさんは，課題が進むにつれて水性ペンで自分でリストのステップにチェックし，翌日，再度用いるためにそれを拭いてきれいにしました．また，作業療法士はRobertaさんと一緒に，彼女が用いる機器を検討し，ガス台の上に一度に2つの物を置かないように自動的にランプがつく電動ティーポットを考えました．彼らは，安全について考慮すべき点を検討して，事故があった場合には電話をかけるために，台所に電話番号を貼り付け，電話の位置を決めるといった安全対策を確実なものにするために，さらに可能な修正を検討しました．
Robertaさんの日常生活のために計画した修正	Robertaさんの息子は近くで生活しており，彼は物事がどのように行われているのかについて母親を定期的にチェックし，母親が安全に朝食の手続きを続けることができるのかを確認するために，少なくとも月に一回は母親を観察するように教わりました．安全性に関する疑問が起こった場合，彼はRobertaさんを活動の改変を考えるために作業療法へと照会することになるでしょう．

図 20.1　Roberta さんの活動分析

文献

Crepeau, E.B. (2003). Analyzing occupation and activity: A way of thinking about occupational performance. In E.B. Crepeau, E.S. Cohn, & B.A.B. Schell (Eds.), *Willard & Spackman's occupational therapy* (10th ed., pp.189-198). Philadelphia: Lippincott Williams & Wilkins.

索引

欧文人名

A. Jean Ayres　31, 107
Adolf Meyer　18
Bobath　87
Brunnstrom　88
Eleanor Clarke Slagle　20
Gail Fidler　36
Herbert James Hall　16
Margaret Rood　85
Mary Reilly　41
Susan Elizabeth Tracy　21
Thomas Bessell Kidner　23
William Rush Dunton, Jr.　19

欧文

ACIS　176
AMPS　176
AOF-CV　176
BADS（Behavioral Assessment of the Dysexecutive Syndrome）　205
Brunnstromの運動療法　88
CBT（Cognitive Behavior Therapy）　226
CI療法（constraint-induced therapy）　95
Clock Drawing Test　205
COGNISTAT　205
CO-OP（Cognitive Orientation to daily Occupational Performance）　203
COSA　176
ESDプログラム　179
IRM（intentional relationship model）　63
MOHO（model of human occupation）　167
MOHOST　176
MOHOST評定　273, 282, 285
motor control　81
NDT（neurodevelopmental treatment）　87
NIH活動記録　176
OCAIRS　176
OPHI-II　176
OQ　176
OSA　176
PIP　176
PNF（proprioceptive neuromuscular facilitation）　89
PVQ　176
RBMT（Rivermead Behavioral Memory Test）　205
Roodのアプローチ　85
SADI（Self-Awareness of Deficit Interview）　205
Scholarship of Practice　11
SCOPE　177
SIPT（sensory integration and praxis test）　114
SOR（sensory overresponsivity）　112
SS（sensory seeking/craving）　112
SSI　177
stigma　242, 247
SUR（sensory underresponsivility）　112
VQ　177
WEIS　177
working memory　196
WRI　177

和文

あ・い

アメリカ障害者法　244

医学モデル　218
意志　168, 185
維持　152
意識　194, 207
維持機能　144
意志質問紙　177
意図的関係モデル　59, 61

う

運動　148
運動および処理技能評価　176
運動学　161
運動コントロール　81, 99
運動コントロールモデル　80
運動性作業療法　148
運動プログラム　82, 99

え・お

永続的特性　63, 77

汚名　242, 247

か

介入
　——, 機能的グループモデルによる　137
　——, 生体力学モデルによる　155
　——, 認知モデルによる　202
概念的実践モデル　12, 55
　——の構成と過程　56
概念のポートフォリオ　253
回復　152
可塑性　99
　——, 神経系の　83
価値　12, 168, 185
学校場面面接法　177

活動分析　271, 286
過程, グループの　131
感覚　151
　——に基づく運動障害　112, 126
　——の取り入れ　108, 126
感覚過少反応　112, 126
感覚過剰反応　112, 126
感覚情報　107, 126
感覚探求/欲求　112, 126
感覚-知覚的記憶　196, 207
感覚調整障害　112, 126
感覚統合　107, 126
感覚統合・行為検査　114
感覚統合モデル　106
感覚弁別障害　113, 126
環境　170, 185
感情的に負荷をかけられた作業療法の課題と状況　77
関節可動域　148, 149, 161
関連知識　14

き

機械論パラダイム　30, 40
義肢　153, 161
技能　171, 185
機能的運動　148, 161
機能的グループ　144
機能的グループモデル　59, 129
逆転活動　232, 233
共感　66
協業　66
興味　168, 185
興味チェックリスト　176
筋緊張　85, 99
筋力　149, 161
勤労者役割面接　177

く

グループ
　——の過程　144
　——の結束力　131
　——の構成　131, 144
　——の定義　130

　——の特色　131
　——の特徴　131
　——の発展段階　131
　——の役割　144
　——の歴史　144
グループダイナミックス　130, 144
グループ中心の行動　133

け

激情的思考　227, 233
ケトル検査　205
腱　151, 161
現代のパラダイム　39

こ

行為　113, 126
行為障害　113, 126
行動実験　231, 233
合目的的行動　133
心にとどめる共感　69, 77
個人的原因帰属　168, 185
好ましい作業　67, 77
コミュニケーションと交流技能評価　176
固有受容覚　109, 126
固有受容性神経筋促通法　89
コントロールパラメーター　84, 99

さ

再動機づけ過程　178
作業
　——に関する自己評価　176
　——の定義　43
　——を治療として用いるための経路　45
作業機能状態評価法-協業版　176
作業行動　40
作業参加　171, 185
作業質問紙　176
作業従事　172, 185

作業状況評価：面接と評定尺度 176
作業遂行　171, 185
作業遂行歴面接，第2版　176
作業適応　172, 185
作業的ナラティブ　172, 185
作業同一性　172, 185
作業パラダイム　18
作業有能性　172, 185
作業療法のリーズニング
　　　　　173, 185, 263
参加型アクションリサーチ
　　　　　245

し

持久力　150, 161
思考記録　230, 233
思考の誤り　227
自己決定可能化プログラム　179
仕事環境影響尺度　177
自己発動的行動　133
指示　66
姿勢障害　113, 126
姿勢反応　126
実行機能　194, 207
実践の学識　11
自動可動域　149, 161
自動思考　226, 233
自発的行動　133
社会構成主義　237, 247
社会的調停　195, 207
社会的統制　239, 247
社会的抑圧　240, 247
習慣　169, 185
習慣化　169, 185
柔軟性　149, 161
障害学　236
障害の自己意識面接　205
状況的引金　227, 233
状況の特性　63, 77
症候的治療　221, 223
症状　220, 223
症状的治療　221, 223
焦点を当てた

——活動　69, 77
——対人関係　70, 77
——見方　12
小児版意志質問紙　176
小児版・興味プロフィール　176
小児版・作業に関する自己評価 176
伸筋，指の　149
神経可塑性　107, 126
神経機能訓練　203
神経系の可塑性　83
神経発達学的治療　87
進行中の批判的認識　77
身体の再調整　158, 161
心理的な場　144

す

遂行機能障害症候群行動評価
　　　　　205
遂行能力　169, 185

せ

生体力学的活動分析　156, 161
生体力学モデル　148
全体論的見方　267
前庭覚　109, 126
先入観念　228

そ

装具　153, 157, 161
創発　84, 99

た

代償　153
代償的介入　156
代償的治療　153, 161, 221, 223
対人関係
　——の自己訓練　68, 77
　——の出来事　64, 77
　——のリーズニング
　　　　　67, 72, 77
対人関係様式　66, 77
対人技能の基礎　65, 77

ダイナミックな戦略による治療
　　　　　202
ダイナミックな認知的介入　203
他動可動域　149, 161
短期的ワーキング記憶
　　　　　196, 207
短縮版・小児作業プロフィール
　　　　　177

ち

中核的構成概念　12
中核的信念　226, 233
中心から末梢へ　82, 99
治癒的治療　221, 223
長期記憶　196, 207
徴候　220, 223
治療的関係　67, 77
治療的モード　66, 77

て

適応　144
適応機器　157

と

道徳療法前パラダイム　16
頭部から尾部へ　82, 99
時計描画検査　205
徒手筋力検査　153, 161

な・に

内容, グループの　131

日常の作業遂行のための認知的
　　方向づけ　203
人間, 環境, 作業要素の相互作
　　用　42
人間作業モデル　167
人間作業モデルスクリーニング
　　ツール　176, 273
認知　191, 207
認知行動療法　225
認知再訓練　202
認知モデル　190

は

媒介信念　226, 233
励まし　66
パラダイム　11
　──の要素　12
反射　82, 99
ハンドリング　88, 99

ひ

ヒエラルキー的コントロール
　　　　　　　　82, 99
引きつけられる状態　84, 99
批判的自己認識　68, 77
病因　220
病院　223

ふ・へ

ヘテラルキー的コントロール
　　　　　　　　83, 99

ほ

ボディメカニクス　152, 161
ホメオスタシス　219, 223

ま・も

麻痺側上肢集中訓練法　95
モードの転換　77
問題解決　66

や・ゆ

役割　169, 185
役割チェックリスト　177

指の伸筋　149

よ

擁護　66
予後　220, 223
予防　152

り・わ

リーズニング，作業療法の
　　　　　　173, 185, 263
リーダーシップ　137, 144
リハビリテーションアプローチ
　　　　　　　　　153
リバーミード行動記憶検査　205
理論　57

ワークハードニング　158, 161